国家卫生健康委员会"十四五"规划教材
全国高等中医药教育教材
供中药学类专业用

中药分析学

第 3 版

中藥

主　　编　张　丽　沈　岚

副主编　刘　斌　冯素香　王小平　张　玲

编　　委　（按姓氏笔画排序）

王　志（上海中医药大学）　　　沈　岚（上海中医药大学）
王　瑞（山西中医药大学）　　　沈晓君（长春中医药大学）
王小平（陕西中医药大学）　　　张　丽（南京中医药大学）
尹　华（浙江中医药大学）　　　张　玲（安徽中医药大学）
冯素香（河南中医药大学）　　　张　美（云南中医药大学）
冯雪松（中国医科大学）　　　　陈明刚（哈尔滨医科大学）
朱晓静（山东中医药大学）　　　赵慧巧（河北北方学院）
刘　斌（北京中医药大学）　　　姚卫峰（南京中医药大学）
刘永静（福建中医药大学）　　　姚雪莲（江西中医药大学）
李　锐（成都中医药大学）　　　秦昆明（江苏海洋大学）
李遇伯（天津中医药大学）　　　董　馨（内蒙古医科大学）
邹海艳（首都医科大学）　　　　蔡　羽（湖北中医药大学）

学术秘书　张　毅（南京中医药大学）　　余　阳（上海中医药大学）

人民卫生出版社
·北京·

图书在版编目（CIP）数据

中药分析学/张丽，沈岚主编. -- 3 版. -- 北京：
人民卫生出版社，2024. 12. -- ISBN 978-7-117-37307
-4

Ⅰ. R284. 1

中国国家版本馆 CIP 数据核字第 2024LS9494 号

人卫智网	www.ipmph.com	医学教育、学术、考试、健康，
		购书智慧智能综合服务平台
人卫官网	www.pmph.com	人卫官方资讯发布平台

中药分析学
Zhongyao Fenxixue
第 3 版

主　　编：张　丽　沈　岚
出版发行：人民卫生出版社(中继线 010-59780011)
地　　址：北京市朝阳区潘家园南里 19 号
邮　　编：100021
E - mail：pmph@ pmph. com
购书热线：010-59787592　010-59787584　010-65264830
印　　刷：北京印刷集团有限责任公司
经　　销：新华书店
开　　本：850×1168　1/16　印张：19.5　插页：4
字　　数：511 千字
版　　次：2012 年 7 月第 1 版　　2024 年 12 月第 3 版
印　　次：2025 年 1 月第 1 次印刷
标准书号：ISBN 978-7-117-37307-4
定　　价：69.00 元

打击盗版举报电话：010-59787491　E-mail：WQ @ pmph. com
质量问题联系电话：010-59787234　E-mail：zhiliang @ pmph. com
数字融合服务电话：4001118166　E-mail：zengzhi @ pmph. com

◇◇◇ 数字增值服务编委会 ◇◇◇

主　　编　张　丽　沈　岚

副 主 编　冯素香　王小平　张　玲

编　　委　（按姓氏笔画排序）

王　志（上海中医药大学）　　　　　沈晓君（长春中医药大学）

王　瑞（山西中医药大学）　　　　　张　丽（南京中医药大学）

王小平（陕西中医药大学）　　　　　张　玲（安徽中医药大学）

尹　华（浙江中医药大学）　　　　　张　美（云南中医药大学）

冯素香（河南中医药大学）　　　　　陈明刚（哈尔滨医科大学）

冯雪松（中国医科大学）　　　　　　赵慧巧（河北北方学院）

朱晓静（山东中医药大学）　　　　　姜艳艳（北京中医药大学）

刘永静（福建中医药大学）　　　　　姚卫峰（南京中医药大学）

李　锐（成都中医药大学）　　　　　姚雪莲（江西中医药大学）

李遇伯（天津中医药大学）　　　　　秦昆明（江苏海洋大学）

邹海艳（首都医科大学）　　　　　　董　馨（内蒙古医科大学）

沈　岚（上海中医药大学）　　　　　蔡　羽（湖北中医药大学）

学术秘书　张　毅（南京中医药大学）
　　　　　余　阳（上海中医药大学）

◇◇◇ 修 订 说 明 ◇◇◇

为了更好地贯彻落实党的二十大精神和《"十四五"中医药发展规划》《中医药振兴发展重大工程实施方案》及《教育部 国家卫生健康委 国家中医药管理局关于深化医教协同进一步推动中医药教育改革与高质量发展的实施意见》的要求,做好第四轮全国高等中医药教育教材建设工作,人民卫生出版社在教育部、国家卫生健康委员会、国家中医药管理局的领导下,在上一轮教材建设的基础上,组织和规划了全国高等中医药教育本科国家卫生健康委员会"十四五"规划教材的编写和修订工作。

党的二十大报告指出:"加强教材建设和管理""加快建设高质量教育体系"。为做好新一轮教材的出版工作,人民卫生出版社在教育部高等学校中医学类专业教学指导委员会、中药学类专业教学指导委员会、中西医结合类专业教学指导委员会和第三届全国高等中医药教育教材建设指导委员会的大力支持下,先后成立了第四届全国高等中医药教育教材建设指导委员会和相应的教材评审委员会,以指导和组织教材的遴选、评审和修订工作,确保教材编写质量。

根据"十四五"期间高等中医药教育教学改革和高等中医药人才培养目标,在上述工作的基础上,人民卫生出版社规划、确定了中医学、针灸推拿学、中医骨伤科学、中药学、中西医临床医学、护理学、康复治疗学7个专业155种规划教材。教材主编、副主编和编委的遴选按照公开、公平、公正的原则进行。在全国60余所高等院校4 500余位专家和学者申报的基础上,3 000余位申报者经教材建设指导委员会、教材评审委员会审定批准,被聘任为主编、副主编、编委。

本套教材的主要特色如下:

1. **立德树人,思政教育** 教材以习近平新时代中国特色社会主义思想为引领,坚守"为党育人、为国育才"的初心和使命,坚持以文化人,以文载道,以德育人,以德为先。将立德树人深化到各学科、各领域,加强学生理想信念教育,厚植爱国主义情怀,把社会主义核心价值观融入教育教学全过程。根据不同专业人才培养特点和专业能力素质要求,科学合理地设计思政教育内容。教材中有机融入中医药文化元素和思想政治教育元素,形成专业课教学与思政理论教育、课程思政与专业思政紧密结合的教材建设格局。

2. **准确定位,联系实际** 教材的深度和广度符合各专业教学大纲的要求和特定学制、特定对象、特定层次的培养目标,紧扣教学活动和知识结构。以解决目前各院校教材使用中的突出问题为出发点和落脚点,对人才培养体系、课程体系、教材体系进行充分调研和论证,使之更加符合教改实际、适应中医药人才培养要求和社会需求。

3. **夯实基础,整体优化** 以科学严谨的治学态度,对教材体系进行科学设计、整体优化,体现中医药基本理论、基本知识、基本思维、基本技能;教材编写综合考虑学科的分化、交叉,既充分体现不同学科自身特点,又注意各学科之间有机衔接;确保理论体系完善,知识点结合完备,内容精练、完整,概念准确,切合教学实际。

4. **注重衔接,合理区分** 严格界定本科教材与职业教育教材、研究生教材、毕业后教育教材的知识范畴,认真总结、详细讨论现阶段中医药本科各课程的知识和理论框架,使其在教材中得以凸

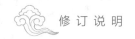

显,既要相互联系,又要在编写思路、框架设计、内容取舍等方面有一定的区分度。

5. **体现传承,突出特色** 本套教材是培养复合型、创新型中医药人才的重要工具,是中医药文明传承的重要载体。传统的中医药文化是国家软实力的重要体现。因此,教材必须遵循中医药传承发展规律,既要反映原汁原味的中医药知识,培养学生的中医思维,又要使学生中西医学融会贯通;既要传承经典,又要创新发挥,体现新版教材"传承精华、守正创新"的特点。

6. **与时俱进,纸数融合** 本套教材新增中医抗疫知识,培养学生的探索精神、创新精神,强化中医药防疫人才培养。同时,教材编写充分体现与时代融合、与现代科技融合、与现代医学融合的特色和理念,将移动互联、网络增值、慕课、翻转课堂等新的教学理念和教学技术、学习方式融入教材建设之中。书中设有随文二维码,通过扫码,学生可对教材的数字增值服务内容进行自主学习。

7. **创新形式,提高效用** 教材在形式上仍将传承上版模块化编写的设计思路,图文并茂、版式精美;内容方面注重提高效用,同时应用问题导入、案例教学、探究教学等教材编写理念,以提高学生的学习兴趣和学习效果。

8. **突出实用,注重技能** 增设技能教材、实验实训内容及相关栏目,适当增加实践教学学时数,增强学生综合运用所学知识的能力和动手能力,体现医学生早临床、多临床、反复临床的特点,使学生好学、临床好用、教师好教。

9. **立足精品,树立标准** 始终坚持具有中国特色的教材建设机制和模式,编委会精心编写,出版社精心审校,全程全员坚持质量控制体系,把打造精品教材作为崇高的历史使命,严把各个环节质量关,力保教材的精品属性,使精品和金课互相促进,通过教材建设推动和深化高等中医药教育教学改革,力争打造国内外高等中医药教育标准化教材。

10. **三点兼顾,有机结合** 以基本知识点作为主体内容,适度增加新进展、新技术、新方法,并与相关部门制定的职业技能鉴定规范和国家执业医师(药师)资格考试有效衔接,使知识点、创新点、执业点三点结合;紧密联系临床和科研实际情况,避免理论与实践脱节、教学与临床脱节。

本轮教材的修订编写,教育部、国家卫生健康委员会、国家中医药管理局有关领导和教育部高等学校中医学类专业教学指导委员会、中药学类专业教学指导委员会、中西医结合类专业教学指导委员会等相关专家给予了大力支持和指导,得到了全国各医药卫生院校和部分医院、科研机构领导、专家和教师的积极支持和参与,在此,对有关单位和个人表示衷心的感谢!为了保持教材内容的先进性,在本版教材使用过程中,我们力争做到教材纸质版内容不断勘误,数字内容与时俱进,实时更新。希望各院校在教学使用中,以及在探索课程体系、课程标准和教材建设与改革的进程中,及时提出宝贵意见或建议,以便不断修订和完善,为下一轮教材的修订工作奠定坚实的基础。

人民卫生出版社

2023 年 3 月

◇◇◇ 前　言 ◇◇◇

中药分析学是一门以中医药理论为指导,综合运用化学、物理学、生物学和信息学等技术和方法,研究中药质量评价方法、质量标准以及变化规律的学科。随着研究领域的拓展与分析技术的进步,中药分析学已成为解决中药质量标准化、规范化等中药现代化、国际化进程中关键问题的重要学科。《中药分析学》(第3版)是国家卫生健康委员会"十四五"规划教材、全国高等中医药教育教材之一。本教材在《中药分析学》(第2版)的基础上,由来自全国22所高等中医药院校、医药院校及综合性大学的专家共同编写,可供中药学、中药资源与开发、中药制药、制药工程、工商管理等专业学生使用;也可供中药药品检验、科学研究、生产与经营管理以及药品监督管理等机构的人员参考使用。

党的二十大强调教育优先发展、科技自立自强,2023年发布的《质量强国建设纲要》亦强调"加速中药质量标准升级",这些均为编写一本高质量的中药分析学教材指明了方向。

中药分析学是中药学类专业的核心课程,因此,本教材的编写立足中药学类专业人才的培养目标和要求,除了引导学生掌握基础理论、基本知识和基本技能外,更要反映相关学科科学研究成果,能够引导学生掌握该领域创新思维方法的认识;在编写设计上突出中医药理论的指导性以及学科知识的科学性、系统性和前瞻性,以中药质量标准为主线,从反映中药质量特性(真实性、有效性、安全性、整体性和均一性)出发,紧扣2020年版《中华人民共和国药典》,并参考2025年版《中华人民共和国药典》修订方向,通过理论与实例的结合,全面系统地介绍中药分析学的相关知识。同时,为贯彻新时期高等教育人才培养目标是培养德智体美劳全面发展的社会主义建设者和接班人的要求,相关章节增加了课程思政元素,引导学生树立中医药自信和中药标准应引领世界的责任意识。本教材共十一章,第一章由张丽编写;第二章由尹华编写;第三章由沈岚编写;第四章由张玲、刘永静编写;第五章由秦昆明编写;第六章由冯素香、朱晓静、蔡羽、沈晓君、陈明刚、王瑞编写;第七章由王小平、董馨编写;第八至十章由刘斌、张美、邹海艳、赵慧巧、李锐、王志、姚卫峰、冯雪松编写;第十一章由李遇伯、姚雪莲编写。本教材在多章节中体现中药的整体性和均一性的分析方法。

本教材数字化工作由人民卫生出版社组织、编委会成员共同协作完成。本教材在编写过程中得到了各参编单位的大力支持,在此深表谢意。中药分析学是一个快速发展的学科,教材内容难免有疏漏,若存在不妥之处,敬请同行专家、使用本教材的师生和广大读者提出宝贵意见和建议,以便再版时修订提高。

编者

2023年4月

目 录

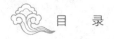

目　录

第一章

绪　论

◆◆◆　　　　　　◆◆◆

┌─ 📝 **学习目标** ─────────────────────────┐

1. 掌握中药分析学的概念、性质、特点、任务。
2. 了解中药分析学的产生和发展,树立牢固的中药质量意识。
3. 了解中药质量传递规律,培养中药分析思维方法,为后续章节的学习奠定理论基础。

└───────────────────────────────────┘

第一节　中药分析学的性质与任务

一、中药分析学的性质

中药(Chinese medicines)是指在中医药学理论指导下,用于预防、治疗、诊断疾病并具有康复与保健作用的物质。中药的物质表现形式包括中药材(Chinese medicinal materials)、饮片(decoction pieces)、中药提取物(Chinese medicinal extracts)和中药制剂(Chinese medicinal preparations)。

中药材是饮片的原料,指采收后未经加工或只经简单产地加工(净选、干燥等)的药用物质,按其来源可分为生物类药材(植物类、动物类)和矿物类药材两大类。饮片指药材经过炮制(净制、切制、炮炙)后可直接应用于中医临床或制剂生产使用的处方药品。中药提取物是指从植、动物中制得的挥发油、油脂、有效部位或有效成分等,是中药制剂及其他制品的原料。中药制剂是指在中医药理论指导下,以中药饮片或中药提取物等为原料,按一定的处方经加工制成各种不同剂型的中药制品。

中药分析学(analysis science of Chinese medicines)是以中医药理论为指导,综合运用化学、物理学、生物学和信息学等技术和方法,研究中药质量评价方法、质量标准以及变化规律的一门学科。中药的质量是指中药所固有的一组用以达到中药临床用药需求的整体特征或特性,包括真实性、有效性、安全性、整体性和均一性。中药分析学是中药学专业的一门专业核心课程,是中药学一级学科的重要组成部分,它不仅是一门研究中药质量评价的"方法学科",而且还为相关学科的研究提供必要的技术支撑,共同致力于中药学科的发展和提高。

二、中药分析学的任务

中药及其制品皆属于特殊商品,其质量不仅影响临床疗效,而且直接关系到应用者的健康与生命安危,因此,与其他商品相比,其质量控制应更为严格。中药质量控制涉及种植,养殖,药材及饮片生产,产品开发及生产、流通和应用等各个环节,须进行全过程、动态、可溯源

1

的质量评价。中药分析学的任务主要包括：

1. 研究中药质量评价方法,建立符合中医药特点的质量评价模式 与中药相比,化学药品成分已知、分子结构清楚、构效关系明确,通常鉴别、检查、含量测定即可以直接作为质量评价的指标。而中药是一个复杂体系,具有以下特点:中药是在中医药理论指导下,以中医药理论和术语表述其性能、功效和使用规律的药物。如药性表述有性味、归经、升降浮沉等;药物功效表述为解表、清热解毒、活血化瘀等;应用以复方为主,少为单行;组方时,按"君、臣、佐、使"及"七情"等规律配伍,是多味药协同作用的结果;目前,大多数中药药效物质基础还不甚明确,有效成分多为微量组分,检测任何一种或少数几种成分都难以体现其整体疗效。基于上述中药作用的整体性、组成成分的多样性和可变性、作用靶点和机制的复杂性、成分间相互作用的难以预测性、生产环节繁复、被测物质含量低、干扰因素多等特点,建立符合中医药理论、体现现代科技成果应用、能够从整体上有效反映中药安全性、有效性、质量均一稳定等特征的中药质量评价模式和可追溯的质量标准体系,是中药分析学的重要任务。

（1）中药真实性的质量评价方法:真实性评价即"真伪"鉴定。我国中药应用历史悠久,品种繁多,分布广泛。明代李时珍撰写的《本草纲目》收药 1 892 种,《中药大辞典》收载 5 767 种,《中华本草》收入中药 8 980 种。据统计,我国中药资源有 12 000 余种,其中药用植物 11 000 余种,药用动物 1 500 余种,药用矿物 80 余种。由于历代本草记载、地方用语、使用习惯的不同,类同品、代用品以及药材外形相似等多种因素,造成了很多中药材存在着同名异物、同物异名现象。此外,多基源中药材,也会表现出质量上的差异。因此,弄清中药的确切基源（物种）,以达到正本清源、去伪存真,是中药质量控制的第一环节。中药真实性的质量研究方法,主要包括基于形态学的性状、基于内部组织结构的显微分析、基于化学成分的理化分析以及基于遗传物质的 DNA 分子鉴定等方法。

（2）中药有效性的质量评价方法:中药疗效的产生源自其物质基础。因此,针对中药的化学属性,对中药有效成分进行定性和定量分析是评价其有效性的手段之一。然而,目前多数中药的有效成分并不明确,在此前提下,沿袭化学药物的质量控制模式,即选用单味中药或中药复方中的君药或其他药味所含的 1~2 个活性成分、特征性成分或指标性成分进行定量控制,虽然也能从某种程度上控制其质量,但有一定的片面性。根据中医药理论,复方中药药效的发挥是各药味多成分共同作用的结果,其各成分量的多少及比例关系都会影响临床疗效,具有整体性特征。因此,中药有效性的化学表征趋势是多成分分析以及特征图谱或指纹图谱分析。此外,中药的有效性也可通过表征其生物学属性来控制,即基于药效的生物活性评价法也是中药有效性评价的一种手段。如《中华人民共和国药典》（简称《中国药典》）自 2010 年版起收载了《中药生物活性测定指导原则》。

中药的有效性最终需要靠中医临床实践来检验,无论采用化学手段还是生物学手段来研究中药的有效性,都需要以中医药理论为指导,这样才能保证与传统中医药理论和临床实践相一致。由于中药功效的多方面性,选择质量控制指标时应考虑其与中药临床功能主治密切相关。例如,山楂味酸、甘,性微温;归脾、胃、肝经;具有消食健胃,行气散瘀,化浊降脂之功效。在对含有山楂的相关制剂质量进行分析时,若取其消食健胃功能,应控制总有机酸含量,如大山楂丸;若取其行气散瘀功能,则应控制黄酮类成分的含量,如山菊降压片。

（3）中药安全性的质量评价方法:中药所含的杂质和有害物质,会影响其疗效,甚至危害人体健康,因此需要进行安全性质量评价与控制。中药安全性评价包括药品本身安全性评价及有害残留物或污染物的控制等。药品本身安全性评价方法包括毒性成分的含量测定、毒性成分指数、生物毒价测定、毒理学评价、生物标志物、生物效应表达谱等;外源性有害残留物或污染物包括农药残留、重金属、微生物毒素等,应建立可靠、灵敏的检测方法,并制定合理的限度要求。

2. 研究中药质量变化规律,促进中药质量标准化体系建设 中药的质量受到种植(养殖)、采收加工、炮制、制剂研发、生产工艺、包装、流通等过程中的一系列环节影响,因此中药分析不是一项简单的、被动的质量检验与监督工作。要对中药质量进行有效控制,需要对从药材的种植(养殖)、采收、加工、贮存到饮片炮制、制剂生产等一系列过程进行质量分析,系统考察质量的影响因素及其变化规律,探索提高中药质量的有效途径。

如茵陈多为春季采收高 6~10cm 的幼苗,有"三月茵陈四月蒿,五月六月当柴烧"的说法,说明采收期的重要性。研究发现,茵陈 4 个主要利胆有效成分蒿属香豆精(scoparone)、对羟基苯乙酮(p-hydroxyacetophenone)和茵陈香豆酸(capil-lartemisin)A、B,以花前期至花果期的含量高。又如,当归、川芎的挥发性成分和有效成分易氧化,其切片的薄厚在干燥时会对其挥发性成分的散失造成影响。

为了从源头上控制中药质量,国务院办公厅 2015 年印发了《关于加快推进重要产品追溯体系建设的意见》,其中明确了"以推进药品全品种、全过程追溯与监管为主要内容,建设完善药品追溯体系"。国家中医药管理局制定了《中医药标准化中长期发展规划纲要(2011—2020 年)》,针对中药材种植和养殖、中药饮片生产、中成药生产全过程的质量问题,研究中药质量变化规律,制定涵盖种子种苗、中药材、中药饮片、中成药生产全过程的质量控制标准与技术规范,构建从药材来源及加工、饮片生产、中成药生产到市场终端的全程质量溯源体系,保障中药产品的质量。形成行业标准和国家标准。推动中药产业链的标准化建设,实现"种好药、产好药、造好药";提高中药产业国际竞争力;保障中药产业的可持续发展,以满足人民健康对中药质量日益增长的需求。

3. 研究中药与生物体间的相互作用,探寻中药科学内涵 中药的有效性通过临证配伍实现,药性和药效是中药及复方整体化学物质群综合作用的体现,从这个角度认识和评价其质量,就不能单纯地分析其自身的原型成分,还要进一步分析中药成分的传输途径、体内过程,了解其最终的"效应成分"。中药的作用主要有以下途径:①中药中的药效成分以原型直接入血或直接作用于靶点;②中药中的成分仅是前体药物,口服给药后,经过胃肠道微生物代谢及肝脏代谢产生代谢产物而发挥作用,如多数苷类成分;③中药成分不是直接的活性成分,而是通过激活人体内源性物质的分泌来调节人体失衡状态或通过干预体内微生态,改善肠内菌群来促进其他成分代谢而发挥治疗作用;④中药在体内过程中,原型成分与代谢产物,代谢产物与代谢产物,原型成分、代谢产物与受体分子之间存在复杂的多种模式的相互作用。因此,中药质量控制与评价研究也已由过去单纯的体外模式向体外、体内双向评价模式延伸和发展。特别是随着高灵敏度、高选择性的现代分析技术的发展和应用,更加促进了中药化学成分在体内的吸收(absorption)、分布(distribution)、代谢(metabolism)和排泄(excretion)等过程(简称 ADME),或模拟体内环境与某些离体器官、组织、细胞等相互作用研究,以阐明中药中的有效或有毒物质、量效关系、作用机制、作用靶点及变化规律,探寻中药的科学内涵,进而更科学地评价、控制中药质量。

第二节 中药分析学的形成与发展

一、中药分析学的沿革

中药分析学伴随着人们对中药在生产、流通、临床应用的质量控制需求而逐渐形成,并随着相关科学技术的发展而发展。中药分析学的沿革以其方法技术为标志大体经历了以下三个阶段：

1. 基于中药感官"辨状论质"的"性状分析"阶段 对中药的质量控制,自有中药以来即有之。人们在长期的生活实践中,逐渐积累了医药知识和经验,运用眼、耳、鼻、舌等感官来识别自然界的植物、动物和矿物的形、色、气、味等,对食物、毒物和药物尝试鉴别分析,并将其运用于选用、采集和加工等实践中。《神农本草经》载药365种,分上、中、下三品,并提出:"药有酸、咸、甘、苦、辛五味,又有寒、热、温、凉四气,及有毒、无毒,阴干、暴干,采造时月,生熟,土地所出,真、伪、陈、新,并各有法。药性有宜丸者,宜散者,宜水煮者,宜酒渍者,宜膏煎者,亦有一物兼宜者,亦有不可入汤酒者,并随药性,不得违越。"此论述奠定了后世中药质量控制的思想基础。梁代陶弘景《本草经集注》载药730种,以药物自然属性分类,分为玉石、草木、虫兽、果、菜、米食、有名未用七类,并对产地、采收、形态、鉴别等有所论述,有的还记载了火烧试验、对光照视等鉴别方法。如"术有两种,白术叶大有毛而作桠,根甜而少膏……赤术叶细无桠,根小而多膏",硝石"以火烧之,紫青烟起",云母"向日视之,色青白多黑"等。《雷公炮炙论》对沉香的质量评价为"沉水者为上,半沉水者次之,不沉水者劣"。成书于公元五世纪的《芝草图》和六世纪的《灵秀本草图》采用绘制药图的方法以弥补单凭文字描述的不足。唐代《新修本草》中就采用图文并行的编写方式,提高了真伪辨别、质量控制的准确性。这种图文结合描述中药性状的方法一直沿用至今。

思政元素

火试,古人进行中药质量评价的智慧

中药自应用以来,即有质量控制。虽然囿于古代科技水平,早期中药的质量控制手段相对有限,但古人仍然利用多种方法对中药进行辨状论质以评价其质量。火试,即其中较有代表性的方法之一。作为中药的传统鉴别方法,火试是通过将中药材在火上直接或间接烘、烤、烧,利用这一过程产生的特殊理化现象来鉴别中药的真伪。火试法具有简便易行的特点,如"麝香海金沙,燃烧不见渣",就是利用海金沙置火中易燃烧,发生爆鸣声且有闪光,无灰渣残留的特点进行鉴别。

火的发明对人类意义重大,恩格斯曾指出:"摩擦生火第一次使人支配了一种自然力,从而最终把人同动物界分开。"古人利用火试对中药进行质量评价,既利用了中药的理化性质,又充分考虑了其方法的简便易行,在当时的科技条件下有其重要贡献,充分反映了中医药博采包容的文化自信。

明代陈嘉谟所著《本草蒙筌》,从"产择土地、采收按时月、藏留防耗坏、贸易辨真假、咀片分根梢、制造资水火、治疗用气味、药剂别君臣"等详细分析了影响中药质量的诸多因素,强调要从产地、采收季节、储藏、炮制加工等多方面严格控制中药质量。

这一时期,人们对中药"真、伪、优、劣"的质量分析,主要依据形状、大小、颜色、气味、表面特征、质地、断面等外观特征,有时还会辅以水试法与火试法。这种基于感官"辨状论质"的中药质量分析方法具有直观性、经验性特点,是人们长期实践智慧的结晶,也是当今质量标准中性状分析的基础。然而,仅靠这种外观性状很难窥察出中药内在品质,分析结果的客观性相对较差。

2. 基于中药微观组织结构的"显微分析"阶段 这一阶段逐步形成了中药基源鉴别、性状辨识结合显微观察及初期的理化分析方法。1838年,德国学者Schleiden阐明了细胞是植

物体构造的基本单位,并利用显微镜观察了多种植物药的显微构造。1857 年,Schleiden 出版了《植物性生药学基础》(*Grundniss der Pharmakognosie des Pflanzenreiches*)一书,记载了部分植物药的显微鉴别特征。其后 Berg 于 1865 年、Vogl 于 1887 年先后发表了生药解剖图谱,于是光学显微技术就成为生药分析的重要手段之一。其主要任务是利用光学显微镜观察药材的内部组织构造、细胞形状及其后含物的特征,用以鉴定药材的真伪、纯度,甚至品质。1916 年,英国生物学家 Wallis 首创了石松孢子法(*Lycopodium* spore method),即以石松子为参考标准来测定混合粉末生药的比例量或粉末生药中杂物的含量,用粉末生药的纯度鉴定获得了显微定量的方法。其后又发展了一系列生药的显微常数测定,如栅表细胞比、气孔数、气孔指数、脉岛数等。美国学者 A. Schneider 于 1921 年所著的《粉末生药显微分析》(*The Microanalysis of Powdered Vegetable Drugs*)(第 2 版)较全面、详细地叙述了研究粉末植物药的通则、操作方法、显微描述及检索表的编列等,并收载了 210 种粉末生药的显微特征和特征图。20 世纪 30 年代,国外的生药学传入我国,为中药的质量评价提供了新的思路和技术。我国一批学者也相继将显微鉴别方法应用到中药的质量评价中,使之成为中药分析的重要手段之一。

《中国药典》从 1977 年版起将中药显微鉴别方法作为法定分析方法,自 2010 年版起几乎所有的药材和饮片及含原药粉的中成药基本都增加了具有专属性的显微鉴别法。

3. 基于中药化学成分的"理化分析"阶段 20 世纪 70 年代以后,随着中药产业的飞速发展,中药质量问题日益受到重视,客观上对中药质量控制与评价方法提出了更高要求。在继承传统质量控制方法的基础上,广泛吸取了现代分析化学等学科的研究成果,并将化学分析法、光学分析法、色谱法、质谱法、热分析法等分析技术逐步大规模应用于中药质量研究、质量评价和质量控制中。

二、中药分析学的发展趋势

中药质量研究和质量标准的建立是一项复杂的系统工程。目前,中药质量控制还存在诸多问题,比如定量分析指标与其主要药效作用间缺乏相关性。同时,还应考虑其来源、生产、流通以及使用等诸多因素的影响,结合体内外药效、毒效物质基础,作用机制及传递规律等研究,集成多学科方法与技术,使中药质量控制朝着科学化、规范化、标准化和可溯源化方向发展,已成为中药分析学科的发展趋势。

1. 以化学成分为基础的中药整体质量分析模式将不断完善 随着科学技术的不断发展,现代生命科学、信息学以及中药临床应用等诸多学科、领域的交叉渗透,人们对中药化学成分的复杂性、药理作用的多样性的认识日益深刻。中药不同于化学药品的特质,要求有与其自身特点相符合的质量评价模式来表达,反映在中药内在质量的评价方法上,是中药质量控制模式逐步由单一的指标性成分向有效成分、中药质量标志物等多个成分综合检测、指纹或特征图谱整体质量控制模式的转变。如"一测多评"法(quantitative analysis of multi-components by single-marker,QAMS)已在《中国药典》《美国药典》《欧洲药典》中应用。

中药指纹或特征图谱是一种综合的分析手段,既符合中医药整体性特点,又能反映中药成分类群特征,建立在色谱、光谱、质谱等现代分析方法和化学计量学等信息处理基础上,是实现多种成分整体相关质量评价的关键技术之一。其不仅应用于中药的真实性、有效性质量控制,还可以评价中药产品质量的一致性和稳定性。同时,将中药指纹图谱所体现的化学成分信息与中药的体内外活性(药效或毒效)信息相结合,还可以弥补单纯化学图谱的不足,从而提高质量控制的量效关联性。

2. 以中药生产全过程质量控制为目的的中药标准化体系建设将快速发展 中药质量是疗效的保证,是工艺的体现,中药标准化是我国中医药行业亟待解决的问题。制定涵盖中药种子种苗、中药材、中药饮片、中药提取物及中成药生产全程的规范与标准,构建从药材来源及加工、饮片生产、中成药生产到市场终端的全程质量溯源体系和中药标准化服务支撑体系是今后一个时期国家的重点任务。

3. 以中药有害物质分析为重点的安全性评价将不断加强 我国和世界卫生组织对药品的基本要求是"安全、有效和质量可控",其中"安全"被放在首位。我国学者不断努力研究和探索高效、灵敏、专属的中药的安全性控制方法。如原子光谱、电感耦合等离子体质谱及色谱-质谱联用技术等先后被《中国药典》收录。同时不断完善中药内源性和外源性有害物质限度制定方法,建立安全性数据库。如有害残留物的分析检测,《中国药典》2020 年版在 2015 年版收载 58 个品种的基础上,又增加 17 个品种。根据中药真菌毒素污染情况,将四部中黄曲霉毒素测定法修订为真菌毒素测定法,扩大了检测毒素的种类,如薏苡仁,除继续保留 2015 年版《中国药典》所规定的黄曲霉毒素检查外,还新增了玉米赤霉烯酮的检查要求。同时,逐渐增加了对中药中有毒成分的研究和限量控制,以降低可能的药物不良反应和用药风险,突显了对中药安全性问题的重视。

4. 以生物分析技术为手段的中药质量研究将不断深入 目前,生物分析技术和生物样品分析在中药分析中越来越受到关注。如基因分子标记技术在中药品质评价中的方法已较为成熟,使中药真伪鉴别从传统的形态表征分析推进到对生物遗传物质的分析。继《中国药典》2010 年版首次采用 DNA 分子鉴定技术对蛇类中药进行鉴别后,《中国药典》2015 年版增加了对川贝母的 DNA 分子鉴定,2020 年版又在霍山石斛和金钱白花蛇项下增加了 DNA 分子鉴定。同时,细胞分析技术、免疫分析技术、生物芯片技术及基因组学、蛋白质组学、代谢组学等也都在中药活性物质、作用机制、毒性及新药筛选中有广泛的应用。

同时,为了弥补某些单纯以感观和理化方法对中药质量评价的局限,中药生物活性测定作为符合中医药特点的质量控制模式及方法之一,也将逐渐在多学科深入研究的基础上得到应用。

5. 以快速、高效评价为导向的自动化、智能化和联用技术的应用将愈加广泛 从发展的角度看,解决复杂分析体系所面临的主要问题是提高分析方法的选择性和灵敏度。

色谱-复合型质谱联用技术可以实现对复杂混合物的快速、高效分析,正迅速成为中药分析的强有力工具。液相色谱-核磁共振联用技术同样以其高分离性能和强大的结构确证能力开始应用于中药分析领域。一些联用技术,如生物色谱法-质谱、薄层色谱-生物自显影技术不但可以揭示化学成分的信息,而且还在线显示各化学成分体外活性信息,色谱-原子质谱的联用可以用于中药中无机成分的价态、存在形式、作用机制及毒性分析,有助于中药活性成分的高通量筛选及质量评价。

在中药生产过程中,往往还需要各种便携式、在线或无损的快速分析检测手段,如近红外技术已用于中药生产过程的质量控制。某些中药具有气味差异,还可以运用基于传感器技术的电子鼻、电子舌等气味指纹分析仪而达到快速鉴别的目的。

综上,中药分析学的快速发展,不仅使其自身学科体系日臻成熟,同时也为中药的现代研究提供方法技术手段的支撑,推动了中药农业、中药工业、中药商业和中药临床应用等领域的学术创新和发展,提高了中药质量控制科学化、规范化、标准化水平。

●（张 丽）

复习思考题

1. 什么是中药分析学?
2. 中药分析学的主要任务是什么?
3. 中药分析学的发展趋势有哪些?

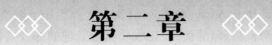

第二章

中药质量分析的依据与工作程序

笔记栏

ER-2-1

第二章
中药质量分
析的依据与
工作程序
PPT 课件

学习目标

1. 掌握中药质量特性、国家药品标准、《中国药典》的应用及中药分析基本程序。
2. 熟悉药品质量科学管理及药品监督检验工作。
3. 了解常用的国外药典。

第一节 概 述

中药质量分析的目的是保障中药的质量,从而保障临床用药的安全和有效。分析工作者应熟悉中药质量的科学管理、质量分析的依据和一般工作程序,以保证检验结果的准确性、客观性和公正性。

一、药品的质量特性

国际标准化组织(International Organization for Standardization,ISO)在 ISO 9000:2000 族标准中对质量(quality)的定义是"一组固有特性满足需要的程度"。药品质量是指药品的一些固有特性可以满足防治和诊断疾病等要求的能力及程度,即药品的物理学、化学、生物学指标符合规定标准的程度。药品质量特性包括有效性(effectiveness)、安全性(safety)、稳定性(stability)、均一性(uniformity)等方面。

二、药品质量的科学管理

(一)组织机构

1. 药品行政监督管理机构 药品行政监督管理机构代表国家(或国际组织)行使监督管理的职权。如世界卫生组织(World Health Organization,WHO),其主要的药品监督管理机构包括:基本药物和药物政策司、WHO 药品标准专家委员会、WHO 药品管理当局国际会议。主要工作涉及药品标准制定、质量控制、安全监测、基本药物遴选、国际药品监督管理当局大会等。欧盟药品监督管理体系是 1995 年依据欧洲经济共同体(EEC)No. 2309/93 而成立的欧洲药品管理局(European Medicines Agency,EMA),是欧盟管理人用药品、兽药等健康产品的主要机构。美国联邦政府 1906 年设立食品药品监督管理局(U. S. Food and Drug Administration,FDA),其主要职能为负责对美国国内生产及进口的食品、膳食补充剂、药品、疫苗、生物医药制剂、血液制剂、医学设备、放射性设备、兽药和化妆品进行监督管理等。

中华人民共和国成立以来,由卫生行政等部门监督管理药品。经过多次机构改革,2003年,在国家药品监督管理局(State Drug Administration,SDA)基础上组建了国家食品药品监

笔记栏

督管理局(State Food and Drug Administration,SFDA)，作为国务院直属机构,SFDA 除继续行使 SDA 职能,还负责对食品、保健食品、化妆品安全管理的综合监督和组织协调,依法组织开展对重大事故的查处。2013 年国务院机构改革,组建国家食品药品监督管理总局(China Food and Drug Administration,CFDA)。2018 年,国家机构改革,组建国家药品监督管理局(National Medical Products Administration,NMPA),由国家市场监督管理总局管理,主要职责是负责药品、化妆品、医疗器械的注册并实施监督管理。各省、市、自治区也都分别设有药品行政监督管理机构,负责各地区的药品行政监督管理工作。

2. 药品技术监督管理机构　即药品监督管理的技术支撑机构,主要包括药品检验机构及国家药品监督管理部门所属的有关单位。其中中国食品药品检定研究院是国家药品生物制品质量检验的法定机构和最高技术仲裁机构,承担依法实施药品审批和药品质量监督检查所需的药品检验工作。依法承担实施药品、生物制品、医疗器械、食品、保健食品、化妆品、实验动物、包装材料等多领域产品的审批注册检验、进口检验、监督检验、安全评价及生物制品批签发,负责医疗器械标准管理相关工作,组织开展有关国家标准物质的规划、计划、研究、制备、标定、分发和管理工作,负责生产用菌毒种、细胞株的检定工作,承担医用标准菌毒种、细胞株的收集、鉴定、保存、分发和管理工作。各省、市、自治区及地市州也都分别设有各级食品药品检验机构,负责各地区的药品技术监督管理和检验工作。

3. 药品研制、生产、经营与医疗机构　这些机构的功能是开展药品研制、生产、经营及临床应用。尽管其所有制性质、规模、组织形态有所不同,但保证其所研制、生产、经营或应用的药品安全有效与质量可控是共同的要求。这些机构也都按要求设立相应的质量监管、质量保证及分析检测等部门。如药品生产企业设有质监部门,负责全面质量管理,并设中心化验室,负责对原辅料和成品的质量检验,车间亦须设化验室(组),业务上受中心化验室指导,负责对中间体和半成品的质量检验。

（二）药品质量检验

质量检验(quality inspection)是指对产品过程或服务的一种或多种质量特性进行测量、计量,并将这些特征与规定的要求进行比较的一类活动,是质量体系中的一个重要因素。药品质量检验是指依据药品质量标准,借助于一定的检测手段,对药品进行定性、纯度要求与安全性检查,并将结果与规定的质量标准比较的质量控制活动。药品质量检验可分为常规检验和监督检验。药品常规检验即药品生产、流通单位等为保证药品质量所进行的例行检验。《中华人民共和国药品管理法》规定:药品生产企业必须对其生产的药品进行质量检验;不符合国家药品标准或者不按照省、自治区、直辖市人民政府药品监督管理部门制定的中药饮片炮制规范炮制的,不得出厂。

药品监督检验是国家药品检验机构代表国家对研制、生产、经营、使用的药品质量进行的检验。并按照药品标准,对需要进行质量监督的药品进行抽样、检查和验证并发出质量检验报告的药物分析活动,是药品质量监督的重要组成部分。具有第三方检验的公正性、权威性,在法律上具有更强的仲裁性。

药品监督检验可以分为抽查性检验、注册检验、国家检验、委托检验、进口检验和复验等类型。

1. 抽查性检验　简称"抽验",国家药品检验机构依法对生产、经营和使用的药品进行抽查检验。抽验是国家药品监督管理部门通过技术方法对药品质量合格与否做出判断的一种重要手段,包括评价抽验和监督抽验。

（1）评价抽验:药品监督管理部门为掌握药品质量总体水平与状态而进行抽验。国家药品抽验以评价为主。

（2）监督抽验：国家药品监督管理部门在药品监督管理过程中，为保证用药安全而对监督检查中发现的质量可疑的药品进行抽验，省级药品抽验以监督抽验为主。

2. **注册检验** 包括样品检验和药品标准复核。

（1）样品检验：药品检验机构按照申请人或国家药品监督管理部门核定的药品标准对样品进行检验。

（2）药品标准复核：药品检验机构对申请药品标准检验方法的可行性、科学性、设定目的和指标能否控制药品质量等进行实验室检验和审核工作。其目的是证明原检验数据和结果的可靠性和真实性，以确保药品标准科学合理、具有质量可控性。

3. **指定检验** 国家药品监督管理部门对下列药品在销售前或进口时，指定药品检验机构进行检验；检验不合格的，不得销售或进口。包括：①国家药品监督管理部门规定的生物制品；②首次在中国销售的药品；③国务院规定的其他药品。

4. **其他类型的检验**

（1）复验：当事人对药品检验机构的检验结果有异议的，可以自收到药品检验结果之日起 7 日内向原药品检验机构或者上一级药品监督管理部门设置或确定的药品检验机构申请复验，也可以直接向国家药品监督管理部门设置或确定的药品检验机构申请复验。复验的样品必须是原药品检验机构的同一样品的留样，除此之外的同品种、同批次的产品不能作为复验的样品。受理复验的药品检验机构必须在国家药品监督管理部门规定的时间内作出复验结论。

（2）委托检验：药品生产企业因不具备检验技术和检验条件，而委托有相应的检测能力并通过国家（省）计量认证的药品检验机构，或者依法取得资质认定的其他检验机构；或者集团公司内符合要求的药品生产企业进行检验。委托检验前，企业需要向所在地省级药品监督管理部门备案。各省、自治区、直辖市应根据本行政区域特点制定委托检验的相关细则。

（三）**药品全面质量管理**

1984 年我国颁布了第一部《中华人民共和国药品管理法》，是专门规范药品研制、生产、经营、使用和监督管理的法律。其于 2001 年进行了重新修订，并于 2013 年和 2015 年两次修正，2019 年再次修订；还先后制定和出台了一系列对药品质量控制具有指导作用的法令性文件、管理规范和条例，为我国全面控制药品质量奠定了良好的基础。

由于产品的质量是在生产过程中形成的，人们在长期的生产实践中，总结和形成了各种方法来控制产品的质量，并将其有机地整合起来，逐渐形成了质量管理体系。用质量管理体系来控制产品质量是质量控制的新阶段。我国药品质量管理亦吸纳国际通行的标准和规范，推行全面质量管理（total quality management，TQM），即以质量为核心，有效地利用人力、物力、财力、信息等资源，综合运用一整套质量管理体系和方法，控制影响药品质量的全过程和各因素，经济地研制、生产和提供用户满意的产品，使企业与社会长期受益的管理活动。由过去的事后检验、把关为主，转变为预防、改进为主，由管结果变为管因素，使药品研发、生产、经营和使用全过程都处于受控状态。

药品质量管理体系要求药品生产须执行《药品生产质量管理规范》（Good Manufacturing Practices，GMP），建立有效运作的药品生产质量体系，在机构、人员、厂房、设备设施、卫生、验证、文件、生产管理、质量管理、产品销售与回收等方面制定系统的、规范的标准操作规程（standard operating procedure，SOP），控制药品生产中影响质量的各环节及全过程；经营企业须执行《药品经营质量管理规范》（Good Supply Practice，GSP），保证购、销、贮、运等环节的质量；新药研究须执行《药物非临床研究质量管理规范》（Good Laboratory Practice，GLP）和《药物临床试验质量管理规范》（Good Clinical Practice，GCP），以确保试验过程的科学性和实验结果的可靠性,同时保护受试者的权益并保证其安全。中药材种植(养殖)生产须执行《中药材生产质量管理规范(试行)》(Good Agricultural Practice for Chinese Crude Drugs,中药材GAP),以保证中药材质量的基源准确、优质、稳定和可控。另外,分析检验中应执行分析质量控制(analytical quality control,AQC),以对药品检验、管理和分析结果进行质量控制。

在实际工作中,根据质量管理体系要素,按照工作性质可将质量管理分为质量控制(quality control,QC)、质量保证(quality assurance,QA)和质量工程(quality engineering,QE)三部分,并且这些部分之间既相互联系,又相互制约,共同构成了药品的质量控制体系。为了使国际对新药注册的各项试验与要求取得一致,1990年由美国、欧共体和日本三方药品监管部门和行业协会共同发起成立了国际协调机构,即"人用药品注册技术要求国际协调会"(The International Council for Harmonisation of Technical Requirements for Pharmaceuticals for Human Use,ICH),由指导委员会、专家工作组和秘书处组成。2017年,我国申请加入,并成为其监管机构成员。

第二节 药品质量分析的依据

把反映药品质量特性的技术参数、指标明确规定下来,形成技术文件,规定药品质量规格和检验方法,就是药品质量标准,也是药品质量分析的依据。

《中华人民共和国药品管理法》规定,药品必须按照国家药品标准和经药品监督管理部门核准的生产工艺进行生产。中药饮片必须按照国家药品标准炮制,国家药品标准没有规定的,须按照省、自治区、直辖市人民政府药品监督管理部门制定的炮制规范炮制。地方政府制定的炮制规范应当报国务院药品监督管理部门备案。

目前,我国中药质量标准体系是以国家标准为核心,包括部分地方标准、行业标准和其他标准。国家药品标准属于强制性标准,即指在一定范围内,通过法律、行政法规等强制性手段加以实施,具有法律属性;其他如行业标准属于推荐性标准。

一、国家药品标准

国家药品标准(national drug standards)是国家为保证药品质量,对药品的质量指标、检验方法和生产工艺等所做的技术规定,是药品研究、生产、经营、使用及监督管理等各环节必须共同遵守的,具有强制性的技术准则和法定依据。我国现行的国家药品标准,包括《中国药典》、局(部)颁药品标准和药品注册标准。前两者由国家药典委员会负责制定和修订,由国家药品监督管理部门颁布实施;后者是指国家药品监督管理部门批准给申请人特定的药品标准,包括新药注册标准、仿制药注册标准和进口药品注册标准。生产该药品的企业必须执行该标准,且不得低于《中国药典》和局(部)颁标准的规定。

(一)《中国药典》

药典(pharmacopoeia)是由国家药品监督管理部门组织国家药典委员会制定与修订,具有国家法律效力的、记载药品标准及规格的法典,并由政府颁布发行。

《中华人民共和国药典》简称《中国药典》(*Pharmacopoeia of the People's Republic of China*,英文简称为 *Chinese Pharmacopoeia*,缩写为 ChP)。依据《中华人民共和国药品管理法》组织制定和颁布实施。《中国药典》一经颁布实施,其同品种的上版标准或其原国家标准即同时停止使用。现行版《中国药典》由一部、二部、三部、四部及其增补本组成。一部收载中药,二部收载化学药品,三部收载生物制品,四部收载通则和药用辅料。除特别注明版次外,本书中

《中国药典》均指 2020 年版。

国家药品标准由凡例与正文及其引用的通则共同构成。本药典收载的凡例与通则对未载入本药典的其他药品标准具同等效力。

1. 《中国药典》沿革　我国乃至世界最早的药典可追溯到公元 659 年我国唐朝的《新修本草》（又称《唐本草》），其由苏敬等人编撰，由政府颁布执行。该书共 54 卷，分为本草、药图、图经三部分，收录药物 844 种，并详细记录了这些药物的性味、形态、产地、采收时间、炮制方法、功效和主治等。为规范、统一用药起到了积极的促进作用。

中华人民共和国成立以来，我国已出版了 11 版《中国药典》（即 1953、1963、1977、1985、1990、1995、2000、2005、2010、2015 和 2020 年版）。

《中国药典》从 1963 年版开始根据药品属类的不同分为一部和二部。一部收载中药材及其制品、中药成方及单味制剂；二部收载化学药、生化药品、抗生素、放射性药品、生物制品及各类制剂、药用辅料等。《中国药典》从 2005 年版开始分为三部，一部收载中药材及饮片、植物油脂和提取物、成方制剂和单味制剂等；二部收载化学药品、抗生素、生化药品、放射性药品及药用辅料等；三部收载生物制品，并首次将《中国生物制品规程》并入《中国药典》。《中国药典》自 2015 年版起分为四部。

《中国药典》自 1985 年版开始每 5 年审议改版一次，并根据需要出增补本。1988 年 10 月，第一部英文版《中国药典》1985 年版出版发行。历版《中国药典》及其收载品种情况见表2-1。

表 2-1　历版《中国药典》收载品种情况表

版次	收载总数	一部		二部		三部		四部		颁布时间（正式执行时间）
		正文	附录	正文	附录	正文	附录	通则	辅料	
1953 年版	531									1953 年
1963 年版	1 310	643		667						1965 年 1 月 26 日
1977 年版	1 925	1 152		773						1979 年 10 月 4 日（1980 年 1 月 1 日）
1985 年版	1 489	713		776						1985 年 9 月（1986 年 4 月 1 日）
1990 年版	1 751	784		967						1990 年 12 月 3 日（1991 年 7 月 1 日）
1995 年版	2 375	920		1 455						1996 年 4 月 1 日（1996 年 4 月 1 日）
2000 年版	2 691	992		1 699						2000 年 1 月（2000 年 7 月 1 日）
2005 年版	3 212	1 147	98	1 964	137	101	140			2005 年 1 月（2005 年 7 月 1 日）
2010 年版	4 567	2 165	112	2 271	152	131	149			2010 年 1 月（2010 年 10 月 1 日）
2015 年版	5 608	2 598		2 603		137		317	270	2015 年 6 月（2015 年 12 月 1 日）
2020 年版	5 911	2 711		2 712		153		361	335	2020 年 6 月（2020 年 12 月 30 日）

2. 《中国药典》2020 年版特点

（1）健全国家药品标准体系：完善了以凡例为总体要求、通则为基本规定、指导原则为技术引导、品种正文为具体要求的药典架构，不断健全以《中国药典》为核心的国家药品标准体系。通过完善药典凡例以及相关通用技术要求，进一步体现药品全生命周期管理理念；结合中药、化学药、生物制品各类药品特性，将质量控制关口前移，强化药品生产源头以及全过程的质量管理；逐步形成以保障制剂质量为目标的原料药、药用辅料和药包材标准体系，为推动关联审评审批制度改革提供技术支撑。四部收载的通用技术要求总数为 361 个，包括制剂通则 38 个（修订 35 个），检测方法通则及其他通则 281 个（新增 35 个、修订 51 个），指导原则 42 个（新增 12 个、修订 12 个）。

（2）稳步推进药典品种收载：品种收载以临床应用为导向，进一步扩大了收载品种的范围，基本实现了国家基本药物目录品种生物制品全覆盖，中药、化药覆盖率达到 90% 以上。《中国药典》2020 年版共收载 5 911 个药品标准，比 2015 年版增加 319 个，修订 3 177 种，不再收载 10 种，因品种合并减少 6 种。

（3）持续提高药品安全性控制要求：进一步加强了对药材饮片重金属及有害元素、禁用农药残留、真菌毒素以及内源性有毒成分的控制。修订药材及饮片（植物类）中禁用农药多残留测定法，规定植物类药材及饮片禁用农药（33 种禁用农药）不得检出，新增中药中重金属及有害元素一致性限量指导值（植物类）。加强了对化学药杂质的定性定量研究，对已知杂质和未知杂质分别控制；对注射剂等高风险制剂增订了与安全性相关的质控项目，如渗透压摩尔浓度测定等。加强了生物制品病毒 安全性控制、建立了疫苗氢氧化铝佐剂以及重组技术产品相关蛋白的控制。

（4）进一步完善药品有效性控制要求：建立和完善了中药材与饮片专属性鉴别方法，部分产品制定了与临床疗效相关的成分含量控制。结合通过仿制药质量与疗效一致性评价品种的注册标准，修订了药典相关标准的溶出度项目；进一步完善了化学药与有效性相关的质量控制要求。增订人用聚乙二醇化重组蛋白及多肽制品、螨变应原制品和人用基因治疗制品总论等，重组类治疗生物制品增订相关蛋白检测及限度要求等。

（5）提升药用辅料标准水平：本版药典收载辅料 335 种，新增 65 种、修订 212 种。重点增加制剂生产常用药用辅料标准的收载，完善药用辅料自身安全性和功能性指标。贯彻原辅包关联审评审批制度质量控制理念，逐步健全药用辅料国家标准体系，基于辅料杂质或自身降解产物可能对制剂安全性和稳定性产生的影响，建立相应的控制项目和限度标准，完善辅料相关功能性控制项目的设立、评价方法的建立以及限度标准的制定，促进药用辅料质量提升，进一步保证制剂质量。

（6）扩大成熟分析技术应用：紧跟国际前沿，不断扩大成熟检测技术在药品质量控制中的推广和应用，检测方法的灵敏度、专属性、适用性和可靠性显著提升，药品质量控制手段得到进一步加强。如新增聚合酶链式反应（PCR）法、DNA 测序技术指导原则等，推进分子生物学检测技术在中药饮片、动物组织来源材料、生物制品起始材料、微生物污染溯源鉴定中的应用；新增 X 射线荧光光谱法、单抗制品特性分析方法、采用转基因检测技术应用于重组产品活性检测等。

（7）加强国际标准协调：本版《中国药典》实现了"中药标准继续主导国际标准制定，化学药、药用辅料标准基本达到或接近国际水平，生物制品标准紧跟科技发展前沿，与国际先进水平基本保持一致"的总目标，加强了药典机构间的国际交流与合作，注重国际成熟技术标准的借鉴与转化，不断扩大成熟检测技术在药品质量控制中的推广与应用，药品质量控制手段得到进一步加强。参考人用药品注册技术要求国际协调会（ICH）相关指导原则，新增遗传毒性杂质控制指导原则，修订原料药物与制剂稳定性试验、分析方法验证、药品杂质分析等指导原则，新增溶出度测定流池法、堆密度和振实密度测定法，修订残留溶剂测定法等，逐步推进 ICH 相关指导原则在《中国药典》的转化实施。

（8）进一步强化药典标准导向作用：本版药典始终坚持公开、公正、公平的原则，不断完善药品标准的形成机制，紧跟国际药品标准发展的趋势，兼顾中国药品生产的实际状况，在药品监管理念、质量控制要求、检测技术应用、工艺过程控制、产品研发指导等方面不断加强，进一步保障药典编制质量。在检测项目和限量设置方面，既考虑保障药品安全的底线，又充分关注临床用药的可及性，进一步强化药典对药品质量控制的导向作用。

3.《中国药典》的基本结构和内容　《中国药典》2020年版各部内容均包括凡例和索引两部分,此外,一、二、三部有品种正文部分,四部为通则和指导原则构成的通用技术要求。

（1）凡例：凡例是为正确使用《中国药典》,对品种正文、通用技术要求以及药品质量检验和检定中有关共性问题的统一规定和基本要求。凡例中的有关规定具有法定的约束力。

（2）正文：品种项下收载的内容称为正文,正文系根据药品自身的理化与生物学特性,按照批准的处方来源、生产工艺、贮藏运输条件等所制定的、用以检测药品质量是否达到用药要求并衡量其质量是否稳定、均一的技术规定。

《中国药典》一部正文分为药材和饮片、植物油脂和提取物、成方制剂和单味制剂三部分。正文内容根据品种和剂型的不同,按顺序可分别列有：品名、来源、处方、制法、性状、鉴别、检查、浸出物、特征图谱或指纹图谱、含量测定、炮制、性味与归经、功能与主治、用法与用量、注意、规格、贮藏、制剂、附注19项内容。

药材和饮片名称包括中文名、汉语拼音及拉丁名,其中药材和饮片拉丁名排序为属名或属名+种加词在先,药用部位在后；药材原植物的科名、拉丁学名的主要参照依据为 *Flora of China* 和《中国高等植物》等。植物油脂和提取物、成方制剂和单味制剂名称不设拉丁名。

（3）索引：《中国药典》除有中文索引外,还有汉语拼音索引、拉丁名索引和拉丁学名索引。

（4）通用技术要求：主要收载制剂通则、通用检测方法和指导原则。制剂通则系按照药物剂型分类,针对剂型特点所规定的基本技术要求；通用检测方法系各正文品种进行相同检查项目的检测时所应采用的统一的设备、程序、方法及限度等；指导原则系为执行《中国药典》、考察药品质量、起草与复核药品标准等所制定的指导性规定。

4.《中国药典》凡例中的有关项目与要求

（1）药材产地加工及炮制规定的干燥方法：①烘干、晒干、阴干均可者,用"干燥"；②不宜用较高温度烘干者,则用"晒干"或"低温干燥"（一般不超过60℃）；③烘干、晒干均不适宜者,用"阴干"或"晾干"；④少数药材需要短时间干燥,则用"暴晒"或"及时干燥"。

制剂中的干燥方法一般用"干燥"或"低温干燥",采用特殊干燥方法的,在具体品种项下注明。

（2）溶解度是药品的一种物理性质,是指药品在特定溶剂中的溶解能力,药典中的溶解度是指在各品种项下所选用的溶剂中的溶解性能（表2-2）。

表2-2　药品的溶解度的表述

溶解度	释义
极易溶解	系指溶质1g（ml）能在溶剂不到1ml中溶解
易溶	系指溶质1g（ml）能在溶剂1～<10ml中溶解
溶解	系指溶质1g（ml）能在溶剂10～<30ml中溶解
略溶	系指溶质1g（ml）能在溶剂30～<100ml中溶解
微溶	系指溶质1g（ml）能在溶剂100～<1 000ml中溶解
极微溶解	系指溶质1g（ml）能在溶剂1 000～<10 000ml中溶解
几乎不溶或不溶	系指溶质1g（ml）在溶剂10 000ml中不能完全溶解

溶解度的试验法：除另有规定外,称取研成细粉的供试品或量取液体供试品,于25℃±2℃一定容量的溶剂中,每隔5min强力振摇30s；观察30min内的溶解情况,如无目视可见的溶质颗粒或液滴时,即视为完全溶解。

（3）贮藏项下的规定,系对药品贮存与保管的基本要求（表2-3）。

表2-3　药品贮藏与保管基本要求

术语	释义
遮光	系指用不透光的容器包装，例如棕色容器或黑纸包裹的无色透明、半透明容器
密闭	系指将容器密闭，以防止尘土及异物进入
密封	系指将容器密封以防止风化、吸潮、挥发或异物进入
熔封或严封	系指将容器熔封或用适宜的材料严封，以防止空气与水分的侵入并防止污染
阴凉处	系指不超过20℃
凉暗处	系指避光并不超过20℃
冷处	系指2～10℃
常温	系指10～30℃

除另有规定外,贮藏项下未规定贮藏温度的一般系指常温。矿物药应置干燥洁净处。

（4）药典中规定的各种纯度和限度数值以及制剂的重(装)量差异,系包括上限和下限两个数值本身及中间数值。规定的这些数值不论是百分数还是绝对数字,其最后一位数字都是有效位。

试验结果在运算过程中,可比规定的有效数字多保留一位数,而后根据有效数字的修约规则进舍至规定有效位。计算所得的最后数值或测定读数值均可按修约规则进舍至规定的有效位,取此数值与标准中规定的限度数值比较,以判断是否符合规定的限度。

（5）药材和饮片、植物油脂和提取物的含量(%)均按重量计。成方制剂与单味药制剂的含量,除另有规定外,一般按每一计量单位(1片、1丸、1袋、1ml等)的重量计;单一成分制剂如规定上限为100%以上时,系指用本版药典规定的分析方法测定时可能达到的数值,它为药典规定的限度或允许偏差,并非真实含量;如未规定上限者,系指不超过101.0%。

制剂的含量限度范围,是根据该药味含量的多少、测定方法、生产过程和贮存期间可能产生的偏差或变化而制定的,生产中应按处方量或成分标示量的100%投料。

（6）计量

1）法定计量单位:药品质量标准中使用我国的法定计量单位。如,长度单位:米(m)、分米(dm)、厘米(cm)、毫米(mm)、微米(μm)、纳米(nm);体积单位:升(L)、毫升(ml)、微升(μl);质(重)量单位:千克(kg)、克(g)、毫克(mg)、微克(μg)、纳克(ng)等。

2）滴定液和试液的浓度:本版《中国药典》使用的滴定液和试液的浓度,以 mol/L(摩尔/升)表示,其浓度要求精密标定的滴定液用"XXX 滴定液(YYYmol/L)"表示;作其他用途不须精密标定其浓度时用"YYYmol/L XXX 溶液"表示,以示区别。

3）温度:以摄氏度(℃)表示,有关温度描述的术语见表2-4。

表2-4　有关温度描述的术语

名词术语	释义
水浴温度	除另有规定外，均指98～100℃
热水	系指70～80℃
微温或温水	系指40～50℃
室温（常温）	系指10～30℃
冷水	系指2～10℃
冰浴	系指约0℃
放冷	系指放冷至室温

4）符号"％"表示百分比：系指重量的比例；但溶液的百分比，除另有规定外，系指溶液100ml 中含有溶质若干克；乙醇的百分比，系指在 20℃时容量的比例。此外，根据需要可采用下列符号：

％（g/g） 表示溶液 100g 中含有溶质若干克。

％（ml/ml） 表示溶液 100ml 中含有溶质若干毫升。

％（ml/g） 表示溶液 100g 中含有溶质若干毫升。

％（g/ml） 表示溶液 100ml 中含有溶质若干克。

5）液体的滴：系指在 20℃时，以 1.0ml 水为 20 滴进行换算。

6）溶液后标示的"（1→10）"等符号：系表示固体溶质 1.0g 或液体溶质 1.0ml 加溶剂使成 10ml 的溶液；未指明用何种溶剂时，均系指水溶液；两种或两种以上液体的混合物，品名间用半字线"－"隔开，其后括号内所示的"："符号，系指各液体混合时的体积（重量）比例。

7）药筛与粉末药典所用药筛：选用国家标准的 R40/3 系列，其分等见表 2-5。

表 2-5 药典规定的药筛分等表

筛号	孔内径（平均值）	目号
一号筛	2 000 μm ±70 μm	10 目
二号筛	850 μm ±29 μm	24 目
三号筛	355 μm ±13 μm	50 目
四号筛	250 μm ±9.9 μm	65 目
五号筛	180 μm ±7.6 μm	80 目
六号筛	150 μm ±6.6 μm	100 目
七号筛	125 μm ±5.8 μm	120 目
八号筛	90 μm ±4.6 μm	150 目
九号筛	75 μm ±4.1 μm	200 目

粉末分等见表 2-6。

表 2-6 药典中粉末分等表

粉末等级	释义
最粗粉	指能全部通过一号筛，但混有能通过三号筛不超过 20% 的粉末
粗粉	指能全部通过二号筛，但混有能通过四号筛不超过 40% 的粉末
中粉	指能全部通过四号筛，但混有能通过五号筛不超过 60% 的粉末
细粉	指能全部通过五号筛，并含能通过六号筛不少于 95% 的粉末
最细粉	指能全部通过六号筛，并含能通过七号筛不少于 95% 的粉末
极细粉	指能全部通过八号筛，并含能通过九号筛不少于 95% 的粉末

（7）精确度

1）试验中供试品与试药等"称重"或"量取"的量，均以阿拉伯数码表示，其精确度可根据数值的有效数位来确定，如称取"0.1g"系指称取量可为 0.06～0.14g；称取"2g"，系指称取量可为 1.5～2.5g；称取"2.0g"系指称取量可为 1.95～2.05g；称取"2.00g"，系指称取量可为 1.995～2.005g。

"精密称定"系指称取重量应准确至所取重量的千分之一;"称定"系指称取重量应准确至所取重量的百分之一;"精密量取"系指量取体积的准确度应符合国家标准中对该体积移液管的精度要求;"量取"系指可用量筒或按照量取体积的有效数位选用量具。取用量为"约"若干时,系指取用量不得超过规定量的±10%。

2)恒重,除另有规定外,系指供试品连续两次干燥或炽灼后称重的差异在0.3mg以下的重量。干燥至恒重的第二次及以后各次称重均应在规定条件下继续干燥1h后进行;炽灼至恒重的第二次称重应在继续炽灼30min后进行。

3)试验中规定"按干燥品(或无水物,或无溶剂)计算"时,除另有规定外,应取未经干燥(或未去水,或未去溶剂)的供试品进行试验,并将计算中的取用量按检查项下测得的干燥失重(或水分,或溶剂)扣除。

4)试验时的温度,未注明者,系指在室温下进行;温度高低对试验结果有显著影响者,除另有规定外,应以25℃±2℃为准。

(8)标准物质:药品标准物质是指供药品标准中物理和化学测试及生物方法试验用,具有确定特性量值,用于校准设备、评价测量方法或者给供试药品赋值的物质,包括标准品、对照品、对照药材、参考品。

药品标准物质由国家药品监督管理部门指定的单位制备、标定和供应(国家药品监督管理部门的药品检验机构负责标定国家药品标准品、对照品)。

对照品、对照药材、对照提取物、标准品系指用于鉴别、检查、含量测定的标准物质。对照品应按其在使用说明书上规定的方法处理后按标示含量使用。

对照品与标准品的建立或变更批号,应与国际对照品、国际标准品或原批号对照品、标准品进行对比,并经过协作标定和一定的工作程序进行技术审定。

对照品、对照药材、对照提取物、标准品均应附有使用说明书、标明批号、用途、使用期限、贮存条件和装量等。

(二)局(部)颁标准

我国的药品标准除《中国药典》外,尚有《中华人民共和国卫生部药品标准》(简称《部颁标准》),主要收载来源清楚、疗效确切、药典未收载的常用药品。《部颁标准》由药典委员会编纂出版,卫生部颁布执行。1986年以来,卫生部先后颁布了进口药材标准、《卫生部药品标准》(中药材第一册)、中成药部颁标准(1~20册)、化学药品部颁标准(1~6册)。

自1998年国家药品监督管理局成立后,新药标准改为由国家药品监督管理局(2003年更名为国家食品药品监督管理局)负责。国家食品药品监督管理局批准的新药标准称为《国家食品药品监督管理局标准》(简称《局颁标准》),先后颁布有局颁中药标准(1~14册)、化学药品标准(1~16册)、局颁新药转正标准(1~76册)。2007年以前,我国批准的新药,先颁布《新药试行标准》,试行期结束后将向国家药典委员会申请转正,由此形成新药转正标准,2007年10月1日起,随着《药品注册管理办法》的修订,已取消这一规定,之后批准的新药为"药品注册标准"。

二、地方标准

(一)药材标准和炮制规范

中药饮片必须按照国家药品标准炮制。但对没有国家标准的中药材和饮片,且需要在省、自治区、直辖市范围内统一的药品,必须由省级药品监督管理部门组织制定地方标准,这些标准是国家药品标准体系的重要补充,也是法定的药品标准。地方标准必须按《中国药典》规定内容要求制定并及时跟进修订,且须报国务院药品监督管理部门备案。

例如,江西省食品药品监督管理局颁布的《江西省中药材标准》(2014年版)从2015年10月1日起正式实施;浙江省食品药品监督管理局颁布的《浙江省中药炮制规范》2015年版于2016年12月1日起实施,其为中华人民共和国成立后浙江省颁布的第七版中药炮制规范,收载浙江省地方习用特色中药632个,涉及饮片规格820个;2020年版《江苏省中药饮片炮制规范》(第一册)于2020年12月30日起实施,收载江苏省地方习用中药饮片品种119个。

（二）医疗机构制剂

医疗机构制剂的质量标准由各省、自治区、直辖市药品监督管理部门制定和审核批准。

三、其他药品标准

其他药品标准,如企业标准、行业标准等。

（一）企业标准

企业标准是对企业范围内需要协调、统一的技术要求、管理要求和工作要求制定的标准,简称企标,是国标、行标的选择或补充标准。已有国家标准的,国家鼓励企业制订严于国家标准或行业标准的企标,在企业内部适用,鼓励采用国际标准或国际先进标准。

（二）行业标准

行业标准,简称行标,包括行业管理部门,如国家中医药管理局组织制定的标准及行业协会、商会、产业技术联盟按照市场需要制定发布的社会团体标准。

我国一直重视中医药标准化工作,《中华人民共和国中医药法》提出加强中医药标准体系建议,国家中医药管理局建立了中医药标准化办公室、中医药标准化管理协调委员会、中医药标准化国际咨询委员会和中医药标准化专家技术委员会。中华中医药学会被列为首批团体标准试点单位,促进了中医药标准的提升和中医药国际化发展。

中华中医药学会联合中国中药协会、中国针灸学会、中国民族医药学会和中国药膳研究会等发布了111项中医药团体标准。其中,中国中药协会发布了《中药学基本术语》《道地药材标准通则》《药用植物资源调查技术规范》《中药机器煎药规范》等37项标准。

国家标准局发布了《人参种子》(GB 6941—1986)。中药第一个ISO国际标准《人参种子种苗国际标准》于2015年4月22日正式颁布,继而,2015年7月21日,ISO 18664:2015《中医药——中草药重金属限量》由ISO正式发布,这是中药领域第二个国际标准。

目前,丹参、三七、灵芝等15个中药品种52个质量标准已被《美国药典》收录;丹参、三七等75个中药标准被《欧洲药典》收录。

思政元素

自信、自觉，中医药要靠标准引领世界

伟人毛泽东曾说过,"中国医药学是一个伟大的宝库,应该努力挖掘"。运用科学技术去发掘精华,是守正创新中医药的重要途径之一。这其中,制定高水平标准引领世界,是助力中医药健康发展的重要一环。目前的国际惯例是国际上的标准首先要自己申请,否则,别人就会申请。若同时多人申请,同一个标准会经过鉴别投票来竞争。健康中国作为国家战略,各级政府都很重视中医药发展,因此,中医药工作者应当有中医药自信心,自觉通过制定高水平标准来引领世界,促进中医药的健康发展。

四、主要国外药典简介

目前全世界已有数十个国家和地区编制出版药典。不同国家和地区药典的内容基本相似,都由凡例、正文、通则、索引等组成。对我国药品研发、生产和质量控制具有参考价值的主要有《美国药典》《英国药典》《欧洲药典》《日本药局方》和《国际药典》。近年来,我国政府和药学工作者积极推进与有关国家和地区药品监督管理部门合作,使中药标准走向世界,如《美国药典》《欧洲药典》等都陆续收载了部分中药品种。

（一）美国药典

《美国药典》(*United States Pharmacopeia*,USP)由美国药典委员会(United State Pharmacopeial Convention,USPC)编制出版。1820年10月出版发行第一版。1888年美国药学协会(American Pharmaceutical Association,APA)编制出版了第一部美国国家处方集(*National Formulary*,NF)。1980年出版了第一部USP20-NF15合订本,但仍分为两部分,USP主要收载原料药和制剂,而NF则主要收载制剂中的附加剂。自2000年(USP24-NF19)起,同步发行光盘版(CD-ROM);2002年(USP25-NF20)起每年修订出版一版;第四十三版起(2020年版)只提供互联网在线版,不再提供印刷版。《美国药典》收载的药品标准为法定标准。

《美国药典》由凡例(general notices)、正文(monographs)、通则(general chapters)、索引(index)等内容组成。正文部分各品种按英文字母的顺序先后排列。根据品种和剂型的不同,每一品种项下分别列有:药品名称、结构式、分子式与相对分子质量、来源或有机药物的化学名称及《化学文摘》(*Chemical Abstracts*,CA)登录号、成分及含量限度要求、包装、贮藏和标签等要求、USP标准物质(reference standards)、质量指标和限度规定等内容。质量指标和限度规定由一系列通用的和专属的检测方法所构成,内容包括性状及物理常数、鉴别、检查、含量测定及其计算公式等。

目前正在执行的版本为USP-NF2024,2024年最后一期为11月出版。USP-NF计划从2025年7月起,将其官方出版物从每年15期合并为6期。

2024版《美国药典》内容涵盖药物、剂型、原料药、辅料、生物制剂、复合制剂、医疗器械、膳食补充剂和其他治疗药物的标准。

（二）英国药典

《英国药典》(*British Pharmacopoeia*,BP)由英国药品委员会(British Pharmacopoeia Commission,BPC)编制出版。自1816年开始编制《伦敦药典》后,出版有《爱丁堡药典》和《爱尔兰药典》,1864年合并为《英国药典》。BP为收载英国药物原料、制剂和其他医药产品的法定标准。

《英国药典》的内容由凡例、正文、附录、辅助性指导原则和索引等组成。

英国药典目前每年更新一次,最新的版本为2024版,即BP2024,共6卷,包含欧洲药典11.0~11.5的所有内容。2023年8月出版,2024年1月生效。

（三）欧洲药典

《欧洲药典》(*European Pharmacopoeia*,Ph. Eur. 或 EP)由欧洲药品质量管理局(European Directorate for the Quality of Medicines,EDQM)起草和出版。欧洲药典是欧洲药品质量控制的标准。已有多项法律文件使欧洲药典成为法定标准:1964年出版发行第一版《欧洲药典》。从2002年EP第四版开始,每三年修订一版,并每年出版3期增补本。2007年经欧洲36个国家和欧盟批准的共同制定欧洲药典协定,规定申请上市许可证(MA)的药品必须符合欧洲药典标准;所有药品、药用物质生产厂在欧洲销售或使用其产品时,都必须遵循欧洲药典标准;欧洲药典条文具法定约束力。

《欧洲药典》第十一版包括 3 个基本卷,于 2022 年 6 月出版发行,自 2023 年 1 月起生效,在欧洲药典成员国,包括欧盟国家执行。以后在每次欧洲药典委员会全会做出决定后,通过非累积增补本更新,每年出 3 个增补本。第十一版欧洲药典拟出版 8 个非累积增补本(即 11.1~11.8)。《欧洲药典》的内容包括活性物质、辅料、化学、动物、人或植物来源的药用物质或制品、顺势疗法制剂和顺势疗法原料、抗生素,以及制剂和容器等。目前已有当归、黄芪、三七、丹参等 40 余种中药列入《欧洲药典》标准。

（四）日本药局方

《日本药局方》(*Japanese Pharmacopoeia*,JP)由日本药局方编辑委员会编制,厚生劳动省颁布执行。JP 第一版于 1886 年 6 月出版,1887 年 7 月实施。现基本每五年修订出版一次,有日文和英文两种文本。

JP 的主要结构内容包括:凡例,原料通则,制剂通则,通用试验方法、步骤和仪器,正文、索引等。分为两部出版,第一部收载化学原料药及其制剂;第二部主要收载生药(crude drugs,包括药材、粉末生药、复方散剂、提取物、酊剂、糖浆、精油、油脂等)、家庭药制剂和制剂原料。

JP 生药的质量标准包括:品名(日文名、英文名和拉丁名)、来源及成分含量限度、性状、鉴别、纯度(外来有机物、重金属及有害元素、农药残留等)、干燥失重、灰分(总灰分、酸不溶性灰分)、浸出物、含量测定等。JP 的索引有药物的日本名索引、英文名索引和拉丁名索引三种。其中拉丁名索引用于生药品种。

最新版 JP 为第十八版,于 2021 年 6 月 7 日起实施。

（五）国际药典

《国际药典》(*The International Pharmacopoeia*,Ph. Int.),由世界卫生组织(WHO)与成员国药品监督管理部门协调,并由 WHO 药典专家委员会编撰出版。旨在实现选原料药、辅料和制剂的质量标准的全球协调统一,对药品进行全面质量控制和保障。Ph. Int. 第一版于 1951 年和 1955 年分两卷用英、法、西班牙文出版;第二版于 1967 年用英、法、俄、西班牙文出版。自 1975 年起,所收载的药品主要为全球广泛使用疗效确切的品种,并要求符合 WHO 的健康计划要求的"基本药物目录(list essential drugs)",近年来,更加关注与公众健康密切相关的急需药品及儿童用药标准的收载。Ph. Int. 更新周期没有规律,但近年的更新规律显示几乎每年更新一个版本,目前最新的为 2023 年的第 11 版。

第三节 中药分析工作基本程序

中药分析包括药品质量检验和分析研究等工作。药品质量检验的基本工作程序可分为取样及样品处理、检验(主要包括性状观察、鉴别、检查、含量测定等)、记录和书写检验报告等。分析研究工作主要包括中药质量标准的制定与修订、质量综合分析与评价、分析方法研究等内容。中药分析研究工作一般要经过方案设计、样品采集、科学实验、数据处理、结果分析等程序,以期阐明科学结论和认识规律。本节主要介绍中药检验的一般程序。

一、取样

中药分析的首要环节是取样。为了确保分析数据、分析结果的科学性、准确性和具有可追溯性,以得出科学结论。要求取样必须具有科学性、真实性和代表性,做到均匀、合理。取样方式和数量可根据分析目的和分析方法的不同而确定。

（一）抽样

从欲分析或待检的整体中抽取一部分样品单位的过程称为抽样。抽样的目的是根据被抽取样品单位的分析、研究结果来估计和推断全部样品特性，是科学实验、质量检验、社会调查普遍采用的一种经济有效的工作和研究方法。

1. 抽样步骤

（1）抽样前准备工作：拟定抽样计划，包括抽样区域、单位、品种、批数及每批抽样量等；准备相关资料、取样器具和盛装器具等。

（2）抽样前检查：首先检查药品所处环境是否符合要求，确定抽样批，再检查该批药品的内外包装、标签、名称、批准文号、批号、生产日期、企业名称，核实库存量等。

（3）数量：包括抽样单元数、抽样单元及抽样量。

（4）抽样操作：先检查抽样单元外观情况，拆开包装，观察内容物情况，如遇异常情况，当作为针对性抽样处理。之后用适宜器具抽取单元样品，进而制作最终样品，分为三份，分别装入盛样器具并签封。

（5）将被拆包的抽样单元重新包封，贴上已被抽样的标记。

2. 抽样方法

（1）随机抽样法：按照随机的原则，保证总体中每个样品单位都有同等机会被抽中的抽样方法。操作过程为：首先清点药品包装件数，并给各包装件编号（从 1 开始连续编号），然后采用抽签法抽取 n 个包装件作为抽样单元。

（2）偶遇性抽样方法：系指研究者根据实际情况，为方便开展工作，选择偶然遇到的样品作为调查对象，或者仅仅选择那些离得最近的、最容易找到的样品作为调查对象。要求抽样人员在不受被抽样单位意愿影响的情况下，从抽样批的不同部位确定所遇见的包装件作为抽样单元。

（3）针对性抽样：当发现某一批或者若干批药品质量可疑或者有其他违法情形时，应当从随机抽样的总体中划出，列为针对性抽样批。

（二）抽取样品数量与操作方法

1. 药材及饮片　从同批药材和饮片包件中抽取供检验用样品的原则是：总包数不足 5 件的，逐件取样；包数为 5~99 件的，随机抽取 5 件取样；包数为 100~1 000 件的，按 5% 取样；超过 1 000 件的，超过部分按 1% 取样；贵重药材和饮片，不论包件多少均逐件取样。

每一包件至少在 2~3 个不同部位各取样品 1 份；包件大的应从 10cm 以下的深处在不同部位分别抽取；对破碎的、粉末状的或大小在 1cm 以下的药材和饮片，可用采样器（探子）抽取样品；对包件较大或个体较大的药材，可根据实际情况抽取有代表性的样品。

每一包件的取样量：一般药材和饮片抽取 100~500g；粉末状药材和饮片抽取 25~50g；贵重药材和饮片抽取 5~10g。

将抽取的样品混匀，即为抽取样品总量。若抽取样品总量超过检验用量数倍时，可按四分法再取样，即将所有样品摊成正方形，依对角线画"×"，使分为四等份，取用对角两份；再如上操作，反复数次，直至最后剩余量能满足供检验用样品量。

2. 制剂　一般为 3 倍全检量，贵重药品为 2 倍全检量，每个全检量至少 3 个最小包装。

（三）留样时间

1. 抽验样品的留样时间　检验样品一般应留样，受理登记员负责按照样品贮存条件及品种分类选择相应的留样库。对于剧毒药品、放射性样品、大型医疗器械、菌毒种、细胞等特殊样品，或易腐败、霉变、挥发及开封后质量无保障等无法长期保存的样品，可不留样（但应在检品卡中注明）。留样样品应使用无色或白色透明材料袋封样，且正立码放，不得横放颠倒。四面包装皆可辨认样品标签,正面可辨留样封签。留样周期,一般检验不合格产品保存至效期;国内合格产品,医院制剂为 3 个月,中药材和药包材为 6 个月,其他为 12 个月。

2. 生产单位留样时间　原辅料(含胶囊壳)的留样包装形式与其到货时的市场包装相同或模拟市售包装。固体辅料的留样可密封在聚乙烯袋中并外用铝箔袋包装。液体样品必须依据其特性保存在合适的容器中。一般保存到最后一批使用的成品效期后 1 年。易挥发和危险的液体样品可不用留样。所有存放留样的容器必须贴有规定的标签,标签上应注明产品名称、批号、取样日期、贮藏条件、贮藏期限等信息。成品的留样必须使用其商业包装。依据产品注册批准的贮藏条件储存在相应的区域,留样外箱上应有留样标签,并注明产品名称、批号、失效期及留样的保留时间等。一般留样数量为三倍全检量,保存期为效期后 1 年。印字包材和直接接触药品的初级包材可以附在相应的试验记录后面,与试验记录一起保存,保存时间与试验记录一致。

二、供试样品的制备

由于中药成分复杂、含量较低,且存在杂质成分、辅料等的干扰,因此,通常需要对样品进行提取、净化、富集等预处理,制备成相应的供试品形式后才能分析测定。预处理的原则是最大限度地保留待测成分、除去干扰成分、浓缩富集待测成分使之达到分析方法检测灵敏度所需浓度。

在供试品的制备过程中,应根据不同分析检验目的(如鉴别、检查、含量测定等)、不同的检验对象(如中药材、中药饮片、中药提取物、中药制剂等)及不同制剂类型,选择相应的供试品制备方法。

三、分析检验

分析检验的主要内容包括鉴别、检查、含量测定等。药品质量检验工作程序基本上按照标准项目内容的先后顺序依法进行。

（一）鉴别

鉴别系指中药真实性的质量分析过程,即判别中药的真伪。包括经验鉴别、显微鉴别、理化鉴别和 DNA 的分子生物学鉴别等,根据鉴别对象不同鉴别内容也各有差异。由于药品真伪是保证药品安全、有效的前提条件,所以鉴别是中药质量分析的首项工作。

（二）检查

检查系指对药品或药品在加工、生产和贮藏过程中可能含有并需要控制的物质或理化参数进行的检验,并要求制定控制的限度范围。中药的检查包括常规物质检查,有害物质检查(内源性物质检查、外源性物质检查)及制剂通则检查等安全性、有效性、均一性和纯度四个方面。安全性是中药质量控制的重要环节之一,包括纯净程度、毒性成分、重金属和有害元素、农药残留、二氧化硫残留、黄曲霉毒素、微生物等;有效性检查是指和药物的疗效有关,在鉴别、纯度检查和含量测定中不能有效控制的项目,如坎离砂的热效应检查;均一性检查主要是检查制剂的均匀程度,如"重量差异""含量均匀度"等;纯度检查,如中药中的水分、灰分、杂质等检查。

（三）含量测定

含量测定系指对中药所含有的有效成分、指标成分或类别成分的含量进行测定,以评价其内在质量和有效性。在中药性状合格、鉴别无误、检查符合要求的基础上,定量测定某些化学成分以确定药物是否符合质量标准的规定,是保证中药质量的最重要手段之一。含量测定常用的方法可分为化学分析法、仪器分析法和生物学方法等。在建立含量测定方法时,

笔记栏

应根据检验目的、待测样品等进行分析方法、分析条件的选择和方法验证。

四、原始记录和检验报告

1. 原始记录　科研和药品检验工作都必须要有完整的原始记录。记录要真实、完整、具体、清晰。专用记录本不得缺页或挖补，如有缺漏页，应说明原因。宜用钢笔、碳素笔或其他专用笔书写，不得涂改（若写错，画上单线或双线，在其旁重写，并签名或签章）。记录内容应包括供试品名称、批号、数量、来源、规格、取样方法、外观性状、包装情况、检验目的、检验项目、检验方法及依据，收检日期、报告日期、检验中观察到的现象、检验数据、检验结果、结论、检验者、复核者等。若进行质量标准研究，应对方法的选择及验证、样品处理、实验数据（包括图谱、照片等）、研究结果等详细记录。

原始记录是记载分析检验工作的原始资料，也是判定药物质量、问题追溯的原始依据。应做到无损、无误，妥善保存。

2. 检验报告书　系对药品的质量评价，结论必须明确。报告书必须对每一单项作出结论。其主要内容包括：检品名称、批号、规格、数量、来源、取样方法和日期、外观性状、包装情况、检验目的、检验方法与依据、检验结果（书写顺序：鉴别、检查、含量测定）、结论（或判定）。如果结果符合质量标准规定，则结论应注明所符合标准的类型，若未全检，仅对其检验项目作出结论。若全检后有个别项目不符合规定，则结果不符合规定；若未全检，但主要项目不符合规定，则结果不符合规定。

最后必须有检验人、复核人及有关负责人签名或盖章。记录和报告应妥善保存 3 年及以上，以便备查。

（尹　华）

扫一扫，
测一测

复习思考题

1. 药品质量检验包括哪些内容？
2. 药品质量管理体系包括哪些部分？
3. 中药分析的依据是什么？
4. 我国现行的国家药品标准有哪些？
5.《中国药典》凡例的作用是什么？
6.《中国药典》正文包括哪些主要内容？
7. 简述中药分析工作的基本程序。
8. 中药分析的原始数据应记载哪些内容？

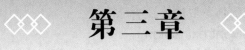

第三章

中药分析供试品制备

中药样品的组成十分复杂,样品中被测成分往往含量较低,干扰成分多,因此,通常须经提取分离后制成较纯净的供试品溶液,才可进行分析测定。样品处理的主要作用有:①将被测成分有效地从样品中释放出来,并制成便于分析测定的状态;②除去杂质、纯化样品,以提高分析方法的重现性和准确度;③富集浓缩或进行衍生化,以满足低含量被测成分测定的需要;衍生化不仅可提高检测器的灵敏度,还可以提高方法的选择性;④使试样的形式及所用溶剂符合分析测定的要求。因此,需要对样品进行各种处理,制备成供试品形式,使其符合所选定分析方法的要求,才能进行分析检测。

供试品制备的原则是最大限度地保留被测成分,除去干扰物质,将被测成分浓缩至高于分析方法最低检测限所需浓度。在制备过程中主要根据被测成分的性质、分析目的、分析方法及干扰成分的特性等条件来选定适宜的制备方法。另外,中药制剂剂型复杂多样,所用辅料和生产工艺对供试品的制备也存在影响,对于同一成分在不同剂型中所采用的提取、分离、净化方法可能完全不同,所以剂型也是纳入考虑的一个因素。

第一节　中药分析供试品前处理方法

一、粉碎

对于中药材、饮片和制剂等固体样品,应视情况进行粉碎,并通过规定筛目。粉碎的目的一是保证测定所取样品的均匀性和代表性,二是使样品中的被测成分能更快、更完全地提取出来。粉碎不宜过细,以免在提取时发生黏结聚集、难以过滤的现象;同时操作中要尽量避免由于设备的磨损或不干净等原因而玷污样品,并防止粉尘飞散或成分挥发造成损失。过筛时,不能通过筛孔的部分不能随意丢弃,要反复粉碎或研磨,以保证样品的代表性。

粉碎设备目前主要有粉碎机、食品料理机、铜冲、研钵、匀浆机等,其中植物类的中药材和饮片一般用粉碎机,片剂和丸剂等制剂可用研钵研碎,蜜丸可用剪刀剪碎或用小刀切碎;对于生物组织样品可采用匀浆机破碎。

二、提取

提取的目的是将样品中的待测成分释放和溶解出来,按提取原理可分为溶剂提取法、水蒸气蒸馏法、升华法、超临界流体萃取法等。

（一）溶剂提取法（solvent extraction）

溶剂提取法是指根据被测组分极性、溶解性的差异,选用适当的溶剂将其从样品组织中溶解、抽提出来的方法。溶剂的选择应遵循"相似相溶"原则,所选溶剂应对被测成分溶解度大,而对杂质溶解度小;对被测成分惰性,价廉易得,使用安全。应根据被测成分的结构来选择合适的溶剂,如苷类可选用极性较强的溶剂,而苷元则宜选用极性较小的溶剂;游离生物碱大多为亲脂性化合物,多用极性小的溶剂,而生物碱盐易解离,具有较强的亲水性,应选用极性较强的溶剂。

常用的提取溶剂有水、甲醇、乙醇、丙酮、三氯甲烷、乙酸乙酯、石油醚、乙醚等。常用的提取方法有:

1. 浸渍法（impregnation method） 系指将样品置于溶剂中浸泡一段时间分离出浸渍液的方法。分为冷浸法和温浸法,常用溶剂有甲醇、适当浓度的乙醇、二氯甲烷等。适用于固体样品的提取,方法简便。

（1）冷浸法（cold maceration）:是将溶剂加入样品粉末中,室温下放置一定时间,组分因扩散而从样品粉末中浸出的提取方法。样品可以是药材、饮片及含有饮片粉末的制剂。影响浸提效果的因素有溶剂种类与性质、样品的性质与颗粒的大小、溶剂用量、浸提时间等。

（2）温浸法（warm maceration）:与冷浸法基本相同,但浸渍温度一般在 40~60℃,浸渍时间短,提取效率较高。由于温度较高,浸出液冷却后常析出沉淀,一般须滤去沉淀后再浓缩。

浸渍法的优点在于操作方便,简单易行,适用于有效成分遇热易被破坏、有挥发性或含淀粉、果胶、黏液质较多的中药的提取。其缺点是提取时间长,提取效率不高,用水作溶剂提取时,水提液易发霉变质,必要时须加防腐剂。

2. 回流提取法（reflux extraction） 系将一定量样品置于回流装置中,用单一溶剂或混合溶剂水浴加热回流提取,至提取完全。一般每次提取时间为 0.5~2h。本法提取效率较高,但带入杂质较多,对热不稳定或具有挥发性的成分不宜采用。如大黄中游离蒽醌含量测定的供试品溶液制备:取本品粉末（过四号筛）约 0.5g,精密称定,置具塞锥形瓶中,精密加入甲醇 25ml,称定重量,加热回流 1h,放冷,再称定重量,用甲醇补足减失的重量,摇匀,滤过,取续滤液,即得。

3. 连续回流提取法（continuous reflux extraction） 系将样品置于索氏提取器中,利用挥发性溶剂进行连续提取,一般需要数小时方可提取完全。本法提取效率高,溶剂用量少,且无须过滤操作,但热不稳定成分不宜采用此法。

4. 超声提取法（ultrasonic extraction） 系将样品置于具塞容器中,加入提取溶剂,放入超声振荡器中提取。超声波是频率大于 20kHz 的机械波,同时具有空化效应（cavitation effect）、热效应（heat effect）和机械效应（mechanical effect）,空化作用所产生的巨大压力可造成生物细胞壁及生物体的破裂,机械振动和热效应促使细胞内物质的释放、扩散和溶解,大大提高提取效率。一般 10~30min 内即可完成,最多不超过 1h。但如果超声波频率过高、强度大、作用时间过长,则会引起热、光、电、化学及生物等效应,如氧化还原反应、大分子化合物的降解和解聚合作用等。因此,应注意频率、功率、时间等提取条件的考察和选择。如桂枝含量测定的供试品溶液制备:取本品粉末（过四号筛）0.5g,精密称定,置具塞锥形瓶中,精密加入甲醇 25ml,称定重量,超声处理（功率 250W,频率 40kHz）30min,放冷,再称定重量,用甲醇补足减失的重量,摇匀,滤过,精密量取续滤液 1ml,置 25ml 量瓶中,加甲醇至刻度,摇匀,即得。

5. 微波辅助萃取（microwave-assisted extraction，MAE） 是微波和传统的溶剂提取法相结合的一种提取方法。微波是波长在 1mm~1m 之间的电磁波，微波提取主要是利用其热效应，将样品置于对微波透明的容器中，样品内的水分和极性成分在微波场中大量吸收能量，内部产生热效应，使细胞结构破裂，内含成分快速溶出。MAE 具有如下特点：①提取速度快，易于控温；②溶剂用量少，耗能低；③对提取物有较高的选择性，可根据吸收微波能力的大小选择不同的萃取溶剂；④可多个样品同时萃取。

6. 加速溶剂萃取法（accelerated solvent extraction，ASE） 又称压力溶剂萃取法，系在较高的温度（50~200℃）和压力（10.3~20.6MPa）下，用溶剂萃取固体或半固体样品的前处理方法。ASE 是将样品放在密封容器中，通过升高压力来提高溶剂的沸点，使正常萃取程序能够在高于溶剂沸点的温度而溶剂保持液体状态下进行，进而提高萃取效率。与传统方法相比，ASE 的突出优点是有机溶剂用量少（1g 样品仅需 1.5ml 溶剂）、快速（一般为 15min）和回收率高。

（二）水蒸气蒸馏法（steam distillation）

水蒸气蒸馏法是指将含有挥发性成分的药材与水共蒸馏，使挥发性成分随水蒸气一并馏出，并经冷凝分取挥发性成分的一种浸提方法。适用于能随水蒸气蒸馏而不被破坏组分的提取，是提取中药挥发油和挥发性成分如麻黄碱、槟榔碱、丹皮酚等的常用方法，有时也用于成分的分离和精制以及挥发性杂质的去除。

（三）升华法（sublimed method）

固体物质加热直接变成气体的现象称为升华。利用某些成分具有升华性质的特点，加热变成气体，再遇冷凝结为固体，使其与其他成分分离的方法称为升华法，如游离羟基蒽醌类化合物、咖啡因、斑蝥素等成分可用升华法提取。但应注意，在加热过程中往往伴有热分解现象，产率较低。

（四）超临界流体萃取法（supercritical fluid extraction，SFE）

超临界流体萃取法是以超临界流体作为提取溶剂的一种提取方法。超临界流体是指高于临界压力和临界温度时所形成的单一相态，常用的超临界流体为 CO_2，其特点是：①密度接近液体，具有与液体相似的溶解能力；②黏度比液体低 2 个数量级，扩散系数却比液体高 1 个数量级以上，具有良好的传质性能，有利于样品中组分扩散；③表面张力几乎为零，较容易渗透进样品基质空隙中，有利于流体与样品的充分接触；④在临界点附近，其压力的微小变化将会导致密度较大的变化，可以通过调节压力来改变溶解性能，从而对不同极性成分实现提取分离。

CO_2 的临界点低（Tc = 31℃，Pc = 7.4MPa）、性质稳定、安全价廉。但 CO_2 为非极性物质，对极性化合物的溶解能力低，加入极性改性剂（夹带剂）如甲醇、乙醇、丙酮等可以增加其溶解能力。提取时将样品置于超临界流体萃取仪的萃取池中，用泵将超临界流体送入萃取池，萃取完毕后，将溶液转入收集器中，降低压力至常压状态，超临界流体立即变为气体逸出，即可收集被萃取的待测物。提取时应注意压力、温度、时间及样品粉碎粒度等条件的选择。

（五）消化法

当测定中药中的无机成分时，由于大量有机物的存在，会严重干扰测定；另一方面，这些无机元素常以共价键的有机状态存在，常须进行有机破坏转为可测的无机离子状态。因此必须采用合适的消化方法破坏这些有机物质。

1. 湿法消化 根据所用试剂不同，下面介绍三种常见的消化方法。

（1）硝酸-高氯酸法：该法破坏能力强，反应较激烈，故进行破坏时，必须严密注意，切勿将容器中的溶液蒸干,以免发生爆炸。本法适用于血、尿、组织等生物样品和含动植物药制剂的破坏,经破坏后所得无机金属离子均为高价态。但本法对含氮杂环类有机物物质破坏不够完全。

（2）硝酸-硫酸法:该法适用于大多数有机物质的破坏,无机金属离子均氧化成高价态。但能够与硫酸形成不溶性硫酸盐的金属离子的测定,不宜采用此法。

（3）硫酸-硫酸盐法:本法所用硫酸盐为硫酸钾或无水硫酸钠,加入硫酸盐的目的是提高硫酸的沸点,以加速样品破坏完全,同时防止硫酸在加热过程中过早分解而损失。经本法破坏所得金属离子,多为低价态。本法常用于含砷或锑的有机样品的破坏,破坏后得到三价砷或锑。

湿法消化所用的仪器,一般为硅玻璃或硼玻璃制成的凯氏瓶(直火加热)或聚四氟乙烯消化罐(烘箱中加热)。所用试剂应为优级纯,水应为去离子水或高纯水,同时必须按相同条件进行空白试验校正。操作应在通风橱内进行。

2. 干法消化　是将有机物灼烧灰化以达到分解的目的。将适量样品置于瓷坩埚、镍坩埚或铂坩埚中,常加少量无水 Na_2CO_3 或轻质 MgO 等以助灰化,混匀后,先小火加热,使样品完全炭化,然后放入高温炉中灼烧,使其灰化完全即可。本法不适用于含易挥发性金属(如汞、砷等)有机样品的破坏。

应用本法时应注意以下几方面问题:①加热灼烧时,控制温度在 420℃ 以下,以免某些待测金属化合物的挥发;②灰化完全与否,直接影响测定结果的准确度。如欲检查灰化是否完全,可将灰分放冷后,加入稍过量的稀盐酸-水(1:3)或硝酸-水(1:3)溶液,振摇。若呈色或有不溶有机物,可于水浴上将溶液蒸干,并用小火炭化后,再行灼烧;③为防止待测元素的挥发损失,也可采取加入灰化辅助剂(如硝酸镁)等手段。

3. 高压消解　是一种在高温、高压下进行的湿法消解过程,即把样品和消解液(通常为混酸或混酸+氧化剂)置于合适的容器中,再将容器装在保护套中,在密闭情况下进行分解。该法的优点是无须消耗大量酸,降低了测定空白,将复杂基体完全溶解,避免挥发性待测元素的损失。

4. 微波消解　是利用微波的穿透性和激活反应能力加热密闭容器内的试剂和样品的方法。微波作用于极性分子,使其产生每秒 25 亿次以上的分子旋转与碰撞,使反应温度迅速升高,极性分子处于亚稳状态,并促使其进一步发生电离或氧化反应。微波消解仪设计时考虑针对不同物质具有反射、透射、吸收三个特性,使反应迅速、可以实时精密控制、消解完全。消化时间只需数十分钟,且因消化罐完全密闭,不会产生尾气泄漏,故无需有毒催化剂及升温剂,具有试剂用量小、污染小、空白值低等优点,是样品消解首选的方法。

此外,还有半仿生提取法、酶提取法、亚临界水提取法等。

三、净化

中药样品提取液往往还需要进一步分离净化,除去干扰组分之后才能进行测定。分离净化方法的设计主要依据测定成分和杂质在理化性质上的差异,同时也要兼顾测定方法的要求。

1. 沉淀法(precipitation)　是基于某些试剂与被测成分或杂质生成沉淀,分离沉淀或保留溶液以达到精制的目的。使用沉淀法时必须注意:①过量的试剂若干扰被测组分的测定,则应设法除去;②大量杂质以沉淀形式除去时,被测成分应不因产生共沉淀或吸附而损失;③被测组分生成沉淀时,其沉淀经分离后可重新溶解或直接用重量法测定。

2. 盐析法(salting out method)　是在样品的水提取液中加入无机盐至一定浓度或达到

饱和状态,使某些成分在水中的溶解度降低而有利于分离。常用作盐析的无机盐有 NaCl、Na$_2$SO$_4$ 等。

3. 液-液萃取法(liquid-liquid extraction,LLE) 又称两相溶剂萃取法,是利用混合物中各组分在两种互不相溶的溶剂中分配系数的不同而达到分离的方法。萃取效率的高低主要取决于分配系数(被萃取物质在萃取剂与原样品溶液两相之间的溶解度之比)、萃取次数、萃取过程中两相之间的接触情况等。本法的优点是仪器设备简便,不足之处是操作较为烦琐,在出现乳化现象时容易影响定量分析结果。

萃取法有直接萃取法、离子对萃取法等方法。也可以将中药总提取物,选用三、四种不同极性的溶剂,由低极性到高极性分步进行提取分离,以获得不同的供试品溶液。如华山参片中生物碱含量测定采用离子对萃取法。

4. 色谱法(chromatography) 是中药分析中常用的样品净化方法,主要原理是根据待分离物质与固定相和流动相相互作用不同而分配比例不同进行分离。色谱法包括柱色谱法、薄层色谱法和纸色谱法等,其中以柱色谱法较为常用。柱色谱法中常用的净化材料(填料)可分为亲脂型、亲水型和离子交换型填料,包括硅胶、氧化铝、大孔吸附树脂、键合相硅胶(C$_8$、C$_{18}$ 等)、聚酰胺、硅藻土及离子交换树脂等。

柱色谱法分离纯化样品,可选择两种模式:一种是将粗提液上样于色谱柱后,先用适当溶剂将杂质洗脱而使待测成分保留,再选用合适的洗脱溶剂将待测成分洗脱下来;另一种是将待测成分洗脱下来而将杂质保留于色谱柱上。如测定黄芪中的黄芪甲苷时,可选用 D101 型大孔树脂纯化,先用水洗脱除去大量糖类杂质,再用 70% 乙醇洗脱黄芪皂苷类成分。

固相萃取(solid phase extraction,SPE)是一种用途广泛且越来越受欢迎的样品前处理技术。与 LLE 相比,SPE 具有操作简单、有机溶剂用量少(纯化、富集同时完成)、自动化程度高(可进行在线分析)、精密度好等优点。

SPE 装置由 SPE 小柱和辅件构成。SPE 小柱由三部分组成,柱管、烧结垫和填料。SPE 辅件一般有真空系统、真空泵、吹干装置、惰性气源、大容量采样器和缓冲瓶。SPE 常用填料有十八烷基硅烷键合硅胶及烷基、苯基、氰基键合硅胶等。SPE 的一般操作程序包括:柱活化(用 2ml 甲醇冲洗以润湿键合相和除去杂质,再用 0.5ml 水洗去柱中的甲醇)、上样、清洗(用 2~5ml 的水清洗以除去弱保留的亲水成分)、洗脱(用 2~5ml 甲醇或甲醇-水洗脱保留的待测组分)。如新雪颗粒中栀子的薄层色谱法鉴别试验,供试品溶液制备时即采用十八烷基硅烷键合硅胶固相萃取小柱进行处理。

5. 微萃取技术(microextraction) 可以分为固相微萃取技术(solid phase microextraction,SPME)和液相微萃取技术(liquid phase microextraction,LPME)两种。

SPME 是在 SPE 技术基础上发展起来的一种集萃取、富集、进样功能于一体的新型样品前处理方法。其装置简单,即采用一个类似气相色谱微量进样器的萃取装置,由一个涂布多聚物固定相的熔融石英纤维丝从液态或气态样品基质中萃取待测物,并直接与气相色谱或高效液相色谱联用,在进样口(GC 为气化室)将萃取的组分解吸附后进行色谱分析。萃取模式可分为直接萃取、顶空萃取和膜保护萃取。方法简便快捷,易于自动化控制。LPME 是根据液-液萃取的原理,用微量(一般只需几微升或十几微升)的有机溶剂实现对目标化合物富集、纯化的目的。LPME 是一个基于分析物在样品及小体积的有机溶剂(或受体)之间平衡分配的过程。根据萃取形式的不同,可分为单滴微萃取、多孔中空纤维液相微萃取和分散液相微萃取。

四、浓缩

在中药分析中,经过提取和净化后的待测成分存在状态有时仍不能满足检测仪器的要求,无法直接测定,如受到分析方法检测灵敏度的限制,待测成分浓度低于检测器的测定范围,或者待测物的溶剂与仪器要求不符等,此时必须对样品溶液进行浓缩。浓缩是指通过减少样品中溶剂的量而使成分的浓度升高,溶剂挥发是常规的浓缩方法,常见的浓缩方式有以下几种。

1. 水浴蒸发法 是将提取液置于蒸发皿中,在水浴上蒸干,残渣加适宜溶剂使溶解。该法只适合于对热稳定的非挥发性成分。中药分析中薄层色谱鉴别是常规的分析方法,鉴于薄层色谱检识的灵敏度,一般要求供试品溶液浓缩至1ml再点样,最常用的方法就是水浴蒸干,残渣加适当溶剂1ml使溶解。

2. 自然挥散法 适用于小体积提取液或挥发性强的溶剂,如乙醚提取液可以在室温下自然挥干而无须加热。

3. 减压浓缩法 是采用低于大气压力下进行加热蒸发操作,除去样品溶液中部分或全部溶剂的方法。常用装置为旋转蒸发器,此法具有温度低、速度快、溶剂可回收等优点,适于对热不稳定的样品。此法是残留分析中最常用的浓缩方法,浓缩装置包括旋转烧瓶、冷凝器、溶剂接收瓶、真空设备、加热源和马达等。在烧瓶缓慢转动过程中,液体在瓶壁展开成膜,并在减压和加热的条件下被迅速蒸发,旋转的烧瓶还可以防止暴沸。

4. 气流吹蒸法 利用空气或者氮气流吹入盛有净化液的容器中,不断降低液体表面蒸气压,使溶剂不断蒸发而达到浓缩的目的。本法一般用于少量液体的浓缩。对热稳定的样品,可在加热条件下进行;对于结构不稳定、含有易氧化成分的样品,常用氮气吹蒸法。

5. 冷冻干燥 是指将待干燥物快速冻结后,再在高真空条件下将其中的冰升华为水蒸气而去除水分的干燥方法。由于冰的升华带走热量,使冻干整个过程保持低温冻结状态,有利于保留一些生物样品(如蛋白质)的活性。提取液多为水溶液,主要用于热不稳定的生物样品。其主要优点是:①干燥后的物料保持原来的化学组成和物理性质(如多孔结构、胶体性质等);②热量消耗比其他干燥方法少。缺点是仪器成本较高、浓缩速度慢、不能广泛使用。

五、衍生化

衍生化是一种利用化学变换把化合物转化成类似化学结构的物质的方法。样品衍生化的作用是把难以分析的物质转化为与其化学结构相似但易于分析的物质,以适应于一定的分析方法。中药分析中含量测定以高效液相色谱法或气相色谱法最为常用,但由于受到检测方法的限制,有些中药成分极性大、挥发性低或对检测器不够灵敏,使用常规的含量测定方法难以有效测定,因此,需要先将样品进行衍生化反应,生成适合检测器要求的衍生物后再测定。中药分析中常用的衍生化法有适用于气相色谱法的可用于脂肪酸类成分测定的甲基化;适用于高效液相色谱法的可用于中药中黄曲霉毒素测定的柱后荧光衍生化以及可用于阿胶中氨基酸含量测定的柱前紫外衍生化。

通过衍生化可以提高样品检测的灵敏度;改善样品混合物的分离效果等。衍生化反应应该满足如下要求:①反应迅速、条件易于达到、能定量地完成;②选择性好,生成的衍生物具有专属性,反应副产物及过量的衍生化试剂无干扰;③衍生化试剂方便易得。

【示例3-1】 气相色谱法测定鸦胆子中油酸含量校正因子测定的衍生化处理。

鸦胆子主要含有脂肪酸类成分,ChP以油酸为含量测定质控指标,采用气相色谱内标校正因子测定含量。测定时,须将脂肪油甲酯化处理。方法为:

校正因子测定:取油酸对照品适量,精密称定,加正己烷制成每1ml含3mg的溶液。精密量取5ml,置10ml具塞试管中,用氮气吹干,加入0.5mol/L氢氧化钾甲醇溶液2ml,置60℃水浴中皂化25min,至油珠全部消失,放冷,加15%三氯化硼乙醚溶液2ml,置60℃水浴中甲酯化2min,放冷;精密加入正己烷2ml,振摇,加饱和氯化钠溶液1ml,振摇,静置,取上层溶液作为对照品溶液。精密称取苯甲酸苯酯适量,加正己烷制成每1ml含8mg的溶液,作为内标溶液。精密量取对照品溶液和内标溶液各1ml,摇匀,吸取1μl,注入气相色谱仪,测定,计算校正因子。

测定法:取本品粗粉约3g,精密称定,加入石油醚(60~90℃)30ml,超声处理(功率280W,频率42Hz)30min,滤过,滤液置50ml量瓶中,用石油醚(60~90℃)15ml,分次洗涤滤器和残渣,洗液滤入同一量瓶中,加石油醚(60~90℃)至刻度,摇匀。精密量取3ml,自"置10ml具塞试管中,用氮气吹干"起,同对照品溶液制备方法制备供试品溶液。精密量取供试品溶液和内标溶液各1ml,摇匀,吸取1μl注入气相色谱仪,测定,即得。

【示例3-2】高效液相色谱法测定阿胶中氨基酸含量的衍生化处理。

阿胶主要含氨基酸类成分,ChP采用柱前紫外衍生化高效液相色谱法测定。方法为:

对照品溶液的制备:取L-羟脯氨酸对照品、甘氨酸对照品、丙氨酸对照品、L-羟脯氨酸对照品适量,精密称定,加0.1mol/L盐酸溶液制成每1ml分别含L-羟脯氨酸80μg、甘氨酸0.16mg、丙氨酸70μg、L-脯氨酸0.12mg的混合溶液,即得。

供试品溶液的制备:取本品粗粉约0.25g,精密称定,置25ml量瓶中,加0.1mol/L盐酸溶液20ml,超声处理(功率500W,频率40Hz)30min,放冷,加0.1mol/L盐酸溶液至刻度,摇匀。精密量取2ml,置5ml安瓿中,加盐酸2ml,150℃水解1h,放冷,移至蒸发皿中,用水10ml分次洗涤,洗液并入蒸发皿中,蒸干,残渣加0.1mol/L盐酸溶液溶解,转移至25ml量瓶中,加0.1mol/L盐酸溶液至刻度,摇匀,即得。精密量取上述对照品溶液和供试品溶液各5ml,分别置25ml量瓶中,各加0.1mol/L异硫氰酸苯酯(PITC)的乙腈溶液2.5ml,1mol/L三乙胺的乙腈溶液2.5ml,摇匀,室温放置1h后,加50%乙腈至刻度,摇匀。取10ml,加正己烷10ml,振摇,放置10min,取下层溶液,滤过,取续滤液,即得。

测定法:分别精密吸取衍生化后的对照品溶液与供试品溶液各5μl,注入液相色谱仪,测定,即得。

第二节 不同类型中药样品的前处理特点

中药供试品的制备,应根据待测成分的理化性质、存在状态、其他成分对待测成分的干扰以及中药制剂制备工艺与剂型的不同、辅料的特点等综合考虑,选择适宜的方法。例如,中药材和饮片中的化学成分保留在植物组织、细胞中,不易很快提取出来;有些中药制剂中含有防腐剂、抗氧剂、矫味剂等,如糖浆剂、煎膏剂、口服液等,这些添加剂有时对被测成分的分析干扰较大,必须通过预处理先行去除;另外,某些添加剂本身含量的高低对制剂质量和人体健康也有影响,必须对这类添加剂进行含量测定。因此,在实际工作中,针对不同类型的中药,必须具体问题具体分析,采取适宜的样品前处理方法。

一、固体中药样品的前处理特点

固体中药样品主要包括中药材、中药饮片、中药提取物及丸剂、散剂、颗粒剂、片剂、胶囊剂、滴丸剂、栓剂等中药制剂。固体中药制剂可以由饮片细粉或提取物与适宜辅料混合制成。由于制剂中添加的崩解剂、黏合剂等辅料,如蜜丸中的蜂蜜、颗粒剂中的糖粉、淀粉等,对分析产生干扰,因此,分析前必须根据实际情况,选择合适的方法进行前处理。含饮片细粉的制剂,待测成分存在于植物组织细胞中,测定前通常还需要提取、分离和净化。

（一）中药饮片

大多数饮片来源于植物的根、茎、叶、花、果实等组织，与中药材相比，除不同程度地保留了原药材外形特征及内含物质基础外，饮片经过炮制，具有改变药性和作用部位、增强疗效、降低毒副作用等特点。由于植物细胞壁坚硬，使成分不易溶出，制备供试品时应先将饮片粉碎，粉末的细度以过二号~四号筛为常见，不同饮片要求不同。可结合待测成分的热稳定性，对饮片粉末选用超声处理、加热回流等方式进行提取，以促进待检成分的快速溶出。

【示例 3-3】 中药饮片人参含量测定供试品的制备。

ChP 以人参皂苷 Rg_1 和人参皂苷 Re 的总量及人参皂苷 Rb_1 的含量为质控指标，采用高效液相色谱法测定。方法为：取本品粉末（过四号筛）约 1g，精密称定，置索氏提取器中，加三氯甲烷加热回流 3h，弃去三氯甲烷液，药渣挥干溶剂，连同滤纸筒移入 100ml 锥形瓶中，精密加水饱和正丁醇 50ml，密塞，放置过夜，超声处理（功率 250W，频率 50kHz）30min，滤过，弃去初滤液，精密量取续滤液 25ml，置蒸发皿中蒸干，残渣加甲醇溶解并转移至 5ml 量瓶中，加甲醇稀释至刻度，摇匀，滤过，取续滤液，即得。

（二）中药提取物

中药提取物大多数为混合物，且制备时已经过提取、精制等步骤，因此，前处理的步骤相较于饮片简单很多，常选用适当溶剂直接稀释或进行超声处理，使其充分溶解后进行测定。

（三）丸剂

丸剂包括蜜丸、水蜜丸、水丸、糊丸、蜡丸、浓缩丸、滴丸等。对丸剂样品的提取和纯化均应根据待测成分及杂质的性质来选择，常用的提取方法有超声提取法、浸渍法、回流提取法、连续回流提取法等。上述各种提取法除了连续回流提取法外，在定量分析时，有时须提取数次。由于丸剂往往是由多种原料药直接粉碎制成，所含成分相当复杂，提取液通常必须经过净化处理后方能检测。常用的净化方法有溶剂提取法、沉淀法、柱色谱法等。对于水蜜丸、水丸、糊丸、蜡丸、浓缩丸等，一般可直接研细或粉碎后进行提取。蜜丸和滴丸由于赋形剂较为特殊，通常采用一些特殊前处理方法。

1. 蜜丸　由于含大量的蜂蜜，蜜丸不能直接研细或粉碎，可用小刀将其切成小块再进行处理。若须测定蜜丸中脂溶性成分，可用水溶解、离心后，再对药渣进行提取；也可直接加溶剂对切成小块的蜜丸进行提取。为使蜜丸中成分分散得更加均匀，特别是含量测定时，有时须用固体稀释剂处理后，方能进行提取。蜜丸常用的特殊处理方法为称取一定量蜜丸置研钵中，加入一定量硅藻土研磨，直至蜜丸均匀分散后再用溶剂提取；也可将蜜丸加适量水或醇使之溶散，然后加入适量硅藻土搅匀后用溶剂提取（或干燥后再用溶剂提取）。硅藻土用量大约为 1:(0.5~2)(g/g)。但当对黄酮等酚酸类成分进行定量分析时，应注意硅藻土的选择，如有的硅藻土带有铁离子等，会对测定结果有影响，应先用稀盐酸浸泡硅藻土数次，再用纯水洗至中性，干燥后才可使用。此外还应注意，硅藻土有一定的吸附能力，当用于蜜丸处理时，有些成分可被吸附而丢失，造成回收率偏低。

【示例 3-4】 天王补心丸（大蜜丸）中五味子含量测定供试品的制备。

处方由丹参 25g、当归 50g、石菖蒲 25g、党参 25g、茯苓 25g、五味子 50g 等组成。ChP 以五味子醇甲为质控指标，采用高效液相色谱法测定。由于含大量蜂蜜，供试品难以直接研细，制备时须加入硅藻土使分散均匀，便于测定。方法为：取大蜜丸，剪碎，混匀，取适量，精密称定，精密加入两倍量的硅藻土，研匀，取约 4.5g，精密称定，置具塞锥形瓶中，精密加入甲醇 20ml，密塞，称定重量，超声处理（功率 180W，频率 50kHz）30min，放冷，再称定重量，用甲醇补足减失的重量，摇匀，滤过，取续滤液，即得。

2. 滴丸　常用的基质有水溶性基质，如聚乙二醇（6000、4000）、硬脂酸钠、甘油等；水不溶性基质,如硬脂酸、虫蜡、蜂蜡、植物油等。基质的存在对滴丸的分析影响较大,因此,在分析前必须先将基质与待测成分分离,方法与栓剂相似。此外,对一些酸、碱性待测成分,可通过酸化或碱化处理,让其游离或成盐后,再用水或有机溶剂提取,从而达到与基质分离的目的。

【示例 3-5】　复方丹参滴丸中丹参鉴别供试品的制备。

处方由丹参 90g、三七 17.6g、冰片 1g 组成,ChP 以丹参素为质控指标,采用高效液相色谱法测定,分析前采用溶剂提取法将基质与待测成分分离,方法为:取本品 15 丸,置离心管中,加水 1ml 和稀盐酸 2 滴,振摇使溶解,加入乙酸乙酯 3ml,振摇 1min 后离心 2min,取上清液作为供试品溶液。

（四）散剂

中药散剂多由饮片直接粉碎制成,很多成分仍保留在被粉碎的饮片组织中,而且分布也不均匀,因此在取样时首先应注意样品的代表性。饮片粉末中具有形态特征的组织碎片是其显微鉴别的重要依据。需要强调的是,散剂尤其要注意对毒性成分和贵重药进行分析。散剂的供试品制备大多要先经过提取分离,常用的提取溶剂有水、乙醇、甲醇、乙醚、三氯甲烷等,常见的提取方法有冷浸法、加热回流法、连续回流提取法、超声提取法等,分析时应注意添加辅料的影响,必要时应进行相应的预处理。

【示例 3-6】　冰硼散中朱砂含量测定供试品的制备。

处方由冰片 50g、硼砂（煅）500g、朱砂 60g、玄明粉 500g 组成,ChP 以硫化汞为质控指标,采用滴定法测定含量。方法为:取本品约 3g,精密称定,置锥形瓶中,加硫酸 10ml 与硝酸钾 1.5g 加热使朱砂溶解,放冷,加水 50ml,并加 1% 高锰酸钾溶液至显粉红色,再滴加 2% 硫酸亚铁溶液至红色消失后,加硫酸铁铵指示液 2ml,用硫氰酸铵滴定液（0.1mol/L）滴定。

（五）颗粒剂

在大部分中药颗粒剂的制备过程中,饮片须经提取,有的还须采用乙醇沉淀等精制工艺,除去了大量杂质,有利于颗粒剂的分析。对于全部以提取物为原料的颗粒剂,分析时可根据待测成分的性质选择合适的溶剂直接进行溶解或提取;对于含药材细粉的颗粒剂,由于一些成分还存在于植物细胞中,须采用具有一定渗透性的溶剂进行提取,常采用超声提取或加热回流提取法,以保证提取完全。当提取液含杂质太多时,仍须采用萃取法、色谱法等纯化后再进行分析。

颗粒剂通常含有大量的糊精、乳糖、淀粉等辅料,直接使用有机溶剂提取时,容易形成不溶性块状板结物,会吸附和包裹而损失待测成分,降低提取效率。因此,提取时要根据辅料的特点选择合适的方法和溶剂制备供试品溶液。

【示例 3-7】　玉屏风颗粒中白术鉴别供试品的制备。

处方由黄芪 600g、白术（炒）200g、防风 200g 组成。ChP 采用薄层色谱法鉴别。方法为:取本品 5g,加水 20ml 使溶解,滤过,滤液用石油醚（30~60℃）振摇提取 2 次（25ml、20ml）,合并石油醚液,挥干,残渣加甲醇 0.5ml 使溶解,作为供试品溶液。

（六）片剂

中药片剂除所含药物成分外,常含有一定量的赋形剂,可能会对分析产生影响,需要选用适宜的方法除去干扰。如淀粉、糊精、糖粉、硫酸钙等赋形剂大多是水溶性的,利用其在有机溶剂中溶解度小的特点,可选用适宜的有机溶剂提取待测成分,即可去除其干扰。片剂分析时,通常须将其研碎（糖衣片须除去糖衣）后,过一定目数的药筛,选择适宜的溶剂将被测成分提取;若片剂含有饮片细粉,还须注意所用溶剂的渗透性。

【示例 3-8】　穿心莲片含量测定供试品的制备。

ChP 以脱水穿心莲内酯为质控指标,采用高效液相色谱法测定含量。方法为:取本品 20

片(小片)或 10 片(大片),除去包衣,精密称定,研细,取 0.5g,精密称定,置具塞锥形瓶中,精密加入甲醇 25ml,密塞,称定重量,浸泡 1h,超声处理(功率 250W,频率 33kHz)30min,放冷,再称定重量,用甲醇补足减失的重量,摇匀,滤过,精密量取续滤液 10ml(剩余的续滤液备用),加在中性氧化铝柱(200~300 目,5g,柱内径为 1.5cm)上,用甲醇 20ml 洗脱,收集洗脱液,置 50ml 量瓶中,加甲醇至刻度,摇匀,即得。

（七）栓剂

栓剂的常用基质分为油脂性和水溶性两种类型,基质的存在会给栓剂的分析带来困难,在分析前须将基质除去,以减少干扰。常用除去基质的主要方法有:①将栓剂与硅藻土等惰性材料混合、研匀,置于回流提取器中,根据待测组分的性质和基质类型用适宜的溶剂回流提取,油脂性基质通常选用水或稀醇提取,亲水性基质通常选用有机溶剂提取;②油脂性基质栓剂可将其切成小块,加适量水于温水浴上加热使其熔化,搅拌一定时间,取出转置冰浴中使基质凝固,将水溶液滤出,如此反复 2~3 次,即可将栓剂中的水溶性成分提取出来;③对于一些酸碱性的成分可使用酸碱萃取法将待测成分从基质中分离出来。如待测成分为生物碱,可将切成小块的栓剂加适宜浓度的盐酸或硫酸萃取,合并酸液,碱化后,用有机溶剂萃取;如待测成分为酸性成分时,可用适宜浓度的碱水溶液提取,合并碱液,酸化后,用有机溶剂萃取即可;④对于一些待测成分溶出较好的栓剂,可将其直接在水浴中(一般 80℃ 或 90℃)加热熔化,趁热加入适宜溶剂充分振摇提取,放冷,滤过,也可重复多次至提取完全。

【示例 3-9】　野菊花栓含量测定供试品的制备。

ChP 以蒙花苷为质控指标,采用高效液相色谱法测定含量。为消除基质的干扰,前处理采用适宜的溶剂将基质与待测成分分离,方法为:取本品 5 粒,在 60℃ 水浴中加热使熔化,取出,在不断搅拌下冷却至室温,取约 0.8g,精密称定,置 10ml 具塞离心管中,加石油醚(60~90℃)5ml,50℃ 超声处理(功率 250W,频率 33kHz)15min,取出,离心,倾去上清液,药渣再用石油醚(60~90℃)同法处理一次,弃去石油醚液,药渣挥尽溶剂,加甲醇适量使溶解,转移至100ml 量瓶中,加甲醇适量,在 60℃ 超声处理(功率 250W,频率 33kHz)30min,放冷,用甲醇稀释至刻度,摇匀,滤过,取续滤液,即得。

（八）胶囊剂

胶囊剂可分为硬胶囊和软胶囊。根据释放特性不同还有缓释胶囊、控释胶囊、肠溶胶囊等。硬胶囊剂是采用适宜的制剂技术,将原料药物或加适宜辅料制成的均匀粉末、颗粒、小片、小丸、半固体或液体等,充填于空心胶囊中,所以在分析时,应将内容物从胶囊中全部倾出,然后参考颗粒剂或散剂的分析特点,选用适宜的提取、分离方法。软胶囊剂是将液体原料药物直接密封,或将固体原料药物溶解或分散在适宜的辅料中制成溶液、混悬液、乳状液或半固体,用滴制法或压制法密封于软质囊材中,取样时应剪破囊材,挤出内容物;若内容物黏附在囊壳内壁,可用提取溶剂洗涤囊壳,洗涤液与样品一同处理。

【示例 3-10】　元胡止痛软胶囊中延胡索鉴别供试品的制备。

处方由醋延胡索 1 333g、白芷 667g 等组成。ChP 采用薄层色谱法鉴别。方法为:取本品内容物 0.5g,加甲醇 50ml,超声处理 30min,滤过,滤液蒸干,残渣加水 10ml 使溶解,用浓氨试液调节 pH 值至 9~10,用乙醚振摇提取 3 次,每次 10ml,合并乙醚液,挥干,残渣加甲醇1ml 使溶解,作为供试品溶液。

二、半流体中药样品的前处理特点

半流体中药制剂包括浸膏剂、煎膏剂(膏滋)和凝胶剂等。

（一）浸膏剂

浸膏剂是指饮片用适宜的溶剂提取(常用乙醇),蒸去部分或全部溶剂,调整至规定浓度而成的制剂。浸膏剂分为稠膏和干膏两种,每1g相当于饮片或天然药物2~5g。由制备工艺特点可知其杂质相对较少,个别制剂可经稀释后直接测定;若杂质较多须净化处理时,可采用稀释后提取法、回流提取法及柱色谱分离法等。若浸膏剂过于稠厚时,还须考虑所加液体或固体稀释剂可能带来的干扰。

【示例3-11】　大黄浸膏含量测定供试品的制备。

ChP以大黄素和大黄酚总量为质控指标,采用高效液相色谱法测定。方法为:取本品约0.1g,精密称定,置锥形瓶中,精密加甲醇25ml,称定重量,超声处理(功率120W,频率45kHz)5~10min,使分散均匀,加热回流30min,放冷,再称定重量,用甲醇补足减失的重量,摇匀,滤过。精密量取续滤液3ml,置圆底烧瓶中,挥去甲醇,加2.5mol/L硫酸溶液10ml,超声处理(功率120W,频率45kHz)5min,再加三氯甲烷10ml,加热回流1h,冷却,移至分液漏斗中,用少量三氯甲烷洗涤容器,并入分液漏斗中,分取三氯甲烷层,酸液用三氯甲烷提取2次,每次10ml。三氯甲烷液依次以铺有无水硫酸钠2g的漏斗滤过,合并三氯甲烷液,回收溶剂至干,残渣精密加入甲醇25ml,称定重量,置水浴中微热溶解残渣,放冷,再称定重量,用甲醇补足减失的重量,滤过,取续滤液,即得。

（二）煎膏剂

煎膏剂是指饮片用水煎煮后浓缩,加炼蜜或糖(或转化糖)制成的半流体制剂。因其过于黏稠,在前处理时可先加水或稀醇稀释后,按液体中药制剂的方法分离、净化;也可加入适量硅藻土、纤维素等惰性材料,低温烘干后,按固体样品处理。

【示例3-12】　阿胶三宝膏中黄芪的含量测定供试品制备。

处方由阿胶90g、大枣300g、黄芪300g组成。ChP以黄芪甲苷为质控指标,采用高效液相色谱法测定含量。由于含大量蔗糖和饴糖,供试品较黏稠,分析前须加入硅藻土使分散均匀。方法为:取本品10g,精密称定,置具塞锥形瓶中,加入等量的硅藻土,拌匀,在60℃烘干(适时搅拌),放冷,精密加入甲醇100ml,称定重量,超声处理(功率250W,频率40kHz)1h,放冷,再称定重量,用甲醇补足减失的重量,摇匀,滤过,精密量取续滤液50ml,蒸干,残渣加水25ml使溶解,用水饱和的正丁醇提取4次,每次25ml,合并正丁醇液,正丁醇液用氨试液洗涤2次,每次25ml,合并氨试液,氨试液再用水饱和的正丁醇25ml提取,合并正丁醇提取液,回收正丁醇至干,残渣加甲醇适量使溶解并转移至5ml量瓶中,加甲醇稀释至刻度,摇匀,滤过,取续滤液,即得。

（三）凝胶剂

凝胶剂系指中药提取物与能形成凝胶的辅料制成的具凝胶特性的稠厚液体或半固体制剂。凝胶剂基质有水性与油性之分。水性凝胶基质一般由水、甘油或丙二醇与纤维素衍生物、卡波姆和海藻酸盐、西黄蓍胶、明胶、淀粉等构成;油性凝胶基质由液状石蜡与聚乙烯或脂肪油与胶体硅或铝皂、锌皂等构成。须根据基质性质的不同,采用与栓剂的预处理相似的方法进行样品前处理。

三、液体中药样品的前处理特点

液体中药包括中药制剂原料药挥发油和植物油脂以及合剂、口服液、酒剂、酊剂、流浸膏剂、糖浆剂、注射剂等中药制剂。

（一）挥发油和植物油脂

挥发油和植物油脂为中药制剂原料药,是通过压榨或提取制成的油状提取物。单萜、倍半萜及它们的含氧衍生物是组成挥发油的主要成分。一般用一定浓度的乙醇或乙酸乙酯溶解,或用有机溶剂(如乙酸乙酯、石油醚等)提取后,用色谱法或色谱质谱联用技术进行分析。

植物油脂可直接用有机溶剂溶解后进行分析,或衍生化后用色谱法进行分析。

【示例3-13】　莪术油指纹图谱供试品的制备。

ChP采用高效液相色谱法。方法为:取本品0.1g,精密称定,置50ml量瓶中,加无水乙醇至刻度,摇匀,精密量取5ml,置25ml量瓶中,加无水乙醇至刻度,摇匀,滤过,取续滤液,即得。

（二）液体中药制剂

液体中药制剂多为采用溶剂对饮片经提取和/或纯化处理等工艺而制成,因此,在液体制剂的分析时,须根据被测成分的理化性质、溶剂的种类、杂质的多少,选择合适的分离、净化方法,以消除其他成分或杂质的干扰。同时还要注意避免加入的防腐剂、矫味剂等对分析方法的影响。另外,分析取样时,应注意摇匀。

1. 合剂（口服液）　合剂通常是以水为溶剂的提取制剂,含有杂质较多,且有一定的黏度,直接分析多有困难,大多须分离净化处理。常用的净化方法有液-液萃取法及柱色谱法等。在液-液萃取法中还可根据被测成分的酸碱性,调整溶液pH值后再进行萃取。

根据口服液制备工艺特点,杂质含量相对较少,有的可直接进行分析,但当药味较多,成分复杂或添加辅料有干扰时,也须进行适当的预处理。

【示例3-14】　银黄口服液中黄芩提取物含量测定供试品的制备。

处方由金银花提取物（以绿原酸计）2.4g、黄芩提取物（以黄芩苷计）24g组成,ChP以黄芩苷为质控指标,采用高效液相色谱法测定。方法为:精密量取本品1ml,置50ml量瓶中,加水稀释至刻度,摇匀,精密量取3ml,置25ml量瓶中,加50%甲醇稀释至刻度,摇匀,滤过,取续滤液,即得。

2. 酒剂、酊剂与流浸膏剂　这些剂型中因含醇量较高,饮片中的蛋白质、黏液质、树胶、糖类等成分不易溶出,故样品中杂质相对较少,前处理相对较易,有的可以直接进行分析。但对于一些成分复杂的样品,仍须经净化分离后才能进行分析。常用的净化方法是将样品加热蒸去乙醇,然后再用适当的有机溶剂提取。有时也可用柱色谱分离。

【示例3-15】　骨痛灵酊中雪上一枝蒿鉴别供试品的制备。

处方由雪上一枝蒿80g、干姜110g、龙血竭1g、乳香5g、没药5g及冰片1.5g组成。ChP采用薄层色谱法鉴别。方法为:取本品40ml,水浴上挥去乙醇,加水使总量约至20ml,用稀盐酸调节pH值至2~3,转移至分液漏斗中,加三氯甲烷振摇提取2次（15ml、10ml）,弃去三氯甲烷液,水液加氨试液调节pH值至9~10,用三氯甲烷振摇提取2次（15ml、10ml）,合并三氯甲烷液,蒸干,残渣加无水乙醇1ml使溶解,作为供试品溶液。

3. 糖浆剂　糖浆剂系指含有中药提取物的浓蔗糖水溶液。因含有较多的蔗糖,溶液较为黏稠,样品的前处理重点为排除糖浆中糖分的干扰,分析前常须进行分离、净化处理。常用方法有溶剂萃取法、柱色谱法等。可根据待测成分的性质,选用合适的溶剂直接进行提取,使待测成分与其他成分分离;也可将药液调至不同的pH值,再用合适的溶剂提取,以利于酸、碱性成分的提出;当待测成分具有挥发性时,可收集馏出液作为供试品溶液。此外,也可结合柱层析法,对样品进行净化、分离。

【示例3-16】　复方满山红糖浆中满山红含量测定供试品的制备。

处方由满山红200g、百部100g、罂粟壳50g、桔梗100g、远志100g等组成。ChP以杜鹃素为质控指标,采用高效液相色谱法测定含量。方法为:取本品,摇匀,精密量取10ml,加水10ml,摇匀,用乙醚-无水乙醇（3:1）的混合溶液振摇提取4次,每次20ml,合并提取液,蒸干,残渣用甲醇溶解,转移至5ml量瓶中,加甲醇至刻度,摇匀,滤过,取续滤液,即得。

4. 注射剂　中药注射剂系指饮片经提取、纯化后制成的供注入人体内的溶液、乳状液及供临床用前配制成溶液的无菌制剂,分为注射液、注射用无菌粉末和注射用浓溶液。与其他剂型相比,中药注射剂制备过程中已经过精制,杂质相对较少,且有效物质相对含量较高,因此,样品前处理相对简单,多可直接进行分析或选择适宜溶剂溶解、稀释后分析,但对于成分复杂、干扰较大样品,也须进行一定的分离净化处理,常用方法如液-液萃取、固相萃取等。

【示例 3-17】 注射用双黄连(冻干)指纹图谱供试品的制备。

处方由连翘 500g、金银花 250g、黄芩 250g 组成。ChP 采用高效液相色谱法。方法为:取本品 5 支的内容物,混匀,取 10mg,精密称定,置 10ml 量瓶中,加 50% 甲醇 8ml,超声处理(功率 250W,频率 33kHz)20min 使溶解,放冷,加 50% 甲醇至刻度,摇匀,作为供试品溶液。

四、其他类型中药制剂及药物传递系统的前处理特点

(一) 外用膏剂

外用膏剂主要包括软膏剂、乳膏剂、贴膏剂、膏药等。

1. 软膏剂和乳膏剂 软膏剂系指提取物、饮片细粉与油脂性或水溶性基质混合制成的均匀的半固体外用制剂。乳膏剂系指原料药物溶解或分散于乳状液型基质中形成的均匀半固体制剂。必要时制剂中须添加适量的防腐剂、抗氧化剂以增加稳定性。因此,分析时应主要考虑基质等辅料的影响。对于乳膏剂,可采用加热、加电解质、加相反类型乳化剂使乳膏剂破裂,再使用适当溶剂将药物提取出来后,进行定性、定量分析。对于一般软膏剂可采用以下方法进行分析:①滤除基质法:称取一定量软膏,加入适当溶剂,加热使软膏液化,再放冷,待基质凝固后,将基质与上清液分开,如此重复多次,合并滤液后测定;②提取分离法:在适宜的酸性或碱性基质中,先用不混溶的有机溶剂将基质提取后除去,再进行测定。也可用有机溶剂将样品溶解,再用酸或碱性水溶液进行萃取分离后测定;③灼烧法:如软膏中被测成分为无机物,将样品灼烧,使基质分解除尽,然后对灼烧后的无机化合物进行测定;④离心法:取样品加适宜的溶剂,混匀,再进行离心,滤过,滤液可作为供试品溶液进行分析。

【示例 3-18】 正金油软膏中樟脑、薄荷脑含量测定供试品的制备。

处方由薄荷脑 150g、樟脑 80g、桉油 30g、薄荷素油 120g、樟油 80g、丁香罗勒油 30g 组成。ChP 采用气相色谱法测定含量。为消除基质的干扰,采用离心法将基质与待测成分分离,方法为:取本品约 60mg,精密称定,置具塞离心管中,精密加入内标溶液 10ml,超声处理(功率 250W,频率 33kHz)30min,取出,摇匀,于冰浴中放置 30min,取出,离心(转速为 3 000r/min)10min,吸取上清液 1μl,即得。

2. 膏药 系指饮片、食用植物油与红丹(铅丹)或官粉(铅粉)炼制成膏料,摊涂于裱褙材料上制成的供皮肤贴敷的外用制剂。膏药制备时,处方中一部分药在下丹成膏前与植物油一起"熬枯去渣",还有一部分细料药的细粉是在下丹成膏后,再向膏中兑入,混匀。细料药大多为主要药物,因此成为质量分析的主要对象。膏药分析的重点是排除基质的干扰,可利用膏药基质易溶于三氯甲烷的特点,将基质除去,再进行分析;也可根据被测成分的性质采用溶剂提取后再分析。

3. 贴膏剂 系指将原料药物与适宜的基质制成膏状物、涂布于背衬材料上供皮肤贴敷、可产生全身性或局部作用的一种薄片状柔性制剂。贴膏剂包括凝胶贴膏(原巴布膏剂或凝胶膏剂)和橡胶贴膏(原橡胶膏剂)。凝胶膏剂的常用基质有聚丙烯酸钠、羧甲纤维素钠、明胶、甘油等,为亲水性基质,因此,可用极性溶剂将基质和药物先与盖衬分离,再进行净化;若待测成分为非极性物质,可用非极性溶剂提取,也可用回流提取法或色谱法进行净化分离。橡胶膏剂的组成比较复杂,常用基质有橡胶、热塑性橡胶、松香、松香衍生物、凡士林、羊毛脂和氧化锌等,且载药量较低,分析中要注意被测成分与基质的分离,以免影响测定结果。

【示例 3-19】 红药贴膏中川芎、当归鉴别供试品的制备。

处方由三七 750g、白芷 175g、土鳖虫 175g、川芎 175g、当归 175g 等组成。ChP 采用薄层色谱法鉴定。取本品 1 片,除去盖衬,剪碎,置具塞锥形瓶中,加乙醇 30ml,超声处理 15min,滤过,滤液置 40℃水浴上蒸干,残渣加石油醚(30~60℃)5ml 使溶解,取上清液作为供试品溶液。

（二）气雾剂与喷雾剂

对气雾剂、喷雾剂的分析,应根据内容物的类型(溶液型、乳液或混悬型)、待测成分的理化性质以及附加剂性质(溶剂、助溶剂、抗氧剂、抑菌剂、表面活性剂等)来确定前处理方法。气雾剂中常用的抛射剂为适宜的低沸点液体,因此,对其分析时还应注意将其中抛射剂排除后再进行。对溶液型样品,一般比较纯净,样品前处理相对较简单,可选择适宜的溶剂,采用超声法直接提取,制备供试品溶液,有的甚至可直接稀释后使用。对混悬型样品,取样前应振摇,以保证取样的均匀性。

【示例 3-20】 麝香祛痛气雾剂中樟脑、薄荷脑和冰片含量测定供试品的制备。

处方由人工麝香 0.33g、红花 1g、樟脑 30g、独活 1g、冰片 20g、龙血竭 0.33g、薄荷脑 10g 等组成。ChP 采用气相色谱法测定含量,气雾剂中存在的抛射剂会干扰测定,分析应先将其除去,再用适宜的溶剂提取。方法为:取本品,除去帽盖,冷却至 5℃,在铝盖上钻一小孔,插入连有干燥橡皮管的注射针头(勿与药液面接触),橡皮管另一端放入水中,待抛射剂缓缓排出后,除去铝盖,精密量取药液 1ml,置 50ml 量瓶中,精密加入内标溶液 5ml,加无水乙醇至刻度,摇匀,作为供试品溶液。

（三）药物传递系统

药物传递系统(drug delivery systems,DDS)是现代药剂学中新制剂和新剂型研究及现代科学技术应用的结晶。主要包括口服缓控迟释系统、透皮给药系统和靶向给药系统。

1. 缓释、控释、迟释制剂 制备口服缓控迟释制剂的影响因素除活性成分外,药用辅料的组成与结构对药物释放性能起决定性作用。缓释制剂按制备工艺可分为骨架缓释制剂、薄膜包衣缓释制剂、缓释乳剂、缓释胶囊、注射用缓释制剂和缓释膜剂等。以口服缓释制剂为例,其制备技术目前常用的有膜包衣技术、骨架技术和渗透泵技术。膜包衣技术所用的包衣材料一般为水不溶性高分子材料,常用的有渗透型丙烯酸树脂和乙基纤维素等。骨架技术所用的骨架材料一般分为亲水凝胶骨架、生物溶蚀性骨架和不溶性骨架。其中亲水凝胶骨架材料常用不同规格的羟丙甲纤维素,其他如卡波姆、海藻酸钠、甲基纤维素、羧甲基纤维素钠等也有使用。生物溶蚀性骨架材料为水不溶但可溶蚀的蜡质材料、胃溶或肠溶性材料等,常用有氢化植物油、硬脂酸、巴西棕榈蜡、胃溶或肠溶丙烯酸树脂、肠溶性纤维素等。不溶性骨架材料为水不溶性高分子材料,如乙基纤维素、渗透性丙烯酸树脂等。渗透泵技术应用较多的是渗透泵片,由药物、渗透压活性物质和推动剂等组成,并用半透膜材料进行包衣,包衣膜上有释药孔。常用的半透膜材料有醋酸纤维素类等;渗透压活性物质有盐类、糖类,如氯化钠、蔗糖等;推动剂常为可溶胀物质,如聚氧乙烯、羟丙甲纤维素等。因此,对中药缓释、控释、迟释制剂进行分析时,应注意所使用的辅料对被测成分的干扰,在对样品进行适当预处理(如除去衣膜或包衣、研细片芯等)的同时,应选择适当的提取方法和提取溶剂(如介质的 pH 值),适当延长提取时间,以保证被测成分提取完全。

【示例 3-21】 正清风痛宁缓释片释放度检查。

方法为:取本品,照释放测定法,以水 900ml 为溶剂,转速为 100r/min,依法操作,在 2h、4h 与 12h 分别取溶液 10ml,滤过,并即时在操作容器中补充水 10ml;取续滤液,照分光光度法,在 265nm 波长处分别测定吸收度,另精密称取经五氧化二磷干燥至恒重的青藤碱对照品适量,加 0.01mol/L 的盐酸溶液制成每 1ml 中含 40μg 的溶液,同法测定吸收度;按对照品的吸收度,分别计算出每片在不同时间的释放量,计算结果乘以换算系数 1.22,本品每片在 2h、4h 和 12h 的释放量应分别相应为标示量的 30%~55%、45%~75% 和 75% 以上。

2. 靶向制剂 也称靶向给药系统(targeting drug system,TDS),系指采用载体将药物通过循环系统浓集于或近靶器官、靶组织、靶细胞和细胞内结构的一类新制剂,能提高疗效并显著降低对其他组织、器官及全身的毒副作用。按作用靶向制剂可分为:①一级靶向制剂,系指进入靶位的毛细血管床释药;②二级靶向制剂,系指药物进入靶位的特殊细胞(如肿瘤细胞)释药,而不作用于正常细胞;③三级靶向制剂,系指药物作用于细胞内的一定部位。按载体靶向制剂可分为:①被动靶向制剂,包括脂质体、乳剂、微球等;②主动靶向制剂,包括修饰的药物载体(修饰的脂质体、微乳、微球、纳米囊、纳米球)和前体药物制剂等;③物理化学靶向制剂,包括磁性靶向制剂、栓塞靶向制剂、热敏靶向制剂和 pH 敏感的靶向制剂等。

由于靶向制剂中的药物经与载体结合或被载体包裹处理,因此,对中药靶向制剂进行分析时,应注意载体、辅料对被测成分的干扰,同时,还应注意制备工艺(药物与载体结合或被载体包裹)对被测成分提取的影响。

●(沈　岚)

笔记栏 📝

ER-3-2

扫一扫,
测一测

复习思考题

1. 简述中药样品前处理的作用。
2. 简述栓剂去除基质的方法。
3. 试论述酒剂和合剂质量分析的异同点。
4. 试论述样品处理的一般步骤及每个步骤的作用。
5. 三妙丸(苍术、黄柏、牛膝)中黄柏及小檗碱的鉴别:①取三妙丸粉末 0.1g,加乙醚 10ml,超声处理 15min,滤过,弃去乙醚液。②残渣加甲醇 5ml,超声处理 15min,滤过,滤液浓缩至 1ml,作为供试品溶液。另取黄柏对照药材 0.1g,同法制成对照药材溶液。再取盐酸小檗碱对照品,加甲醇制成每 1ml 含 0.5mg 的溶液,作为对照品溶液。吸取供试品溶液 2μl、对照药材溶液与对照品溶液各 1μl,分别点于同一硅胶 G 薄层板上。③以甲苯-乙酸乙酯-甲醇-异丙醇-浓氨试剂(12:6:3:3:1)为展开剂,置氨蒸气预饱和的展开缸中,展开,取出,晾干,置紫外灯(365nm)下检视。供试品色谱中,在与对照药材色谱相应的位置上,显相同的黄色荧光斑点;在与对照品色谱相应的位置上,显相同的一个黄色荧光斑点。请简述上述画线部分的操作依据。

◆◆◆ 第四章 ◆◆◆

中 药 鉴 别

学习目标

1. 掌握中药的色谱鉴别方法。

2. 熟悉中药的性状鉴别、化学反应鉴别、光谱鉴别和 DNA 分子鉴别的主要内容和基本方法。

3. 了解中药的显微鉴别。

第一节 概 述

中药鉴别是利用中药的历史文献记载、形态和组织学特征及所含物质的结构、理化特性或生物学特性进行真实性质量评价的过程。中药的真实性是指药用为正品,包括中药的基源或品种的真实性。其鉴定分析方法主要包括:本草考证、基源鉴别、性状鉴别、显微鉴别、理化鉴别、DNA 分子鉴别等。

中药材品种繁多,应用历史悠久,产区分布广泛,由于历史记载、地区用语、使用习惯不同等诸多因素所致中药材仍较多地存在着同名异物、同物异名现象;另外,类同品、代用品不断出现,多基源在中药材中普遍存在,因此,本草考证是中药真实性研究工作的基础。本草考证是通过原始本草记载及品种演变过程的本草文献研究,以及药材原始产区的基本使用情况的实地考察、市场调研,必要时可以结合现代药学或临床研究等,考核古今用药品种的变迁,从多基源药材、代用品或地区习惯用药中考订出传统药用正品和法定正品,以达到正本清源的目的。例如大青叶在华东习用十字花科植物菘蓝(*Isatis indigotica* Fort.)的叶;东北习用蓼科植物蓼蓝(*Polygonum tinctorium* Ait.)的叶;华南和四川地区习用爵床科植物马蓝[*Strobilanthes cusia*(Nees)O. Kuntze]的叶;江西、湖南、贵州、甘肃等习用马鞭草科植物大青(*Clerodendrum cyrtophyllum* Turcz.)的叶。经考证,本草正品大青叶应为十字花科植物菘蓝(*Isatis indigotica* Fort.)的叶。

对于经典名方则需要通过古代医籍文献、经典的医案记录等查询,对处方中品种、剂量、炮制变化、功能主治、适应证等进行考证。例如龙胆泻肝丸中的木通,近代曾经一段时间采用马兜铃科植物关木通(*Aristolochia manshuriensis* Kom.)入药,后发现其具有肾毒性,经考证,《中国药典》将其修正为木通科的木通[*Akebia quinata*(Thunb.)Decne.]、三叶木通[*Akebia trifoliate*(Thunb.)Koidz.]或白木通[*Akebia trifoliate*(Thunb.)Koidz. var. *australis*(Diels)Rehd.]。

中药基源是指中药来源的物种,包括原植物、原动物及原矿物,在中药品种研究中,通过分析鉴定,确定其原植物、动物及矿物的学名。每种中药均有其特定的基源植物(动物或矿物),学名系指拉丁学名。例如,龙胆药材的基源植物有 4 种,即龙胆科植物龙胆(*Gentiana scabra* Bge.)、三花龙胆(*Gentiana triflora* Pall.)、条叶龙胆(*Gentiana manshurica* Kitag.)及坚龙胆(*Gentiana rigescens* Franch.)4 种植物的根及根茎经加工均可作为药材龙胆入药。

在中药生产、检验等工作中,更多的是依据《中国药典》及相关标准对中药材、饮片、提取物以及制剂中所含药味的真实性进行质量控制。鉴别是中药质量标准的重要内容,是保证中药真实性、有效性的基础,只有确定了中药的真实性,进行检查、含量测定等其他项目的质量分析才有实际意义。因此,中药鉴别分析一般宜选择 2~4 项专属性强、灵敏度高、简便快速、结果可靠的鉴别试验,各鉴别项之间相互补充或相互佐证。

第二节 性状鉴别法

性状鉴别(macroscopical identification)是以眼观、手摸、鼻闻、口尝、水试、火试等方法,对中药的形、色、气、味等外观性状进行鉴别,从而确定中药真伪的方法。性状鉴别法历史悠久,具有简便、快速、实用的特点,在中药鉴别中占有重要的地位。近年来,电子眼、电子鼻和电子舌等技术也应用于中药的性状鉴别中,增加了性状鉴别的客观性和数据的可量化性。

一、性状鉴别的内容

(一)药材和饮片的性状鉴别

药材和饮片的性状鉴别包括其形状、大小、表面(色泽与特征)、质地、断面(折断面或切断面)、气味等特征。

1. 药材的性状鉴别

(1)形状(shape):系指药材的外形。药材的形状与药用部位有关,一般较为固定,如根类药材多呈圆柱形、圆锥形、纺锤形或块状。观察时通常不须预处理,但如观察很皱缩的全草、叶或花类时,可先浸湿软化后,再展平,观察。经验鉴别时,有形象的术语,易学易记,如野山参的外形特征被描述为"芦长碗密枣核艼,紧皮细纹珍珠须"等。

(2)大小(size):系指药材的长短、粗细(直径)、厚薄等,一般应测量较多的供试品,可允许有少量高于或低于规定的数值。测量时应用毫米刻度尺。对细小的种子或果实类,可将每 10 粒种子紧密排成一行,测量后求其平均值。

(3)色泽(color):系指药材表面与断面的颜色和光泽。观察色泽应在自然光下或日光下进行。药材的颜色多数是复合色,描述时以后一种颜色为主,如黄棕色,即以棕色为主。如三七表面灰褐色或灰黄色。

药材色泽可以反映其成分的变化,是衡量药材质量的重要因素。如黄芩若加工或贮藏方法不当,断面会由黄色变为绿色,是因其所含的黄芩苷(baicalin)、汉黄芩苷(wogonoside)等在酶作用下水解生成苷元黄芩素(baicalein)、汉黄芩素(wogonin),进而氧化成醌类而显绿色,因此,黄芩变绿后不可药用。

(4)表面(surface):系指药材表面的状态,光滑或粗糙、有无沟纹、皮孔、毛茸等。如三七表面有断续的纵皱纹和支根痕,顶端有茎痕,周围有瘤状突起。

(5)质地(texture):系指药材的硬度及其他质地特征。如软硬、坚韧、疏松、致密、黏性或粉性等。如天花粉等药材富含淀粉,谓之"粉性",桑白皮等富含纤维谓之"柴性"。

(6)断面(fracture):系指其自然断面和人为切削后断面的特征。包括:是否易折断、折断后有无粉尘散落及响声等,有的还具有特殊的构造特征,如防己有"车轮纹",黄芪有"菊花心"。

（7）气（odour）：系指药材的嗅感，可直接或在折断、破碎或搓揉时嗅闻。必要时可用热水湿润后检查。其与药材所含的挥发性成分有关，可作为鉴别依据。如丁香气芳香浓烈。

（8）味（taste）：系指药材的味感。可取少量直接口尝，或加热水浸泡后尝浸出液，一般取药材在口中咀嚼约 1min，使舌头的各部位都接触到药液。有毒药材如须尝味时，应注意防止中毒。味是由药材所含成分及其含量决定，每种药材的味道较为固定，如乌梅、山楂等含有机酸，具酸味；黄连主要成分为生物碱类，具苦味。同时，味也是衡量药材质量好坏的指标，当药材味变淡时则表明其所含成分量少，质量较差。

（9）水试（water-based test）：系利用某些药材放入水中或遇水发生沉浮、溶解、颜色变化及膨胀度、黏性、酸碱性等变化的特殊现象来鉴别的方法。如：西红花浸入水中，可见橙黄色物质呈直线下降并逐渐扩散，水液被染成黄色。

（10）火试（fire-based test）：系利用某些药材遇火燃烧后能产生特殊的气味、颜色、烟雾、闪光、响声、膨胀、熔融、聚散等现象来进行鉴别的方法。如海金沙易点燃而产生爆鸣声及闪光。

一些经过栽培、驯养后性状发生明显变异但质量仍符合药用要求的药材，要对其性状进行单独描述。

【示例 4-1】 黄芩药材的性状描述。

本品呈圆锥形，扭曲，长 8~25cm，直径 1~3cm。表面棕黄色或深黄色，有稀疏的疣状细根痕，上部较粗糙，有扭曲的纵皱纹或不规则的网纹，下部有顺纹和细皱纹。质硬而脆，易折断，断面黄色，中心红棕色；老根中心呈枯朽状或中空，暗棕色或棕黑色。气微，味苦。

栽培品较细长，多有分枝。表面浅黄棕色，外皮紧贴，纵皱纹较细腻。断面黄色或浅黄色，略呈角质样。味微苦。

2. 饮片的性状鉴别

饮片经过加工炮制，在一定程度上改变了原始药材的诸多性状特征，因此饮片鉴别除了药材本身的性状外，辅料和炮制工艺也是影响饮片外观和质量的重要因素，鉴别饮片时要求熟悉各种饮片的炮制方法和所用辅料。

（1）形状与大小（shape and size）：多数饮片须经切制成为片或段。如白芷、白芍等为圆片；荆芥、牛膝等为段状片等。中药饮片片型的长短厚薄，是饮片规格、质量的一项重要指标。ChP 规定，切制后的片形应均匀、整齐、色泽鲜明、表面光滑、无污染、无泛油、无整体、无枝梗、无连刀、掉边、翘边等。

（2）色泽（color）：中药饮片的色泽常作为炮制程度及内在质量控制的参数之一。如炒焦者变焦黄，炒炭者变黑。

（3）质地（texture）：与所用辅料及炮制方法密切相关，一般含淀粉较多的药材经蒸、煮、烫等炮制加工后，可致淀粉粒糊化，质地会由粉性变为角质样，如白芍、延胡索、红参等；药材蜜炙后常有黏性等。

（4）断面（fracture）：断面特征是饮片鉴别的主要观察点，饮片大多为横切片，药材横切面上的组织构造特征对于饮片鉴别尤为重要，常是区别易混淆饮片的重要依据。

（5）气味（odour and taste）：饮片的气味会随炮制过程及辅料不同而发生变化，如酒制的有酒气，炒焦的有焦香气，盐制的有咸味，蜜制的有甜味，醋制的有酸味等。

【示例 4-2】 黄芩饮片的性状描述。

（1）黄芩片：本品为其原药材除去杂质，置沸水中煮 10min，取出，闷透，切薄片，干燥；或蒸 30min，取出，切薄片，干燥（注意避免暴晒）制成。其性状为类圆形或不规则形薄片。

外表皮黄棕色或棕褐色。切面黄棕色或黄绿色,具放射状纹理。

（2）酒黄芩:本品为取黄芩片,照酒炙法(通则 0213)炒干制得。其性状为形如黄芩片,略带焦斑,微有酒香气。

（二）中药提取物的性状鉴别

中药提取物的性状鉴别除了提取物的状态、颜色、气味及在贮藏中可能出现的一些状态变化特征外,还可以通过测定某些物理常数作为鉴别的依据。常用的物理常数包括:相对密度、馏程、熔点、凝点、旋光度或比旋度、折光率、黏度、吸收系数、碘值、皂化值和酸值等。其测定结果不仅对药品具有鉴别意义,也是评价提取物质量的重要指标。

【示例 4-3】 八角茴香油性状的描述。

本品为无色或淡黄色的澄清液体;气味与八角茴香类似。冷时常发生浑浊或析出结晶,加温后又澄清。本品在 90% 乙醇中易溶。相对密度:在 25℃ 时应为 0.975 ~ 0.988(通则 0601);凝点:应不低于 15℃(通则 0613);旋光度:取本品,依法测定(通则 0621),旋光度为 −2°～+1°;折光率应为 1.553~1.560(通则 0622)。

（三）中药制剂的性状鉴别

中药制剂的性状是指去除包装后,成品的形状、大小、颜色、气味、表面特征、质地等。另外,制剂的某些物理常数也可以作为性状鉴别的参数,如溶解度、熔点、相对密度、折光率等。

1. 丸剂 外观应圆整均匀、色泽一致。蜜丸应细腻滋润,软硬适中。蜡丸表面应光滑无裂纹,丸内不得有蜡点和颗粒。滴丸剂外观应圆整均匀、色泽一致,无黏连现象,表面无冷凝液黏附。如归芍地黄丸:本品为棕黑色的水蜜丸、黑褐色的小蜜丸或大蜜丸;味甜、微酸。复方丹参滴丸:本品为棕色的滴丸,或为薄膜衣滴丸,除去包衣后显黄棕色至棕色;气香,味微苦。

2. 颗粒剂 应干燥,颗粒均匀,色泽一致,无吸潮、结块、潮解等。不应有颗粒或色泽不一致现象,细粉比例应符合规定。手感应有干燥砂样感,细粉应易滑动、不黏袋。如双黄连颗粒:本品为棕黄色颗粒;气微,味甜、微苦或味苦、微甜(无蔗糖)。

3. 片剂 外观应完整光洁,色泽均匀,有适宜的硬度和耐磨性,无潮解黏连、松片、裂片等现象。表面应无附着物、色斑或发霉等;断面各成分颜色应分布均匀,无杂质。包衣片除去包衣后的片芯也应符合质量标准的相关要求。如复方丹参片:本品为糖衣片或薄膜衣片,除去包衣后显棕色至棕褐色;气芳香,味微苦。

4. 胶囊剂 应整洁,不得有黏结、变形、渗漏或囊壳破裂现象,并应无异臭。如清开灵胶囊:本品为硬胶囊,内容物为浅棕色至棕褐色的粉末;味苦。清开灵软胶囊:本品为软胶囊,内容物为棕褐色至棕黑色的膏状物;气特异,味苦。

5. 合剂 应为澄清的液体,在贮存期间不得有发霉、酸败、异物、变色、产生气体或其他变质现象,允许有少量摇之易散的沉淀。如八正合剂:本品为棕褐色的液体;味苦、微甜。

6. 酒剂 应澄清,在贮存期间允许有少量摇之易散的沉淀。如国公酒:本品为深红色的澄清液体;气清香,味辛、甜、微苦。

7. 贴膏剂 膏料应涂布均匀,膏面应光洁,色泽一致,无脱膏、失黏现象;背衬面应平整、洁净、无漏膏现象。如红药贴膏:本品为淡红色片状橡胶膏;气芳香。

8. 注射剂 溶液型注射剂应澄明;乳状液型注射剂应稳定,不得有相分离现象;静脉用乳状液型注射液中 90% 乳滴的粒度应在 1μm 以下,除另有规定外,不得有大于 5μm 的乳滴。如清开灵注射液:本品为棕黄色或棕红色的澄明液体。

二、物理常数的测定

物理常数是某些中药质量评价的重要参数,对真实性和纯度鉴别具有重要的意义。中药分析中常见的物理常数包括相对密度、馏程、熔点、凝点、旋光度、折光率、吸收系数、黏度、碘值、酸值、皂化值、pH 值等。

1. 相对密度　相对密度是指在相同温度、压力条件下，某物质的密度与水的密度之比。除另有规定外，温度为 20℃。某些中药具有一定的相对密度，纯度改变，相对密度随之改变。测定相对密度，可以区别或检查纯杂程度。例如，ChP 规定丁香罗勒油的相对密度在 20℃时应为 1.030～1.050。

2. 旋光度　平面偏振光通过含有某些光学活性的化合物液体或溶液时，能引起旋光现象，使偏振光的平面向左或向右旋转。旋转的度数，称为旋光度。偏振光透过长 1cm、每 1ml 中含有旋光性物质 1g 的溶液，在一定波长与温度下测得的旋光度称为比旋度，测定比旋度（或旋光度）可以区别或检查某些中药的纯杂程度，亦可用以测定含量。例如，ChP 规定广藿香油的比旋度在 25℃时应为 −66°～−43°。

3. 折光率　光线自一种透明介质进入另一透明介质时，由于光线在两种介质中的传播速度不同而在此两种介质的平滑平面上发生折射。折光率是指光线在空气中进行速度与在供试品中进行速度的比值。折光率因物质的温度或入射光波长的不同而改变，透光物质的温度升高，折光率变小；入射光的波长越短，折光率越大。测定折光率可区别不同的油类或检查其纯杂程度。例如，ChP 规定牡荆油的折光率在 20℃时应为 1.485～1.500。

4. 凝点　凝点是指一种物质由液体凝结为固体时，在短时期内停留不变的最高温度。某些中药具有一定的凝点，纯度变更，凝点亦随之改变。测定凝点可以区别或检查中药的纯杂程度。例如，ChP 规定八角茴香油凝点应不低于 15℃。

5. 熔点　熔点是指一种物质由固体熔化成液体的温度，熔融同时分解的温度，或在熔化时自初熔至全熔的一段温度。某些中药具有一定的熔点，测定熔点可以区别或检查纯杂程度。例如，ChP 规定薄荷脑的熔点应为 42～44℃。

第三节　显微鉴别法

显微鉴别（microscopic identification）系指用显微镜、显微技术及显微化学方法对药材（饮片）切片、粉末、解离组织或表面制片及含饮片粉末的制剂中饮片的组织、细胞或内含物等特征进行鉴别的一种方法。

显微鉴别适用于性状不易识别的药材或饮片、性状相近的多来源药材或饮片、破碎药材或饮片、粉末类药材或饮片，以及用中药粉末制成的丸、散、锭、丹等中药成方制剂。显微鉴别通常根据所观察的内容及相应的制片方法分为组织鉴别、粉末鉴别和显微化学鉴别。

近年来，荧光显微技术、X-射线显微技术和计算机图像技术的引入，使显微鉴别信息更加丰富。

一、显微鉴别内容

（一）药材的显微鉴别

1. 组织鉴别（histological identification）　即通过观察植（动）物器官的各种切片，以药材的组织构造、细胞形状和内含物形态等特征来鉴别中药的真伪。适于药材性状特征难区别或外形相似而组织构造不同的类似品、混淆品、代用品、伪品，或用于同属多来源药材的对比鉴别。一般来说，组织鉴别对不同科属来源的药材鉴别比较容易，但对于同科属来源的药材鉴别相对困难。

2. 粉末鉴别(powder identification) 即通过药材的粉末制片,观察药材的细胞、内含物形态特征来鉴定药材的真伪。通常用于粉末药材、外形较大或组织构造无鉴别特征的药材、破碎药材的鉴别。

3. 显微化学反应(micro-chemical reaction) 即将药材的粉末、切片或浸出液少量,置于载玻片上,滴加某些化学试剂使之与细胞及其代谢产物作用,产生颜色变化、沉淀或结晶,并在显微镜下观察反应结果,从而进行鉴别的方法。可用于细胞壁性质、细胞内含物性质以及细胞内化学成分的鉴别。

(1) 细胞壁性质鉴别:①木质化细胞壁加间苯三酚试液 1~2 滴,稍放置,加盐酸 1 滴,因木化程度不同,显红色或紫红色;②木栓化或角质化细胞壁加苏丹Ⅲ试液,稍放置或微热,呈橘红色至红色;③纤维素细胞壁加氯化锌碘试液,或先加碘试液湿润后,再加硫酸溶液(33→50)显蓝色或紫色;④硅质化细胞壁加硫酸无变化。

(2) 细胞内含物鉴别:①淀粉粒加碘试液显蓝色或蓝紫色;或用甘油醋酸试液装片,置偏光显微镜下观察,未糊化的淀粉粒显偏光现象,已糊化的无偏光现象。②糊粉粒加碘试液显棕色或黄棕色;加硝酸汞试液显砖红色,材料中如含有多量脂肪油,应先用乙醚或石油醚脱脂后进行试验。③脂肪油、挥发油或树脂加苏丹Ⅲ试液呈橘红色、红色或紫红色;加 90% 乙醇,脂肪油和树脂不溶解(蓖麻油及巴豆油例外),挥发油则溶解。④菊糖加 10% α-萘酚的乙醇溶液,再加硫酸,显紫红色并很快溶解。⑤黏液加钌红试液显红色。⑥草酸钙结晶加稀醋酸不溶解,加稀盐酸溶解而无气泡发生;加硫酸溶液(1→2)逐渐溶解,片刻后析出针状硫酸钙结晶。⑦碳酸钙结晶(钟乳体)加入稀盐酸溶解,同时有气泡产生。⑧硅质加硫酸不溶解。

(3) 细胞内化学成分的鉴定:将中药材切片、粉末或浸出液适量置载玻片上,滴加各种试液,加盖玻片,稍放置,在显微镜下观察反应结果。例如,黄连粉末滴加稀盐酸或 30% 硝酸,可见针簇状小檗碱盐酸盐结晶或针状小檗碱硝酸盐结晶析出;肉桂粉末加三氯甲烷 2~3滴,略浸渍,迅速滴加 2% 盐酸苯肼 1 滴,可见黄色针状或杆状结晶(示桂皮醛反应);槟榔粉末 0.5g,加水 3~4ml 及稀硫酸 1 滴,微热数分钟,取滤液于玻片上,加碘化铋钾试液,即发生浑浊,放置后可见石榴红色球形或方形结晶(示槟榔碱反应);丁香切片滴加 3% 氢氧化钠的氯化钠饱和溶液,置显微镜下观察可见油室内有针状丁香酚钠的结晶析出。

(二) 饮片的显微鉴别

饮片虽然改变了原药材的形状、大小、颜色,甚至气味(某些炮制品)等,但是依然保存有相同于原药材的组织构造,一般可按照中药材显微鉴别法进行鉴定。对于有些切成薄片或在制成饮片过程中质地发生改变的饮片,制片时难以切片,可主要观察其粉末特征;对于内含物或化学成分发生改变的饮片,可结合其炮制方法综合进行分析。

(三) 中药制剂的显微鉴别

中药制剂的显微鉴别适合于含有饮片原粉的中药制剂,通过观察制剂中饮片原粉的组织碎片、细胞或内含物特征,从而鉴别在制剂中是否按要求投料。

中药制剂的显微鉴别比单味药材或饮片的粉末鉴别要复杂得多。一般须根据处方和制备工艺,对各组成饮片粉末特征分析比较,选取各药味在该制剂中具专属性的显微特征,作为鉴别依据,处方中多味饮片共有的显微特征不能作为鉴别特征,因此一般每味药选一种专属性的特征进行鉴别即可,显微特征还应明显、易查见、重现性好。

二、显微鉴别方法

(一) 制片方法

进行显微鉴别时,首先选择具有代表性的供试样品,根据需要适当处理后制片。

1. 药材(饮片)的显微制片方法　药材的显微制片方法主要有横切片或纵切片制片、粉末制片、表面制片、解离组织制片、花粉粒与孢子制片及磨片制片等。

组织鉴别时,对于根、根茎、藤茎、皮类等药材,一般制作横切片观察,必要时制作纵切片;叶类药材可制作横切片或表面制片观察;花类药材一般采用表面制片或取花粉粒制片观察;果实、种子类药材须制横切片或纵切片;木类药材须对横切面、径向纵切面和切向纵切面三个面观察;坚硬的动物、矿物类药材可采用磨片制片。

有时为了观察细胞的完整形态,尤其是纤维、导管、管胞、石细胞等细胞彼此不易分离的组织,可采用解离组织制片法。如供试品中薄壁组织占大部分,木化组织少或分散存在,采用氢氧化钾法,若供试品质地坚硬,木化组织较多或集成较大群束,采用硝铬酸法或氯酸钾法。

（1）氢氧化钾法:将供试品置试管中,加5%氢氧化钾溶液适量,加热至用玻璃棒挤压能离散为止,倾去碱液,加水洗涤后,取少量置载玻片上,用解剖针撕开,滴加稀甘油,盖上盖玻片。

（2）硝铬酸法:将供试品置试管中,加硝铬酸试液适量,放置至用玻璃棒挤压能离散为止,倾去酸液,加水洗涤后,照上法装片。

（3）氯酸钾法:将供试品置试管中,加硝酸溶液(1→2)及氯酸钾少量,缓缓加热,待产生的气泡渐少时,再及时加入氯酸钾少量,以维持气泡稳定地发生,至用玻璃棒挤压能离散为止,倾去酸液,加水洗涤后,照上法装片。

观察粉末类药材或药材粉末特征时,采用粉末制片法。通常取供试品粉末过4号或5号筛,挑取少许置载玻片上,滴加甘油醋酸试液、水合氯醛试液或其他适宜的试液,盖上盖玻片。必要时,加热透化后观察。

饮片的制片方法与药材相同,但炮制加工后,有些组织已不完整,有些内含物或化学成分发生了改变,因此,应结合炮制方法综合分析。如巴戟天药材为茜草科植物巴戟天 *Morinda officinalis* How. 的干燥根。其饮片之一巴戟肉炮制为蒸后除去木心,显微鉴别时则不应有木质部组织细胞存在。

2. 制剂的显微制片方法　中药制剂应按不同剂型,将供试品适当处理后制片观察。散剂、胶囊剂(内容物为颗粒状,应研细),可直接取适量粉末;片剂取2~3片(包衣者除去包衣),水丸、糊丸、水蜜丸、锭剂等(包衣者除去包衣),取数丸或1~2锭,分别置乳钵中研成粉末,取适量粉末;蜜丸应将药丸切开,从切面由外至中央挑取适量样品或用水脱蜜后,吸取沉淀物少量。根据观察对象不同,分别按粉末制片法制片观察。

若观察细胞内含物,应选用不同试剂装片。一般观察淀粉粒用水或甘油醋酸试液;糊粉粒用甘油;水溶性内含物用乙醇或水合氯醛试液。

（二）显微测量

显微测量系指用目镜测微尺,在显微镜下测量细胞及细胞内含物等的直径、长度(通常以 μm 为单位)等,作为显微鉴别的依据之一。测量时,先将目镜测微尺用载台测微尺标化,计算出每一小格的微米数,应用时将测得的目的物的小格数,乘以每一小格的微米数,即得被测物的大小。测量微细物体时宜在高倍镜下进行,测定较大物体时可在低倍镜下进行。

显微鉴别结果的记录,除用文字描述之外,还须附图说明,以利于对各种鉴别特征的理解。显微绘图的方法常分为徒手绘图法、网格绘图法、投影绘图法、绘图器绘图法等多种。

此外,显微鉴别还包括显微常数测定。显微常数主要指用于叶类药材鉴别的栅表细胞比、气孔数、气孔指数、脉岛数和脉端数等。

（三）微量升华法

微量升华(microsublimation)是指利用中药中所含的某些化学成分,在一定温度下能升华的性质,获得升华物,在显微镜下观察其形状、颜色以及化学反应作为鉴别特征。如大黄的升华物低温时为黄色针状结晶,高温时呈树枝状或羽毛状结晶,加碱液溶解并显红色(蒽醌化合物);牡丹皮的升华物为长柱状或针状、羽状结晶(牡丹酚);斑蝥的升华物在130~

140℃为白色柱状或小片状结晶(斑蝥素),加碱溶解,再加酸又析出结晶。

三、应用示例

【示例4-4】 人参粉末的显微鉴别。

本品(生晒参)粉末淡黄白色。①树脂道碎片易见,含黄色块状分泌物;②草酸钙簇晶直径 20~68μm,棱角锐尖;③木栓细胞表面观类方形或多角形,壁细波状弯曲;④网纹导管和梯纹导管直径 10~56μm;⑤淀粉粒甚多,单粒类球形、半圆形或不规则多角形,直径 4~20μm,脐点点状或裂缝状;复粒由 2~6 分粒组成。如书后彩图 1。

【示例4-5】 六味地黄丸的显微鉴别。

六味地黄丸由熟地黄 160g、酒萸肉 80g、牡丹皮 60g、山药 80g、茯苓 60g、泽泻 60g 组成,粉碎成细粉,制成水丸;或加炼蜜制成水蜜丸、小蜜丸或大蜜丸。其显微鉴别方法为:

取本品,置显微镜下观察(图 4-1):①薄壁组织灰棕色至黑棕色,细胞多皱缩,内含棕色核状物(熟地黄)。②果皮表皮细胞橙黄色,表面观类多角形,垂周壁连珠状增厚(酒萸肉)。③淀粉粒三角状卵形或矩圆形,直径 24~40μm,脐点短缝状或人字状(山药)。④草酸钙簇晶存在于无色薄壁细胞中,有时数

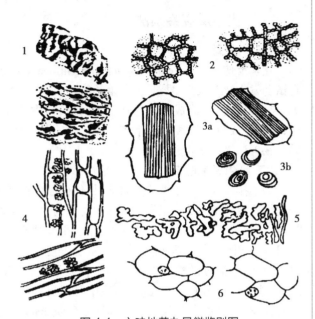

图 4-1 六味地黄丸显微鉴别图
1. 熟地黄薄壁组织;2. 山茱萸果皮细胞;3a. 山药草酸钙针晶束;3b. 淀粉粒;4. 牡丹皮草酸钙簇晶;5. 茯苓团块及菌丝;6. 泽泻薄壁组织。

个排列成行(牡丹皮)。⑤不规则分枝状团块无色,遇水合氯醛试液溶化;菌丝无色,直径 4~6μm(茯苓)。⑥薄壁细胞类圆形,有椭圆形纹孔,集成纹孔群;内皮层细胞垂周壁波状弯曲,较厚,木化,有稀疏细孔沟(泽泻)。

注意:观察茯苓时可用水或甘油醋酸液装片。

鉴别时,虽然牡丹皮、泽泻和山药均含淀粉粒,但牡丹皮和泽泻的淀粉粒难以区别,而山药的淀粉粒形状、大小、脐点、层纹与牡丹皮和泽泻不同,故将山药的淀粉粒作为其鉴别特征,牡丹皮和泽泻未选择淀粉粒作为其鉴别特征。

【示例4-6】 大黄流浸膏的鉴别。

方法:取本品 1ml,置瓷坩埚中,在水浴上蒸干后,坩埚上覆以载玻片,置石棉网上直火徐徐加热,至载玻片上呈现升华物后,取下载玻片,放冷,置显微镜下观察,有菱形针状、羽状和不规则晶体,滴加氢氧化钠试液,结晶溶解,溶液显紫红色。

第四节 理化鉴别法

中药的理化鉴别(physico-chemical identification)是指利用中药所含化学成分的理化性质,通过物理的、化学的或物理化学的方法来判断其真伪。

随着中药有效成分研究的深入和现代仪器分析技术的提高,理化鉴别的方法也不断地更新和发展。需要注意的是,由于中药所含化学成分复杂,影响因素很多,即使同一中药的不同样品,其理化特征也可能会有一定的差异;某些理化鉴别方法的专属性较弱,容易出现假阳性或假阴性结果。因此,中药的理化鉴别仍须与性状鉴别、显微鉴别等方法互相结合,全面比较,综合评价,才能得出正确的结论。

目前用于中药的理化鉴别方法主要有化学反应法、光谱法、色谱法、联用技术等。

一、化学反应鉴别法

(一)原理

化学反应鉴别(chemical reaction identification)系利用中药中的化学成分或成分群与适宜试药发生化学反应,根据所产生的特征反应现象(如颜色变化、沉淀生成、气体放出、荧光等)来判断该药味或成分的存在,以此评价该中药真伪的方法。例如酚类成分的三氯化铁反应;黄酮类成分的盐酸-镁粉反应;氨基酸的茚三酮反应;糖的 Molish 反应;生物碱类成分与碘化铋钾试液的沉淀反应等。

(二)供试品的制备

为了排除干扰,得到正确的结果,供试品的制备很关键。通常应根据中药中所含化学成分的性质及样品形态等,采用合适的溶剂,将待鉴别的成分提取(或萃取或升华)出来。如药材、饮片和片剂、散剂、丸剂等固体制剂,用酸性乙醇溶液回流提取,滤液一般可供检识酚类、有机酸类、生物碱类等成分;用水在室温下浸泡过夜,滤液可供检识氨基酸、蛋白质;用 60℃ 热水浸泡,滤液可供检识单糖、多糖、鞣质及皂苷等;用乙醚等有机溶剂提取,滤液可供检识醌、内酯、苷元;药渣挥去乙醚,再用甲醇回流提取,滤液可供检识各种苷类;如待鉴别的成分具有挥发性,可用水蒸气蒸馏法提取制备供试品溶液;当中药中存在具有升华性质的化学成分时,可采用微量升华法,将升华物与基体分离后再行鉴别,若制剂中有两种以上的药味都含有升华成分,且升华温度不同时,则可通过控制加热温度,分段收集升华物分别进行鉴别。注射剂、酊剂等液体制剂,有些可以直接取样分析,有些则需要经过萃取、沉淀、色谱等纯化处理后再进行鉴别试验。

(三)试验方法

化学反应鉴别试验多在试管中或滤纸上进行。尽管化学反应鉴别法简便易行,但由于大多数有机化学反应只是某种或某类成分官能团的反应,相对于中药多成分复杂体系而言,无法对各成分进行逐一鉴别;同时一些中药含有相同官能团或相似母核结构的化学成分,干扰因素较多,很难做出准确判断。

为了提高中药化学反应鉴别法的可靠性和专属性,应注意以下几点:①慎重使用专属性不强的化学反应,如皂苷的泡沫反应、生物碱的沉淀反应等;②样品前处理方法要与被鉴别成分、干扰成分的性质及鉴别反应的条件要求相适应;③在制定中药质量标准时,应同时采用阴性和阳性对照试验,并对拟定的方法进行反复验证,防止出现假阳性和假阴性,从而造成误判。

化学反应法由于专属性不强,其应用逐渐减少,常作为一种辅助鉴别手段,需要与其他鉴别方法相结合来综合判定。

(四)应用示例

【示例4-7】 川芎药材的鉴别。

取本品粉末 1g,加石油醚(30~60℃)5ml,放置 10h,时时振摇,静置,取上清液 1ml,挥干后,残渣加甲醇 1ml 使溶解,再加 2% 3,5-二硝基苯甲酸的甲醇溶液 2~3 滴与甲醇饱和的氢氧化钾溶液 2 滴,显红紫色。

本法利用川芎中的不饱和内酯类成分的特征反应进行鉴别。

【示例4-8】 马钱子散的鉴别。

本品是由制马钱子适量(含士的宁 8.0g)、地龙(焙黄)93.5g 制成的散剂。鉴别方法:取本品 1g,加浓氨试液数滴及三氯甲烷 10ml,浸泡数小时,滤过,取滤液 1ml 蒸干,残渣加稀盐酸 1ml 使溶解,加碘化铋钾试液 1~2 滴,即生成黄棕色沉淀。

本方法是利用生物碱的沉淀反应,碘化铋钾试液与制剂中马钱子所含士的宁、马钱子碱等生物碱生成黄棕色沉淀,用以鉴别马钱子。为避免蛋白质、多肽等干扰,样品处理时,采用在碱性条件下以三氯甲烷提取,然后用酸水溶解生物碱进行沉淀反应。

【示例 4-9】 天王补心丸的鉴别。

本品由丹参 25g、当归 50g、石菖蒲 25g、党参 25g、茯苓 25g、五味子 50g、麦冬 50g、天冬 50g、地黄 200g、玄参 25g、制远志 25g、炒酸枣仁 50g、柏子仁 50g、桔梗 25g、甘草 25g、朱砂 10g 制成的水泛丸、水蜜丸、小蜜丸或大蜜丸。其部分鉴别方法为:

(1) 取本品 1g,水蜜丸捣碎;小蜜丸或大蜜丸剪碎,平铺于坩埚中,上盖一长柄漏斗,徐徐加热,至粉末微焦时停止加热,放冷,取下漏斗,用水 5ml 冲洗内壁,洗液置紫外光灯(365nm)下观察,显淡蓝绿色荧光。

本法鉴别的药味为当归,其在紫外光灯(365nm)下显淡蓝绿色荧光。

(2) 取本品 4.5g,用水淘洗,得少量朱红色沉淀,取出,用盐酸湿润,在光洁铜片上轻轻摩擦,铜片表面即显银白色光泽,加热烘烤后,银白色即消失。

本法鉴别的药味为朱砂。

二、光谱鉴别法

光谱鉴别法是利用中药某些特定的光谱特征,判断中药真伪的分析方法。由于中药是一个多成分的复杂混合体系,所得光谱的专属性和特征性不强,使常规光谱鉴别方法在中药鉴别中的应用受到一定限制。近年来,随着化学计量学的应用和光谱技术的发展,将鉴别对象作为一个特定的整体,供试样品经适宜的方法处理后,测得该混合物的光谱图,以图谱特征或参数作为鉴别依据,以此反映中药整体的综合信息,避免单一成分鉴别的片面性,使光谱鉴别方法在中药鉴别中的应用日臻完善。

(一) 紫外-可见光谱鉴别法

紫外-可见光谱鉴别(ultraviolet-visible spectrum identification)是利用中药所含化学成分在紫外-可见光区(200~800nm)的光学特性进行定性鉴别的方法。利用本法对中药进行鉴别,主要是通过比较最大吸收波长、吸光系数、吸收峰数目、吸收峰形状等。具体方法有:①比较吸收光谱的一致性;②比较最大吸收波长(λ_{max})、最小吸收波长(λ_{min})等吸收光谱的特征参数;③如若不止一个峰(谷),也可比较其吸光度或吸收系数的比值来鉴别。但由于中药所含成分复杂,各成分吸收光谱叠加会产生干扰,鉴别时应去除干扰成分,或采用不同条件的紫外光谱组法以提高专属性。

【示例 4-10】 西红花的鉴别。

方法:取吸光度检查项下的供试品溶液,照紫外-可见分光光度法测定,其在 458nm 与 432nm 波长处吸光度的比值应为 0.85~0.90。

【示例 4-11】 木香槟榔丸的鉴别。

本品由木香、槟榔、枳壳(炒)、陈皮、青皮(醋炒)等制成的水泛丸。鉴别方法为:取本品粉末 4g,加水 10ml,水蒸气蒸馏,收集馏液约 100ml,照紫外-可见分光光度法测定,在 253nm 波长处有最大吸收。

(二) 荧光鉴别法

荧光鉴别(fluorescence identification)是利用中药的某些化学成分,在紫外可见光照射下能产生荧光的特性进行定性鉴别的方法。该法具有灵敏度高、操作简单等优点。鉴别时,可直接将样品粉末置于滤纸上,或用适当溶剂提取或分离纯化后,点于滤纸上,置紫外光灯

（254nm 或 365nm）下检识荧光颜色。有些中药本身不产生荧光，但加酸、碱处理或经其他化学方法处理后也可产生荧光。还可利用荧光显微镜或荧光光谱参数等进行鉴别。

【示例 4-12】 秦皮药材的鉴别。

方法：取本品，加热水浸泡，浸出液在日光下可见碧蓝色荧光。

【示例 4-13】 地枫皮的鉴别。

方法：取本品粗粉 2g，加三氯甲烷 5ml，振摇，浸渍 30min，滤过。取滤液点于滤纸上，干后置紫外光灯（254nm）下观察，显猩红色至淡猩红色荧光。

【示例 4-14】 香加皮的鉴别。

方法：取本品粉末 10g，置 250ml 烧瓶中，加水 150ml，加热蒸馏，馏出液具特异香气，收集馏出液 10ml，分置两支试管中，一管中加 1% 三氯化铁溶液 1 滴，即显红棕色；另一管中加硫酸肼饱和溶液 5ml 与醋酸钠结晶少量，稍加热，放冷，生成淡黄绿色沉淀，置紫外光灯（365nm）下观察，显强烈的黄色荧光。

（三）红外光谱鉴别法

红外鉴别（infrared spectrum identification）是利用中药所含化学成分在红外光区（4 000～400cm^{-1} 波数）的光学特性，进行定性鉴别的方法。大多数中药含有多种成分，因此，中药的红外光谱由其所含各组分红外吸收的叠加而成，其吸收峰强度与峰形是相同或不同的官能团相互作用的结果。虽然混合物组成的变化会导致红外光谱的变化，但只要中药中各化学成分相对稳定、样品处理方法一致，其红外光谱亦相对稳定，且具有一定的特征性，因此，可用于中药的鉴别。红外光谱鉴别的关键是把具有差异性的化学成分富集起来，并使其在红外光谱上表征。故除采用直接粉末法外，亦可采用溶剂提取法、梯度萃取法等方法先富集目标成分。

红外光谱法具有取样量小、简便、快速等优点，但由于中药成分复杂，各成分吸收峰相互干扰，往往难以辨识，使得单纯应用红外光谱法鉴别中药存在一定的局限性。因此，目前红外光谱鉴别在中药鉴别方面的研究较多，但药典等标准收录较少。

【示例 4-15】 白附子（禹白附）与关白附的红外光谱鉴别。

白附子为天南星科植物独角莲 *Typhonium giganteum* Engl. 的干燥块茎，习称禹白附。关白附为毛茛科植物黄花乌头 *Aconitum coreanum*（Lévl.）Raipaics. 的块根。两者极易混淆。采用红外光谱鉴别。在丙酮浸出物光谱（见图 4-2A）中，关白附在 1 740cm^{-1} 有一锐强峰，在 1 250cm^{-1} 附近有一明显裂分的强峰，在 1 155cm^{-1} 和 1 050cm^{-1} 均有明显吸收峰；禹白附只在 1 740cm^{-1} 处有一钝而小的峰，其他相同波数处没有可辨认的吸收峰。在 50% 乙醇浸出物光谱（见图 4-2B）中，关白附在 1 740cm^{-1} 出现一明显小峰，在 1 250cm^{-1} 附近出现一明显吸收峰；禹白附在相同波数处无峰。

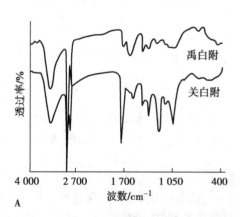 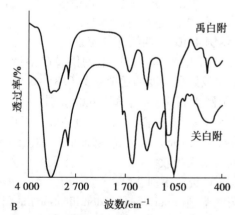

图 4-2 白附子（禹白附）与关白附的红外光谱图
A.丙酮浸出物 IR 光谱图；B.50% 乙醇浸出物 IR 光谱图。

（四）近红光谱鉴别法

近红外光谱鉴别（near-infrared spectrum identification）是利用中药所含化学成分在近红外光谱区（波长范围在 780~2 500nm，按波数计为 12 800~4 000cm^{-1}）的特征光谱并利用化学计量学方法提取相关信息，从而进行定性、鉴别的一种光谱鉴别方法。近红外光谱主要由 C—H、N—H、O—H 和 S—H 等基团基频振动的倍频和合频组成。将近红外光谱结合化学模式识别应用于中药分析的报道日益增多，特别是大量样品的快速鉴别。近红外特别适合含有羟基和氨基的化合物分析，除可以得到化合物的组成和结构信息外，还可以得到一些物理性质，如密

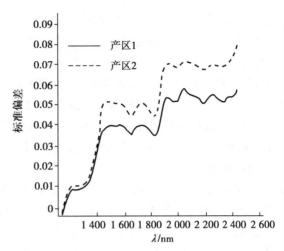

图 4-3　不同产区黄芪样本的近红外光谱的标准偏差图

度、粒子尺寸、大分子聚合度等特殊信息。近红外除可用于中药的真伪鉴别，还可用于判断药材产地、检测有效成分含量以及中药生产的在线检测，提高生产过程的可控性，保证中药产品的均一性。如图 4-3 为不同产区黄芪样本的近红外光谱的标准偏差图。

三、色谱鉴别法

色谱鉴别（chromatographic identification）是根据中药化学成分在色谱中的保留行为特征，通过与对照物（对照品、对照药材和对照提取物）比较，以此判断该中药真伪的方法。常采用薄层色谱法、纸色谱法、气相色谱法和高效液相色谱法等方法进行鉴别。其中薄层色谱法操作简便、经济快速、专属性强、重现性好等优点，是中药鉴别的首选方法。气相色谱法与高效液相色谱法通常采用保留参数进行鉴别，一般不单独采用，若需要，可与含量测定同法同时进行。

（一）薄层色谱法

薄层色谱鉴别（thin layer chromatographic identification）是将供试品溶液与对照物溶液点于同一薄层板上，在展开容器内用展开剂展开，将供试品色谱图与对照物溶液色谱图对比（也可用薄层色谱扫描仪进行扫描），根据供试品与对照物在色谱中所显斑点的位置（R_f 值）与颜色（或荧光）的异同，以此来判断某药味或成分的存在与否，进而鉴别中药真伪的方法。

薄层色谱法具有所用设备简单、操作快捷、专属性强、费用低廉、色谱图直观、容易辨认等特点，是目前应用最为广泛的中药鉴别方法。为了保证试验结果的重现性和准确性，薄层色谱法须进行规范化操作。

1. 实验技术与条件选择

（1）薄层板的选择与制备：薄层板有市售薄层板和自制薄层板；支持物有玻璃板、塑料板或铝板等；常用的固定相有：硅胶（包括硅胶 G、硅胶 GF$_{254}$、硅胶 H、硅胶 HF$_{254}$，其中 F$_{254}$ 表示添加有在紫外光 254nm 波长下显绿色背景的荧光剂）、键合硅胶、微晶纤维素、聚酰胺、氧化铝等。根据固定相粒径大小可分为普通薄层板（10~40μm）和高效薄层板（5~10μm），高效薄层板主要适用于分析较难分离的供试品。自制薄层板也可以根据分离需要进行特殊处理或化学改性。硅胶、氧化铝等薄层板临用前一般应在 110℃活化 30min，置干燥器中备用。聚酰胺薄膜不需要活化。铝基片薄层板、塑料薄层板可根据需要剪裁。

（2）点样：在洁净干燥的环境中，用专用毛细管或配合相应的半自动、自动点样器概点

样于薄层板上。一般为圆点状或窄细的条带状,点样基线距底边 10~15mm,高效板一般基线离底边 8~10mm,圆点状直径一般不大于 4mm,高效板一般不大于 2mm。接触点样时注意勿损伤薄层表面。条带状宽度一般为 5~10mm,高效板条带宽度一般为 4~8mm,可用专用半自动或自动点样器械喷雾点样。点间距离可视斑点扩散情况以相邻斑点互不干扰为宜,一般不少于 8mm,高效板供试品间隔不少于 5mm。

(3)展开:将点好供试品的薄层板放入展开缸中,浸入展开剂的深度为距原点 5mm 为宜,密闭。一般上行展开 8~15cm,高效板上行展开 5~8cm。溶剂前沿达到规定的展距,取出薄层板,晾干。

展开前可以用溶剂蒸气预平衡,即在展开缸中加入适量的展开剂,密闭,一般保持 15~30min。溶剂蒸气预平衡后,应迅速放入载有供试品的薄层板,立即密闭,展开。如需使展开缸达到溶剂蒸气饱和的状态,则须在展开缸内壁贴与展开缸高、宽同样大小的滤纸,一端浸入展开剂中,密闭一定时间,使溶剂蒸气达到饱和再行展开。

必要时,可进行二次展开或双向展开,进行第二次展开前,应使薄层板残留的展开剂完全挥干。

(4)显色与检视:有颜色的物质可在可见光下直接检视,无色物质可用喷雾法或浸渍法以适宜的显色剂显色,或加热显色后在可见光下检视。有荧光的物质或显色后可激发产生荧光的物质,可在紫外光灯(365nm 或 254nm)下观察荧光斑点。对于在可见光下无色,而在紫外光下有吸收的成分,可用带有荧光剂的薄层板(如硅胶 GF_{254} 板)在紫外光灯(254nm)下观察荧光板面上的荧光物质淬灭形成的斑点,如五味子的鉴别。

(5)记录:薄层色谱图像一般可采用摄像设备拍摄,以光学照片或电子图像的形式保存。也可用薄层色谱扫描仪扫描或其他适宜的方式记录相应的色谱图。

(6)影响因素:由于薄层色谱法是一种"敞开"的分离系统,影响薄层色谱法结果的因素较多,仪器、环境、操作和样品预处理及供试品溶液的制备等均能影响实验结果。在样品处理方法选定的情况下,操作环境(如温度、相对湿度)是影响薄层色谱质量和重现性的重要因素。相对湿度往往影响色谱质量,如书后彩图 2 为相对湿度对苍术薄层色谱的影响。相对湿度可以用一些饱和盐溶液控制,如 KNO_3 饱和溶液(25℃,相对湿度 92.5%)、NaCl 饱和溶液(15.5~60℃,相对湿度 75%±1%)、$NaNO_2$ 饱和溶液(25~40℃,相对湿度 61.5%~64%)、$CH_3COOK \cdot 1.5H_2O$ 饱和溶液(25℃,相对湿度 22.5%)等。

在相对湿度恒定的条件下,一般在较高温度展开时 R_f 值较大,反之,R_f 值减小。温度不仅影响组分在两相中的分配,同时由于溶剂沸点等的差异,也影响着展开缸中展开剂各溶剂的蒸气比例,从而导致色谱行为的变化。不过,展开温度如相差±5℃时,R_f 值的变动一般不超过±0.02,对结果影响不大。因此,建立方法时应对上述因素进行考察。如有必要,应明确规定温度、湿度要求。如 ChP 收载的复方皂矾丸中西洋参的薄层色谱鉴别,要求温度 10~25℃,相对湿度小于 60% 的条件下展开。

2. 系统适用性试验 采用薄层色谱法分析时,应对实验条件进行系统适用性试验,即用供试品和标准物质对实验条件进行试验和调整,以使分析结果符合规定的要求。

(1)比移值(R_f):系指从基线至展开斑点中心的距离与从基线至展开剂前沿的距离的比值。

$$R_f = \frac{基线至展开斑点中心的距离}{基线至展开剂前沿的距离}$$

各斑点的比移值在 0.2~0.8 之间为宜。

（2）检出限：系指限量检查或杂质检查时，供试品溶液中被测物质能被检出的最低浓度或量。一般采用已知浓度的供试品溶液或对照标准溶液，与稀释若干倍的自身对照标准溶液在规定的色谱条件下，在同一薄层板上点样、展开、检视，后者显清晰可辨斑点的浓度或量作为检出限。

（3）分离度（R）：鉴别时，供试品与标准物质色谱中的斑点均应清晰分离。当薄层色谱扫描法用于限量检查和含量测定时，要求定量峰与相邻峰之间有较好的分离度，分离度的计算公式为：

$$R = 2(d_2 - d_1)/(W_1 + W_2)$$

式中，d_2 为相邻两峰中后一峰与原点的距离；d_1 为相邻两峰中前一峰与原点的距离；W_1 及 W_2 为相邻两峰各自的峰宽。

除另有规定外，分离度应大于 1.0。

3. 鉴别分析方法

（1）供试品溶液的制备：应尽可能除去干扰色谱的杂质，同时方法要尽量简便，应视被测物的特性来选择适宜的溶剂和方法进行提取、分离和富集，避免共存组分的干扰。

常用溶剂提取法（浸渍、加热回流、超声提取等）、蒸馏法、升华法等。对于多类成分或复方制剂的鉴别，有时可以先用低极性的有机溶剂（己烷、低沸程石油醚、二氯甲烷、三氯甲烷、乙醚、乙酸乙酯）提取，所得的药渣根据需要再用极性溶剂（丙酮、乙醇、甲醇）提取，分别制备成供试品溶液。甲醇是常用的提取溶剂，但选择性较差，在一些样品的提取时，由于杂质干扰较为严重，往往还需要进一步净化，如固相萃取等。书后彩图 3 是一捻金鉴别的薄层色谱图（鉴别方中的人参，经净化处理与未经净化处理薄层色谱图比较）。

（2）对照物溶液的制备：鉴别用的阳性对照物有对照品、对照药材和对照提取物。在建立方法时，一般鉴别药材、饮片及制剂中某一药味时，应尽量采用以对照品和对照药材或对照提取物同时进行对照，当对照品不易获得时，也可以用对照药材对照；某些鉴别被测物为单一成分的，可以只采用对照品进行对照。对照品和对照提取物可用适当溶剂溶解，对照药材应按供试品溶液制备方法制备。但对于多来源的品种鉴别时，应注意对照药材和对照提取物的选用。

阴性对照液的制备：从制剂处方中除去拟鉴别的药味，其余各味药按制剂方法制成阴性制剂，再按供试品溶液制备方法制备，即得。阴性对照的作用是验证方法的专属性。

（3）测定方法：按选定的色谱条件，将供试品溶液和对照物溶液，在同一薄层板上点样、展开与检视，供试品色谱图中所显斑点的位置和颜色（或荧光）应与对照物质色谱图的斑点一致。

4. 应用与示例

【示例 4-16】 五味子与南五味子的鉴别。

五味子为木兰科植物五味子 *Schisandra chinensis*（Turcz.）Baill. 的干燥成熟果实，习称"北五味子"；南五味子为木兰科植物华中五味子 *Schisandra sphenanthera* Rehd. et Wils. 的干燥成熟果实。两者易混淆，可以采用薄层色谱法鉴别。

（1）供试品溶液的制备：取本品粉末 1g，加三氯甲烷 20ml，加热回流 30min，滤过，滤液蒸干，残渣加三氯甲烷 1ml 使溶解，作为供试品溶液。

（2）对照物溶液的制备：另取五味子对照药材 1g，同法制成对照药材溶液。再取五味子甲素、五味子乙素、五味子酯甲、五味子醇甲对照品，加三氯甲烷制成每 1ml 各含 1mg 的溶液，作为对照品溶液。

（3）测定方法：照薄层色谱法试验，吸取上述三种溶液各 2μl，分别点于同一硅胶 GF$_{254}$ 薄层板上，以石油醚（30~60℃）-甲酸乙酯-甲酸（15:5:1）的上层溶液为展开剂，展开，取出，晾干,置紫外光灯(254nm)下检视。供试品色谱中,在与对照药材色谱和对照品色谱相应的位置上,显相同颜色的斑点。

（4）结果与讨论：如图（书后彩图4）所示,北五味子中五味子醇甲和五味子乙素斑点明显,而南五味子中五味子乙素斑点较淡,未见明显的五味子醇甲斑点,故两者可以区分。

【示例4-17】　牛黄解毒丸的鉴别。

本品由人工牛黄、雄黄、石膏、大黄、黄芩、桔梗、冰片、甘草制成水蜜丸或大蜜丸。其中大黄的鉴别方法为：取本品水蜜丸3g,研碎,或取大蜜丸3g,剪碎,加硅藻土2g,研匀,加三氯甲烷15ml,超声处理20min,滤过,滤渣挥干溶剂,加甲醇30ml超声处理20min,滤过,取滤液5ml,蒸干,残渣加水10ml使溶解,加盐酸1ml,置水浴中加热30min,立即冷却,用乙醚振摇提取4次,每次10ml,合并乙醚液,挥干,残渣加乙酸乙酯1ml使溶解,作为供试品溶液。另取大黄对照药材0.1g,加甲醇20ml,同法制成对照药材溶液。照薄层色谱法（通则0502）试验,吸取供试品溶液和对照药材溶液各3μl,分别点于同一以羧甲基纤维素钠为黏合剂的硅胶H薄层板上,以石油醚(30~60℃)-甲酸乙酯-甲酸(15:5:1)的上层溶液为展开剂,展开,取出,晾干,置紫外光灯(365nm)下检视。供试品色谱中,在与对照药材色谱相应的位置上,显相同的5个橙色荧光斑点；置氨蒸气中熏后,斑点变为红色。如书后彩图5所示。

本实验中加入硅藻土的目的是作为分散剂,除去蜂蜜的干扰。试验时,展开剂要新鲜配制,不要反复使用。实验温度为30℃,相对湿度为66%。

知识链接

薄层色谱-生物自显影技术

薄层色谱-生物自显影技术是一种集薄层色谱和生物活性测定于一体的药物筛选和评价方法。该法不需要特殊的设备,具有操作简单、耗费低、灵敏度高、专属性好、能快速测定生物活性等优点。目前,以1,1-二苯基-2-苦肼基自由基(DPPH)为显色剂的薄层-生物自显影技术在天然抗氧化成分筛选等方面得到了广泛应用。DPPH是一种稳定的以氮为中心的自由基,呈紫色,具有清除自由基作用的待测成分能与DPPH反应,使其还原成1,1-二苯基-2-苦肼(DPPH-H)而显黄色。当展开后的薄层板喷以DPPH显色剂后,会在紫色背景上呈现黄色斑点。

（二）纸色谱鉴别法

纸色谱鉴别(paper chromatographic identification)是通过对比供试品溶液与对照物溶液在同一纸色谱中所显主斑点的位置、颜色（或荧光）的异同,来判断某药味或成分的存在与否,进而鉴别中药真伪的方法。纸色谱法是分配色谱,其固定相是纸上所含水分或其他物质,适用于极性物质的分离。但此法由于展开时间长,分离效果差等原因,应用较少。

【示例4-18】　化癥回生片中益母草的纸色谱法鉴别。

化癥回生片是由益母草、红花、当归、苏木、降香、人参、姜黄等制成的片剂。其鉴别方法为：取本品20片,研细,加80%乙醇50ml,加热回流1h,滤过,滤液蒸干,残渣加1%盐酸溶液5ml使溶解,滤过,滤液滴加碳酸钠试液调节pH值至8,滤过,滤液蒸干,残渣加80%乙醇3ml使溶解,作为供试品溶液。另取盐酸水苏碱对照品,加乙醇制成每1ml含0.5mg的溶液,作为对照品溶液。吸取上述两种溶液各10~20μl,分别点于同一层析滤纸上行展开,使成条状,以正丁醇-冰醋酸-水(4:1:1)的上层溶液为展开剂,展开,取出,晾干,喷以稀碘化铋钾试液,放置 6h。供试品色谱中,在与对照品色谱相应的位置上,显相同颜色的斑点。

（三）高效液相色谱鉴别法

高效液相色谱(high performance liquid chromatography,HPLC)鉴别是采用高效液相色谱法,通过对比相同色谱条件下供试品溶液中待测成分的保留时间与对照品的保留时间或待测成分与参比物相对保留值的一致性,以此来判断待测成分存在与否,进而鉴别中药真伪的方法。通常在相同的色谱条件下比较待测成分的保留时间与对照品的保留时间的一致性进行待测成分定性鉴别。若改变流动相组成或更换色谱柱的种类,待测成分的保留时间仍与对照品的保留时间一致,可进一步证实待测成分与对照品为同一化合物。

当待测成分(保留时间 $t_{R,1}$)无对照品时,可以样品中的另一成分或在样品中加入另一成分作为参比物(保留时间 $t_{R,2}$),采用相对保留时间(RRT)作为定性(或定位)的分析方法。ChP 规定,除另有规定外,相对保留时间以未扣除死时间的非调整保留时间计算:

$$RRT = t_{R,1}/t_{R,2}$$

也可以采用二极管阵列检测器获得有价值的光谱信息,通过待测成分的光谱与对照品的光谱的相似度进行辅助定性分析。

本法不受样品挥发性、热稳定性等的限制,应用广泛。

【示例 4-19】 元胡止痛软胶囊中白芷的 HPLC 法鉴别。

本品由醋延胡索和白芷两味中药组成。其鉴别方法为:取本品内容物 1g,加石油醚(60~90℃)10ml,浸泡 3~5min,弃去石油醚液,残渣加乙酸乙酯 15ml,超声处理 20min,滤过,滤液蒸干,残渣用甲醇溶解并转移至 10ml 量瓶中,加甲醇至刻度,摇匀,滤过,取续滤液作为供试品溶液。另取欧前胡素对照品,加甲醇制成每 1ml 含 0.1mg 的溶液,作为对照品溶液。照高效液相色谱法试验,以十八烷基硅烷键合硅胶为填充剂;以甲醇-水(55:45)为流动相;检测波长为 300nm。分别吸取上述两种溶液各 10μl,注入液相色谱仪,记录色谱图,供试品色谱中应呈现与对照品色谱峰保留时间相同的色谱峰。色谱图见图 4-4。

（四）气相色谱法

气相色谱鉴别(gas chromatographic identification)是采用气相色谱法,通过对比相同色谱

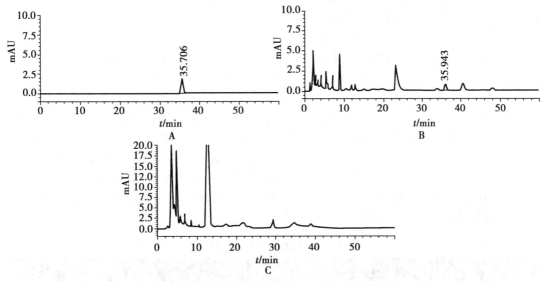

图 4-4 元胡止痛软胶囊中白芷的 HPLC 法鉴别谱图
A. 欧前胡素对照品;B. 供试品;C. 阴性对照。

条件下供试品溶液中待测成分的保留时间与对照品的保留时间或待测成分与参比物相对保留值的一致性,以此来判断待测成分存在与否,进而鉴别中药真伪的方法。该法适用于含挥发性成分中药的鉴别,具有分离效率高、灵敏度高、选择性好、分析速度快等特点。鉴别时,应根据被测物的性质,选用合适的色谱柱、填料、固定相、涂布浓度、检测器等进行系统适应性试验,确定进样口温度、柱温、检测器温度、考察色谱分离的效果、分离度等参数;确定供试品取样量,提取和纯化方法等。在相同条件下,将供试品溶液与对照品溶液分别注入气相色谱仪,对两者的气相色谱图进行对比,供试品应呈现与对照品保留时间相同的色谱峰,从而对样品进行鉴别。例如,ChP 收载的安宫牛黄丸、麝香保心丸中麝香酮的鉴别,麝香祛痛搽剂中樟脑、薄荷脑、冰片的鉴别,十滴水软胶囊中桉油的鉴别,少林风湿跌打膏、安阳精制膏中薄荷脑、冰片、水杨酸甲酯的鉴别等均采用了气相色谱法。

【示例 4-20】 十滴水软胶囊的鉴别。

本品由樟脑、干姜、大黄、小茴香、肉桂、辣椒、桉油等组成。其鉴别方法为:取装量差异项下的本品内容物,混匀,取约 0.8g,精密称定,置具塞试管中,用无水乙醇振摇提取 5 次,每次 4ml,分取乙醇提取液,转移至 25ml 量瓶中,加无水乙醇至刻度,摇匀,精密量取 5ml,置 10ml 量瓶中,精密加入内标溶液 1ml,加无水乙醇至刻度,摇匀,作为供试品溶液。另取桉油精对照品,加无水乙醇制成每 1ml 含 2.4μl 乙醇的溶液,作为对照品溶液。照气相色谱法试验,以聚乙二醇 20 000(PEG-20 M)为固定相,涂布浓度为 10%,柱温为 150℃,分别吸取对照品溶液与供试品溶液各 0.2~0.4μl,注入气相色谱仪。供试品色谱中应呈现与对照品色谱峰保留时间相同的色谱峰。

四、色谱-质谱联用技术鉴别法

色谱-质谱联用技术可以充分发挥色谱的高效分离能力和质谱的高灵敏度、高选择性鉴别分析特点。获取复杂混合物所含化学成分的轮廓和混合物中单一成分的结构信息。气相色谱-质谱联用技术(GC-MS)可以利用计算机自动检索谱库核对获得定性、定量信息,其分析的信号参数主要有色谱保留值、总离子流色谱图(TIC)、质量色谱图、选择离子监测图(又称质量碎片图)、质谱图等。GC-MS 的最大优点是样品分离、定性鉴别和定量分析能一次完成,适用于对热稳定、具有挥发性或经衍生化为挥发性成分中药的鉴别;而液相色谱-质谱联用(LC-MS)适合于强极性、热不稳定、低挥发性和相对分子质量较高的有机化合物分析。ChP 中阿胶、龟甲胶、鹿角胶均采用 LC-MS 肽图进行鉴别。

【示例 4-21】 阿胶的 LC-MS 鉴别。

取本品粉末 0.1g,加 1%碳酸氢铵溶液 50ml,超声处理 30min,用微孔滤膜滤过,取续滤液 100μl,置微量进样瓶中,加胰蛋白酶溶液 10μl(取序列分析用胰蛋白酶,加 1%碳酸氢铵溶液制成每 1ml 含 1mg 的溶液,临用时配制),摇匀,37℃恒温酶解 12h,作为供试品溶液。另取阿胶对照药材 0.1g,同法制成对照药材溶液。照高效液相色谱-质谱法试验,以十八烷基硅烷键合硅胶为填充剂(色谱柱内径为 2.1mm);以乙腈为流动相 A,以 0.1%甲酸溶液为流动相 B,按表 4-1 中的比例进行梯度洗脱;流速为 0.3ml/min。采用质谱检测器,电喷雾正离子模式(ESI$^+$),进行多反应监测(MRM),选择质荷比(m/z)539.8(双电荷)→612.4 和 m/z 539.8(双电荷)→923.8 作为检测离子对。取阿胶对照药材溶液,进样 5μl,按上述检测离子对测定的 MRM 色谱峰的信噪比均应大于 3:1。

表 4-1 梯度洗脱流动相比例

时间/min	流动相 A/%	流动相 B/%
0~25	5→20	95→80
25~40	20→50	80→50

吸取供试品溶液 5μl，注入高效液相色谱-质谱联用仪，测定。以 m/z 539.8（双电荷）→ 612.4 和 m/z 539.8（双电荷）→923.8 离子对提取的供试品离子流色谱中，应同时呈现与对照药材色谱保留时间一致的色谱峰。阿胶、黄明胶、新阿胶、龟甲胶、鹿角胶的 LC-MS 肽图分析见图 4-5；由专属性鉴别信息库数据采集的阿胶特征谱图见图 4-6（峰 1~峰 4 对应表 4-2 中阿胶 4 个特征峰）；胶类药材专属性鉴别信息库见表 4-2。

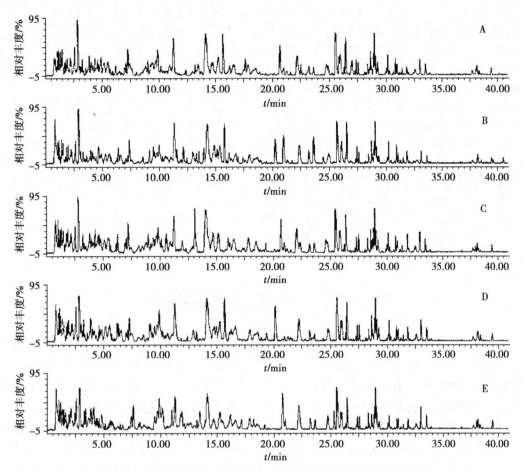

图 4-5 阿胶、黄明胶、新阿胶、龟甲胶、鹿角胶的 LC-MS 肽图
A. 阿胶；B. 黄明胶；C. 新阿胶；D. 龟甲胶；E. 鹿角胶。

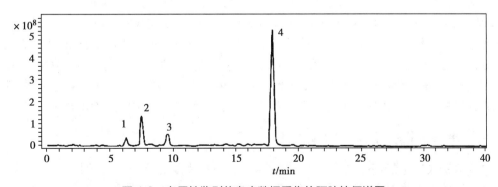

图 4-6 专属性鉴别信息库数据采集的阿胶特征谱图

表 4-2 胶类药材专属性鉴别信息库

来源	保留时间/min	质荷比/$(m \cdot z^{-1})$	二级碎片离子/$(m \cdot z^{-1})$
鹿角胶	10.4	732.8	485.3, 629.2, 724.2, 818.6, 875.5, 962.5, 1 091.5, 1 191.6, 1 318.6
鹿角胶	16.8	765.9	554.4, 759.5, 859.9, 1 187.6
龟甲胶	11.0	745.9	602.4, 653.1, 753.6, 921.7, 978.6, 1 049.6, 1 146.7, 1 299.7
龟甲胶	12.8	631.3	461.4, 547.1, 921.5, 1 092.7
龟甲胶	18.2	758.4	544.3, 615.7, 749.4, 849.5, 955.5, 1 132.7, 1 299.7
阿胶	8.4	618.8	722.6, 779.5, 850.5, 907.5
阿胶	7.1	469.2	283.1, 328.2, 457.4, 558.3, 655.5, 712.6, 783.5
阿胶	18.1	765.9	637.5, 823.7, 991.7, 1 048.6, 1 356.9
阿胶	9.6	539.8	467.2, 524.2, 555.4, 612.5, 683.7, 754.6, 811.6, 924.7
黄明胶	7.0	641.3	484.3, 548.5, 632.8, 726.5, 783.5, 870.4, 967.6, 1 024.5
黄明胶	11.8	790.9	586.4, 782.3, 841.6, 912.6, 983.5, 1 040.5, 1 127.7, 1 313.7, 1 426.9
黄明胶	14.6	604.8	570.4, 639.4, 911.5
新阿胶	11.6	925.4	832.7, 1 012.5, 1 122.5, 1 295.7
新阿胶	16.1	774.3	602.4, 681.1, 752.5, 809.6, 977.8, 1 034.6
新阿胶	11.0	739.8	499.2, 643.4, 731.0, 818.6, 875.5, 962.5, 1 090.6

第五节 DNA 分子鉴别法

以形态学、组织学等为特征的中药鉴别方法几乎均为生物体(植物药与动物药)的遗传性表现型,不仅受到遗传因素的影响,而且与生物体的生长发育阶段、环境条件、人类活动如引种驯化、加工炮制等有着密切的关系,具有一定的变异性,因此对鉴定结果的可靠性带来了一定的影响,特别是对同属多来源中药材、种内变异的中药材、动物类药材难以达到专属性的鉴别。

近年来,随着分子生物学技术的发展,DNA 分子标记技术已广泛用于药用植物遗传多样性、系统学、分类学研究,并逐渐渗透到中药的鉴定领域,推动了中药鉴定研究的发展。DNA 分子作为遗传信息的载体,在同种内具有高度的遗传稳定性,且不受外界环境因素和生物发育阶段及器官组织差异的影响,因此用 DNA 分子特征作为遗传标记进行中药鉴别更为准确可靠,适用于近缘种、易混淆品种、珍稀品种等植(动)物中药的鉴定。

目前,应用于中药的 DNA 分子鉴定技术主要有三类:①基于分子杂交的指纹分子鉴定技术;②基于聚合酶链式反应(polymerase chain reaction,PCR)的鉴定技术;③基于 DNA 序列分析的序列鉴定技术等。ChP 2020 年版一部采用聚合酶链式反应(PCR)法作为石斛(霍山石斛)、金钱白花蛇与川贝母三种药材、乌梢蛇与蕲蛇两种炮制品的鉴别方法。同时四部收载了《中药材 DNA 条形码分子鉴定法指导原则》,新增了聚合酶链式反应(PCR)法和 DNA 测序技术指导原则,推进了分子生物学检测技术在中药鉴别中的应用,扩充了中药真实性分析的内涵。

一、聚合酶链式反应(PCR)法

聚合酶链式反应(PCR)是一种用于扩增特定 DNA 片段的分子生物学技术,即 DNA 片段的特异性体外扩增过程,其特异性依赖于与目的 DNA 片段两端互补的寡核苷酸引物。PCR 基本原理为双链 DNA 在高温下发生变性解链成为单链 DNA,当温度降低后又可以复性成双链,通过温度变化控制 DNA 的变性和复性,加入引物、DNA 聚合酶、脱氧核糖核苷三磷酸(dNTP)及相应缓冲液,完成特定 DNA 片段的体外扩增。

聚合酶链式反应法鉴别的基本过程一般为 DNA 模板的提取纯化、PCR 扩增和电泳检测三个阶段。

【示例 4-22】 乌梢蛇饮片的鉴别。

本品在炮制过程中,主要鉴别特征几近消失,难以通过外观性状准确鉴别。ChP 2010 年版开始收载 PCR 鉴别方法,采用线粒体基因组中的 12s rRNA 基因序列,通过特异位点设计乌梢蛇的特异性 PCR 引物,经过 PCR 扩增和琼脂糖凝胶电泳检测,即可实现对乌梢蛇饮片的准确鉴别。方法为:

(1) 模板 DNA 的提取:取本品 0.5g,置乳钵中,加液氮适量,充分研磨使成粉末,取 0.1g 置 1.5ml 离心管中,加入消化液 275μl(细胞裂解液 200μl,0.5mol/L 乙二胺四醋酸二钠溶液 50μl,20mg/ml 蛋白酶 K 20μl,RNA 酶溶液 5μl),在 55℃水浴保温 1h,加入裂解缓冲液 250μl,混匀,加到 DNA 纯化柱中,离心(转速为 10 000r/min)3min;弃去过滤液,加入洗脱液 800μl[5mol/L 醋酸钾溶液 26μl,1mol/L Tris-盐酸溶液(pH 7.5)18μl,0.5mol/L 乙二胺四醋酸二钠溶液(pH 8.0)3μl,无水乙醇 480μl,灭菌双蒸水 273μl],离心(转速为 10 000r/min)1min;弃去过滤液,用上述洗脱液反复洗脱 3 次,每次离心(转速为 10 000r/min)1min,弃去过滤液,再离心 2min,将 DNA 纯化柱转移入另一离心管中,加入无菌双蒸水 100μl,室温放置 2min,离心(转速为 10 000r/min)2min,取上清液,作为供试品溶液,置 -20℃保存备用。另取乌梢蛇对照中药 0.5g,同法制成对照药材模板 DNA 溶液。

(2) 引物设计:引物长度一般为 15~30 个碱基,故确定引物为:5′GCGAAAGCTCGAC-CTAGCAAGGGGACCACA 3′ 和 5′CAGGCTCCTCTAGGTTGTTATGGGGTACCG 3′。

(3) PCR 反应体系:在 200μl 离心管中进行,反应总体积为 25μl,反应体系包括 10 × PCR 缓冲液 2.5μl,dNTP(2.5mmol/L)2μl,鉴别引物(10μmol/L)各 0.5μl,高保真 TaqDNA 聚合酶(5 U/μl)0.2μl,模板 0.5μl,无菌双蒸水 18.8μl。将离心管置 PCR 仪,PCR 反应参数:95℃预变性 5min,循环反应 30 次(95℃ 30s,63℃ 45s),延伸(72℃)5min。

(4) 电泳检测:采用琼脂糖凝胶电泳法,胶浓度为 1%,胶中加入核酸凝胶染色体 Gel-Red;供试品与对照药材 PCR 反应溶液的上样量分别为 8μl,DNA 分子量标记上样量为 2μl(0.5μg/μl)。电泳结束后,取凝胶片在凝胶成像仪上或紫外透射仪上检视。供试品凝胶电泳图谱中,在与对照药材凝胶电泳图谱相应的位置上,在 300~400bp 应有单一 DNA 条带。无任何条带出现的为混淆品(图 4-7)。

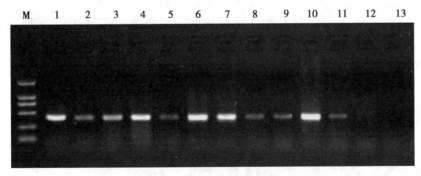

图 4-7 10 个不同批次的乌梢蛇炮制品 PCR 鉴别结果
1. 阳性对照;2~11. 乌梢蛇;12. 阴性对照;13. 空白。

(5) 注意事项:引物设计时,常用为 20bp 左右,若引物过短会使特异性降低,过长则增加成本。引物扩增跨度以 200~500bp 为宜,特定条件下可以扩增长至 10kb 的片段。引物碱基 G+C 的含量以 40%~60% 为宜,G+C 太少扩增效果不佳,太多则易出现非特异条带。碱基最好随机分布,避免 5 个以上的嘌呤或嘧啶核苷酸的成串排列以及 T 在 3′末端的重复排列。避免引物内部出现二级结构,避免两条引物间互补。引物末端最好是 G 或 C,但不要 GC 连排,特别是末端及倒数第二个碱基应严格要求配对,以免因末端碱基不配对而导致 PCR 失败。引物应与核酸序列数据库的其他序列无明显同源性。同时应避免假阴性和假阳性,一旦出现假阳性,可以采取降低 Mg^{2+} 离子浓度、提高退火温度、减少 PCR 循环次数、减低酶量、降低引物量,适当增加模板量等对策加以解决。

另外需要特别指出,由于分子标记具有高度的灵敏性,中药中任何生物源的污染,如霉变、虫蛀,甚至人的触摸都会留下外源 DNA 分子,这种 DNA 在 PCR 扩增过程中可以一同被扩增,从而使得到的 DNA 指纹图谱失真。因此,在寻找某一品种特定的 DNA 分子标记时,有效地克服外源 DNA 污染显得非常重要。

二、DNA 条形码分子鉴定法

本法用于中药材(包括药材及部分饮片)及基源物种的鉴定。

1. 原理　DNA 条形码分子鉴定法是利用基因组中一段公认的、相对较短的 DNA 序列来进行物种鉴定的一种分子生物学技术,是传统形态鉴别方法的有效补充。由于不同物种的 DNA 序列是由腺嘌呤(A)、鸟嘌呤(G)、胞嘧啶(C)、胸腺嘧啶(T)四种碱基以不同顺序排列组成,因此对某一特定 DNA 片段序列进行分析即能够区分不同物种。

中药材 DNA 条形码分子鉴定通常是以核糖体 DNA 第二内部转录间隔区(ITS2)为主体条形码序列鉴定中药材的方法体系,其中植物类中药材选用 ITS2/ITS 为主体序列,以叶绿体 *psbA-trnH* 为辅助序列,动物类中药材采用细胞色素 C 氧化酶亚基 I(COI)为主体序列,ITS2 为辅助序列。

2. 测定步骤　本法主要包括供试品处理、DNA 提取、DNA 条形码序列 PCR 扩增、电泳检测和序列测定、序列拼接及结果判定等主要步骤。

3. 方法学验证

(1) 影响因素考察:主要考察 DNA 条形码分子鉴定法的影响因素,包括 DNA 提取(样品量、水浴温度和水浴时间)、PCR 条件(变性时间、退火温度与时间及延伸时间)和产物纯化(考察不同纯化试剂盒),保证实验方法的准确性。

(2) 方法适用性考察:采用 DNA 条形码分子鉴定法对 20 批次以上药材或基源物种进行测定,积累数据,确定种内序列变异大小,保证该测定方法的适用性。

(3) 基源物种对比验证:以分类学家确认的基源物种叶片为对象,采用该方法获得 DNA 条形码数据,与相应药材产生的 DNA 条形码数据进行对比,避免内生真菌等污染,保证结果准确性。

(张　玲　刘永静)

复习思考题

1. 进行中药鉴别的意义是什么? 常用鉴别方法有哪些?

2. 说明中药材、饮片和中药制剂的显微鉴别有哪些异同?

3. 简述中药薄层色谱法鉴别的一般操作方法与注意事项。

4. 薄层色谱法鉴别的阳性对照物有哪几种? 并举例说明如何选择。

5. 在中药制剂鉴别中,阴性对照试验的目的是什么?

6. DNA 分子鉴别中药主要有哪些方法? 其步骤是什么?

笔记栏

第五章
中药指纹
图谱与特
征图谱
PPT 课件

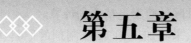

第五章

中药指纹图谱与特征图谱

学习目标

1. 掌握中药指纹图谱和特征图谱的概念、特性、作用及研究程序与方法。

2. 熟悉中药指纹图谱及特征图谱的技术要求以及在中药质量控制与评价中的意义。

中药指纹图谱（fingerprints of Chinese medicines）系指中药经适当处理后，采用一定的分析方法得到的能够体现中药某些整体特性（如化学的、生物学的或其他特征的）信息的图谱。中药指纹图谱基于图谱的整体信息，用于中药质量的整体评价，确保其内在质量的均一和稳定。中药特征图谱（characteristic spectrum of Chinese medicines）是指中药经过适当的处理后，采用一定的分析手段，得到能够标识其中各种组分群体特征的共有峰的图谱。特征图谱是在指纹图谱的基础上，选取图谱中某些重要的特征信息所建立的图谱，是一种综合的、可量化的鉴别手段。指纹图谱和特征图谱技术能够基本反映中药内在质量的整体变化情况，符合中药质量控制中具有整体、宏观分析的特点，在中药质量标准控制中得到更广泛应用。ChP 2020 年版收载特征图谱品种 45 个，指纹图谱品种 28 个。

第一节　中药指纹图谱

一、中药指纹图谱基本属性

中药指纹图谱的基本属性是整体性和模糊性。

整体性是强调完整地比较谱图的特征面貌。一个品种的对照指纹图谱是由各个具有指纹意义峰的完整图谱构成。各峰的位置、峰面积、相对应的比例关系等是指纹图谱的综合参数。建立和评价时应从整体的角度综合考量，着眼于规律的特征分析和准确辨认。任何一种中药，不管它的个体之间有何等程度的差异，作为一个物种或产品的"群体"，总有它固有的共性特征，这是由物种的遗传或制备工艺的稳定性所决定的。中药指纹图谱是中药复杂体系较为合适的整体表征模式，即通过各种分析测定手段对中药复杂多源物质体系进行检测，尽可能全面地获得有关物质特征信息，实现中药的质量评价和质量控制。例如，考察色谱指纹图谱的整体特征，可以鉴别药材原料的真伪，可以追溯药材、饮片与提取物和制剂之间质量的相关性、研究质量传递规律、监测成品批间质量的稳定性。

模糊性是强调供试品指纹图谱与对照指纹图谱的相似性，而不是完全相同。由于中药本身存在个体差异，供试品指纹图谱中可能出现个别非共有峰，不保证每个峰都能完全重叠,因此,要求只达到一定的相似度即可,而不是精确的计算。

中药指纹图谱可以从药材生产、采收加工、贮藏及制剂的原料、半成品、成品、流通产品等各个角度和方面,进行中药样品分析,通过相似性和相关性比对,发现质量变异和缺陷,从而全面、特异地把握住中药质量。此外,在中药化学指纹图谱的基础上,进一步辨识和确定与特定药效指标相关的药效成分群,建立药效指标与药效组分之间的关联对应关系——药效组分指纹图谱,能更好地解决中药质量评价的科学性问题。如银杏叶提取物制剂指纹图谱能够体现所含 33 个化学成分(主要为黄酮类和内酯类)及其含量,并发现约 24% 银杏黄酮和约 6% 银杏内酯组成的提取物具有最佳疗效。此外,采用"混批勾兑"法,可使最终产品质量稳定,指纹图谱重现性良好,含量浮动范围为 5% 左右。目前,WHO 及美国 FDA 等相关的草药指南中均提到如果有效成分不明,草药及草药制剂可以用色谱指纹图谱反映产品质量的一致性。

二、中药指纹图谱的分类

(一)按应用对象分类

按照中药生产的不同阶段及应用对象分类,可分为中药材指纹图谱、中药原料药(包括饮片、提取物)指纹图谱、中药中间体(生产过程中间产物)指纹图谱和中药制剂指纹图谱等。

(二)按研究方法分类

按研究方法分类,可分为中药化学指纹图谱和中药生物学指纹图谱两大类。

1. 中药化学指纹图谱　中药化学指纹图谱系指采用各种化学的、物理学的或物理化学的分析方法所建立的、用以表征其所含化学成分特征的指纹图谱。主要包括:色谱指纹图谱,如薄层色谱指纹图谱、气相色谱指纹图谱、高效液相色谱指纹图谱、超临界流体色谱指纹图谱等;光谱指纹图谱,如紫外光谱指纹图谱、红外光谱指纹图谱、核磁共振波谱指纹图谱等;其他如 X 射线衍射(XRD)指纹图谱、差热分析指纹图谱、圆二色谱指纹图谱、微量元素指纹图谱、质谱指纹图谱、高效毛细管电泳指纹图谱及各种联用技术指纹图谱等。其中以色谱法应用最为广泛,且高效液相色谱及其各种联用技术是中药指纹图谱研究与应用的主流方法。

2. 中药生物学指纹图谱　中药生物学指纹图谱包括中药材 DNA 指纹图谱、中药基因组学指纹图谱及中药蛋白组学指纹图谱等。中药材的 DNA 图谱,是基于每个物种基因的唯一性和遗传性,中药材 DNA 指纹图谱可用于对中药材的种属鉴定、植物分类研究和品质研究。中药基因组学和中药蛋白组学指纹图谱系指中药作用于某特定细胞或动物后,引起基因和蛋白复杂的变化情况表征,这两种指纹图谱亦可称为生物活性指纹图谱。

三、中药指纹图谱研究的基本要求

中药指纹图谱应满足系统性、特征性和稳定性的要求。

(一)系统性

系统性是指指纹图谱所反映的化学成分应包括中药有效部位所含大部分成分的种类或指标成分的全部。

(二)特征性

特征性是指指纹图谱中反映的化学成分信息(具体表现为保留时间或位移值等)是具有高度选择性的,能特征地区分中药的真伪与优劣,成为中药自身的化学条码。如果用一张指纹图谱不足以反映其全部特征,也可以用两张或几张指纹图谱来反映该中药各个不同方面的特征,从而构成其全貌,但对其中的每一张图谱仍需要满足其特征性(专属性)的要求。

（三）稳定性

稳定性是指所建立的指纹图谱在规定的方法、条件下的耐用程度,即不同操作者、不同实验室重复做出的指纹图谱应在所允许的误差范围内,以保证指纹图谱的使用具有通用性和实用性。要求包括样品制备、分析方法、实验过程、数据采集、处理、分析等全过程都要规范化操作。

四、中药指纹图谱的研究程序

中药指纹图谱研究的基本程序包括:样品采集、方法建立、数据分析、样品评价和方法验证等步骤。

（一）样品的收集

样品的收集是研究指纹图谱最关键的步骤,收集的样品必须有真实性和代表性。指纹图谱研究用的原药材、饮片、提取物、半成品及各类制剂和相关产品收集量均不应少于 20 批,取样量不少于 3 次检验量,并留有足够的观察样品。20 批的意义是为了保证测试样品的代表性,实际操作中应尽量收集多批次的样品,药材和饮片包括不同产地、不同采收季节及不同气候条件、不同加工方法、不同批次获得的样品,以掌握所用的原料药材内在质量的情况和规律。提取物、制剂样品应来自规范的生产工艺生产的实际样品,同时应记载关键工艺及相应参数。

（二）供试品溶液的制备

在中药指纹图谱研究中,制备样品的基本原则是代表性和完整性。应根据供试品(中药材、饮片、中间体、各类制剂及相关产品)所含化学成分的理化性质和检测方法的需要,选择适宜的方法进行制备,能将样品中的化学成分最大限度地提取、富集与纯化,以确保该供试品的主要化学成分在指纹图谱中得以体现。

1. 取样　选取有代表性的样品作为供试品,适当粉碎后混合均匀,再从中称取试验所需的数量,一般称取供试品量与选取样品量的比例为 1:10,即如称取 1g 供试品,应在混合均匀的 10g 样品中称取,称取供试品的精度一般要求取 3 位有效数字。

2. 供试品制备　供试品最终应用适宜的溶剂溶于标定容量的容器中,制成标示浓度的供试品溶液(g/ml 或 mg/ml)。一般要求其尽量新鲜配制,如需要连续试验,可在避光、低温、密闭容器条件下短期放置,一般不超过两周;溶液不稳定的,一般不超过 48h。同时贴好标签,须注明编号或批号,应与取样的样品编号一致,或有明确的关联,以保证数据的可追溯性。主要操作过程及数据应详细记录。

（1）药材、饮片供试品溶液的制备:建立药材指纹图谱的主要目的是考察药材本身的质量情况,以药材的指纹图谱为参比,考察提取物及制剂与原药材的相关性。药材、饮片供试品溶液的制备,可选用适宜的溶剂和提取方法,进行定量操作,尽量使药材中的成分较多地在色谱图中反映出来,并达到较好的分离。

（2）提取物、半成品(中间体)供试品溶液的制备:根据提取物、中间体中所含化学成分的理化性质和检测方法的要求,参考制剂和相关产品的制备工艺,选择适宜的方法进行制备。制备方法必须确保提取物、中间体中的主要化学成分在指纹图谱中得以体现。

（3）各类制剂供试品溶液制备:中药材、饮片、提取物、中间体指纹图谱研究的结果是各类制剂指纹图谱研究的基础。建立中药制剂指纹图谱标准的目的是控制最终产品中的化学成分,使批间保持稳定和一致,确保制剂的质量。各类制剂须按照具体的情况,采用直接使用、稀释或溶剂提取的方式制备相应的供试品溶液。如液体注射剂一般可直接或稀释后作为供试品溶液,必要时也可用适宜的溶剂提取;固体制剂须注意制剂的辅料对分析方法有无干扰,须采取适宜的样品预处理方法排除干扰。制剂中不同药味成分类别差异较大,分析条件要求不同,在进行样品的预处理时,应分别进行试验,便于获得相应的图谱。

（三）对照品（参照物）的选择与制备

建立指纹图谱须设立参照物,根据供试品中所含化学成分的性质,选择适宜的对照品作为参照物;若没有适宜的对照品时,可选择适宜的内标物作为参照物。

参照物一般选取供试品中容易获取的一个或一个以上的主要活性成分或指标成分,用于考察指纹图谱的稳定性和重现性,并有助于指纹图谱的辨认。

对照品（参照物）溶液的制备:精密称取对照品（参照物）,根据对照品的性质和检测的要求,参照供试品溶液制备的方法,采用适宜的方法和溶剂制成标示浓度的溶液。

（四）测定方法与条件的选择

制定中药指纹图谱,所采用的测定方法、仪器、试剂、测定条件等必须固定。因此,应根据中药所含化学成分的性质,选择适宜的测定方法和条件,获取能够满足专属性、重现性和普适性要求的代表品种特征的指纹图谱。

在指纹图谱研究中,"量化"的含义是指在定量操作的条件下所得到的指纹图谱在整体特征上可以作半定量的比较。因此,样品的称取、供试品溶液的制备和分析方法均须定量操作,以体现供试品个体之间指纹图谱在"量"方面的总体差异程度。

测定方法通常首选色谱法。如对含生物碱、蒽醌、黄酮、有机酸、酚类、木脂素等成分的中药可采用 HPLC 法;对含挥发性成分、油脂类成分的中药可选择 GC 法。实验条件的选择,如 HPLC 的色谱柱,不同生产厂家不同品牌、硅胶原料、键合条件、封尾情况等应通过实验比较加以选择;流动相至少用三种不同组成进行比较,并从中选取最合适的色谱条件;若需梯度洗脱,应尽量采用线性梯度,并应报告仪器梯度滞后时间,不同的仪器,由于梯度滞后时间的不同,可能影响方法的重现性,通常可通过调整进样量和梯度起始时间减少这种影响;检测器最常见的是紫外-可见光检测器,为了获取更全面的信息,有时需要选择数个不同的检测波长,条件许可的可使用二极管阵列检测器,获取不同波长下的色谱图,从中获取更多的信息。

（五）方法学验证

指纹图谱研究方法学验证的目的是考察和证明建立的指纹图谱测定方法具有可靠性和耐用性,符合指纹图谱测定的要求。通常应进行专属性、精密度、稳定性和耐用性等方法学验证。

1. 专属性　指纹图谱方法的专属性是反映指纹图谱的测定方法针对中药样品特征的分辨能力。应从中药的有效部位所包含的成分群入手,根据样品中相应成分的理化性质,确定一定的分离和检测方法。如色谱指纹图谱中,通常认为在色谱峰数目越多越好且大多数成分均能有响应的情况下,可用典型色谱图来证明其专属性。具体方法可考虑采用峰纯度、总峰响应值、容量因子分布、最难分离组分的分离情况、总分离效能指标等作为考察参数。

2. 精密度　采用高效液相色谱法和气相色谱法建立的指纹图谱,可考察仪器的精密度和方法的重复性。

（1）精密度试验:主要考察仪器的精密度。取同一供试品溶液,连续进样 6 次以上,考察色谱峰的相对保留时间、峰面积比值的一致性。在指纹图谱中规定各共有峰面积比值的相对标准偏差（RSD）不得大于 3%（其他方法不得大于 5%）,各色谱峰的相对保留时间应在平均相对保留时间±1min 内。

（2）重复性试验:主要考察实验方法的重复性。取同一批号的供试品 6 份以上,分别按照选定的提取分离方法和条件制备供试品溶液,并在选定的色谱条件下进行检测,考察色谱峰的相对保留时间、峰面积比值的一致性。在指纹图谱中规定各共有峰面积比值的相对标准偏差(RSD)不得大于3%(其他方法不得大于5%),各色谱峰的相对保留时间应在平均保留时间±1min以内。

3. 稳定性 主要考察供试品溶液的稳定性。取同一供试品溶液,分别在不同时间(0、1h、2h、4h、8h、12h、24h、36h、48h)检测,考察色谱峰的相对保留时间、峰面积比值的一致性,确定检测时间。

(六)指纹图谱主要参数与辨识

指纹图谱的建立应从整体出发,根据足够样本数(20批次以上供试品)的检测结果所给出的相关参数,如峰数、峰值(积分值)和峰位(保留时间)等,制定指纹图谱。采用高效液相色谱法和气相色谱法制定指纹图谱,其指纹图谱的记录时间一般为1h;采用薄层色谱扫描法制定指纹图谱,必须提供从原点至溶剂前沿的图谱;采用光谱方法制定指纹图谱,必须按各种光谱的相应规定提供全谱。对于化学成分类型复杂的品种,必要时可建立多张指纹图谱。

根据指纹图谱所获取的信息,确定指纹图谱的重要参数,如共有峰、重叠率、n强峰、特征指纹峰等,应用相似度分析软件等技术,进行分析、识别图谱信息以及图谱相似度评价。

1. 共有指纹峰

(1)共有指纹峰的标定:采用色谱方法制定指纹图谱,必须根据参照物峰(S)的保留时间,计算指纹峰的相对保留时间。根据20批次以上供试品的检测结果,标定共有指纹峰。色谱法采用相对保留时间标定指纹峰,光谱法采用波长或波数标定指纹峰。

(2)共有指纹峰面积的比值:各个样品中具有相同相对保留值的色谱峰,即为共有指纹峰。以对照品作为参照物的指纹图谱,以参照物峰面积作为1,计算各共有指纹峰面积与参照物峰面积的比值;以内标物作为参照物的指纹图谱,则以共有指纹峰中其中一个峰(要求峰面积相对较大、较稳定的共有峰)的峰面积作为1,计算其他各共有指纹峰面积与该内标参照物峰面积的比值。各共有指纹峰的面积比值必须相对固定。一般供试品图谱中各共有峰面积的比值与对照指纹图谱各共有峰面积的比值比较,单峰面积占总峰面积大于或等于20%的共有峰,其差值不得大于±20%;单峰面积占总峰面积大于或等于10%,而小于20%的共有峰,其差值不得大于±25%;单峰面积占总峰面积小于10%的共有峰,峰面积比值不作要求,但必须标定相对保留时间。未达基线分离的共有峰,应计算该组峰的总峰面积作为峰面积,同时标定该组各峰的相对保留时间。

(3)非共有峰面积:共有指纹峰以外的、相对保留值不同者,即为非共有峰。如中药材供试品的图谱与对照指纹图谱比较,非共有峰总面积不得大于总峰面积的10%。注射剂及其有效部位或中间体供试品的图谱与对照指纹图谱比较,非共有峰面积不得大于总峰面积的5%。

2. 重叠率的计算 指纹图谱与供试品图谱中的共有峰数乘以2,占两者色谱峰总数的百分率,称为重叠率。

$$r = \frac{2n_0}{n_1 + n_2} \times 100\%$$

式中,r为重叠率;n_0为共有峰数;n_1为指纹图谱峰数;n_2为供试品峰数。

重叠率反映指纹图谱的相似程度,重叠率愈大,指纹图谱愈相似。在实际工作中,应根据具体情况,规定重叠率合理的区间范围。

3. n强峰的确定 从众多的色谱峰中,按其峰面积值的大小,选择前列的n个色谱峰为强峰,这 n 个强峰的总峰面积和应占整个峰面积和的 70% 以上。n 值的大小取决于两方面,一是出峰总数的多少,一般以总峰数的 1/5 ~ 1/3 为宜;二是根据 n 个强峰总峰面积和的大小而定。另外,应注意 n 强峰中各色谱峰在供试品图谱中出现的频次和所列的次序。n 强峰反映中药中各主要成分的相对含量的情况,是评价中药质量的重要信息和依据。

五、中药指纹图谱的评价

(一) 色谱指纹图谱信息的获取

中药经样品处理、色谱分离分析,获得组分群色谱图及色谱数据,从中获取图谱信息。在图谱特征信息获取过程中,尽可能多地获取反映中药特征的各种数据,采用的指标可以是相对保留时间、相对峰面积等。如 HPLC 指纹图谱,必须制备有足够代表性的样品图谱,提取出色谱稳定且具有指纹意义的特征峰,进行谱峰描述,并进行编号。主要特征峰与相邻峰的分离度应达 1.2 以上,其他特征峰也应达到一定分离度,峰顶到峰谷的距离应大于该峰高的 2/3 以上,若达不到则两个峰可以合并为一个峰计算。峰保留时间的波动应控制在该峰保留时间的 ±5% ~ ±10% 以内,通过参照物比较,计算特征峰的相对保留时间和相对峰面积比,用来考察指纹图谱的稳定性和重复性。

以特征峰的相对保留时间和相对峰面积比作为参数,峰面积大于 10% 的峰规定其相对峰面积值的范围,建立对照指纹图谱(共有模式),且用以判断样品的真实性。共有模式可用对照指纹图谱特征峰集中位置的量度(均值向量 Xr)和它们离散程度的量度(标准差向量 Sr)来表征。目前共有模式的建立方法主要有均值法和中位数法,这两种方法被大部分相似度评价系统所采用。

(二) 色谱指纹图谱评价方法

中药指纹图谱是将图谱中的某些重要特征信息或整体信息用于中药真伪鉴别或中药质量整体控制。通过分析方法建立、方法学验证、数据处理和分析等研究,建立特征图谱或指纹图谱,一般根据控制目的与特征信息来确定其评价模式。目前 ChP 采用的评价模式主要有相似度评价、特征峰分析评价和随行对照评价。相似度评价主要用于指纹图谱的评价;而特征峰分析评价和随行对照评价则多用于特征图谱的评价。

相似度评价法的评价指标是供试品指纹图谱与该品种对照指纹图谱(共有模式)之间的相似性。同时对特征峰进行必要的考察和分析,用于评价产品批间的稳定性与一致性。

相似度计算方法有欧氏距离法、相关系数法和夹角余弦法。其中夹角余弦法的原理是把每个色谱指纹图谱都可以看作一组对应保留时间下的峰面积或谱图数据点的数值,再将这组数值看作多维空间中的向量,使两个指纹图谱间相似性的问题转化为多维空间的两个向量的相似性问题,利用 $\cos\theta$ 值来定量表征指纹图谱间的相似性。$\cos\theta$ 越接近 1,说明两个向量越相似。假如色谱指纹图谱中有 N 个谱峰,则可用 N 维矢量空间表示。若对照指纹图谱用 $x_0 = [x_{01}, x_{02} \cdots x_{0n}]$ 表示,其中 x_{0i} 为第 i 峰面积值,待测指纹图谱用 $x = [x_1, x_2 \cdots x_n]$ 表示。用 N 维矢量空间中两点表示对照指纹图谱和待测指纹图谱,根据两点间夹角的余弦函数计算指纹图谱间相似度,作出整体相似度评价。除个别品种视具体情况而定外,一般成品指纹图谱相似度计算结果在 0.9 ~ 1.0(或以 90% ~ 100% 表示)之间作为符合要求。

实际工作中主要采用国家药典委员会推荐的"中药指纹图谱计算机辅助相似度评价软件"进行计算,对照指纹图谱通过国家药典委员会网站的药品标准服务平台指纹图谱项下申请下载,色谱图须校正保留时间、峰位匹配(软件中全谱峰匹配和 mark 峰匹配 2 种方法,全谱峰匹配可以设置峰面积多少之上的峰参加匹配),再进行相似度计算。ChP 2020 年版收载 13 个中成药品种指纹图谱,大部分品种是全谱峰匹配相似度评价,如抗宫炎片、胶囊、颗粒等,要求相似度不得低于 0.90;mark 峰匹配相似度评价品种较少,如血脂康片,要求相似度不得低于 0.85。

特征峰分析评价是从指纹图谱中选定若干具有鉴别属性的特征峰,确定其特征参数,指纹图谱通常采用相对保留时间与相对峰面积等特征参数进行评价。

六、应用与示例

中药指纹图谱技术已日趋成熟,且在中药质量控制中得到广泛应用。2000 年国家药品监督管理部门颁发了《中药注射剂指纹图谱研究的技术要求(暂行)》对中药注射剂质量控制提出了严格要求,并以此促进了中药指纹图谱技术的研究、应用和发展。

中药材或饮片指纹图谱必须具有充分的代表性和专属性,要对不同产地、不同规格等级或不同采收季节等的代表性样品进行分析比较,从中归纳出中药材共有的、峰面积相对稳定的色谱峰作为特征指纹峰。所选取的特征指纹峰群必须具备专属性。对于多来源的中药材,必须考察物种间的特异性。

制剂的指纹图谱与半成品(提取物)、原药材的指纹图谱应有一定的相关性和可追溯性。药材指纹图谱中的色谱峰一般应等同或多于制剂,允许原药材中的某些特征峰在提取物、制剂指纹图谱中因生产工艺而有规律地丢失;中间体与制剂的指纹图谱则应非常接近:制剂指纹图谱中体现的各特征峰均应在药材及中间体的指纹图谱中得到追溯。

【示例 5-1】 抗宫炎片的指纹图谱研究。

抗宫炎片由广东紫珠干浸膏 167g、益母草干浸膏 44g 和乌药干浸膏 39g 加适量辅料制成包糖衣或薄膜衣片。为了控制其质量,ChP 2020 年版收载了本品的高效液相色谱法指纹图谱。其有关方法研究如下:

1. 色谱条件与系统适用性试验　以十八烷基硅烷键合硅胶为填充剂(C_{18} 色谱柱,柱长为 25cm,内径为 4.6mm,粒径为 3μm);以乙腈为流动相 A,0.5%磷酸溶液为流动相 B,按表 5-1 规定的流动相比例进行梯度洗脱;检测波长按表 5-2 的规定进行波长转换;柱温为 30℃;流速为 0.8ml/min。理论板数按连翘酯苷 B 峰计算应不低于 5 000。

表 5-1　梯度洗脱流动相比例表

时间/min	流动相 A/%	流动相 B/%
0 ~ 35	12	88
35 ~ 45	12→17	88→83
45 ~ 65	17	83
65 ~ 85	17→25	83→75
85 ~ 95	25→35	75→65
95 ~ 100	35→90	65→10
100 ~ 105	90	10
105 ~ 110	90→12	10→88
110 ~ 115	12	88

表5-2 检测波长表

时间/min	检测波长/nm
0~44	280
44~100	332

2. 参照物溶液的制备 取去甲异波尔定对照品、连翘酯苷B对照品及金石蚕苷对照品适量,精密称定,加50%甲醇制成每1ml含去甲异波尔定25μg、连翘酯苷B 0.15mg、金石蚕苷0.15mg的溶液,即得。

3. 供试品溶液的制备 取本品10片,除去包衣,研细,取约1g,精密称定,置具塞锥形瓶中,精密加入50%甲醇50ml,称定重量,加热回流1h,放冷,再称定重量,用50%甲醇补足减失的重量,摇匀,滤过,取续滤液,即得。

4. 实验条件选择与方法学验证

（1）检测波长的选择:采用二极管阵列检测器对波长进行考察,结果生物碱类(峰1、2、3)集中在0~44min,于280nm波长处有最大吸收;苯丙素糖苷类(峰4、5、6、7、8、9、10、11)集中在44~95min,于332nm波长处有最大吸收。为了获得更多的同类成分群,使各峰的响应值都较大,选择了变换波长检测法(0~44min,280nm;44~100min,332nm)检测。

（2）精密度试验:取抗宫炎片供试品溶液,连续进样6次,测定其指纹图谱,计算指纹图谱中各共有峰的相对保留时间及峰面积比值,其各共有峰的相对保留时间RSD均小于0.5%,各共有峰的峰面积比值RSD均小于2%。表明仪器的精密度良好。

（3）重复性试验:取抗宫炎片平行制备6份供试品溶液,按上述色谱条件分析,得系列供试品各共有峰的相对保留时间RSD均小于2%,各共有峰的峰面积比值RSD均小于4%。表明方法的重复性良好。

（4）稳定性试验:取抗宫炎片依法制备供试品溶液,分别在0、2、4、8、16、24h进样测定,得系列供试品溶液各共有峰的相对保留时间RSD均小于0.5%,各共有峰的峰面积比值RSD均小于4%。表明供试品溶液在24h内稳定。

（5）相关条件的耐用性试验:经过不同实验环境、不同分析人员、3种以上不同品牌仪器以及不同流速、不同柱温等考察,结果表明方法的专属性、重现性良好。该法可以作为抗宫炎片指纹图谱的测定方法。

5. 共有指纹峰及参照物峰的确定 按上述条件共测定了10批样品的指纹图谱,将各色谱图分别导入指纹图谱相似度计算软件,经综合分析,确定为11个共有峰,其中5号峰(连翘酯苷B)的峰面积相对较大、较稳定,故选择其为参照物峰(S),计算各共有峰的峰面积比值,结果见表5-3。

表5-3 10批抗宫炎片11个共有色谱峰相对峰面积

峰号	样品批号									
	01	02	03	04	05	06	07	08	09	10
1	0.068	0.068	0.076	0.078	0.085	0.214	0.110	0.286	0.234	0.278
2	0.087	0.087	0.075	0.374	0.331	0.459	0.319	0.075	0.085	0.075
3	0.023	0.020	0.019	0.020	0.021	0.032	0.011	0.006	0.020	0.010
4	0.029	0.029	0.054	0.092	0.093	0.092	0.046	0.050	0.045	0.047
5	1.000	1.000	1.000	1.000	1.000	1.000	1.000	1.000	1.000	1.000
6	0.220	0.214	0.242	0.547	0.439	0.773	0.089	0.134	0.032	0.131

续表

峰号	样品批号									
	01	02	03	04	05	06	07	08	09	10
7	0.652	0.653	0.836	2.142	2.201	2.334	1.049	1.249	1.045	1.254
8	0.295	0.285	0.231	0.342	0.264	0.403	0.127	0.177	0.123	0.168
9	0.041	0.041	0.046	0.046	0.072	0.042	0.034	0.062	0.057	0.062
10	0.060	0.061	0.084	0.185	0.275	0.174	0.081	0.134	0.102	0.134
11	0.020	0.021	0.047	0.043	0.073	0.046	0.021	0.037	0.019	0.037

6. 抗宫炎片对照指纹图谱的建立　分别取抗宫炎片 20 批制备供试品溶液,采用"中药色谱指纹图谱相似度评价系统",生成其对照指纹图谱,建立共有模式。其对照指纹图谱如图 5-1。

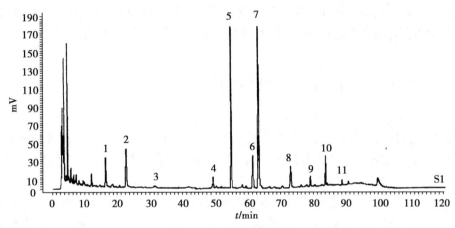

图 5-1　抗宫炎片的对照指纹图谱

7. 测定法　分别精密吸取参照物溶液和供试品溶液各 $10\mu l$,注入液相色谱仪,测定,记录色谱图,即得。

供试品指纹图谱中应分别呈现与参照物色谱峰保留时间相同的色谱峰。按中药色谱指纹图谱相似度评价系统计算,供试品指纹图谱与对照指纹图谱的相似度不得低于 0.90。

8. 抗宫炎片药品与原药材、中间体之间的相关性分析　将收集到的各批广东紫珠、益母草和乌药药材、制备的干浸膏及对照药材依法制成供试品溶液,进行相关性分析,结果表明,峰 1 为乌药特征峰,峰 2 为广东紫珠和益母草共有特征峰,峰 3 为益母草特征峰,峰 4、5、6、7、8、9、10、11 为广东紫珠特征峰。

本法以去甲异波尔定、连翘酯苷 B、金石蚕苷为参照物,全谱相似度评价,相似度应 ≥0.90,并对 11 个共有峰进行峰的归属,不仅反映样品的整体性,而且体现各药味的专属性,保证了药品批间质量的稳定性与均一性。

第二节　中药特征图谱

一、中药特征图谱的特点

中药特征图谱亦可分为化学(成分)特征图谱和生物学特征图谱。化学(成分)特征图谱是建立在中药化学成分系统研究的基础上,采用一定的分析手段,寻找同一中药群体化学成分的共性,以此反映其化学成分组成和种类上的特征。由于色谱法(HPLC 和 GC)及其联用技术兼具分离和鉴别以及定量测定的能力,色谱图中各色谱峰的顺序、面积、比例、保留时间可以表达某个品种特有的化学特征,对具体品种能够显示其特异性,因此,是目前中药特征图谱的首选方法。生物特征图谱多采用分子标记技术测定,以研究和建立 DNA 特征图谱为主,反映药材生物遗传学上的特征。因此,生物特征图谱在道地药材、动物药材以及中药的种质资源研究与鉴别中具有重要意义。

中药特征图谱与指纹图谱的区别在于指纹图谱是基于图谱的整体信息,用于中药质量的整体评价;特征图谱则是选取图谱中某些重要的特征信息,作为控制中药质量的重要鉴别手段。指纹图谱要求样品中所包含的主要成分都能在图谱中体现,以满足有效信息最大化的原则,表征待测样品所含成分的整体性;而特征图谱是根据所确定的主要成分特征峰表征待测样品所含成分的专属性和特征性。

特征图谱是中药的一种综合性鉴别手段,可不受样品形态的限制,对原药材、饮片、粉末乃至含有原药粉的制剂皆可应用,且具有准确性高,重现性好,样品用量少,特征性明显等特点。

二、中药色谱特征图谱的建立与应用

(一)样品采集、制备与方法选择

建立中药色谱特征图谱时,应收集有代表性的样品(中药制剂、中间体、原料药材)各 15 批次以上,样品量应不少于 3 次检验量,并留有足够的观察样品。采集的样品应混合均匀,以确保建立的图谱具有特征性。

制备供试品溶液时,应选择合适的溶剂进行提取分离,尽可能保证能够充分反映供试样品的基本特性。测定方法的选择应能确保图谱具有特征性,使制剂中的成分较多地在特征图谱中反映出来,并达到较好的分离。中药制剂、药材供试品溶液的制备、测定图谱的条件与方法应具有相关性。

建立中药制剂特征图谱的同时应建立药材的相应图谱。在对药材产地、采收期、基源调查基础上建立药材特征图谱,多来源药材应有对比研究数据。药材、中药制剂特征图谱应具相关性,药材图谱中的特征峰在制剂色谱图上应能指认。

(二)结果处理及特征性认证

对供试品中的色谱峰应尽可能进行峰的成分确认,一般要求至少指认其中 3 个以上有效成分,并对特征图谱中具有特殊意义的峰予以编号,同时选定一个参照峰(S),一般是面积大、分离度好的主峰,计算其他峰与参照峰(S)的相对保留时间及其 RSD 值,要求相对保留时间在规定值的±5% 之内,以确认其具有特征性。对色谱峰多的样品,参照物最好能有 2~3 个,以便于对照图谱定位。为确保特征图谱具有足够的信息量,必要时中药复方制剂可使用 2 张以上对照图谱。

(三)方法学验证

中药色谱特征图谱的方法学验证,应主要考察专属性、重现性、耐用性等,符合特征图谱测定的要求。

(四)评价方法

1. 随行对照评价法 随行对照评价法是采用对照提取物或对照药材与对照品作为随行对照,待测样品的图谱与随行对照图谱比较,应具有保留时间一致的特征峰。该方法主要适合中药材、中药提取物、中药制剂特征图谱的评价,ChP 2020 年版中有 14 个品种的特征图谱采用随行对照评价法。其优点是不受色谱柱、仪器等因素影响,不同实验室均有较好的重现性,避免了采用相对保留时间判定复杂样品的不确定性,从而提高了特征图谱的专属性、重现性、准确性和实用性。

【示例 5-2】　心可舒片特征图谱的分析。

心可舒片由丹参、三七、葛根、山楂、木香经提取制成的薄膜衣片。其 HPLC 特征图谱分析方法如下:

(1) 色谱条件与系统适用性试验:以十八烷基硅烷键合硅胶为填充剂;以乙腈为流动相 A,以 0.1% 的三氟乙酸溶液为流动相 B,按表 5-4 中的规定进行梯度洗脱;柱温为 25℃;检测波长为 287nm。理论板数按丹酚酸 B 峰计算应不低于 100 000。

表 5-4　梯度洗脱流动相比例表

时间/min	流动相 A/%	流动相 B/%
0～20	5	95
20～30	5→9	95→91
30～60	9	91
60～80	9→22	91→78
80～120	22	78

(2) 参照物溶液的制备:取葛根对照药材 0.5g,置具塞锥形瓶中,加 70% 甲醇 50ml,超声处理 30min,摇匀,滤过,取续滤液作为对照药材参照物溶液。另取丹参素钠对照品、原儿茶醛对照品、丹酚酸 B 对照品、葛根素对照品适量,精密称定,加 70% 甲醇制成每 1ml 含丹参素钠 50μg(相当于丹参素 45μg)、原儿茶醛 20μg、丹酚酸 B 100μg、葛根素 150μg 的混合溶液,作为对照品参照物溶液。

(3) 供试品溶液的制备:取本品,研细,取约 0.5g 精密称定,置具塞锥形瓶中,精密加入 70% 甲醇 50ml,密塞,称定重量,超声处理(功率 250W,频率 40kHz)30min,取出,放冷,再称定重量,用 70% 甲醇补足减失的重量,摇匀,滤过,取续滤液,即得。

(4) 测定方法:精密吸取参照物溶液与供试品溶液各 10μl,注入液相色谱仪,测定,即得。心可舒片对照特征图谱如图 5-2 所示。

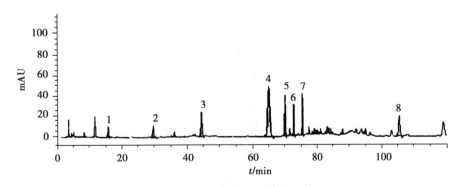

图 5-2　心可舒片对照特征图谱

峰 1:丹参素钠;峰 2:原儿茶醛;峰 3:3′-羟基葛根素;峰 4:葛根素;峰 5:3′-甲氧基葛根素;峰 6:葛根素-7-木糖苷;峰 7:大豆苷;峰 8:丹酚酸 B。

(5) 特征图谱评价:心可舒片以葛根对照药材、丹参素钠对照品、原儿茶醛对照品、丹酚酸 B 对照品、葛根素对照品为参照物进行随行对照,共有 8 个特征峰,其中 3、4、5、6、7 号峰与葛根对照药材 5 个主要色谱峰的保留时间相对应;1、2、4、8 号峰与丹参素钠对照品、原儿茶醛对照品、葛根素对照品、丹酚酸 B 对照品的保留时间相对应,反映出葛根与丹参的特征,以葛根对照药材的随行对照,使得葛根的 5 个特征峰在供试品色谱图中易于指认,并且重现性好。

2. 特征峰分析评价法 从图谱中选定若干具有鉴别属性的特征峰,确定其特征参数。特征图谱采用相对保留时间进行评价,用于中药材、饮片、提取物的鉴别和成方制剂中组方药味的鉴别,是一种常用的评价方法。ChP 2020 年版中有 22 个品种的特征图谱采用特征峰分析评价法。

【示例 5-3】 茵栀黄颗粒特征图谱的分析。

茵栀黄颗粒由茵陈(绵茵陈)提取物、栀子提取物、黄芩提取物和金银花提取物加辅料制成颗粒剂。其 HPLC 特征图谱分析方法如下:

(1)色谱条件与系统适用性试验:以十八烷基硅烷键合硅胶为填充剂(柱长为 25cm,内径为 4.6mm,粒径为 5μm);以乙腈为流动相 A,以 0.1% 甲酸溶液为流动相 B,按表 5-5 中的规定进行梯度洗脱;柱温为 30℃;检测波长为 325nm。理论板数按绿原酸峰计算应不低于10 000。

表 5-5 梯度洗脱流动相比例表

时间/min	流动相 A/%	流动相 B/%	流速/(ml·min⁻¹)
0~20	5→15	95→85	0.8
20~25	15→18	85→82	0.8→1.0
25~50	18	82	1.0

(2)参照物溶液的制备:取绿原酸对照品适量,精密称定,加 50% 甲醇制成每 1ml 含30μg 的溶液,即得。

(3)供试品溶液的制备:取本品 12g,研细,加 50% 甲醇 50ml,超声处理 30min,滤过,取续滤液作为供试品溶液。

(4)测定方法:分别精密吸取参照物溶液和供试品溶液各 10μl,注入液相色谱仪,记录50min 的色谱图,计算各特征峰与参照物峰的相对保留时间,即得。茵栀黄颗粒的对照特征图谱见图 5-3 所示。

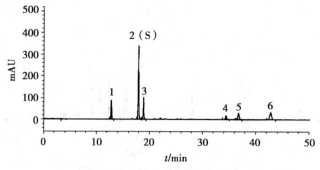

图 5-3 茵栀黄颗粒的对照特征图谱
峰 1:新绿原酸;峰 2:绿原酸;峰 3:隐绿原酸;峰 4:3,4-O-二咖啡酰奎宁酸;
峰 5:3,5-O-二咖啡酰奎宁酸;峰 6:4,5-O-二咖啡酰奎宁酸

(5)特征图谱评价分析:茵栀黄颗粒特征图谱中应有 6 个特征峰,与参照物相对应的峰为 S 峰,计算各特征峰与 S 峰相对应峰的相对保留时间来评价样品与对照特征图谱的一致

性,6个特征峰为金银花提取物与茵陈提取物的特征峰,其相对保留时间应在规定值的±10%之内。规定值为0.72(峰1)、1.00(峰2)、1.05(峰3)、1.92(峰4)、2.05(峰5)、2.38(峰6)。茵栀黄软胶囊、泡腾片、胶囊等系列品种的对照特征图谱与茵栀黄颗粒基本一致,保证了系列品种质量的均一性与稳定性。

(秦昆明)

复习思考题

1. 理解指纹图谱和特征图谱在中药质量控制中的意义。
2. 如何理解指纹图谱和特征图谱的区别。
3. 指纹图谱和特征图谱建立的程序和要求有哪些?
4. 中药指纹图谱和特征图谱的技术参数各有哪些?

◆◆◆ **第六章** ◆◆◆

中 药 检 查

> **学习目标**
>
> 1. 掌握中药杂质及有害物质概念、来源、种类,杂质及有害物质限量与限量检查方法。
> 2. 掌握重金属、砷盐、水分、干燥失重、炽灼残渣、灰分等的检查原理、方法和注意事项。
> 3. 熟悉二氧化硫残留量、乙醇量、甲醇量、内源性有害物质、残留溶剂、农药残留的检查原理与方法及常见中药制剂的制剂通则要求。
> 4. 了解氯化物与铁盐检查法、膨胀度、真菌毒素和酸败度测定法。

《中国药典》检查项下规定的项目要求系指药品内源性或在加工、生产和贮藏过程中可能含有并需要控制的物质或其限度指标,包括安全性、有效性、均一性与纯度等方面要求。安全性控制是中药质量控制的主要目的之一,主要包括纯净程度、毒性成分、重金属和有害元素、农药残留、二氧化硫残留、真菌毒素、微生物等。本章将重点介绍中药纯度及相关安全性质量分析。

第一节　中药检查的主要内容与要求

一、中药检查的主要内容

药材和饮片的检查系指对其纯净程度、可溶性物质、有害或有毒物质进行的限量检查,包括水分、灰分、杂质、毒性成分、重金属及有害元素、二氧化硫残留、农药残留、真菌毒素等。如一般均应进行水分、灰分检查;产地加工中易带入非药用部位的应规定杂质检查;易夹带泥沙的须进行酸不溶性灰分检查;栽培药材应进行重金属及有害元素、农药残留量等检测;易霉变的品种应进行真菌毒素检查;某些特殊加工处理的品种还须进行二氧化硫残留量检查等。

中药提取物检查应根据原料药材中可能存在的有毒成分、生产过程中可能造成的污染情况、剂型要求、贮藏条件等建立检查项目。一般可视情况选择以下项目进行研究:相对密度、酸碱度或 pH 值、乙醇量、水分、灰分、总固体、干燥失重、碘值、酸败度、炽灼残渣、酸值、皂化值、有毒有害物质检查(重金属与有害元素、农药残留、有机溶剂残留、大孔树脂残留物等)等,并设定相关检查项目。对于有效成分提取物,应对主成分以外的其他成分进行系统研究,弄清化学组成,并设相关物质检查。作为注射剂原料的提取物除上述检查项外,还应对其安全性等的检查项进行研究,包含色度、酸碱度、水分、总固体、蛋白质、鞣质、树脂、草酸盐、钾离子、有害元素(铅、镉、汞、砷、铜)、溶剂残留等,并制定控制限度。

中药制剂除另有规定外,均应按照各制剂通则项下规定的检查项目检查,并符合规定。如相对密度、pH 值、乙醇量、总固体、软化点、黏附力、折光率、喷射速率、喷射试验、重量差异、崩解时限、装量差异、含量均匀度、注射剂有关物质、注射剂安全性检查等。另外,还应针对各品种规定相应的检查项目,如水分、炽灼残渣、重金属及有害元素、农药残留量、有毒有害物质、有机溶剂和树脂降解产物残留以及微生物限度等进行研究,并进行有效控制。

二、中药杂质及有害物质的种类及来源

(一)中药杂质及有害物质的种类

1. 中药杂质的种类　杂质(impurity)系一种物质中所夹杂的不纯成分,即任何影响样品纯度的物质均称为杂质。中药中的杂质是指与该品种不相符合的物质。ChP 将药材和饮片中混存的杂质分为三类:一是来源与规定相同,但其性状或部位与规定不符的物质,如白果、白扁豆中的果皮和种皮,党参、桔梗中的芦头等;二是来源与规定不同的物质,由于药材品种复杂,正品药材或饮片中常有源于不同种、但外形相似的混入品,如西洋参中混有人参、党参中混有防风、大黄中混有土大黄等;三是无机杂质,如沙石、泥块、尘土等。

2. 中药有害物质的种类　中药的有害物质(hazardous materials)包括内源性有害物质和外源性有害物质。内源性有害物质是指中药本身所含的具有毒副作用的化学成分。这些化学成分大多为生物的次生代谢产物,或为矿物类中药的有毒成分。例如,菊科、豆科和紫草科植物中含有的吡咯里西啶类生物碱,如千里光碱、野百合碱,其在体内的代谢产物吡咯具有很强的肝毒性作用;马兜铃科植物含有的马兜铃酸,具有肾毒性。

中药中的外源性有害物质主要指有害残留物或污染物,包括残留的农药、有机溶剂、大孔树脂、二氧化硫,以及污染的重金属及有害元素、微生物、黄曲霉毒素等。

(二)中药杂质及有害物质的来源

中药中的杂质和有害物质引入途径较多,归纳起来主要有两大方面。

1. 由生产制备过程引入　中药种植(养殖)过程中种子、种苗等混入非正品品种;产地土壤、水源、空气等生长环境的污染及农药和化肥滥用导致有害物质超标;药材采收加工混入的非药用部位、混乱品种及沙石、泥土等;炮制和制剂生产过程中所用的各种溶剂、试剂残留,所接触的机械设备、器皿等也可能造成有害元素残留;辅料、药包材等选择不当也会引入杂质或有害物质。

2. 由贮运过程引入　中药因贮藏或运输过程保管、养护不当,可能造成产品包装破损、分解、霉变、走油、泛糖、腐败甚至鼠咬、虫蛀等现象,从而导致杂质和有害物质引入。

三、中药杂质及有害物质的限量检查

(一)中药杂质及有害物质的限量

从中药质量及安全性评价来看,中药中杂质和有害物质的含量应越少越好,但多数情况下要将其完全除尽,也非常困难,势必使生产工艺更加繁复,增加成本,造成浪费。因此,对于中药中存在的杂质和有害物质,在保证药物安全、稳定、质量可控的前提下,通常只进行限量检查。

中药中所含杂质(包括有害物质)的最大允许量,称为杂质(或有害物质)的限量。

(二)中药杂质及有害物质的检查方法

中药杂质及有害物质限量检查方法主要有对照法、灵敏度法、比较法和含量测定法。

1. 对照法　对照法系指取最大限度量的待检杂质或其他待检物对照品(或标准品)配成对照品溶液,与一定量供试品配成的供试品溶液在相同条件下试验,比较结果,以确定杂质及有害物质含量是否超过限量。此时,供试品(S)中所含杂质(或有害物质)的最大允许量可以通过杂质(或有害物质)标准溶液的浓度(C)和体积(V)的乘积表示,故杂质(或有害

物质)限量(L)的计算公式为:

$$杂质(或有害物质)限量(\%)=\frac{标准溶液体积(V)\times标准溶液浓度(C)}{供试品量(S)}\times100\%$$

即

$$L(\%)=\frac{V\times C}{S}\times100\%$$

【示例6-1】 黄连上清片中重金属的检查。方法为:取本品 10 片,除去包衣,研细,称取适量,照炽灼残渣检查法(通则 0841)炽灼至完全灰化。取遗留的残渣,依法(通则 0821 第二法)检查,含重金属不得过 20mg/kg。如果标准铅溶液(每 1ml 相当于 10μg 的 Pb)取用量为 2ml,则供试品的取样量为:

$$S=\frac{V\times C}{L}=\frac{2\times10\times10^{-6}}{0.000\,020}=1.0g$$

2. 灵敏度法 灵敏度法系指在供试品溶液中加入试剂,在一定条件下反应,观察有无阳性结果出现,以判断杂质或有害物质是否超限。

【示例6-2】 肉桂油中重金属的检查。方法为:取本品 10ml,加水 10ml 与盐酸 1 滴,振摇后,通硫化氢使饱和,水层与油层均不得变色。

3. 比较法 比较法系指取供试品一定量,依法检查,测定待检品的某些特征参数,与规定的限量比较,以判定杂质或有害物质是否超限。

【示例6-3】 灯盏花素(供注射用)溶液颜色的检查。方法为:取本品,加碳酸氢钠溶液溶解并稀释成每 1ml 含 0.02mg 的溶液,在 5min 内依法检查,应澄清,与黄绿色 6 号标准比色液(通则 0901 第一法)比较不得更深。

知识链接

溶液颜色检查法

药物溶液颜色的差异能在一定程度上反映药物的纯度。ChP 溶液颜色检查法系将药物溶液的颜色与规定的标准比色液比较,或在规定的波长处测定其吸光度。收载三种方法。

1. 目视比色法(第一法) 取各药品项下规定量的供试品,加水溶解,置于 25ml 的纳氏比色管中,加水稀释至 10ml。另取规定色调和色号的标准比色液(按 ChP 通则 0901 方法配制)10ml,置于另一 25ml 纳氏比色管中,两管同置白色背景上,自上向下透视,或同置白色背景前,平视观察;供试品管呈现的颜色与对照管比较,不得更深。如供试品管呈现的颜色与对照管的颜色深浅非常接近或色调不完全一致,使目视观察无法辨别两者的深浅时,应改用第三法(色差计法)测定,并将其测定结果作为判定依据。

2. 吸光度值法(第二法) 取各品种项下规定量的供试品,加水溶解使成 10ml,必要时滤过,滤液照分光光度法于规定波长处测定,检查吸光度值是否符合限度规定。

3. 色差计法(第三法) 通过色差计直接测定溶液的透射三刺激值(在给定的三色系统中与待测液达到色匹配所需的三个原刺激量),对其颜色进行定量表述和分析。供试品与标准比色液之间的颜色差异可通过它们与水之间的色差值反映出来,亦可直接比较它们之间的色差值来判定。当目视比色法较难判定供试品与标准比色液之间的差异时,应考虑采用本法进行测定与判断。

4. 含量测定法 含量测定法系指用规定的方法测定杂质或有害物质的含量,与规定的限量比较,以判断杂质或有害物质是否超限。如 ChP 灯盏花素(供注射用),其丙酮残留物照残留溶剂测定法(通则 0861 第二法)测定,含丙酮不得过 0.5%。

（三）中药有害残留物限量的制定

有害残留物限量制定是以毒理学数据为基础,结合残留物的暴露情况和人类日常膳食摄入情况,进行分析评估的结果。有害残留物的毒性程度是限量控制考虑的首要因素。残留物的动物毒理学实验数据、药物剂量和人类经膳食日常摄入量是推导有害残留物最大限量理论值计算公式的主要依据。在有害残留物最大限量制定过程中,通常根据计算得到有害残留物最大限量的理论值,并结合其他影响因素进行综合评价后,确定最终限量标准。ChP 在"中药有害残留物限量制定指导原则"中推荐有关残留物最大限量理论值计算方法如下:

1. 农药残留最大限量理论值计算 建立新品种农药残留量限值标准时,可按下列公式计算其最大限量理论值:

$$L = AW/100M$$

式中,L 为最大限量理论值(mg/kg);A 为每日允许摄入量(mg/kg);W 为人体平均体重(kg),一般按 60kg 计;M 为中药材(饮片)每日人均可服用的最大剂量(kg);100 即安全因子,表示每日从中药材及其制品中摄取的农药残留量不大于日总暴露量(包括食物和饮用水)的 1%。

2. 重金属最大限量理论值计算 建立新品种重金属限值标准时,可按照下列公式计算其最大限量理论值:

$$L = AW/10M$$

式中,L 为最大限量理论值(mg/kg);A 为每日允许摄入量(mg/kg);W 为人体平均体重(kg),一般按 60kg 计;M 为中药材(饮片)每日人均可服用的最大剂量(kg);10 即安全因子,表示每日从中药材及其制品中摄取的重金属量不大于日总暴露量(包括食物和饮用水)的 10%。

3. 黄曲霉毒素最大限量理论值计算 由于黄曲霉毒素毒性强,目前国际上不建议设定黄曲霉毒素的安全耐受量和无毒作用剂量,也无最大限量理论值计算公式,限量越低越好。黄曲霉毒素限量标准的制定,应根据具体品种和污染状况,参考相关药典和各国际组织有关标准及规定,尽可能地将其限量控制在最低范围内,以降低安全风险。通常要求规定黄曲霉毒素 B_1 和黄曲霉毒素 B_1、黄曲霉毒素 B_2、黄曲霉毒素 G_1、黄曲霉毒素 G_2 总和的限量标准。

有害残留物限量制定一般的步骤包括:确定每日允许摄入量(acceptable daily intake,ADI)、计算最大限量的理论值、最大限量理论值的修订等。在有害残留物限量制定的过程中,往往受残留物毒性程度、暴露水平、残留水平及生产方式等影响。

第二节 中药常规物质检查

一、中药材和饮片中混存杂质检查法

1. 检查方法 药材和饮片中混存杂质的检查方法如下:

取规定量的供试品,摊开,用肉眼或放大镜(5~10倍)观察,将杂质拣出,如其中有可以筛分的杂质,则通过适当的筛法,将杂质分出。对各类杂质分别称重,计算其在供试品中的含量(%)。如 ChP 规定丁香中杂质不得过 4%;三白草中杂质不得过 3%。

2. 注意事项

(1)药材或饮片中混存的杂质如与正品相似,难以从外观鉴别时,可称取适量,进行显微或理化鉴别试验,证明其为杂质后,计入杂质重量中。

(2)个大的药材或饮片,必要时可破开,检查有无虫蛀、霉烂或变质情况。

(3)杂质检查所用的供试品量,除另有规定外,按药材和饮片取样法称取。

【示例 6-4】 大黄中土大黄苷的检查。

土大黄苷属于二苯乙烯苷类成分,为伪品大黄(华北大黄、河套大黄)的特征性成分,《中国药典》自 1990 年版起收录该项检查项目。ChP 检查方法为:取本品粉末 0.1g,加甲醇 10ml,超声处理 20min,滤过,取滤液 1ml,加甲醇至 10ml,作为供试品溶液。另取土大黄苷对照品,加甲醇制成每 1ml 含 10μg 的溶液,作为对照品溶液(临用新制)。照薄层色谱法(通则 0502)试验,吸取上述两种溶液各 5μl,分别点于同一聚酰胺薄膜上,以甲苯-甲酸乙酯-丙酮-甲醇-甲酸(30:5:5:20:0.1)为展开剂,展开,取出,晾干,置紫外光灯(365nm)下检视。供试品色谱中,在与对照品色谱相应的位置上,不得显相同的亮蓝色荧光斑点。

二、氯化物检查法

1. 原理 利用氯化物在硝酸酸性条件下与硝酸银作用,生成氯化银胶体微粒而显白色浑浊,与一定量的标准氯化钠溶液在同样条件下反应生成的氯化银浑浊程度相比较,判定供试品中的氯化物是否符合限量规定。

$$Cl^- + Ag^+ \rightarrow AgCl \downarrow (白色)$$

2. 方法 取各品种项下规定量的供试品,加水溶解使成 25ml(溶液如显碱性,可滴加硝酸使成中性),再加稀硝酸 10ml;溶液如不澄清,应滤过;置 50ml 纳氏比色管中,加水使成约 40ml,摇匀,即得供试品溶液。另取该药品项下规定量的标准氯化钠溶液,置 50ml 纳氏比色管中,加稀硝酸 10ml,加水使成 40ml,摇匀,即得对照溶液。于供试品溶液与对照溶液中,分别加入硝酸银试液 1.0ml,用水稀释使成 50ml,摇匀,在暗处放置 5min,同置黑色背景上,从纳氏比色管上方向下观察、比较,即得。

3. 注意事项

(1)在测定条件下为使氯化银所显浑浊度梯度明显,氯化物浓度以 50ml 中含 50~80μg 的 Cl^- 为宜,相当于标准氯化钠溶液(每 1ml 相当于 10μg 的 Cl^-)5.0~8.0ml。

(2)供试品中若存在某些弱酸盐如碳酸盐、磷酸盐等,也可产生浑浊干扰检查,加入稀硝酸可避免碳酸银、磷酸银及氧化银沉淀的形成;同时还可加速氯化银沉淀的生成并形成较好的乳浊液。酸度以 50ml 供试液中含稀硝酸 10ml 为宜,酸度过大,所显浑浊度降低。

(3)供试品溶液若带颜色,可采用内消色法处理。即取供试品溶液两份,分置 50ml 纳氏比色管中,一份中加硝酸银试液 1.0ml,摇匀,放置 10min,如显浑浊,可反复滤过,至滤液完全澄清,再加规定量的标准氯化钠溶液与水适量使成 50ml,摇匀,在暗处放置 5min(防止单质银析出),作为对照溶液;另一份中加硝酸银试液 1.0ml 与水适量使成 50ml,按上述方法与对照溶液比较。溶液需滤过时,应预先将滤纸用稀硝酸水溶液处理。

【示例 6-5】 红粉中氯化物的检查。

方法为:取本品 0.5g,加水适量与硝酸 3ml,溶解后,加水稀释使约 40ml,置 50ml 纳氏比色管中,即得供试品溶液。另取标准氯化钠溶液 3ml,置 50ml 纳氏比色管中,加稀硝酸 10ml,加水使成 40ml,依法检查(通则 0801)。如显浑浊,与标准氯化钠溶液 3ml 制成的对照液比较,不得更浓(0.006%)。

中药红粉为红氧化汞(HgO),若含有氯化物,会形成氯化汞,因氯化汞剧毒,故应进行氯化物检查。

三、铁盐检查法

中药中微量铁盐的存在会促使药物氧化和降解,须进行限量检查。ChP 收载铁盐的检查方法为硫氰酸盐法。

1. 原理 利用铁盐(Fe^{3+})在盐酸酸性溶液中与硫氰酸盐作用生成红色可溶性的硫氰酸铁配离子,与一定量标准铁溶液用同法处理后所呈颜色进行比较,判定供试品中铁盐是否符合限量规定。

$$Fe^{3+}+6SCN^- \xrightarrow{H^+} [Fe(SCN)_6]^{3-}(红色)$$

2. 方法 取各品种项下规定量的供试品,加水溶解使成 25ml,转移至 50ml 纳氏比色管中,加稀盐酸 4ml 与过硫酸铵 50mg,用水稀释使成 35ml 后,加 30% 硫氰酸铵溶液 3ml,再加水适量稀释成 50ml,摇匀;如显色,立即与标准铁溶液(10μg/ml)一定量按同法制成的对照溶液比较,即得。

3. 注意事项

(1)标准铁溶液:系用硫酸铁铵[$FeNH_4(SO_4)_2 \cdot 12H_2O$]配制成标准铁贮备液,并加入硫酸防止铁盐水解,临用时根据需要进行稀释。在 50ml 溶液中含 Fe^{3+} 为 20~50μg 时,颜色梯度明显。

(2)加入氧化剂:过硫酸铵[$(NH_4)_2S_2O_8$]可将供试品中的 Fe^{2+} 氧化成 Fe^{3+}。同时,可以防止光致硫氰酸铁还原或分解褪色。

$$2Fe^{2+}+(NH_4)_2S_2O_8 \longrightarrow 2Fe^{3+}+(NH_4)_2SO_4+SO_4^{2-}$$

(3)铁盐与硫氰酸根离子的反应为可逆反应,因此,加入过量的硫氰酸铵,不仅可以增加所生成配离子的稳定性,提高反应灵敏度,还能消除氯化物(可使 Cl^- 干扰减少)和其他在酸性溶液中能与铁盐生成配位化合物的物质所引起的干扰。

(4)在盐酸的微酸性溶液中可防止 Fe^{3+} 水解,以 50ml 溶液中含稀盐酸 4ml 为宜。

(5)供试品溶液与标准液颜色不一致时,可分别移至分液漏斗中,各加正丁醇或异戊醇提取,分取醇层比色。

(6)某些有机药物在试验条件下不溶解或对检查有干扰,应先炽灼破坏,使铁盐转变成 Fe_2O_3 留于残渣中,再依法进行检查。

【示例 6-6】 白矾中铁盐的检查。

方法为:取本品 0.35g,加水 20ml 溶解后,加硝酸 2 滴,煮沸 5min,滴加氢氧化钠试液中和至微显浑浊,加稀盐酸 1ml、亚铁氰化钾试液 1ml 与水适量使成 50ml,摇匀,1h 内不得显蓝色。

四、干燥失重测定法

干燥失重(loss on drying)系指药品在规定的条件下,干燥后所减失的重量,以百分率表示。减失的重量主要为水分、结晶水及其他挥发性的物质如乙醇等。由减失的重量和取样量计算供试品的干燥失重。

$$干燥失重(\%) = \frac{供试品重 - 干燥后供试品重}{供试品重} \times 100\%$$

干燥失重检查应根据药物的性质、含水等情况,选择适宜的方法测定,常用的方法有常压恒温干燥法、干燥剂干燥法和减压干燥法。

1. 常压恒温干燥法　常压恒温干燥法又称烘干法,本法适用于受热较稳定的药物。

(1) 方法:取供试品,混合均匀(如为较大的结晶,应先迅速捣碎成 2mm 以下的小粒),取约 1g 或各品种项下规定的重量,置与供试品相同条件下干燥至恒重的扁形称量瓶中,精密称定,除另有规定外,在 105℃ 干燥至恒重。由减失的重量和取样量计算供试品的干燥失重。

(2) 注意事项

1) 供试品干燥时,应平铺在扁形称量瓶中,厚度不可超过 5mm,如为疏松物质,厚度不可超过 10mm。放入烘箱或干燥器进行干燥时,应将瓶盖取下,置称量瓶旁,或将瓶盖半开进行干燥;取出时,须将称量瓶盖好。置烘箱内干燥的供试品,应在干燥后取出置干燥器中放冷至室温,然后称定重量。

2) 供试品如未达规定的干燥温度即融化时,应先将供试品在低于熔化温度 5~10℃ 的温度下干燥至大部分水分除去后,再按规定条件干燥。

3) 干燥时间除另有规定外,根据含水量的多少,一般在达到规定温度 ±2℃ 干燥 2~4h (或视具体情况酌情而定,如大黄在 105℃ 干燥 6h 等),直至恒重为止。

【示例 6-7】　人参总皂苷干燥失重的测定。

方法为:取本品,在 105℃ 干燥至恒重,减失重量不得过 5.0%。

2. 减压干燥法　减压干燥法是指在一定温度下减压干燥的方法,适用于熔点低、受热不稳定及水分难以去除的药物。在减压条件下,可降低干燥温度及缩短干燥时间,当采用减压干燥器(通常为室温)或恒温减压干燥器(温度应按各品种项下的规定设置)时,除另有规定外,压力应在 2.67kPa(20mmHg) 以下。干燥器中常用的干燥剂为五氧化二磷、无水氯化钙或硅胶;恒温减压干燥器中常用的干燥剂为五氧化二磷。应及时更换干燥剂,使其保持在有效状态。

【示例 6-8】　麝香的干燥失重测定。

方法为:取本品约 1g,精密称定,置五氧化二磷干燥器中,减压干燥至恒重,减失重量不得过 35.0%。

五、水分测定法

中药中的水分,系指中药在规定条件下干燥后所减失水分的百分率。中药中水分含量过高,可引起霉变、结块或使其化学成分发生变化等,直接影响药物的质量和疗效,因此应对药品中的水分进行限量控制。ChP 对药材及饮片、提取物以及丸剂、散剂、颗粒剂和硬胶囊剂等固体制剂要求进行水分的限量检查。中药水分测定常用的方法有烘干法、减压干燥法、甲苯法和气相色谱法。

水分测定用的供试品,一般先破碎成直径不超过 3mm 的颗粒或碎片,直径或长度在 3mm 以下的可不破碎;减压干燥法须通过二号筛。

1. 烘干法

(1) 原理:系指供试品在规定的条件(100~105℃)下,经干燥后所减失水分的重量,主要指水分,也包括其他挥发性物质。根据减失的重量,计算供试品中的含水量(%)。

$$含水量(\%) = \frac{减失的重量}{供试品重量} \times 100\%$$

本法适用于不含或少含挥发性成分的药品。

（2）测定方法：取供试品2~5g，平铺于干燥至恒重的扁形称量瓶中，厚度不超过5mm，疏松供试品不超过10mm，精密称定，打开瓶盖在100~105℃干燥5h，将瓶盖盖好，移至干燥器中，放冷30min，精密称定，再在上述温度干燥1h，放冷，称重，至连续两次称重的差异不超过5mg为止。

【示例6-9】 鹿角胶水分的检查。

方法为：取本品1g，精密称定，加水2ml，加热溶解后，置水浴上蒸干，使厚度不超过2mm，照水分测定法（通则0832第二法）测定，不得过15.0%。

2. 减压干燥法

（1）原理：系指供试品置减压干燥器中，在规定的压力条件下干燥后所减失水分的重量，根据减失的重量和取样量计算供试品的含水量（%）。本法适用于含有挥发性成分的贵重药品。

（2）测定方法

1）仪器装置：本法通常采用减压干燥器干燥。取直径12cm左右的培养皿，加入干燥剂适量，使铺成0.5~1cm的厚度，放入直径30cm的减压干燥器中。常用干燥剂为五氧化二磷和无水氯化钙。

2）样品测定：取供试品2~4g，混合均匀，分取0.5~1g，置已在供试品同样条件下干燥并称重的称量瓶中，精密称定，打开瓶盖，放入上述减压干燥器中，抽气减压至2.67kPa（20mmHg）以下，并持续抽气30min，室温放置24h。在减压干燥器出口连接无水氯化钙干燥管，打开活塞，待内外压一致，关闭活塞，打开干燥器，盖上瓶盖，取出称量瓶迅速精密称定重量，计算即得。

（3）注意事项：减压操作宜逐渐进行，不可骤然大幅度减压，干燥剂应及时更换。

3. 甲苯法

（1）原理：利用水与甲苯在69.3℃共沸蒸出，收集蒸馏液，待蒸馏液分层后由水分测定管（刻度管）测定出水分的含量（%）。本法适用于含挥发性成分的药品。

（2）仪器装置：如图6-1所示。图中A为500ml的短颈圆底烧瓶；B为水分测定管；C为直形冷凝管，外管长40cm。使用前，全部仪器应清洁，并置烘箱中烘干。

（3）样品测定：取供试品适量（相当于含水量1~4ml），精密称定，置A瓶中，加甲苯约200ml，必要时加入干

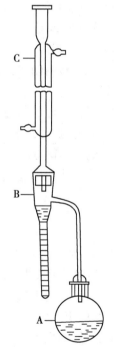

图6-1 甲苯法水分测定装置
A. 短颈圆底烧瓶；B. 水分测定管；C. 直形冷凝管。

燥、洁净的沸石（无釉小瓷片数片）或玻璃珠数粒，连接仪器，自冷凝管顶端加入甲苯，至充满B管的狭细部分。将A瓶置电热套中或用其他适宜方法缓缓加热，待甲苯开始沸腾时，调节温度，使每秒钟馏出2滴。待水分完全馏出，即测定管刻度部分的水量不再增加时，将冷凝管内部先用甲苯冲洗，再用饱蘸甲苯的长刷或其他适宜的方法，将管壁上附着的甲苯推下，继续蒸馏5min，放冷至室温，拆卸装置，如有水黏附在B管的管壁上，可用蘸甲苯的铜丝推下，放置，使水分与甲苯完全分离（层），亦可加入亚甲蓝粉末少量，使水染成蓝色，以便分离（层）观察。检读水量，并计算供试品中的水分含量（%）。如ChP中陈皮的水分检查，采用本法测定，并规定不得过13.0%。

笔记栏

ER-6-4

水分测定
法(甲苯法)
视频

（4）注意事项：本法中,为减少因甲苯与微量水混溶引起水分测定结果偏低,在测定前,甲苯须先加少量水,充分振摇使达饱和后放置,将水层分离弃去,经蒸馏后方可使用。

4. 气相色谱法

（1）原理：采用气相色谱法测定,以无水乙醇为溶剂,提取出供试品中的水分,用纯化水为对照,使用热导检测器,以外标法计算供试品中水分的含量,计算时应扣除无水乙醇中的含水量（%）,方法如下：

$$对照溶液中实际加入的水的峰面积 = 对照溶液中总水峰面积 - K \times$$
$$对照溶液中乙醇峰面积$$

$$供试品中水的峰面积 = 供试品中总水的峰面积 - K \times 供试品溶液中乙醇峰面积$$

$$K = \frac{无水乙醇中水峰面积}{无水乙醇中乙醇峰面积}$$

（2）测定方法

1）色谱条件与系统适用性试验：用直径为 0.18~0.25mm 的二乙烯苯-乙基乙烯苯型高分子多孔小球作为载体,柱温为 140~150℃,热导检测器检测。注入无水乙醇,测定,应符合下列要求：理论板数按水峰计算应大于 1 000,理论板数按乙醇峰计算应大于 150;水和乙醇两峰的分离度应大于 2;用无水乙醇进样 5 次,水峰面积的相对标准偏差不得大于 3.0%。

2）对照溶液的制备：取纯化水约 0.2g,精密称定,置 25ml 量瓶中,加无水乙醇至刻度,摇匀,即得。

3）供试品溶液的制备：取供试品适量（含水量约 0.2g）,剪碎或研细,精密称定,置具塞锥形瓶中,精密加入无水乙醇 50ml,密塞,混匀,超声处理 20min,放置 12h,再超声处理 20min,密塞放置,待澄清后倾取上清液,即得。

4）测定方法：取无水乙醇、对照溶液及供试品溶液各 1~5μl,注入气相色谱仪,测定,即得。

$$水分（\%） = \frac{A_{样} \times W_{样} \times V_{标} \times 50}{A_{标} \times W_{样} \times V_{样} \times 25} \times 100\%$$

式中,$A_{样}$为供试品中水的峰面积（$A_{样}$=供试品中总水的峰面积-$K \times$供试品溶液中乙醇峰面积）;$A_{标}$为对照溶液中实际加入的水峰面积（$A_{标}$=对照溶液中总水峰面积-$K \times$对照溶液中乙醇峰面积）;$W_{样}$为供试品重量,单位为 g;$W_{标}$为对照品（纯化水）重量,单位为 g;$V_{样}$为供试品溶液进样体积,单位为 μl;$V_{标}$为对照溶液进样体积,单位为 μl。

（3）注意事项：对照溶液与供试品溶液的配制必须用新开启的同一瓶无水乙醇。

本方法具有简便、快速、灵敏、准确的特点,且不受样品组分和环境湿度的影响,可适用于各类型中药中微量水分的精密测定。例如,ChP 中辛夷的水分检查即采用本法,并规定不得过 18.0%。

六、炽灼残渣检查法

炽灼残渣（residue on ignition）系指有机药物经炭化或经加热使挥发性无机物分解后,高温炽灼,所产生的非挥发性无机杂质的硫酸盐。其检查的目的是用于控制有机药物或挥发性无机药物中非挥发性无机杂质。

1. 测定方法

取供试品 1.0~2.0g 或各品种项下规定的重量,置已炽灼至恒重的坩埚中,精密称定,缓缓炽灼至完全炭化,放冷至室温;加硫酸0.5~1ml使湿润,低温加热至硫酸蒸气除尽后,在700~800℃炽灼使完全灰化,移置干燥器内,放冷至室温,精密称定后,再在700~800℃炽灼至恒重,即得。

$$炽灼残渣(\%) = \frac{残渣及坩埚重 - 空坩埚重}{供试品重} \times 100\%$$

2. 注意事项

(1) 取样量可根据炽灼残渣限量来决定,取样量过多,炭化及灰化时间长,取样量少,炽灼残渣量少,称量误差大。由于炽灼残渣限量一般在0.1%~0.2%,所以取样量通常为1~2g。

(2) 为了防止供试品在炭化时骤然膨胀而溢出,可将坩埚斜置,缓缓加热,直至完全灰化;在移至高温炉炽灼前,必须低温蒸发除尽硫酸,否则会腐蚀炉膛,甚至造成漏电事故,若温度过高,亦会因溅射影响测定结果;含氟药物对瓷坩埚有腐蚀作用,可采用铂坩埚。

(3) 若须将残渣留作重金属检查,则供试品的取用量应为1.0g,炽灼温度必须控制在500~600℃。

(4) 具有挥发性无机成分的中药受热挥发或分解,残留非挥发性杂质,也可用炽灼残渣法检查。如中药轻粉,其来源主要为水银、胆矾、食盐升华而制成的氯化亚汞结晶,具有挥发性,所以ChP规定用本法检查其炽灼残渣不得超过0.1%。

ER-6-5

炽灼残渣
检查法
视频

七、灰分测定法

中药灰分包括总灰分(total ash)和酸不溶性灰分(acid-insoluble ash)。总灰分是指中药供试品经加热炽灼灰化后遗留的非挥发性无机物,包括生理灰分(即药物本身所含的各种无机盐类,如草酸钙等)和少量允许存在的外来杂质(泥沙等)。酸不溶性灰分是指总灰分加稀盐酸处理后得到的不溶性灰分,主要是不溶于盐酸的砂石、泥土等硅酸盐类化合物。因此,可视药材、饮片的具体情况,规定其中一项或两项。凡易夹杂泥沙、炮制时也不易除去的药材或生理灰分高的药材(测定值大于10%,酸不溶性灰分测定值超过2%),除规定总灰分外还应规定酸不溶性灰分。

1. 总灰分测定法 测定用的供试品应粉碎,使能通过二号筛,混合均匀后,取供试品2~3g(如须测酸不溶性灰分,可取供试品3~5g),置炽灼至恒重的坩埚中,称定重量(准确至0.01g),缓缓炽热,注意避免燃烧,至完全炭化时,逐渐升高温度至500~600℃,使完全灰化并至恒重。根据残渣重量,计算供试品中总灰分的含量(%)。

如供试品不易灰化,可将坩埚放冷,加热水或10%硝酸铵溶液2ml,使残渣湿润,然后置水浴上蒸干,残渣照前法炽灼,至坩埚内容物完全灰化。

2. 酸不溶性灰分测定法 取总灰分测定法所得的灰分,在坩埚中小心加入稀盐酸约10ml,用表面皿覆盖坩埚,置水浴上加热10min,表面皿用热水5ml冲洗,洗液并入坩埚中,用无灰滤纸滤过,坩埚内的残渣用水洗于滤纸上,并洗涤至洗液不显氯化物反应为止。滤渣连同滤纸移至同一坩埚中,干燥,炽灼至恒重。根据残渣重量,计算供试品中酸不溶性灰分的含量(%)。

此项检查主要针对药材和饮片。但对于某些以根、茎等中药饮片粉末为原料的制剂,为了控制外来杂质,也需要检查。例如,ChP规定刺五加总灰分不得过9.0%;甘草总灰分不得过7.0%,酸不溶性灰分不得过2.0%;水牛角浓缩粉总灰分不得过3.5%,酸不溶性灰分不得过 1.5%;九味羌活丸是由羌活等九味中药制成的水丸,其中甘草、地黄等多种根类饮片容易带入泥沙等杂质,因此须进行总灰分和酸不溶性灰分检查,规定总灰分不得过 7.0%,酸不溶性灰分不得过 2.0%。

八、乙醇量测定法

由于不同浓度的乙醇对中药中各种化学成分的溶解能力不同,制剂中乙醇含量的高低对其中有效成分的含量、杂质的溶出情况以及制剂的稳定性等都有影响。因此,酒剂、酊剂、流浸膏剂等均须规定乙醇量。ChP 采用气相色谱法和蒸馏法进行乙醇量的测定。

1. 气相色谱法

(1) 毛细管柱法(第一法)色谱条件与系统适用性试验:采用(6%)氰丙基苯基-(94%)二甲基聚硅氧烷为固定液的毛细管柱;起始温度为 40℃,维持 2min,以 3℃/min 的速率升温至 65℃,再以 25℃/min 的速率升温至 200℃,维持 10min;进样口温度 200℃;检测器(FID)温度 220℃;采用顶空分流进样,分流比为 1∶1;顶空瓶平衡温度为 85℃,平衡时间为 20min。理论板数按乙醇峰计算应不低于 10 000,乙醇峰与正丙醇峰的分离度应大于 2.0。

校正因子测定:精密量取恒温至 20℃ 的无水乙醇 5ml,平行两份;置 100ml 量瓶中,精密加入恒温至 20℃ 的正丙醇(内标物质)5ml,用水稀释至刻度,摇匀,精密量取该溶液 1ml,置 100ml 量瓶中,用水稀释至刻度,摇匀(必要时可进一步稀释),作为对照品溶液。精密量取 3ml,置 10ml 顶空进样瓶中,密封,顶空进样,每份对照品溶液进样 3 次,测定峰面积,计算平均校正因子,所得校正因子的相对标准偏差不得大于 2.0%。

测定法:精密量取恒温至 20℃ 的供试品适量(相当于乙醇约 5ml),置 100ml 量瓶中,精密加入恒温至 20℃ 的正丙醇 5ml,用水稀释至刻度,摇匀,精密量取该溶液 1ml,置 100ml 量瓶中,用水稀释至刻度,摇匀(必要时可进一步稀释),作为供试品溶液。精密量取 3ml,置 10ml 顶空进样瓶中,密封,顶空进样,测定峰面积,按内标法以峰面积计算,即得。

(2) 填充柱法(第二法)色谱条件与系统适用性试验:用直径为 0.18~0.25mm 的二乙烯苯-乙基乙烯苯型高分子多孔小球作为载体;柱温为 120~150℃。理论板数按正丙醇峰计算应不低于 700,乙醇峰与正丙醇峰的分离度应大于 2.0。

校正因子测定:精密量取恒温至 20℃ 的无水乙醇 4ml、5ml、6ml,分别置 100ml 量瓶中,分别精密加入恒温至 20℃ 的正丙醇(内标物质)5ml,用水稀释至刻度,摇匀(必要时可进一步稀释)。取上述三种溶液各适量,注入气相色谱仪,分别连续进样 3 次,测定峰面积,计算校正因子,所得校正因子的相对标准偏差不得大于 2.0%。

测定法:精密量取恒温至 20℃ 的供试品适量(相当于乙醇约 5ml),置 100ml 量瓶中,精密加入恒温至 20℃ 的正丙醇 5ml,用水稀释至刻度,摇匀(必要时可进一步稀释),取适量注入气相色谱仪,测定峰面积,按内标法以峰面积计算,即得。

2. 蒸馏法

(1) 第一法 本法系供测定多数流浸膏、酊剂及甘油制剂中的乙醇含量。根据制剂中含乙醇量的不同,又可分为两种情况。

含乙醇量低于 30% 者:取供试品,调节温度至 20℃,精密量取 25ml,置 150~200ml 蒸馏瓶中,加水约 25ml,加玻璃珠数粒或沸石等物质,连接冷凝管,直火加热,缓缓蒸馏,速度以馏出液液滴连续但不成线为宜。馏出液导入 25ml 量瓶中,待馏出液约达 23ml 时,停止蒸馏。调节馏出液温度至 20℃,加 20℃ 的水至刻度,摇匀,在 20℃ 时按相对密度测定法(通则 0601)依法测定其相对密度。在乙醇相对密度表内查出乙醇的含量(%)(ml/ml),即得。

含乙醇量高于 30% 者:取供试品,调节温度至 20℃,精密量取 25ml,置 150~200ml 蒸馏瓶中,加水约50ml,如上法蒸馏。馏出液导入50ml量瓶中,待馏出液约达48ml时,停止蒸馏。按上法测定其相对密度。将查得所含乙醇的含量(%)(ml/ml)与2相乘,即得。

(2)第二法 本法系供测定含有挥发性物质如挥发油、三氯甲烷、乙醚、樟脑等的酊剂、醑剂等制剂中的乙醇量。根据制剂中含乙醇量的不同,也可分为两种情况。

含乙醇量低于30%者:取供试品,调节温度至20℃,精密量取25ml,置150ml分液漏斗中,加等量的水,并加入氯化钠使之饱和,再加石油醚,振摇提取1~3次,每次约25ml,使干扰测定的挥发性物质溶入石油醚层中,静置待两液分离,分取下层水液,置150~200ml蒸馏瓶中,合并石油醚层并用氯化钠的饱和溶液洗涤3次,每次约10ml,洗液并入蒸馏瓶中,照上述第一法蒸馏(馏出液约23ml)并测定。

含乙醇量高于30%者:取供试品,调节温度至20℃,精密量取25ml,置250ml分液漏斗中,加水约50ml,如上法加入氯化钠使之饱和,并用石油醚提取1~3次,分取下层水液,照上述第一法蒸馏(馏出液约48ml)并测定。

(3)第三法 本法系供测定含有游离氨或挥发性酸的制剂中的乙醇量。供试品中含有游离氨,可酌加稀硫酸,使呈微酸性;如含有挥发性酸,可酌加氢氧化钠试液,使呈微碱性。再按第一法蒸馏、测定。如同时含有挥发油,除按照上法处理外,并照第二法处理。供试品中如含有肥皂,可加过量硫酸,使肥皂分解,再依法测定。

3. 注意事项

(1)采用气相色谱法检测时,在不含内标物质的供试品溶液的色谱图中,与内标物质峰相应的位置处不得出现杂质峰。除另有规定外,若蒸馏法测定结果与气相色谱法不一致,以气相色谱法测定结果为准。

(2)任何一法的馏出液如显浑浊,可加滑石粉或碳酸钙振摇,滤过,使溶液澄清,再测定相对密度。

(3)蒸馏时,如发生泡沫,可在供试品中酌加硫酸或磷酸,使呈强酸性,或加稍过量的氯化钙溶液,或加少量石蜡后再蒸馏。

(4)建议选择大口径、厚液膜色谱柱,规格为30m×0.53mm,3.00μm。

【示例6-10】 藿香正气水的乙醇量检查。

校正因子的测定:精密量取无水乙醇4ml、5ml、6ml,分别置100ml量瓶中,分别精密加入正丙醇(内标物)5ml,加水稀释至刻度,摇匀,分别精密量取10ml,分别置50ml量瓶中,加水稀释至刻度,摇匀,取上述三种溶液,分别进样1μl。按下式计算,得平均校正因子1.163。

$$校正因子 = \frac{正丙醇峰面积 \times 无水乙醇取样量(ml)}{无水乙醇峰面积 \times 正丙醇取样量(ml)}$$

供试品溶液的制备:精密量取本品10ml,置100ml量瓶中,精密加入正丙醇5ml,加水稀释至刻度,摇匀,精密量取10ml,置50ml量瓶中,加水稀释至刻度,摇匀,进样1μl。按下式计算,即得。

$$乙醇量(\%) = \frac{乙醇峰面积 \times 正丙醇取样量(ml) \times 校正因子}{正丙醇峰面积 \times 供试品取样量(ml)} \times 100\%$$

乙醇量应为40%~50%。

九、膨胀度测定法

膨胀度(degree of swelling)是药品膨胀性质的指标,系指按干燥品计算,每1g药品在水或其他规定的溶剂中,在一定的时间与温度条件下膨胀后所占有的体积(ml)。主要用于含黏液质、胶质和半纤维素类药品的测定。

测定法:按各该品种项下的规定量取样,必要时按规定粉碎。称定重量,置膨胀度测定管中(全长160mm,内径16mm,刻度部分长125mm,分度0.2ml),在20~25℃条件下,加水或规定的溶剂25ml,密塞,振摇,静置。除另有规定外,开始1h内每10min振摇一次,然后静置4h,读取药物膨胀后的体积(ml),再静置1h,如上读数,至连续两次读数的差异不超过0.1ml为止。每一供试品同时测定3份,各取最后一次读取的数值,按下式计算,求其平均数。除另有规定外,按干品计算供试品的膨胀度(准确至0.1)。

$$S = \frac{V}{W}$$

式中,S 为膨胀度;V 为药物膨胀后的体积(ml);W 为供试品按干燥品计算的重量(g)。

【示例6-11】 哈蟆油膨胀度的测定。

方法为:取本品,破碎成直径约3mm的碎块,于80℃干燥4h,称取0.2g,照膨胀度测定法(通则2101)测定,开始6h每1h振摇1次,然后静置18h,倾去水液,读取供试品膨胀后的体积,计算,即得。本品的膨胀度不得低于55。

十、酸败度测定法

酸败(rancidity)系指油脂或含油脂的种子类药材和饮片,在贮藏过程中,与空气、光线接触,发生复杂的化学变化,产生游离脂肪酸、过氧化物和低分子醛类、酮类等分解产物,出现特异嗅味,影响其感观和质量。

本方法通过测定酸值、羰基值和过氧化值,以检查药材和饮片中油脂的酸败程度。

1. 油脂的提取 除另有规定外,取供试品30~50g(根据供试品含油脂的量而定),研碎成粗粉,置索氏提取器中,加正己烷100~150ml(根据供试品取样量而定),置水浴上加热回流2h,放冷,用3号垂熔玻璃漏斗滤过,滤液置水浴上减压回收溶剂至尽,所得残留物即为油脂(作为供试品)。

2. 酸败度的测定

(1) 酸值的测定:酸值(acid value)系指中和脂肪、脂肪油或其他类似物质1g中含有的游离脂肪酸所需氢氧化钾的重量(mg),但在测定时可采用氢氧化钠滴定液(0.1mol/L)进行滴定。

测定方法:除另有规定外,按表6-1中规定的重量,精密称取供试品,置250ml锥形瓶中,加乙醇-乙醚(1:1)混合液(临用前加酚酞指示液1.0ml,用0.1mol/L氢氧化钠滴定液调至微显粉红色)50ml,振摇使完全溶解(如不易溶解,可缓慢加热回流使溶解),用0.1mol/L氢氧化钠滴定液滴定,至粉红色持续30s不褪。以消耗0.1mol/L氢氧化钠滴定液的容积(ml)为A,供试品的重量(g)为W,计算酸值:

$$供试品的酸值 = \frac{A \times 5.61}{W}$$

表6-1 供试品取样量对照表

酸值	称重/g	酸值	称重/g
0.5	10	100	1
1	5	200	0.5
10	4	300	0.4
50	2		

滴定酸值在 10 以下的油脂时,可用 10ml 的半微量滴定管。

(2) 羰基值的测定:羰基值(carbonylvalue)系指每 1kg 油脂中所含羰基化合物的毫摩尔数。

测定方法:除另有规定外,取油脂 0.025~0.5g,精密称定,置 25ml 量瓶中,加甲苯适量溶解并稀释至刻度,摇匀。精密量取 5ml,置 25ml 具塞刻度试管中,加 4.3% 三氯醋酸的甲苯溶液 3ml 及 0.05% 2,4-二硝基苯肼的甲苯溶液 5ml,混匀,置 60℃水浴加热 30min,取出冷却,沿管壁慢慢加入 4% 氢氧化钾的乙醇溶液 10ml,加乙醇至 25ml,密塞,剧烈振摇 1min,放置 10min,以相应试剂作空白,用分光光度法在 453nm 的波长处测定吸收度,照下式计算:

$$供试品的羰基值 = \frac{A \times 5}{854 \times W} \times 1\,000$$

式中,A 为吸光度;W 为油脂的重量(g);854 为各种羰基化合物的 2,4-二硝基苯肼衍生物的摩尔吸收系数平均值。

(3) 过氧化值的测定:过氧化值(peroxide value)系指油脂中的过氧化物与碘化钾作用,生成游离碘的百分数。

测定方法:除另有规定外,取油脂 2~3g,精密称定,置 250ml 的干燥碘瓶中,加三氯甲烷-冰醋酸(1:1)混合溶液 30ml,使溶解。精密加入新制碘化钾的饱和溶液 1ml,密塞,轻轻振摇 30s,在暗处放置 3min,加水 100ml,用 0.01mol/L 硫代硫酸钠滴定液滴定至溶液呈浅黄色时,加淀粉指示液 1ml,继续滴定至蓝色消失;同时做空白试验,以下式计算:

$$供试品的过氧化值 = \frac{(A - B) \times 0.001\,269}{W} \times 100$$

式中,A 为供试品消耗硫代硫酸钠滴定液的体积(ml);B 为空白试验消耗硫代硫酸钠滴定液的体积(ml);W 为油脂的重量(g);0.001 269 为 0.01mol/L 硫代硫酸钠滴定液 1ml 相当于碘的重量(g)。

例如,ChP 规定核桃仁酸败度按此法检查,酸值不得过 10.0;羰基值不得过 10.0;过氧化值不得超过 0.1。

第三节 中药有害物质检查

一、内源性有害物质检查

中药中主要的内源性有害物质是指中药本身所含的具有毒副作用的化学成分。对于内服中药,含有剧毒或大毒的药味时,其药材、饮片及制剂均应建立相应毒性成分的限量检查方法;对于既是毒性成分又是有效成分的,一般应控制含量范围。下面介绍几种中药中常见毒性成分及其分析方法。

(一) 乌头酯型生物碱成分检查

毛茛科乌头属的附子、川乌、草乌等药材中含有二萜类双酯型生物碱,这种双酯型生物碱有麻辣味、亲脂性强、毒性大。例如乌头碱(aconitine)、新乌头碱(mesaconitine)、次乌头碱(hypaconitine)等,其中乌头碱毒性最大。这类药材经炮制后大部分双酯型生物碱转化为单酯型生物碱,毒性明显降低,但炮制工艺过程控制的差异对毒性成分的含量仍存在差异,故其炮制品仍须控制其毒性成分的含量。中药制剂中含有以上饮片的有大小活络丸、小金丸、益肾灵颗粒、桂附地黄胶囊、复方夏天无片、四逆汤等,这些中药制剂同样需要检测其中双酯型生物碱的含量。常用的检查方法有高效液相色谱法、薄层色谱法和比色法等。

乌头碱

【示例6-12】 附子双酯型生物碱的检查。采用高效液相色谱法检查附子中双酯型生物碱。

色谱条件与系统适用性试验:以十八烷基硅烷键合硅胶为填充剂;以乙腈-四氢呋喃(25∶15)为流动相A,以0.1mol/L醋酸铵溶液(每1 000ml加冰醋酸0.5ml)为流动相B,按表6-2进行梯度洗脱,检测波长为235nm。理论板数按苯甲酰新乌头原碱峰计算应不低于3 000。

表6-2 附子中酯型生物碱的梯度洗脱流动相比例

时间/min	流动相A/%	流动相B/%
0～48	15 → 26	85 → 74
48～49	26 → 35	74 → 65
49～58	35	65
58～65	35 → 15	65 → 85

供试品溶液的制备:取本品粉末(过三号筛)约2g,精密称定,置具塞锥形瓶中,加氨试液3ml,精密加入异丙醇-乙酸乙酯(1∶1)混合溶液50ml,称定重量,超声处理(功率300W,频率40kHz,水温在25℃以下)30min,放冷,再称定重量,用异丙醇-乙酸乙酯(1∶1)混合溶液补足减失的重量,摇匀,滤过。精密量取续滤液25ml,40℃以下减压回收溶剂至干,残渣精密加入异丙醇-二氯甲烷(1∶1)混合溶液3ml溶解,滤过,取续滤液,即得。

对照品溶液的制备:取新乌头碱对照品、次乌头碱对照品、乌头碱对照品适量,精密称定,加异丙醇-二氯甲烷(1∶1)混合溶液制成每1ml各含5μg的混合溶液,即得。色谱图见图6-2。

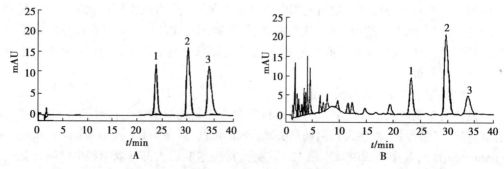

图6-2 乌头二萜生物碱对照品(A)与乌头供试品(B)的高效液相色谱图
1.新乌头碱;2.次乌头碱;3.乌头碱。

笔记栏

测定方法:分别精密吸取上述对照品溶液与供试品溶液各10μl,注入液相色谱仪,测定,即得。

本品含双酯型生物碱以新乌头碱($C_{33}H_{45}NO_{11}$)、次乌头碱($C_{33}H_{45}NO_{10}$)和乌头碱($C_{34}H_{47}NO_{11}$)的总量计,不得过0.020%。

（二）吡咯里西啶类生物碱类成分检查

吡咯里西啶生物碱(pyrrolizidine alkaloids,PAs)广泛分布于植物界,大多具有肝毒性,可导致中毒甚至死亡,并有潜在的致癌危险。吡咯里西啶类生物碱是由千里光次碱(necine base)和千里光酸(necic acid)形成的酯类,目前已发现400多个不同结构的PAs,存在于世界各地的6 000多种有花植物中。这些植物95%以上集中于菊科(Compositae)、紫草科(Borinaceae)、豆科(Leguminosae)和兰科(Orchidaceae)植物中。其他少量分布于玄参科(Scrophulariaceae)、夹竹桃科(Apocynaceae)、毛茛科(Ranunculaceae)、百合科(Liliaceae)等。

吡咯里西啶类生物碱　　阿多尼弗林碱

【示例6-13】　千里光中阿多尼弗林碱的检查。ChP采用高效液相色谱-质谱法检查千里光药材中阿多尼弗林碱。

色谱、质谱条件与系统适用性试验:以十八烷基硅烷键合硅胶为填充剂;以乙腈-0.5%甲酸溶液(7:93)为流动相;采用单级四极杆质谱检测器,电喷雾离子化(ESI)正离子模式下选择质荷比(m/z)为366的离子进行检测。理论板数按阿多尼弗林碱峰计算应不低于8 000。

校正因子测定:取野百合碱对照品适量,精密称定,加0.5%甲酸溶液制成每1ml含0.2μg的溶液,作为内标溶液。取阿多尼弗林碱对照品适量,精密称定,加0.5%甲酸溶液制成每1ml含0.1μg的溶液,作为对照品溶液。精密量取对照品溶液2ml,置5ml量瓶中,精密加入内标溶液1ml,加0.5%甲酸溶液至刻度,摇匀,吸取2μl,注入液相色谱-质谱联用仪,计算校正因子。

测定方法:取本品粉末(过三号筛)约0.2g,精密称定,置具塞锥形瓶中,精密加入0.5%甲酸溶液50ml,称定重量,超声处理(功率250W,频率40kHz)40min,放冷,再称定重量,用0.5%甲酸溶液补足减失的重量,摇匀,滤过,精密量取续滤液2ml,置5ml量瓶中,精密加入内标溶液1ml,加0.5%甲酸溶液至刻度,摇匀,吸取2μl,注入液相色谱-质谱联用仪,测定,即得。千里光样品HPLC-MS测定的总离子流图见图6-3。

本品按干燥品计算,含阿多尼弗林碱($C_{18}H_{23}NO_7$)不得过0.004%。

（三）马钱子碱类成分检查

中药马钱子含有马钱子碱(brucine)和士的宁(strychnine,又称番木鳖碱),其中士的宁毒性最大,治疗量的士的宁能增强大脑皮层的兴奋与抑制过程,中毒量则破坏反射活动的正常过程,使兴奋在整个脊髓中扩散而呈特有的强直性痉挛,严重者可因呼吸肌强直性收缩而引起窒息。士的宁还能加强阻止胆碱酯酶破坏乙酰胆碱的作用,使肠蠕动加强,致腹痛、腹泻。

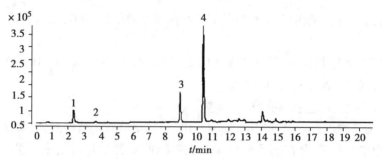

图6-3 千里光样品 HPLC-MS 测定的总离子流图
1. 野百合碱；2. 阿多尼弗林碱；3. 脱氢克氏千里光碱；4. 克氏千里光碱。

马钱子碱　　　　　　　士的宁

【示例6-14】 跌打镇痛膏中士的宁的薄层色谱法检查。

取本品5片，除去盖衬，剪成小块，置具塞锥形瓶中，加 1mol/L 盐酸溶液 60ml，浸泡过夜，超声处理 20min，滤过，滤液置分液漏斗中，加浓氨试液调节 pH 值至 9~10，用乙醚振摇提取 3 次（30ml、20ml、20ml），合并乙醚液，加无水硫酸钠脱水，滤过，滤液蒸干，残渣加三氯甲烷使溶解，移至 2ml 量瓶中，加三氯甲烷稀释至刻度，摇匀，作为供试品溶液。另取士的宁对照品适量，精密称定，加三氯甲烷制成每 1ml 含 6mg 的溶液，作为对照品溶液。照薄层色谱法试验，精密吸取供试品溶液和对照品溶液各 10μl，分别点于同一硅胶 G 薄层板上，以甲苯-丙酮-乙醇-浓氨试液（4∶5∶0.6∶0.4）为展开剂，展开，取出，晾干，喷以稀碘化铋钾试液。供试品色谱中，在与对照品色谱相应的位置上出现的斑点，应小于对照品斑点。

（四）蓖麻碱类成分分析

中药蓖麻子中主要有毒成分为蓖麻碱和蓖麻素。可引起脱水、酸中毒，严重会导致肝、肾、心衰竭死亡。蓖麻素为具有两条肽链的高毒性的植物蛋白，能被高温破坏，经煮沸 2h 以上或加压蒸汽处理 0.5h 后即无毒，并且蓖麻素难溶于水和有机溶剂，亦不溶于蓖麻油中，一般药用蓖麻油没有毒性。ChP 采用 HPLC 法对蓖麻子中蓖麻碱进行限度检查。

【示例6-15】 蓖麻子中蓖麻碱的检查。

色谱条件与系统适用性试验：以十八烷基硅烷键合硅胶为填充剂；以乙腈-水-二乙胺（11∶89∶0.03）为流动相；检测波长为 307nm。理论板数按蓖麻碱峰计算应不低于 3 000。

对照品溶液的制备：取蓖麻碱对照品适量，精密称定，加甲醇制成每 1ml 含 0.125mg 的溶液，即得。

供试品溶液的制备：取本品粉末（过二号筛）约 2.5g，精密称定，置索氏提取器中，加石油醚（60~90℃）适量，加热回流提取 4h，弃去石油醚液，药渣挥去溶剂，转移至具塞锥形瓶中，精密加入 50% 甲醇 50ml，称定重量，加热回流 2h，放冷，再称定重量，用 50% 甲醇补足减失的重量，摇匀，滤过，取续滤液，即得。

测定方法：分别精密吸取对照品溶液与供试品溶液各 10μl，注入液相色谱仪，测定，即得。

本品按干燥品计算,含蓖麻碱($C_8H_8N_2O_2$)不得过0.32%。

（五）马兜铃酸类成分分析

马兜铃酸(aristolochic acids)广泛存在于马兜铃属和细辛属植物中,是一类含有硝基的菲类有机酸。广防己、青木香、天仙藤、马兜铃、寻骨风、朱砂莲等药材中含有马兜铃酸。近年来国内外常有报道,证明该类成分具有肾毒性。其中以马兜铃酸Ⅰ的毒性最强,长期或过量服用易导致肾衰竭,马兜铃酸Ⅰ的代谢产物马兜铃内酰胺同样具有肾毒性。为了保证临床用药安全,我国已取消了含马兜铃酸类成分的中药关木通(Aristolochiae Manshuriensis Caulis)、广防己(Aristolochiae Fangchi Radix)、青木香(Aristolochiae Radix)的药品标准;而细辛(Asari Radix et Rhizoma)也由以全草入药,恢复到以根及根茎入药,且要求对于含有马兜铃酸的药材、饮片及制剂应进行马兜铃酸的检查。

马兜铃酸Ⅰ R＝OCH₃
马兜铃酸Ⅱ R＝H

【示例6-16】 细辛中马兜铃酸Ⅰ的检查。ChP用高效液相色谱法。

色谱条件与系统适用性试验:以十八烷基硅烷键合硅胶为填充剂;以乙腈(A)-0.05%磷酸溶液(B)为流动相,按表6-3中的规定进行梯度洗脱;检测波长为260nm。理论板数按马兜铃酸Ⅰ峰计算应不低于5 000。

表6-3 细辛中马兜铃酸Ⅰ的梯度洗脱流动相比例

时间/min	流动相A/%	流动相B/%
0～10	30→34	70→66
10～18	34→35	66→65
18～20	35→45	65→55
20～30	45	55
30～31	45→53	55→47
31～35	53	47
35～40	53→100	47→0

对照品溶液的制备:取马兜铃酸Ⅰ对照品适量,精密称定,加甲醇制成每1ml含0.2μg的溶液,即得。

供试品溶液的制备:取本品中粉约0.5g,精密称定,置具塞锥形瓶中,精密加入70%甲醇25ml,密塞,称定重量,超声处理(功率500W,频率40kHz)40min,放冷,再称定重量,用70%甲醇补足减失的重量,摇匀,滤过,取续滤液,即得。

测定方法:分别精密吸取对照品溶液与供试品溶液各10μl,注入液相色谱仪,测定,即得。色谱图见图6-4。

本品按干燥品计算,含马兜铃酸Ⅰ($C_{17}H_{11}NO_7$)不得过0.001%。

（六）银杏酸类成分分析

银杏酸主要存在于银杏树的叶、果实和外种皮中,是6-烷基或6-烯基水杨酸衍生物的混合物。银杏叶中主要有白果酸(ginkgolic acid)、氢化白果酸(hydroginkgolic acid)、氢化白果

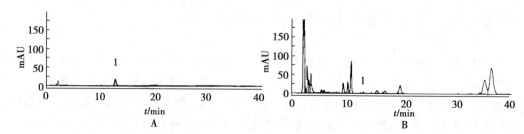

图6-4 马兜铃酸Ⅰ对照品（A）及细辛供试品（B）的高效液相色谱图
1.马兜铃酸Ⅰ。

亚酸(hydroginkgolinic acid)和白果新酸(ginkgoneolic acid)，有致过敏、致突变等毒副作用，严重时可引起患者死亡。国际上对银杏酸限度有严格的控制，如德国卫生部规定银杏酸限量在5mg/kg以下，2015年版ChP规定银杏叶提取物中总银杏酸的限量为10mg/kg，2020年版ChP中进一步增强了其限度要求，规定银杏叶提取物中总银杏酸的限量为5mg/kg。常用的检测方法有薄层色谱法、高效液相色谱法和气相色谱-质谱联用法。

【示例6-17】银杏叶提取物中银杏酸的检查。ChP采用高效液相色谱法。

色谱条件与系统适用性试验：以十八烷基硅烷键合硅胶为填充剂（柱长为150mm，柱内径为4.6mm，粒径为5μm）；以含0.1%三氟乙酸的乙腈为流动相A，含0.1%三氟乙酸的水为流动相B，按表6-4中的规定进行梯度洗脱；检测波长为310nm。理论板数按白果新酸峰计算应不低于4000。

表6-4 银杏叶提取物中银杏酸的梯度洗脱流动相比例

时间/min	流动相A/%	流动相B/%
0～30	75 → 90	25 → 10
30～35	90	10
35～36	90 → 75	10 → 25
36～45	75	25

对照品溶液的制备：取白果新酸对照品适量，精密称定，加甲醇制成每1ml含1μg的溶液，作为对照品溶液。另取总银杏酸对照品适量，加甲醇制成每1ml含20μg的溶液，作为定位用对照溶液。

供试品溶液的制备：取本品粉末约2g，精密称定，置具塞锥形瓶中，精密加入甲醇10ml，称定重量，超声使溶解，放冷，用甲醇补足减失的重量，摇匀，滤过，取续滤液，即得。

测定方法：精密吸取供试品溶液、对照品溶液及定位用对照溶液各50μl，注入液相色谱仪，计算供试品溶液中与总银杏酸对照品相应色谱峰的总峰面积，以白果新酸对照品外标法计算总银杏酸含量，即得。

本品含总银杏酸以白果新酸($C_{20}H_{32}O_3$)计不得过5mg/kg。

（七）强心苷类成分分析

强心苷类成分可致心脏传导阻滞、心动过缓、异位节律等，严重者常因心室纤颤、循环衰竭而致死，对有些药材及饮片需要进行限度检查。

【示例6-18】桑寄生中强心苷的检查。

桑寄生(Taxilli Herba)为桑寄生科植物桑寄生的干燥带叶茎枝。桑寄生属半寄生性植物，寄生在夹竹桃科植物的桑寄生可能会含有强心苷类成分，因此需要对药材中强心苷进行检查。ChP方法如下：

取本品粗粉10g，加80%乙醇50ml，加热回流30min，滤过，滤液蒸干，残渣加热水10ml

使溶解,滤过,滤液加乙醚振摇提取 4 次,每次 15ml,弃去乙醚层,取下层水溶液,加醋酸铅饱和溶液至沉淀完全,滤过,滤液加乙醇 10ml,加硫酸钠饱和溶液脱铅,滤过,滤液加三氯甲烷振摇提取 3 次,每次 15ml,合并三氯甲烷液,浓缩至 1ml。取浓缩液点于滤纸上,干后,滴加碱性 3,5-二硝基苯甲酸溶液(取二硝基苯甲酸试液与氢氧化钠试液各 1ml,混合),不得显紫红色。

二、外源性有害物质检查

(一)重金属检查法

重金属系指在规定的实验条件下能与硫代乙酰胺或硫化钠作用显色的金属杂质。在弱酸性条件下(pH 3.5),重金属离子如 Ag^+、As^{3+}、As^{5+}、Bi^{3+}、Cu^{2+}、Cd^{2+}、Co^{2+}、Hg^{2+}、Ni^{2+}、Pb^{2+}、Sb^{3+}、Sn^{2+}、Sn^{4+} 等能与硫代乙酰胺生成不溶性硫化物而显色。在碱性溶液中如 Bi^{3+}、Cd^{2+}、Cu^{2+}、Co^{2+}、Fe^{3+}、Hg^{2+}、Ni^{2+}、Pb^{2+}、Zn^{2+} 等金属离子能与硫化钠作用生成不溶性硫化物而显色。由于在药品生产中遇到铅的机会较多,而且铅易在人体内蓄积中毒,故检查时以铅为代表进行总量检查。ChP 收载有 3 种检查方法。

1. 第一法 本法行业内亦称之为"硫代乙酰胺法",是重金属检查最常用的方法,适用于供试品可不经有机破坏,溶于水、稀酸和乙醇的药物重金属检查。

(1)原理:利用硫代乙酰胺在弱酸性(pH 3.5)溶液中水解,产生硫化氢,可与重金属离子作用,生成有色硫化物的均匀沉淀(混悬液),与一定量铅标准液在相同条件下产生的颜色进行比较,判定供试品中重金属是否符合限量规定。反应式如下:

$$CH_3CSNH_2 + H_2O \xrightarrow{\text{pH 3.5}} CH_3CONH_2 + H_2S$$

$$Pb^{2+} + H_2S \xrightarrow{\text{pH 3.5}} PbS \downarrow (\text{黑色}) + 2H^+$$

(2)检查方法:取 25ml 纳氏比色管三支,甲管中加标准铅溶液一定量与醋酸盐缓冲液(pH 3.5)2ml 后,加水或各药品项下规定的溶剂稀释成 25ml,乙管中加入该药品项下规定的方法制成的供试液 25ml,丙管中加入与乙管相同重量的供试品,加配制供试品溶液的溶剂适量使溶解,再加与甲管相同量的标准铅溶液与醋酸盐缓冲液(pH 3.5)2ml 后,用溶剂稀释成 25ml;若供试品溶液带颜色,可在甲管中滴加少量的稀焦糖溶液或其他无干扰的有色溶液,使之与乙管、丙管一致;再在甲、乙、丙三管中分别加硫代乙酰胺试液各 2ml,摇匀,放置 2min,同置白纸上,自上向下透视,当丙管中显出的颜色不浅于甲管时,乙管中显示的颜色与甲管比较,不得更深。如丙管中显出的颜色浅于甲管,应取样按第二法重新检查。

(3)标准铅溶液的配制:称取硝酸铅 0.159 9g,置 1 000ml 量瓶中,加硝酸 5ml 与水 50ml 溶解后,用水稀释至刻度,摇匀,作为配制贮备液。加入硝酸防止铅盐水解。临用前,精密量取贮备液 10ml,置 100ml 量瓶中,加水稀释至刻度,摇匀,即得(每 1ml 相当于 10μg 的 Pb)。本液仅供当日使用。配制与贮存用的玻璃容器均不得含铅。

(4)注意事项

1)本法以 25ml 溶液中含 10~20μg 的 Pb,即相当于标准铅溶液 1~2ml 时,加硫代乙酰胺试液后所显的黄褐色最适合于目视法观察,硫代乙酰胺试液与重金属反应的最佳 pH 值是 3.5,最佳显色时间为 2min。

2)若供试品溶液带颜色,可在甲管中滴加少量的稀焦糖溶液或其他无干扰的有色溶液,使之与乙管、丙管一致。但仍不能使颜色一致时,应取样按第二法重新检查。

稀焦糖溶液的制备:取蔗糖或葡萄糖约 5g,置瓷蒸发皿或瓷坩埚中,在玻璃棒不断搅拌下,加热至呈棕色糊状,放冷,用水溶解成约 25ml,滤过,贮于滴瓶中备用。

3）供试品中若含微量高铁盐,在弱酸性溶液中会氧化硫化氢而析出硫,产生浑浊,影响比色,可先加维生素 C 0.5~1.0g,将高铁离子还原为亚铁离子,再照上述方法检查。

4）配制供试品溶液时,如使用的盐酸超过 1ml,氨试液超过 2ml,或加入其他试剂进行处理者,除另有规定外,甲管溶液应取同样同量的试剂置瓷皿中蒸干后,加醋酸盐缓冲液（pH 3.5）2ml 与水 15ml,微热溶解后,移置纳氏比色管中,加标准铅溶液一定量,再用水或各品种项下规定的溶剂稀释成 25ml。

2. 第二法 本法行业内亦称之为"炽灼后的硫代乙酰胺法",适用于含大量有机体药物以及难溶于水、稀酸和乙醇的有机药物中重金属的检查。

（1）原理:中药中的重金属多与有机体结合存在,通常需要先进行炽灼破坏,使有机体消化分解、重金属游离后,再照第一法检查。

（2）检查方法:取该品种炽灼残渣项下遗留的残渣;或取各品种项下规定量的供试品,按炽灼残渣检查法（通则 0841）进行炽灼处理,得遗留的残渣;若供试品为溶液,则取各品种项下规定量的溶液,蒸发至干,再按上述方法处理后取遗留的残渣;加硝酸 0.5ml,蒸干,至氧化氮蒸气除尽后（或取供试品一定量,缓缓炽灼至完全炭化,放冷,加硫酸 0.5~1ml,使恰湿润,用低温加热至硫酸除尽后,加硝酸 0.5ml,蒸干,至氧化氮蒸气除尽后,放冷,在 500~600℃炽灼使完全灰化）,放冷,加盐酸 2ml,置水浴上蒸干后加水 15ml,滴加氨试液至对酚酞指示液显微粉红色,再加醋酸盐缓冲液（pH 3.5）2ml,微热溶解后,移置纳氏比色管中,加水稀释成 25ml 作为乙管;另取配制供试品溶液的试剂,置瓷皿中蒸干后,加醋酸盐缓冲液（pH 3.5）2ml 与水 15ml,微热溶解后,移置纳氏比色管中,加标准铅溶液一定量,再用水稀释成 25ml,作为甲管;再在甲、乙两管中分别加硫代乙酰胺试液各 2ml,摇匀,放置 2min,同置白纸上,自上向下透视,乙管中显出的颜色与甲管比较,不得更深。

（3）注意事项

1）本法的炽灼温度须控制在 500~600℃,温度太低,灰化不完全,温度过高,重金属挥发有损失。

2）为使有机物破坏完全,炽灼残渣中须加硝酸加热处理,此时必须将硝酸蒸干,除尽亚硝酸,否则亚硝酸会氧化硫代乙酰胺水解生成的硫化氢,析出硫,影响观察。

3. 第三法 本法行业内亦称之为"硫化钠法",适用于供试品能溶于碱而不溶于稀酸或在稀酸中生成沉淀的药物中重金属的检查。

（1）原理:在碱性条件下,硫化钠与重金属离子作用生成不溶性硫化物混悬液,与一定量标准铅溶液经同法处理后所呈颜色比较,判定供试品中重金属是否符合限量规定。

$$Pb^{2+}+S^{2-}\longrightarrow PbS\downarrow$$

（2）检查方法:取供试品适量,加氢氧化钠试液 5ml 与水 20ml 溶解后,置纳氏比色管中,加硫化钠试液 5 滴,摇匀,与一定量的标准铅溶液同样处理后的颜色比较,不得更深。

（3）注意事项:硫化钠对玻璃有腐蚀作用,久置会产生絮状物,应临用时配制。

（二）砷盐检查法

ChP 收载两种砷盐检查方法,即古蔡氏法（Gutzeit）和二乙基二硫代氨基甲酸银法（Ag-DDC 法）。

1. 第一法（古蔡氏法）

（1）原理

利用金属锌和酸作用,产生新生态的氢,与供试品中微量砷盐反应,生成挥发性砷化氢,砷化氢再与溴化汞试纸作用生成黄色至棕色砷斑。与标准砷溶液在同一条件下所形成的砷

ER-6-7

重金属检查法 视频

斑进行比较,判定供试品中砷盐是否符合限量规定。

$$As^{3+}+3Zn+3H^+\rightarrow 3Zn^{2+}+AsH_3\uparrow$$
$$AsO_3^{3-}+3Zn+9H^+\rightarrow 3Zn^{2+}+3H_2O+AsH_3\uparrow$$
$$AsH_3+3HgBr_2\rightarrow 3HBr+As(HgBr)_3 \quad (黄色)$$
$$AsH_3+2As(HgBr)_3\rightarrow 3AsH(HgBr)_2 \quad (棕色)$$
$$AsH_3+As(HgBr)_3\rightarrow 3HBr+As_2Hg_3 \quad (棕黑色)$$

五价砷在酸性溶液中能被金属锌还原为砷化氢,但生成砷化氢的速度较三价砷慢,故在反应液中加入碘化钾及酸性氯化亚锡将五价砷还原为三价砷,碘化钾被氧化生成的碘又可被氯化亚锡还原为碘离子,维持反应过程中碘化钾还原剂的存在。

$$AsO_4^{3-}+2I^-+2H^+\rightarrow AsO_3^{3-}+I_2+H_2O$$
$$AsO_4^{3-}+Sn^{2+}+2H^+\rightarrow AsO_3^{3-}+Sn^{4+}+H_2O$$
$$I_2+Sn^{2+}\rightarrow 2I^-+Sn^{4+}$$

溶液中的碘离子还能与反应中产生的锌离子形成络合物,使生成砷化氢的反应不断进行。

$$4I^-+Zn^{2+}\rightarrow [ZnI_4]^{2-}$$

氯化亚锡与碘化钾存在,可抑制锑化氢的生成,因锑化氢也能与溴化汞试纸作用生成锑斑,在试验条件下100μg锑的存在不会干扰测定。氯化亚锡又可与锌作用,在锌粒表面形成锌锡齐(锌锡的合金),起去极化作用,使锌粒与盐酸作用缓和,从而使氢气均匀而连续地发生,有利于砷斑的形成,增加反应的灵敏度和准确度。

$$Sn^{2+}+Zn\rightarrow Sn+Zn^{2+}$$

(2)测定方法

1)仪器装置:如图6-5所示。A为100ml标准磨口锥形瓶;B为中空的标准磨口塞,上连导气管C(外径8.0mm,内径6.0mm),全长约180mm;D为具孔的有机玻璃旋塞,其上部为圆形平面,中央有一圆孔,孔径与导气管C的内径一致,其下部孔径与导气管C的外径相适应,将导气管C的顶端套入旋塞下部孔内,并使管壁与旋塞的圆孔相吻合,黏合固定;E为中央具有圆孔(孔径6.0mm)的,与D紧密吻合。

测试时,于导气管C中装入醋酸铅棉花60mg(装管高度为60~80mm);再于旋塞D的顶端平面上放一片溴化汞试纸(试纸大小以能覆盖孔径而不露出平面外为宜),盖上旋塞盖E并旋紧,即得。

2)标准砷斑的制备:精密量取标准砷溶液2ml,置A瓶中,加盐酸5ml与水21ml,再加碘化钾试液5ml与酸性氯化亚锡试液5滴,在室温放置10min后,加锌粒2g,立即将照上法装妥的导气管C密塞于A瓶上,并将A瓶置25~40℃水浴中反应45min,取出溴化汞试纸,即得。

若供试品需经有机破坏后再行检砷,则应取标准砷溶液代替供试品,照该品种项下规定的方法同法处理后,依法制

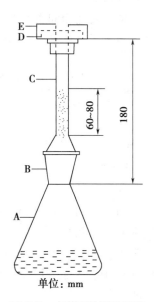

图6-5 古蔡氏法测砷装置
A.标准磨口锥形瓶;B.中空的标准磨口塞;C.导气管;D.具孔的有机玻璃旋塞;E.有机玻璃旋塞盖。

单位:mm

备标准砷斑。

3）检查法：取按各品种项下规定方法制成的供试品溶液，置 A 瓶中，照标准砷斑的制备，自"再加碘化钾试液 5ml"起，依法操作。将生成的砷斑与标准砷斑比较，不得更深。

（3）注意事项

1）用三氧化二砷配制成标准砷贮备液，临用前取贮备液配制成标准溶液（每 1ml 相当于 1μg 的 As）。标准砷贮备液一般不宜超过一年，标准砷溶液配制好后，最好当天使用。

2）本法反应灵敏度为 1μg（以 As 计算），以 2～10μg As 所形成的砷斑易于观察。ChP 规定用 2μg 的 As（即取标准砷溶液 2ml）。

3）反应条件：反应溶液的酸度相当于 2mol/L 的盐酸溶液，锌粒加入量为 2g，KI 的浓度为 2.5%，$SnCl_2$ 浓度为 0.3%。酸性氯化亚锡试液以新鲜配制较好，放置时间不宜过长，否则不能把反应中生成的碘还原，影响砷斑的色调，以加入 1～2 滴碘试液后，色褪方可使用。一般，碘化钾试液贮存不得超过 10 日，酸性氯化亚锡不得超过 3 个月。

4）醋酸铅棉花系用脱脂棉 1.0g 浸入醋酸铅试液与水等量混合液 12ml 中，浸湿透后挤压，使之疏松，并于 100℃ 以下干燥后，贮于玻璃塞瓶中备用。其作用是吸收除去 H_2S，因供试品和锌粒中可能含有少量硫化物，在酸性溶液中产生的 H_2S 气体会干扰检查。溴化汞试纸应保持干燥、避光，并新鲜制备。

5）供试品中若含有少量硫化物、亚硫酸盐、硫代硫酸盐、磷、锑化物等可与氢作用产生相应气体，使溴化汞试纸变色，干扰测定，应在反应前加硝酸处理，过量的硝酸及所产生的含氮氧化物须蒸干、除尽，否则其将氧化新生态的氢，影响测定。

2. 第二法（二乙基二硫代氨基甲酸银法） 本法简称 Ag-DDC 法，也可用于微量砷盐的含量测定。

（1）原理

金属锌与酸作用，产生新生态的氢与供试品中的微量亚砷酸盐反应，生成具有挥发性的砷化氢，被二乙基二硫代氨基甲酸银溶液吸收，使其中的银还原成红色的胶态银。与一定量的标准砷溶液在相同条件下生成的红色比较，或在 510nm 波长处测定吸光度，判定供试品中砷盐的限量或含量是否符合规定。反应式如下：

$$AsH_3 + 6 \; \underset{H_5C_2}{\overset{H_5C_2}{N}}\!-\!C\!\underset{S}{\overset{S}{\diagdown}}\!Ag \;\rightleftharpoons\; 6Ag + As\left[\underset{H_5C_2}{\overset{H_5C_2}{N}}\!-\!C\!\underset{S}{\overset{S}{\diagdown}}\right]_3 + 3 \; \underset{H_5C_2}{\overset{H_5C_2}{N}}\!-\!C\!\underset{SH}{\overset{S}{\diagdown}}$$

二乙基二硫代氨基甲酸银 （简称 Ag-DDC）

二乙基二硫代氨基甲酸 （简称 HDDC）

（2）测定方法

1）仪器装置如图 6-6 所示。A 为 100ml 标准磨口锥形瓶；B 为中空的标准磨口塞，上连导气管 C（一端的外径为 8mm，内径为 6mm；另一端长 180mm，外径 4mm，内径 1.6mm，尖端内径为 1mm）。D 为平底玻璃管（长 180mm，内径 10mm，于 5.0ml 处有一刻度）。测试时，于导气管 C 中装入醋酸铅棉花 60mg（装管高度约为 80mm）；并于 D 管中精密加入 Ag-DDC 试液 5ml。

2）标准砷对照液的制备：精密量取标准砷溶液 2ml，置 A 瓶中，加盐酸 5ml 与水 21ml，再加碘化钾试液 5ml 与酸性氯化亚锡试液 5 滴，在室温放置 10min 后，加锌粒 2g，立即将导气管 C 与 A 瓶密塞，使生成的砷化氢气体导入 D 管中，并将 A 瓶置 25～40℃ 水浴中反应 45min，取出 D 管，添加三氯甲烷至刻度，混匀，即得。

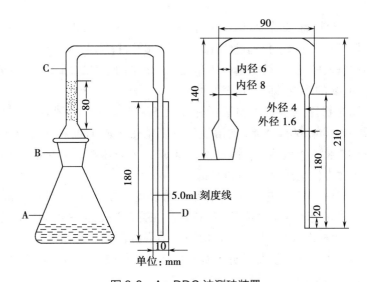

图 6-6 Ag-DDC 法测砷装置
A. 标准磨口锥形瓶;B. 中空的标准磨口塞;C. 导气管;D. 平底玻璃管。

若供试品需经有机破坏后再行检砷,则应取标准砷溶液代替供试品,照各品种项下规定的方法同法处理后,依法制备标准砷对照液。

3)检查法:取各品种项下规定方法制成的供试品溶液,置 A 瓶中,照标准砷对照液的制备,自"再加碘化钾试液 5ml"起,依法操作。将所得溶液与标准砷对照液同置白色背景上,从 D 管上方向下观察、比较,所得溶液的颜色不得比标准砷对照液更深。必要时,可将所得溶液转移至 1cm 吸收池中,用分光光度计在 510nm 波长处以 Ag-DDC 试液作空白,测定吸光度,与标准砷对照液按同法测得的吸光度比较,即得。

(3)注意事项

1)本法灵敏度为 0.5μg As/30ml。本法优点可避免目视误差,灵敏度较高,在 1~10μg As/40ml 范围内线性关系良好,显色在 2h 内稳定,重现性好。

2)锑化氢与 Ag-DDC 的反应灵敏度较低,故在反应液中加入 40% 氯化亚锡溶液 3ml、15% 碘化钾溶液 5ml 时,500μg 的锑不干扰测定。

3)本法以 25~40℃ 水浴中反应 45min 为宜。在此温度下,反应过程中有部分三氯甲烷挥发损失,比色前应添加三氯甲烷至 5.0ml,摇匀后再进行测定。

4)所用仪器和试液等照本法检查,均不应生成砷斑,或至多生成仅可辨认的斑痕。

5)制备标准砷斑或标准砷对照液,应与供试品检查同时进行。

6)本法所用锌粒应无砷,以能通过一号筛的细粒为宜,如使用的锌粒较大时,用量应酌情增加,反应时间亦应延长为 1h。

7)醋酸铅棉花系取脱脂棉 1.0g,浸入醋酸铅试液与水的等容混合液 12ml 中,湿透后,挤压除去过多的溶液,并使之疏松,在 100℃ 以下干燥后,贮于玻璃塞瓶中备用。

(三)铅、镉、砷、汞、铜定量测定法

中药中可能存在的重金属和有害元素,以铅、镉、砷、汞、铜为代表。铅、镉、砷、汞为公认的毒性元素,为世界各国所严格控制;铜本身为人体必需元素,但其过量亦有害,考虑到我国广泛采用铜制剂作为土壤消毒剂,故将铜亦暂列为监控指标。对以上 5 种元素的测定,ChP 收载了原子吸收分光光度法和电感耦合等离子体质谱法 2 种方法。

1. 原子吸收分光光度法

(1)铅的测定(石墨炉法)

1）测定参考条件：波长为283.3nm，干燥温度为100~120℃，持续20s，灰化温度为400~750℃，持续20~25s，原子化温度为1700~2100℃，持续4~5s。

2）铅标准贮备液的制备：精密量取铅单元素标准溶液适量，用2%硝酸溶液稀释，制成每1ml含铅(Pb)1μg的溶液，即得(0~5℃贮存)。

3）标准曲线的制备：分别精密量取铅标准贮备液适量，用2%硝酸溶液制成每1ml分别含铅0ng、5ng、20ng、40ng、60ng、80ng的溶液。分别精密量取1ml，精密加含1%磷酸二氢铵和0.2%硝酸镁的溶液0.5ml，混匀，精密吸取20μl注入石墨炉原子化器，测定吸光度，以吸光度为纵坐标，浓度为横坐标，绘制标准曲线。

4）供试品溶液的制备：对中药中痕量有害元素残留分析时，一般均须将供试样品中的有机物消解破坏，并完全转溶于水或稀酸，同时使在样品中以各种不同的形态、价态存在的元素转化为同一种无机态，以确保对其总量测定结果的准确。理想的消解方式应能对有机体进行充分的破坏，而待测元素没有明显损失，操作简便、快速、高效、安全、无污染。ChP收载有微波消解、湿法消化和干法消化3种方法。

微波消解法(A法)：取供试品粗粉0.5g，精密称定，置聚四氟乙烯消解罐内，加硝酸3~5ml，混匀，浸泡过夜，盖好内盖，旋紧外套，置适宜的微波消解炉内，进行消解(按仪器规定的消解程序操作)。消解完全后，取消解内罐置电热板上缓缓加热至红棕色蒸气挥尽，并继续缓缓浓缩至2~3ml，放冷，用水转入25ml量瓶中，并稀释至刻度，摇匀，即得。同法同时制备试剂空白溶液。

湿法消化(B法)：取供试品粗粉1g，精密称定，置凯氏烧瓶中，加硝酸-高氯酸(4:1)混合溶液5~10ml，混匀，瓶口加一小漏斗，浸泡过夜。置电热板上加热消解，保持微沸，若变棕黑色，再加硝酸-高氯酸(4:1)混合溶液适量，持续加热至溶液澄明后升高温度，继续加热至冒浓烟，直至白烟散尽，消解液呈无色透明或略带黄色，放冷，转入50ml量瓶中，用2%硝酸溶液洗涤容器，洗液合并于量瓶中，并稀释至刻度，摇匀，即得。同法同时制备试剂空白溶液。

干法消化(C法)：取供试品粗粉0.5g，精密称定，置瓷坩埚中，于电热板上先低温炭化至无烟，移入高温炉中，于500℃灰化5~6h(若个别灰化不完全，加硝酸适量，于电热板上低温加热，反复多次直至灰化完全)，取出冷却，加10%硝酸溶液5ml使溶解，转入25ml量瓶中，用水洗涤容器，洗液合并于量瓶中，并稀释至刻度，摇匀，即得。同法同时制备试剂空白溶液。

5）测定方法：精密量取空白溶液与供试品溶液各1ml，精密加含1%磷酸二氢铵和0.2%硝酸镁的溶液0.5ml，混匀，精密吸取10~20μl，照标准曲线的制备项下方法测定吸光度，从标准曲线上读出供试品溶液中铅(Pb)的含量，计算，即得。

（2）镉的测定(石墨炉法)

1）测定参考条件：波长为228.8nm，干燥温度为100~120℃，持续20s，灰化温度为300~500℃，持续20~25s，原子化温度为1500~1900℃，持续4~5s。

2）镉标准贮备液的制备：精密量取镉单元素标准溶液适量，用2%硝酸溶液稀释，制成每1ml含镉(Cd)1μg的溶液，即得(0~5℃贮存)。

3）标准曲线的制备：分别精密量取镉标准贮备液适量，用2%硝酸溶液制成每1ml分别含镉0ng、0.8ng、2.0ng、4.0ng、6.0ng、8.0ng的溶液。分别精密吸取10μl注入石墨炉原子化器，测定吸光度，以吸光度为纵坐标，浓度为横坐标，绘制标准曲线。

4）供试品溶液的制备：同铅测定项下供试品溶液的制备。

5）测定方法：精密吸取空白溶液与供试品溶液各10~20μl，照标准曲线的制备项下方法测定吸光度(若供试品有干扰,可分别精密量取标准溶液、空白溶液和供试品溶液各 1ml,精密加含 1%磷酸二氢铵和 0.2%硝酸镁的溶液 0.5ml,混匀,依法测定),从标准曲线上读出供试品溶液中镉(Cd)的含量,计算,即得。

(3)砷的测定(氢化物法)

1)测定条件:采用适宜的氢化物发生装置,以含 1%硼氢化钠和 0.3%氢氧化钠溶液(临用前配制)作为还原剂,盐酸溶液(1→100)为载液,氮气为载气,检测波长为 193.7nm。

2)砷标准贮备液的制备:精密量取砷单元素标准溶液适量,用 2%硝酸溶液稀释,制成每 1ml 含砷(As)1μg 的溶液,即得(0~5℃贮存)。

3)标准曲线的制备:分别精密量取砷标准贮备液适量,用 2%硝酸溶液稀释制成每 1ml 分别含砷 0ng、5ng、10ng、20ng、30ng、40ng 的溶液。分别精密量取 10ml,置 25ml 量瓶中,加 25%碘化钾溶液(临用前配制)1ml,摇匀,加 10%抗坏血酸溶液(临用前配制)1ml,摇匀,用盐酸溶液(20→100)稀释至刻度,摇匀,密塞,置 80℃水浴中加热 3min,取出,放冷。取适量,吸入氢化物发生装置,测定吸收值,以峰面积(或吸光度)为纵坐标,浓度为横坐标,绘制标准曲线。

4)供试品溶液的制备:同铅测定项下供试品溶液的制备中的 A 法或 B 法制备。

5)测定方法:精密吸取空白溶液与供试品溶液各 10ml,照标准曲线的制备项下,自"加 25%碘化钾溶液(临用前配制)1ml"起,依法测定。从标准曲线上读出供试品溶液中砷(As)的含量,计算,即得。

(4)汞的测定(冷蒸气吸收法)

1)测定条件:采用适宜的氢化物发生装置,以含 0.5%硼氢化钠和 0.1%氢氧化钠溶液(临用前配制)作为还原剂,盐酸溶液(1→100)为载液,氮气为载气,检测波长为 253.6nm。

2)汞标准贮备液的制备:精密量取汞单元素标准溶液适量,用 2%硝酸溶液稀释,制成每 1ml 含汞(Hg)1μg 的溶液,即得(0~5℃贮存)。

3)标准曲线的制备:分别精密量取汞标准贮备液 0ml、0.1ml、0.3ml、0.5ml、0.7ml、0.9ml,置 50ml 量瓶中,加 20%硫酸溶液 10ml、5%高锰酸钾溶液 0.5ml,摇匀,滴加 5%盐酸羟胺溶液至紫红色恰消失,用水稀释至刻度,摇匀。取适量,吸入氢化物发生装置,测定吸收值,以峰面积(或吸光度)为纵坐标,浓度为横坐标,绘制标准曲线。

4)供试品溶液的制备

微波消解法(A 法):取供试品粗粉 0.5g,精密称定,置聚四氟乙烯消解罐内,加硝酸 3~5ml,混匀,浸泡过夜,盖好内盖,旋紧外套,置适宜的微波消解炉内进行消解(按仪器规定的消解程序操作)。消解完全后,取消解内罐置电热板上,于 120℃缓缓加热至红棕色蒸气挥尽,并继续浓缩至 2~3ml,放冷,加 20%硫酸溶液 2ml、5%高锰酸钾溶液 0.5ml,摇匀,滴加 5%盐酸羟胺溶液至紫红色恰消失,转入 10ml 量瓶中,用水洗涤容器,洗液合并于量瓶中,并稀释至刻度,摇匀,必要时离心,取上清液,即得。同法同时制备试剂空白溶液。

湿法消化(B 法):取供试品粗粉 1g,精密称定,置凯氏烧瓶中,加硝酸-高氯酸(4∶1)混合溶液 5~10ml,混匀,瓶口加一小漏斗,浸泡过夜,置电热板上,于 120~140℃加热消解 4~8h(必要时延长消解时间,至消解完全),放冷,加 20%硫酸溶液 5ml、5%高锰酸钾溶液 0.5ml,摇匀,滴加 5%盐酸羟胺溶液至紫红色恰消失,转入 25ml 量瓶中,用水洗涤容器,洗液合并于量瓶中,并稀释至刻度,摇匀,必要时离心,取上清液,即得。同法同时制备试剂空白溶液。

5)测定方法:精密吸取空白溶液与供试品溶液适量,照标准曲线制备项下的方法测定。从标准曲线上读出供试品溶液中 Hg 的含量,计算,即得。

(5)铜的测定(火焰法)

1）测定条件:检测波长为 324.7nm,采用空气-乙炔火焰,必要时进行背景校正。

2）铜标准贮备液的制备:精密量取铜单元素标准溶液适量,用 2% 硝酸溶液稀释,制成每 1ml 含铜(Cu)10μg 的溶液,即得(0~5℃贮存)。

3）标准曲线的制备:分别精密量取铜标准贮备液适量,用 2% 硝酸溶液制成每 1ml 分别含铜 0μg、0.05μg、0.2μg、0.4μg、0.6μg、0.8μg 的溶液。依次喷入火焰,测定吸光度,以吸光度为纵坐标,浓度为横坐标,绘制标准曲线。

4）供试品溶液的制备:同铅测定项下供试品溶液的制备。

5）测定方法:精密吸取空白溶液与供试品溶液适量,照标准曲线的制备项下的方法测定。从标准曲线上读出供试品溶液中 Cu 的含量,计算,即得。

2. 电感耦合等离子体质谱法

（1）标准品贮备溶液的制备:分别精密量取铅、砷、镉、汞、铜单元素标准溶液适量,用 10% 醋酸溶液稀释制成每 1ml 分别含铅、砷、镉、汞、铜为 1μg、0.5μg、1μg、1μg、10μg 的溶液,即得。

（2）标准品溶液的制备:精密量取铅、砷、镉、铜标准品贮备液适量,用 10% 硝酸溶液稀释制成每 1ml 含铅、砷 0ng、1ng、5ng、10ng、20ng,含镉 0ng、0.5ng、2.5ng、5ng、10ng,含铜 0ng、50ng、100ng、200ng、500ng 的系列浓度混合溶液。另精密量取汞标准品贮备液适量,用 10% 硝酸溶液稀释制成每 1ml 分别含汞 0ng、0.2ng、0.5ng、1ng、2ng、5ng 的溶液,本液应临用配制。

（3）内标溶液的制备:精密量取锗、铟、铋单元素标准溶液适量,用水稀释制成每 1ml 含 1μg 的混合溶液,即得。

（4）供试品溶液的制备:取供试品于 60℃ 干燥 2h,粉碎成粗粉,取约 0.5g,精密称定,置耐压耐高温微波消解罐中,加硝酸 5~10ml(如果反应剧烈,放置至反应停止)。密闭并按各微波消解仪的相应要求及一定的消解程序进行消解。消解完全后,冷却消解液低于 60℃,取出消解罐,放冷,将消解液转入 50ml 量瓶中,用少量水洗涤消解罐 3 次,洗液合并于量瓶中,加入金单元素标准溶液(1μg/ml)200μl,用水稀释至刻度,摇匀,即得(如有少量沉淀,必要时可离心分取上清液)。

（5）空白溶液的制备:除不加金单元素标准溶液外,余同法制备试剂空白溶液。

（6）测定方法:测定时选取的同位素为 ^{63}Cu、^{75}As、^{114}Cd、^{202}Hg 和 ^{208}Pb,其中 ^{63}Cu、^{75}As 以 ^{72}Ge 作为内标,^{114}Cd 以 ^{115}In 作为内标,^{202}Hg、^{208}Pb 以 ^{209}Bi 作为内标,并根据不同仪器的要求选用适宜校正方程对测定的元素进行校正。

测定时,应注意仪器的内标进样管在仪器分析工作过程中始终插入内标溶液中,再依次将仪器的样品管插入各个浓度的标准品溶液中进行测定(浓度依次递增),以测量值(3 次读数的平均值)为纵坐标,浓度为横坐标,绘制标准曲线。将仪器的样品管插入供试品溶液中,测定,取 3 次读数的平均值。从标准曲线上计算得相应的浓度,扣除相应的空白溶液的浓度,计算各元素的含量。

在同样的分析条件下进行空白试验,并根据仪器要求扣除空白干扰。

例如 ChP 采用上述方法分别对甘草、金银花、白芍、西洋参等常用中药材中的五种元素进行控制,并且规定铅不得过 5mg/kg,镉不得过 1mg/kg,砷不得过 2mg/kg,汞不得过 0.2mg/kg,铜不得过 20mg/kg。

此外,中药在种植、生产、加工等过程中可能会引入铝、铬、铁、钡等金属元素,其含量过高时也会带来潜在危害,须测定除矿物药或含矿物药的制剂以外的中药中铝、铬、铁、钡元素,并可与铅、镉、砷、汞、铜测定法联合应用。测定方法首选多元素同时测定的电感耦合等离子体质谱法。

（四）汞和砷元素形态及其价态的测定

由于元素存在的形态不同,其物理、化学性质与生物活性也不同,如不同形态的砷,其毒性大小也不同,故 ChP 采用高效液相色谱-电感耦合等离子质谱法测定中药中汞或砷元素形态及其价态。

由于元素形态及其价态分析的前处理方法与样品密切相关,供试品溶液的制备方法如有特殊要求应在品种项下进行规定。

1. 汞元素形态及其价态测定法

（1）色谱、质谱条件与系统适用性试验:以十八烷基硅烷键合硅胶为填充剂(150mm×4.6mm,5μm);以甲醇-0.01mol/L 乙酸铵溶液(含 0.12% L-半胱氨酸,氨水调节 pH 值至7.5)(8:92)为流动相;流速为 1.0ml/min。以具同轴雾化器和碰撞反应池的电感耦合等离子体质谱进行检测;测定时选取的同位素为 ^{202}Hg,根据干扰情况选择正常模式或碰撞池反应模式。3 种不同形态汞及不同价态汞的分离度应大于 1.5。如图 6-7。

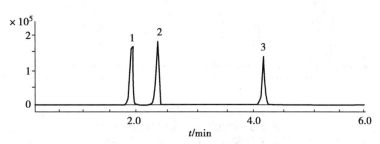

图 6-7 汞元素形态及价态测定图谱
1. 氯化汞(二价态);2. 甲基汞;3. 乙基汞。

（2）对照品贮备溶液的制备:分别取氯化汞、甲基汞、乙基汞对照品适量,精密称定,再精密吸取汞元素标准溶液(1mg/ml,介质类型为硝酸)适量,加 8% 甲醇制成每 1ml 各含100ng(均以汞计)的溶液,即得。

（3）标准曲线溶液的制备:精密吸取对照品贮备溶液适量,加 8% 甲醇分别制成每 1ml各含 0.5ng、1ng、5ng、10ng、20ng(均以汞计)系列浓度的溶液,即得。

（4）供试品溶液的制备:①矿物药及其制剂:除另有规定外,取相当于含汞量 20~30mg的供试品粉末(过四号筛),精密称定,精密加入人工胃液或人工肠液适量,置 37℃ 水浴中超声处理适当时间,摇匀,取适量,静置 20~36h,吸取中层溶液适量,用微孔滤膜(10μm)滤过,精密量取续滤液适量,用 0.125mol/L 盐酸溶液稀释至一定体积,摇匀,即得。同法制备空白溶液。②动、植物类中药(除甲类、毛发类):除另有规定外,取供试品粉末(过三号筛)0.2~0.5g,精密称定,加 0.1mol/L 硝酸银溶液 200~600μl,精密加入硝酸人工胃液适量,置 37~45℃ 水浴中加热 20~24h,取出,摇匀,放置 2h,取上清液,用一次性双层滤膜(10μm+3μm)滤过,取续滤液,即得。同法制备空白溶液。

（5）测定方法:分别吸取系列标准曲线溶液和供试品溶液各 20~100μl,注入液相色谱仪,测定。以系列标准曲线溶液中不同形态汞或不同价态汞的峰面积为纵坐标,浓度为横坐标,绘制标准曲线,计算供试品溶液中不同形态或不同价态汞的含量,即得。

2. 砷元素形态及其价态测定法

（1）色谱、质谱条件与系统适用性试验:以聚苯乙烯-二乙烯基苯共聚物载体键合三甲基铵阴离子交换材料或相当的材料为填充剂(250mm×4.1mm,10μm);以 0.025mol/L 磷酸二氢铵溶液(氨水调节 pH 值至8.0)为流动相 A,以水为流动相 B,按表 6-5 进行梯度洗脱;流速为

1.0ml/min。以具同轴雾化器和碰撞反应池的电感耦合等离子体质谱进行检测;测定时选取的同位素为^{75}As,选择碰撞池反应模式或根据不同仪器的要求选用适宜校正方程进行校正。

表6-5 梯度洗脱流动相配比

时间/min	流动相 A/%	流动相 B/%
0～15	0 → 100	100 → 0
15～20	100 → 0	0 → 100
20～25	0	100

6种不同形态砷的分离度应符合要求,砷胆碱、砷甜菜碱和亚砷酸的分离度应不小于1.0。见图6-8。

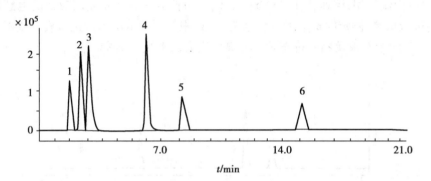

图6-8 砷元素形态及价态测定图谱

1. 砷胆碱;2. 砷甜菜碱;3. 亚砷酸(三价砷);4. 二甲基砷;5. 一甲基砷;6. 砷酸(五价砷)。

(2) 对照品贮备溶液的制备:分别取亚砷酸、砷酸、一甲基砷、二甲基砷、砷胆碱、砷甜菜碱对照品适量,精密称定,加水制成每1ml各含2.0μg(均以砷计)的对照品溶液,即得。

(3) 标准曲线溶液的制备:精密吸取对照品贮备溶液适量,加0.02mol/L乙二胺四乙酸二钠溶液制成每1ml各含1ng、5ng、20ng、50ng、100ng、200ng、500ng(均以砷计)系列浓度的溶液,摇匀,即得。

(4) 供试品溶液的制备:①矿物药及其制剂:除另有规定外,取相当于含砷量20～30mg的供试品粉末(过四号筛),精密称定,精密加入人工肠液适量,置37℃水浴中超声处理适当时间,摇匀,取适量,静置20～36h,吸取中层溶液适量,用微孔滤膜(10μm)滤过,精密量取续滤液适量,用0.02mol/L乙二胺四乙酸二钠溶液稀释至一定体积,摇匀,即得。同法制备空白溶液。②动、植物类中药(除甲类、毛发类):除另有规定外,取供试品粉末(过三号筛)0.2～0.5g,精密称定,加0.1mol/L硝酸银溶液200～600μl,精密加入硝酸置人工胃液适量,置37～45℃水浴中加热20～24h,取出,摇匀,放置2h,取上清液,用一次性双层滤膜(10μm+3μm)滤过,取续滤液,即得。同法制备空白溶液。

(5) 测定方法:分别吸取系列标准曲线溶液与供试品溶液各20～100μl,注入液相色谱仪,测定。以系列标准曲线溶液中不同形态砷或不同价态砷的峰面积为纵坐标,浓度为横坐标,绘制标准曲线,计算供试品溶液中不同形态砷或不同价态砷的含量,即得。

3. 注意事项及讨论

(1) 所用玻璃仪器使用前均须以20%硝酸溶液(V/V)浸泡24h或其他适宜方法进行处理,避免干扰。

(2) 本法系汞和砷元素形态及价态的通用性测定方法,在满足系统适用性的条件下,并非每次测定均需配制 3 种汞或 6 种砷的形态及价态系列标准曲线溶液,可根据实际情况仅配制需要分析的汞或砷形态及价态的系列标准曲线溶液。

(3) 进行汞元素形态及价态分析时,为防止色谱柱中暴露的未完全封端硅羟基对 Hg^{2+} 的影响,建议采用封端覆盖率较高的色谱柱,且必要时,在一定进样间隔,以采用阀切换技术以高比例有机相冲洗色谱柱后再继续分析。

(4) 硝酸人工胃液:取 32.8ml 稀硝酸,加水约 800ml 与人工胃蛋白酶 10g,摇匀后,加水稀释成 1 000ml,即得。

(5) 因中药成分复杂且砷、汞含量差异较大,故本法中称样量仅供参考。矿物药及其制剂的取样量一般应折算至含砷量或含汞量 20~30mg;动、植物类中药(除甲类、毛发类)的取样量应根据样品中砷或汞的含量来确定适宜的量,一般为 0.2~0.5g。

(6) 本法中供试品溶液制备方法为通用性方法,也可在试验中根据样品基质的不同而进行参数的适当调整,同时进行必要的方法验证。

(7) 供试品中汞、砷形态或价态的限量应符合各品种项下的规定。

(五) 农药残留量测定法

农药残留是施用农药后残存于生物体、农副产品和环境中的微量农药原体、有毒代谢物、降解物和杂质的总称。中药中的农药残留可能是环境、药材种植过程中农药的过量使用或非法使用禁用品等。药材中农药残留问题严重地影响了中药的质量。

1. 农药分类 常用的农药有 300 余种,按其化学结构可分为:①有机氯类:六六六(BHC)、滴滴涕(DDT)、五氯硝基苯(PCNB)、氯丹、艾氏剂等;②有机磷类:对硫磷、甲基对硫磷、乐果、甲胺磷、乌拉硫磷、敌敌畏等;③苯氧羧酸类除草剂:2,4-*D*-丁酯、甲草胺、乙草胺、丁草胺等;④氨基甲酸酯类:西维因(甲萘威);⑤二硫代氨基甲酸酯类:福美铁、代森锰、代森钠、福美双、代森锌;⑥无机农药类:磷化铝、砷酸钙、砷酸铅;⑦植物性农药:烟叶和尼古丁,除虫菊花提取物和除虫菊酯(合成除虫菊酯)(氰菊酯、氰戊菊酯、溴氰菊酯),毒鱼藤根和鱼藤酮;⑧其他:溴螨酯、氯化苦、二溴乙烷、环氧乙烷、溴甲烷。其中有机氯、有机磷农药的毒性大,降解时间长,在禁用多年后仍能在土壤以及天然药物和动物脂肪中找到该类农药的残留。因此在未知接触农药时间长短的情况下,必须对中药及其制剂进行有机氯和有机磷的检查。

2. 检查方法 农药在中药中的残留量属于微量或痕量。测定宜选择具有高灵敏度和高选择性检测器的气相色谱法、高效液相色谱法等。

(1) 气相色谱法 常用弹性石英毛细管柱,采用非极性或中等极性的固定液;根据需要采用分流或不分流进样方式;柱温多采用程序升温的方法,温度范围为 40~300℃;检测器主要选择高灵敏度的采用三重四极杆质谱检测器(MSD);常使用高纯氮(含氮 99.99%)为载气。

(2) 高效液相色谱法 对于极性较强、挥发性较差及热不稳定的农药(如氨基甲酸酯类农药)可用高效液相色谱法进行测定。常用十八烷基键合硅胶或辛烷基键合硅胶作为填充剂,甲醇-水或乙腈-水作流动相,检测方法主要选择三重四极杆质谱检测。

ChP(通则 2341)收载 5 种方法。分别是有机氯类农药残留量测定法(GC 法)、有机磷类农药残留量测定法(GC 法)、拟除虫菊酯类农药残留量测定法(GC 法)、农药多残留量测定法及药材及饮片(植物类)中禁用农药多残留测定法。2025 年版 ChP(通则 2341)将删去前 3 种方法,拟修订为 4 种方法,分别为药材及饮片(植物类)中禁用农药多残留测定法、相关药材及饮片品种中农药多残留测定法、药材及饮片中二硫代氨基甲酸盐类农药残留量测定法及农药多残留量测定法(质谱法)。

笔记栏

3. 注意事项及讨论

（1）样品及提取物应避免曝光，防止光线引起农药降解。采样后须尽快进行分析，以免发生物理或化学变化。

（2）残留农药常用溶剂提取法提取，提取溶剂有石油醚、正己烷、乙酸乙酯、二氯甲烷、乙酸乙酯、丙酮、乙腈、甲醇或其混合溶剂，其中乙腈和丙酮应用最为广泛。常用的净化方法是液-液萃取后再进行柱色谱分离，也可以采用固相萃取（SPE）、固相微萃取（SPME）、微波辅助萃取（MASE）、吹扫捕集（purge-and-trap）等方法进行预处理。

4. 应用与示例

【示例6-19】 药材及饮片（植物类）中禁用农药多残留测定法。

（1）气相色谱-串联质谱法

色谱条件 用（50%苯基）-甲基聚硅氧烷为固定液的弹性石英毛细管柱（柱长为30m，柱内径为0.25mm，膜厚度为0.25μm）。进样口温度250℃，不分流进样。载气为高纯氦气（He）。进样口为恒压模式，柱前压力为146kPa。程序升温：初始温度60℃，保持1min，以30℃/min升至120℃，再以10℃/min的速率升温至160℃，再以2℃/min的速率升温至230℃，最后以15℃/min的速率升温至300℃，保持6min。

质谱条件 以三重四极杆串联质谱仪检测；离子源为电子轰击源（EI），离子源温度250℃。碰撞气为氮气或氩气。质谱传输接口温度250℃。为提高检测灵敏度，可根据保留时间分段监测各农药。

（2）高效液相色谱-串联质谱法

色谱条件 以十八烷基硅烷键合硅胶为填充剂（柱长10cm，内径为2.1mm，粒径为2.6μm）；以0.1%甲酸溶液（含5mmol/L甲酸铵）为流动相A，以乙腈-0.1%甲酸溶液（含5mmol/L甲酸铵）（95∶5）为流动相B，按下表6-6进行梯度洗脱；流速为0.3ml/min，柱温为40℃。

表6-6 流动相梯度

时间/min	流动相A/%	流动相B/%
0~1	70	30
1~12	70→0	30→100
12~14	0	100

质谱条件 以三重四极杆串联质谱仪检测；离子源为电喷雾（ESI）离子源，正离子扫描模式。为提高检测灵敏度，可根据保留时间分段监测各农药。

（3）对照溶液的制备

混合对照品溶液的制备：精密量取禁用农药混合对照品溶液（已标示各相关农药品种的浓度）1ml，置20ml量瓶中，用乙腈稀释至刻度，摇匀，即得。

气相色谱-串联质谱法分析用内标溶液的制备：取磷酸三苯酯对照品适量，精密称定，加乙腈溶解并制成每1ml含1.0mg的溶液，即得。精密量取适量，加乙腈制成每1ml含0.1μg的溶液。

空白基质溶液的制备：取空白基质样品，同供试品溶液的制备方法处理制成空白基质溶液。

基质混合对照溶液的制备：分别精密量取空白基质溶液1.0ml（6份），置氮吹仪上，40℃水浴浓缩至约0.6ml，分别精密加入混合对照品溶液10μl、20μl、50μl、100μl、150μl、200μl，加乙腈稀释至1ml，涡旋混匀，即得。

（4）供试品溶液的制备

直接提取法：取供试品粉末（过三号筛）5g，精密称定，加氯化钠1g，立刻摇散，再加入乙腈50ml，匀浆处理2min（转速不低于12 000r/min），离心（4 000r/min），分取上清液，沉淀再加乙腈50ml，匀浆处理1min，离心，合并两次提取的上清液，减压浓缩至约3~5ml，放冷，用乙腈稀释至10.0ml，摇匀，即得。

快速样品处理法：取供试品粉末（过三号筛）3g，精密称定，置50ml聚苯乙烯具塞离心管中，加入1%冰醋酸溶液15ml，涡旋使药粉充分浸润，放置30min，精密加入乙腈15ml，涡旋使混匀，置振荡器上剧烈振荡（500次/min）5min，加入无水硫酸镁与无水乙酸钠的混合粉末（4∶1）7.5g，立即摇散，再置振荡器上剧烈振荡（500次/min）3min，于冰浴中冷却10min，离心（4 000r/min）5min，取上清液9ml，置预先装有净化材料的分散固相萃取净化管[无水硫酸镁900mg，N-丙基乙二胺300mg，十八烷基硅烷键合硅胶300mg，硅胶300mg，石墨化碳黑90mg]中，涡旋使充分混匀，置振荡器上剧烈振荡（500次/min）5min使净化完全，离心（4 000r/min）5min，精密吸取上清液5ml，置氮吹仪上于40℃水浴中浓缩至约0.4ml，加乙腈稀释至1.0ml，涡旋混匀，滤过，取续滤液，即得。

固相萃取法：固相萃取净化方式包括以下三种。

方式一：量取直接提取法制备的供试品溶液3~5ml，置于装有分散型净化材料的净化管[无水硫酸镁1 200mg，N-丙基乙二胺300mg，十八烷基硅烷键合硅胶100mg]中，涡旋使充分混匀，再置震荡器上剧烈振荡（500次/min）5min使净化完全，离心，取上清液，即得。

方式二：量取直接提取法制备的供试品溶液3~5ml，通过亲水亲油平衡材料（HLB SPE）固相萃取柱（200mg，6ml）净化，收集全部净化液，混匀，即得。

方式三：量取直接提取法制备的供试品溶液2ml，加在装有石墨化碳黑氨基复合固相萃取小柱（500mg/500mg，6ml）[临用前用乙腈-甲苯混合溶液（3∶1）10ml预洗]，用乙腈-甲苯混合溶液（3∶1）20ml洗脱，收集洗脱液，减压浓缩至近干，用乙腈转移并稀释至2.0ml，混匀，即得。

（5）测定法

气相色谱-串联质谱法 分别精密吸取上述的基质混合对照溶液和供试品溶液各1ml，精密加入内标溶液0.3ml，混匀，滤过，取续滤液。分别精密吸取上述两种溶液各1μl，注入气相色谱串联质谱仪，按内标标准曲线法计算，即得。

高效液相色谱-串联质谱法 分别精密吸取上述的基质混合对照溶液和供试品溶液各1ml，精密加入水0.3ml，混匀，滤过，取续滤液。分别精密吸取上述两种溶液各1~5μl，注入液相色谱串联质谱仪，按外标标准曲线法计算，即得。

【附注】

（1）根据待测样品基质特点和方法确认结果，选择一种最适宜的供试品溶液制备方法。

（2）本法使用基质匹配标准曲线法定量，空白基质样品为经检测不含待测农药残留的同品种样品。

（3）本法提供的监测离子对测定条件为推荐条件，具体操作时可根据样品基质干扰情况和所配置仪器的具体情况对作适当调整，并确定定量离子对。每个监测指标选择不少于2个监测离子对。

（4）进行样品测定时，如果检出色谱峰的保留时间与对照品一致，并且在扣除背景后的质谱图中，所选择的2个监测离子对均出现，而且所选择的监测离子对峰面积比与对照品的监测离子对峰面积比一致（相对比例>50%，允许±20%偏差；相对比例>20%~50%，允许

±25% 偏差;相对比例>10%~20%,允许±30% 偏差;相对比例≤10%,允许±50% 偏差),则可判断样品中存在该农药。如果不能确证,选用其他监测离子对重新进样确证或选用其他检测方式的分析仪器来确证,如选用高分辨率质谱等确证手段。

(5)加样回收率应在 70%~120%。在满足重复性要求的情况下,部分农药回收率可放宽至 60%~130%。

（六）甲醇量检查法

因蒸馏酒或乙醇中常含有甲醇,因此,对于含蒸馏酒或乙醇的中药制剂,如酒剂、酊剂等需要进行甲醇量检查。ChP 采用气相色谱法进行甲醇量检查,并收载两种方法。

1. 毛细管柱法(第一法)

（1）色谱条件与系统适用性试验:采用 6% 氰丙基苯基-94% 二甲基聚硅氧烷为固定液的毛细管柱;起始温度为 40℃;维持 2min,以 3℃/min 的速率升温至 65℃,再以 25℃/min 的速率升温至 200℃,维持 10min;进样口温度 200℃;检测器(FID)温度 220℃;采用合适的比例分流进样;顶空进样平衡温度为 85℃,平衡时间为 20min。理论板数按甲醇峰计算应不低于10 000,甲醇峰与其他色谱峰的分离度应大于 1.5。

（2）测定方法:取供试液作为供试品溶液。精密量取甲醇 1ml,置 100ml 量瓶中,加水稀释至刻度,摇匀,精密量取 5ml,置 100ml 量瓶中,加水稀释至刻度,摇匀,作为对照品溶液。分别精密量取对照品溶液与供试品溶液各 3ml,置 10ml 顶空进样瓶中,密封,顶空进样。按外标法以峰面积计算,即得。

2. 填充柱法(第二法)

（1）色谱条件与系统适用性试验:用直径为 0.18~0.25mm 的二乙烯苯-乙基乙烯苯型高分子多孔小球作为载体;柱温 125℃。理论板数按甲醇峰计算应不低于 1 500;甲醇峰、乙醇峰与内标物质各相邻色谱峰之间的分离度应符合规定。

（2）校正因子测定:精密量取正丙醇 1ml,置 100ml 量瓶中,用水溶解并稀释至刻度,摇匀,作为内标溶液。另精密量取甲醇 1ml,置 100ml 量瓶中,用水稀释至刻度,摇匀,精密量取10ml,置 100ml 量瓶中,精密加入内标溶液 10ml,用水稀释至刻度,摇匀,取 1μl 注入气相色谱仪,连续进样 3~5 次,测定峰面积,计算校正因子。

（3）测定方法:精密量取内标溶液 1ml,置 10ml 量瓶中,加供试液至刻度,摇匀,作为供试品溶液,取 1μl 注入气相色谱仪,测定,即得。

除另有规定外,供试液含甲醇量不得过 0.05%(ml/ml)。

3. 注意事项

（1）毛细管柱气相色谱法分辨率高、操作简单,是目前较为常用的方法。如采用填充柱法时,内标物质峰相应的位置出现杂质峰,可改用外标法测定。

（2）建议选择大口径、厚液膜色谱柱,规格为 30m×0.53mm,3.00μm。

（七）残留溶剂测定法

1. 残留溶剂的种类与限度要求　药品中的残留溶剂(residual solvents)系指在原料药或辅料或制剂生产过程中使用的,但在工艺中未能完全去除的有机溶剂。除另有规定外,第一、第二、第三类溶剂的残留限度应符合表 6-7 中的规定;对其他溶剂应根据生产工艺的特点,制定相应的限度,使其符合产品规范、药品生产质量管理规范(GMP)或其他质量要求。人用药品注册技术要求国际协调会(ICH)对有机残留溶剂的指导原则是:已经存在的活性物质、赋形剂和药物,无论是否在药典各品种项下,无论是原料还是成品,均应对其中所含的溶剂量进行检测。

表6-7 药品中常见的残留溶剂及限度

溶剂种类及名称	限度 / %	溶剂种类及名称	限度 / %	溶剂种类及名称	限度 / %
第一类溶剂		N-甲基吡咯烷酮	0.053	正庚烷	0.5
（应避免使用）		硝基甲烷	0.005	乙酸异丁酯	0.5
苯	0.000 2	吡啶	0.02	乙酸异丙酯	0.5
四氯化碳	0.000 4	环丁砜	0.016	乙酸甲酯	0.5
1, 2-二氯乙烷	0.000 5	四氢化萘	0.01	3-甲基-1-丁醇	0.5
1, 1-二氯乙烯	0.000 8	四氢呋喃	0.072	丁酮	0.5
1, 1, 1-三氯乙烷	0.15	甲苯	0.089	异丁醇	0.5
第二类溶剂		1, 1, 2-三氯乙烯	0.008	正戊烷	0.5
（应限制使用）		二甲苯①	0.217	正戊醇	0.5
乙腈	0.041	异丙基苯	0.007	正丙醇	0.5
氯苯	0.036	甲基异丁基酮	0.45	异丙醇	0.5
三氯甲烷	0.006	**第三类溶剂**		乙酸丙酯	0.5
环己烷	0.388	（药品 GMP 或其他质量要求限		三乙胺	0.5
1, 2-二氯乙烯	0.187	制使用）		**第四类溶剂**	
二氯甲烷	0.06	醋酸	0.5	（尚无足够毒理学资料）②	
1, 2-二甲氧基乙烷	0.01	丙酮	0.5	1, 1-二乙氧基丙烷	
N, N-二甲基乙酰胺	0.109	甲氧基苯	0.5	1, 1-二甲氧基甲烷	
N, N-二甲基甲酰胺	0.088	正丁醇	0.5	2, 2-二甲氧基丙烷	
二氧六环	0.038	仲丁醇	0.5	异辛烷	
2-乙氧基乙醇	0.016	乙酸丁酯	0.5	异丙醚	
乙二醇	0.062	叔丁基甲基醚	0.5	甲基异丙基酮	
甲酰胺	0.022	二甲基亚砜	0.5	甲基四氢呋喃	
正己烷	0.029	乙醇	0.5	石油醚	
甲醇	0.3	乙酸乙酯	0.5	三氯醋酸	
2-甲氧基乙醇	0.005	乙醚	0.5	三氟醋酸	
甲基丁基酮	0.005	甲酸乙酯	0.5		
甲基环己烷	0.118	甲酸	0.5		

注：①通常含有60%间二甲苯、14%对二甲苯、9%邻二甲苯和17%乙苯；②药品生产企业在使用时应提供该类溶剂在制剂中残留水平的合理性论证报告。

2. 检测方法 ChP 采用气相色谱法（通则0521）。

（1）色谱柱

1）毛细管柱：一般极性相近的同类色谱柱之间可以互换使用。①非极性色谱柱：固定液为 100% 的二甲基聚硅氧烷的毛细管柱；②极性色谱柱：固定液为聚乙二醇（PEG-20M）的毛细管柱；③中极性色谱柱：固定液为（35%）二苯基-（65%）甲基聚硅氧烷、（50%）二苯基-（50%）二甲基聚硅氧烷、（35%）二苯基-（65%）二甲基聚硅氧烷、（14%）氰丙基苯基-（86%）二甲基聚硅氧烷、（6%）氰丙基苯基-（94%）二甲基聚硅氧烷的毛细管柱等；④弱极性色谱柱：固定液为（5%）苯基-（95%）甲基聚硅氧烷、（5%）二苯基-（95%）二甲基硅氧烷共聚物的毛细管柱等。

2）填充柱：以直径为 0.18~0.25mm 的二乙烯苯-乙基乙烯苯型高分子多孔小球或其他适宜的填料作为固定相。

（2）系统适用性试验

用待测物的色谱峰计算，毛细管色谱柱的理论板数一般不低于 5 000；填充柱的理论板数一般不低于 1 000。分离度应大于 1.5。以内标法测定时，对照品溶液连续进样 5 次，所得待测物与内标物峰面积之比的相对标准偏差（RSD）应不大于 5%；若以外标法测定，所得待

测物峰面积的 RSD 应不大于 10%。

（3）供试品溶液的制备

1）顶空进样：除另有规定外，精密称取供试品 0.1~1g；通常以水为溶剂；对于非水溶性药物，可采用 N,N-二甲基甲酰胺、二甲基亚砜或其他适宜溶剂；根据供试品和待测溶剂的溶解度，选择适宜的溶剂且应不干扰待测溶剂的测定。根据各品种项下残留溶剂的限度规定配制供试品溶液，其浓度应满足系统定量测定的需要。

2）溶液直接进样：精密称取供试品适量，用水或合适的有机溶剂使溶解；根据各品种项下残留溶剂的限度规定配制供试品溶液，其浓度应满足系统定量测定的需要。

（4）对照品溶液的制备

精密称取各品种项下规定检查的有机溶剂适量，采用与制备供试品溶液相同的方法和溶剂制备对照品溶液；如用水作溶剂，应先将待测有机溶剂溶解在 50% 二甲基亚砜或 N,N-二甲基甲酰胺溶液中，再用水逐步稀释。若为限度检查，根据残留溶剂的限度规定确定对照品溶液的浓度；若为定量测定，应根据供试品中残留溶剂的实际残留量确定对照品溶液的浓度；通常对照品溶液色谱峰面积不宜超过供试品溶液中对应的残留溶剂色谱峰面积的 2 倍。

（5）进样方法

1）第一法（毛细管柱顶空进样等温法）：适用于有机溶剂数量不多且极性差异较小的样品。

色谱条件：柱温一般为 40~100℃；常以氮气为载气，流速为 1.0~2.0ml/min；以水为溶剂时顶空瓶平衡温度为 70~85℃，顶空瓶平衡时间为 30~60min；进样口温度为 200℃；如采用火焰离子化检测器（FID），温度为 250℃。

取对照品溶液和供试品溶液，分别连续进样不少于 2 次，测定待测峰的峰面积。

2）第二法（毛细管柱顶空进样系统程序升温法）：适用于有机溶剂数量较多且极性差异较大的样品。

色谱条件：柱温一般先在 40℃ 维持 8min，再以 8℃/min 的升温速率升至 120℃，维持 10min；以氮气为载气，流速为 2.0ml/min；以水为溶剂时顶空瓶平衡温度为 70~85℃，顶空瓶平衡时间为 30~60min；进样口温度为 200℃；如采用 FID 检测器，进样口温度为 250℃。也可根据不同品种项下残留溶剂的组成调整升温程序。

取对照品溶液和供试品溶液，分别连续进样不少于 2 次，测定待测峰的峰面积。

3）第三法（溶液直接进样法）：取对照品溶液和供试品溶液，分别连续进样 2~3 次，每次 2μl，测定待测峰的峰面积。

（6）计算法

限度检查：以内标法测定时，供试品溶液所得被测溶剂峰面积与内标峰面积之比不得大于对照品溶液的相应比值；以外标法测定时，供试品溶液所得被测溶剂峰面积不得大于对照品溶液的相应峰面积。定量测定：按内标法或外标法计算各残留溶剂的量。

（7）注意事项与讨论

1）顶空条件：选择顶空平衡温度应根据供试品中残留溶剂的沸点选择，一般应低于溶解供试品所用溶剂沸点 10℃ 以下。对沸点较高的残留溶剂，通常选择较高的平衡温度，但此时应兼顾供试品的热分解特性，尽量避免供试品产生的挥发性热分解产物对测定的干扰，同时当灵敏度达不到要求时，不宜用顶空进样。

顶空平衡时间一般 30~45min，以保证供试品溶液的气-液两相有足够的时间达到平衡。顶空平衡时间通常不宜过长，如超过 60min，可能引起顶空瓶的气密性变差，准确度降低。对于沸点较高的残留溶剂，宜采用直接进样法。

对照品溶液与供试品溶液必须使用相同的顶空条件。

2）检测器的选择：通常使用火焰离子化检测器（FID），对含卤素元素的残留溶剂可采用电子捕获检测器（ECD）。

3）干扰峰的排除：供试品中的未知杂质或其挥发性热降解物易对残留溶剂的测定产生干扰。当测定的残留溶剂超出限度，但未能确定供试品中是否有未知杂质或其挥发性热降解物对测定有干扰作用时，应通过试验排除干扰作用的存在。

4）碱性溶剂的测定：测定含氮碱性溶剂时，普通气相色谱仪中的不锈钢管路、进样器的衬管等对有机胺等含氮碱性化合物具有较强的吸附作用，应采用惰性的硅钢材料或镍钢材料管路；采用弱极性的色谱柱或预先经碱处理，若采用胺分析专用柱效果更好。对不宜采用气相色谱法测定的含氮碱性化合物，如 *N*-甲基吡咯烷酮等，可采用其他方法如离子色谱法等测定；采用直接进样法测定时，供试品溶液应不呈酸性，以免待测物与酸反应后不易气化。

5）方法验证：当采用顶空进样时，供试品与对照品处于不完全相同的基质中，故应考虑气液平衡过程中的基质效应，故通常采用标准加入法验证定量方法的准确性；当标准加入法与其他定量方法的结果不一致时，应以标准加入法的结果为准。

6）多采用保留值定性：由于载气流速、载气温度和柱温等的变化都会使保留值改变，从而影响定性结果。而校正相对保留时间（*RART*）只受柱温和固定相性质的影响，因此，多以此作为定性分析参数，应用中通常选用甲烷测定色谱系统的死体积（t_0）。

$$RART = \frac{t_R - t_0}{t'_R - t_0}$$

式中，t_R 为组分的保留时间；t'_R 为参比物的保留时间。

3. 应用与示例

【示例6-20】 三七总皂苷中大孔吸附树脂有机溶剂残留检查。

大孔吸附树脂已广泛用于中药的分离和纯化。工艺中使用大孔树脂会有树脂或裂解产物残留的可能，因此，需要进行检查，并制定合理的含量限度加以控制。目前多采用顶空进样气相色谱法。大孔吸附树脂若为苯乙烯骨架型，检查项目应包括苯、甲苯、二甲苯、苯乙烯、烷烃类、二乙基苯类（二乙烯基）等，其限量按国家标准或国际通用标准，一般要求苯不得高于 2μg/g，其他残留物不得高于 20μg/g。若采用其他类型的大孔吸附树脂或其他类型的致孔剂等添加剂，则应对相应基团或添加剂等进行限量检查。

色谱条件与系统适用性试验：以键合/交联聚乙二醇为固定相的石英毛细管柱（柱长为30m，内径为 0.25mm，膜厚度为 0.25μm）；柱温为程序升温：初始温度为 60℃，维持 16min，再以 20℃/min升温至200℃，维持2min；用氢火焰离子化检测器检测，检测器温度300℃；进样口温度240℃；载气为氮气，流速为 1.0ml/min。顶空进样，顶空瓶平衡温度为 90℃，平衡时间为 30min。理论板数以邻二甲苯峰计算应不低于 10 000，各待测峰之间的分离度应符合规定。

对照品溶液的制备：取正己烷、苯、甲苯、对二甲苯、邻二甲苯、苯乙烯和1,2-二乙基苯和二乙烯苯对照品适量，精密称定，加 *N*,*N*-二甲基乙酰胺制成每 1ml 中分别含20μg、4μg、20μg、20μg、20μg、20μg、20μg、20μg 的溶液，作为对照品贮备液。精密量取上述贮备液 2ml，置 50ml 量瓶中，加 25% *N*,*N*-二甲基乙酰胺溶液稀释至刻度，摇匀，精密量取 5ml 置 20ml 顶空瓶中，密封瓶口，即得。

供试品溶液的制备：取本品约 0.1g，精密称定，置 20ml 顶空瓶中，精密加入 25% *N*,*N*-二甲基乙酰胺溶液 5ml，密封，摇匀，即得。

测定法：分别精密量取对照品溶液和供试品溶液顶空瓶气体 1ml，注入气相色谱仪，记录

笔记栏

色谱图,按外标法以峰面积计算,即得。

本品含苯不得过 0.000 2% ,含正己烷、甲苯、对二甲苯、邻二甲苯、苯乙烯、1,2-二乙基苯和二乙烯苯均不得过 0.002% (供注射用)。

（八）二氧化硫残留量测定法

某些中药材或饮片在加工过程中使用硫黄熏蒸处理以达到漂白和杀菌的目的,而硫黄熏制过程中产生的二氧化硫,会影响人体的健康。因此,ChP（通则 2331）中收载 3 种二氧化硫残留量测定法。分别是第一法（酸碱滴定法）、第二法（气相色谱法）和第三法（离子色谱法）。

1. 酸碱滴定法

（1）原理:将中药供试品以水蒸气蒸馏法进行处理,其中的亚硫酸盐系列物质加酸处理转化为二氧化硫,随氮气流带入到含有双氧水的吸收瓶中,双氧水将其氧化为硫酸根离子,采用酸碱滴定法测定,计算供试品中的二氧化硫残留量。

（2）分析方法

1）仪器装置:如图 6-9 所示。A 为 1 000ml 两颈圆底烧瓶;B 为竖式回流冷凝管;C 为（带刻度）分液漏斗;D 为连接氮气流入口;E 为二氧化硫气体导出口。另配磁力搅拌器、电热套、氮气源及气体流量计。

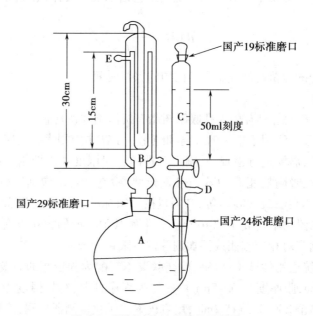

图 6-9 酸碱滴定法蒸馏仪器装置
A.圆底烧瓶;B.冷凝管;C.分流漏斗;D.(气体)流入口;E.(气体)导出口。

2）测定方法:取药材或饮片细粉约 10g(如二氧化硫残留量较高,超过 1 000mg/kg,可适当减少取样量,但应不少于 5g),精密称定,置两颈圆底烧瓶中,加水 300~400ml。打开与自来水连接的回流冷凝管开关给水,将冷凝管的上端 E 口处连接一橡胶导气管置于 100ml 锥形瓶底部。锥形瓶内加入 3% 过氧化氢溶液 50ml 作为吸收液(橡胶导气管的末端应在吸收液液面以下)。使用前,在吸收液中加入 3 滴甲基红乙醇溶液指示剂(2.5mg/ml),并用 0.01mol/L 氢氧化钠滴定液滴定至黄色(即终点;如果超过终点,则应舍弃该吸收溶液)。开通氮气,使用流量计调节气体流量至约 0.2L/min;打开分液漏斗 C 的活塞,使盐酸溶液 (6mol/L)10ml 流入蒸馏瓶,立即加热两颈烧瓶内的溶液至沸,并保持微沸;烧瓶内的水沸腾 1.5h 后,停止加热。吸收液放冷后,置于磁力搅拌器上不断搅拌,用氢氧化钠滴定液

(0.01mol/L)滴定,至黄色持续20s不褪,并将滴定的结果用空白试验校正。按下式计算即得:

$$供试品中二氧化硫残留量\left(\frac{\mu g}{g}\right) = \frac{(A-B)\times C\times 0.32\times 10^6}{W}$$

式中,A 为供试品溶液消耗氢氧化钠滴定液的体积,单位为 ml;B 为空白消耗氢氧化钠滴定液的体积,单位为 ml;C 为氢氧化钠滴定液摩尔浓度,单位为 mol/L;0.032 为 1ml 氢氧化钠滴定液(1mol/L)相当的二氧化硫的质量,单位为 g/mol;W 为供试品的重量,单位为 g。

2. 气相色谱法

(1)原理:将中药材或饮片以蒸馏法进行处理,样品中的亚硫酸盐系列物质加酸处理转化为二氧化硫后,通过顶空进样系统注入气相色谱仪,采用热导检测器检测二氧化硫的含量。

(2)分析方法

1)色谱条件与系统适用性试验:采用 GS-GasPro 键合硅胶多孔层开口管色谱柱(如 GS-GasPro,柱长 30m,柱内径 0.32mm)或等效柱,热导检测器,检测器温度为 250℃。程序升温:初始 50℃,保持 2min,以 20℃/min 升至 200℃,保持 2min。进样口温度为 200℃,载气为氦气,流速为 2.0ml/min。顶空进样,采用气密针模式(气密针温度为 105℃)的顶空进样,顶空瓶的平衡温度为 80℃,平衡时间均为 10min。系统适用性试验应符合气相色谱法要求。

2)对照品溶液的制备:精密称取亚硫酸钠对照品 500mg,置 10ml 量瓶中,加入含 0.5% 甘露醇和 0.1% 乙二胺四乙酸二钠的混合溶液溶解,并稀释至刻度,摇匀,制成每 1ml 含亚硫酸钠 50.0mg 的对照品贮备溶液。分别精密量取对照品贮备溶液 0.1ml、0.2ml、0.4ml、1ml、2ml,置 10ml 量瓶中,用含 0.5% 甘露醇和 0.1% 乙二胺四乙酸二钠的溶液分别稀释成每 1ml 含亚硫酸钠 0.5mg、1mg、2mg、5mg、10mg 的对照品溶液。

分别准确称取 1g 氯化钠和 1g 固体石蜡(熔点 52~56℃)于 20ml 顶空进样瓶中,精密加入 2mol/L 盐酸溶液 2ml,将顶空瓶置于 60℃水浴中,待固体石蜡全部溶解后取出,放冷至室温使固体石蜡凝固密封于酸液层之上(必要时用空气吹去瓶壁上冷凝的酸雾);分别精密量取上述 0.5mg/ml、1mg/ml、2mg/ml、5mg/ml、10mg/ml 的对照溶液各 100μl 置于石蜡层上方,密封,即得。

3)供试品溶液的制备:分别准确称取 1g 氯化钠和 1g 固体石蜡(熔点 52~56℃)于 20ml 顶空进样瓶中,精密加入 2mol/L 盐酸溶液 2ml,将顶空瓶置于 60℃水浴中,待固体石蜡全部溶解后取出,放冷至室温使固体石蜡重新凝固,取样品细粉约 0.2g,精密称定,置于石蜡层上方,加入含 0.5% 甘露醇和 0.1% 乙二胺四乙酸二钠的混合溶液 100μl,密封,即得。

4)测定方法:分别精密吸取经平衡后的对照品和供试品顶空瓶气体 1ml,注入气相色谱仪,记录色谱图。按外标工作曲线法定量,计算样品中亚硫酸根含量,测得结果乘以 0.507 9,即为二氧化硫含量。

3. 离子色谱法

(1)原理:将中药材以水蒸气蒸馏法进行处理,样品中的亚硫酸盐系列物质加酸处理后转化为二氧化硫,随水蒸气蒸馏,并被双氧水吸收、氧化为硫酸根离子后,用离子色谱法测定 SO_4^{2-},按二氧化硫计算结果。

(2)测定方法

1)仪器装置:离子色谱法水蒸气蒸馏装置如图 6-10。蒸馏部分装置须订做,另配电热套。

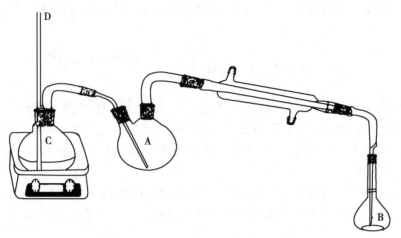

图6-10 离子色谱法水蒸气蒸馏装置
A. 两颈烧瓶；B. 接收瓶；C. 圆底烧瓶；D. 直形长玻璃管。

2）色谱条件与系统适用性试验：色谱柱采用以烷醇季铵为功能基的乙基乙烯基苯-二乙烯基苯聚合物树脂作为填料的阴离子交换柱（如 AS11-HC,250mm×4mm）或等效柱，保护柱使用相同填料的阴离子交换柱（如 AG11-HC,50mm×4mm），洗脱液为 20mmol/L 氢氧化钾溶液（自动洗脱液发生器产生）；若无自动洗脱液发生器，洗脱液采用终浓度为 3.2mmol/L Na_2CO_3,1.0mmol/L $NaHCO_3$ 的混合溶液；流速为 1ml/min,柱温为 30℃。阴离子抑制器和电导检测器。系统适用性试验应符合离子色谱法要求。

3）对照品溶液的制备：取硫酸根标准溶液，加水制成每 1ml 分别含硫酸根 1μg/ml、5μg/ml、20μg/ml、50μg/ml、100μg/ml、200μg/ml 的溶液，各进样 10μl,绘制标准曲线。

4）供试品溶液的制备：取供试品粗粉 5~10g（不少于 5g）,精密称定，置瓶 A（两颈烧瓶）中，加水 50ml,振摇，使分散均匀，接通水蒸气蒸馏瓶 C。吸收瓶 B（100ml 纳氏比色管或量瓶）中加入 3% 过氧化氢溶液 20ml 作为吸收液，吸收管下端插入吸收液液面以下。A 瓶中沿瓶壁加入 5ml 盐酸，迅速密塞，开始蒸馏，保持 C 瓶沸腾并调整蒸馏火力，使吸收管端的馏出液的流出速率约为 2ml/min。蒸馏至瓶 B 中溶液总体积约为 95ml（时间为 30~40min）,用水洗涤尾接管并将其转移至吸收瓶中，并稀释至刻度，摇匀，放置 1h 后，以微孔滤膜滤过，即得。

5）测定方法：分别精密吸取相应的对照品溶液和供试品溶液各 10μl,进样，测定，计算样品中硫酸根含量，按照（$SO_2/SO_4^{2-}=0.6669$）计算样品中二氧化硫的含量。

以上三种方法比较见表 6-8。

表6-8 ChP 收载的二氧化硫测定三种方法比较表

方法	优点	缺点
酸碱滴定法	简单、成本低、易普及	易出现假阳性； 部分药材滴定终点不明显； 受操作因素影响多
气相色谱法	专属性强、灵敏度高、准确度好、自动化程度高	须采用气密针形式的顶空进样装置，价格高； 标准物质亚硫酸钠不稳定； 顶空进样的重现性较差
离子色谱法	专属性强、灵敏度高、稳定性好、自动化程度高	价格略高

【示例 6-21】 ChP 收载山药、牛膝、粉葛、天冬、天麻、天花粉、白及、白芍、白术、党参 10 味中药材进行二氧化硫残留量检测,如山药二氧化硫残留量测定,照二氧化硫残留量测定法 (通则 2331)测定,毛山药和光山药不得过 400mg/kg;山药片不得过 10mg/kg。

（九） 真菌毒素测定法

真菌毒素(mycotoxin)是真菌产生的次级代谢产物。某些中药在种植、储存等过程中易产生一些真菌毒素,如黄曲霉毒素、赭曲霉毒素、呕吐毒素、玉米赤霉烯酮和展青霉素等,对人体具有毒性,有必要加强相关真菌毒素的控制。其中黄曲霉毒素是黄曲霉菌属黄曲霉菌、寄生曲霉菌产生的代谢物,赭曲霉毒素 A 是曲霉属和青霉属等真菌的次生代谢物,两者剧毒,可以致癌、致畸、致突变等。中药材在储藏、运输中容易发生霉变,污染黄曲霉毒素和赭曲霉毒素 A。为了保证用药安全,对中药中污染的黄曲霉毒素和赭曲霉毒素 A 必须严格控制。

1. 黄曲霉毒素测定法

（1） 黄曲霉毒素种类

黄曲霉毒素是一类结构相似的化合物,其基本结构都是二呋喃香豆素衍生物。目前已分离鉴定出 10 余种的黄曲霉毒素,分为 AFB1 与 AFG1 两大类,其基本结构都是二呋喃香豆素衍生物。其中 B_1、B_2、G_1、G_2 结构如下,在天然污染的中药材中以 AFB1 最为多见,且毒性和致癌性也最强。故在监测中常以 AFB1 作为污染指标。

黄曲霉毒素B_1

黄曲霉毒素B_2

黄曲霉毒素G_1

黄曲霉毒素G_2

（2） 测定方法

ChP(通则 2351)收载液相色谱法、液相色谱-串联质谱法和酶联免疫法 3 种方法测定药材、饮片及制剂中的黄曲霉毒素(以黄曲霉毒素 B_1、黄曲霉毒素 B_2、黄曲霉毒素 G_1 和黄曲霉毒素 G_2 总量计)。

1） 液相色谱法(第一法)

原理:样品经过免疫亲和色谱柱净化后除去干扰物质,黄曲霉毒素在紫外光照射下能产生荧光,但黄曲霉毒素 B_1 和黄曲霉毒素 B_2 荧光较弱,通常采用 HPLC 柱后衍生化而使荧光增强,用荧光检测器检测,最小检出量为 0.2μg/kg。

分析方法:色谱条件与系统适用性试验:以十八烷基硅烷键合硅胶为填充剂;以甲醇-乙腈-水(40：18：42)为流动相;采用柱后衍生法检测。①碘衍生法:衍生溶液为 0.05% 的碘溶液(取碘 0.5g,加入甲醇 100ml 使溶解,用水稀释至 1 000ml 制成),衍生化泵流速 0.3ml/min,衍生化温度 70℃;②光化学衍生法:光化学衍生器(254nm);以荧光检测器检测,激发波长 $\lambda_{ex}=$

360nm(或365nm),发射波长 $\lambda_{em}=450$nm,两个相邻色谱峰的分离度应大于1.5。

混合对照品溶液的制备:精密量取黄曲霉毒素混合对照品(黄曲霉毒素 B_1、黄曲霉毒素 B_2、黄曲霉毒素 G_1 和黄曲霉毒素 G_2 标示浓度分别为 1.0μg/ml、0.3μg/ml、1.0μg/ml、0.3μg/ml)0.5ml,置10ml量瓶中,用甲醇稀释至刻度,作为贮备溶液,精密量取贮备溶液1ml,置25ml量瓶中,用甲醇稀释至刻度,即得。

供试品溶液的制备:取样品粉末约15g(过二号筛),精密称定,置于均质瓶中,加入氯化钠3g,精密加入70%甲醇溶液75ml,高速搅拌2min(搅拌速度大于11 000r/min),离心5min(离心速度为4 000r/min),精密量取上清液15ml,置50ml量瓶中,用水稀释至刻度,摇匀,离心10min(离心速度为4 000r/min),精密量取上清液20ml,通过免疫亲和柱,流速3ml/min,用水20ml洗脱(必要时可以先用淋洗缓冲液10ml洗脱,再用水10ml洗脱),弃去洗脱液,使空气进入柱子,将水挤出柱子,再用适量甲醇洗脱,收集洗脱液,置2ml量瓶中,加甲醇稀释至刻度,摇匀,用微孔滤膜(0.22μm)滤过,取续滤液,即得。

测定法:分别精密吸取上述混合液对照品溶液 5μl、10μl、15μl、20μl、25μl,注入液相色谱仪,测定峰面积,以峰面积为纵坐标,进样量为横坐标,绘制标准曲线。另精密吸取上述供试品溶液 20~50μl,注入液相色谱仪,测定峰面积,从标准曲线上读出供试品中相当于黄曲霉毒素 B_1、黄曲霉毒素 B_2、黄曲霉毒素 G_1 和黄曲霉毒素 G_2 的量,计算,即得。

2)液相色谱-质谱法(第二法)

色谱、质谱条件与系统适用性试验:以十八烷基硅烷键合硅胶为填充剂;以 10mmol/L 醋酸铵溶液为流动相 A,以甲醇为流动相 B;柱温25℃;流速0.3ml/min;按表6-9中规定的比例进行梯度洗脱。

表6-9 梯度洗脱流动相配比

时间/min	流动相 A/%	流动相 B/%
0~4.5	65 → 15	35 → 85
4.5~6	15 → 0	85 → 100
6~6.5	0 → 65	100 → 35
6.5~10	65	35

以三重四极杆串联质谱仪检测;电喷雾离子源(ESI),采集模式为正离子模式;各化合物监测离子对和碰撞电压(CE)见表6-10。

表6-10 黄曲霉毒素 B_1、B_2、G_1、G_2 对照品的监测离子对、碰撞电压（CE）参考值

编号	中文名	英文名	母离子	子离子	CE/V
1	黄曲霉毒素 G_2	Aflatoxin G_2	331.1	313.1	33
			331.1	245.1	40
2	黄曲霉毒素 G_1	Aflatoxin G_1	329.1	243.1	35
			329.1	311.1	30
3	黄曲霉毒素 B_2	Aflatoxin B_2	315.1	259.1	35
			315.1	287.1	40
4	黄曲霉毒素 B_1	Aflatoxin B_1	313.1	241.0	50
			313.1	285.1	40

系列混合对照品溶液的制备:精密量取黄曲霉毒素混合对照品溶液(黄曲霉毒素 B_1、黄曲霉毒素 B_2、黄曲霉毒素 G_1、黄曲霉毒素 G_2 的标示浓度分别为 1.0μg/ml、0.3μg/ml、

1.0μg/ml、0.3μg/ml)适量,用 70% 甲醇稀释成含黄曲霉毒素 B_2、黄曲霉毒素 G_2 浓度为 0.04~3ng/ml,含黄曲霉毒素 B_1、黄曲霉毒素 G_1 浓度为 0.12~10ng/ml 的系列对照品溶液,即得(必要时可根据样品实际情况,制备系列基质对照品溶液)。

供试品溶液的制备:同第一法。

测定法:精密吸取上述系列对照品溶液各 5μl,注入高效液相色谱-质谱仪,测定峰面积,以峰面积为纵坐标,进样浓度为横坐标,绘制标准曲线。另精密吸取上述供试品溶液 5μl,注入高效液相色谱-串联质谱仪,测定峰面积,从标准曲线上读出供试品中相当于黄曲霉毒素 B_1、黄曲霉毒素 B_2、黄曲霉毒素 G_1、黄曲霉毒素 G_2 的浓度,计算,即得。

3) 酶联免疫法(第三法)

本法系用酶联免疫吸附法测定药材、饮片及制剂中黄曲霉毒素 B_1 和黄曲霉毒素总量(以黄曲霉毒素 B_1、黄曲霉毒素 B_2、黄曲霉毒素 G_1 和黄曲霉毒素 G_2 总量计)。方法原理是黄曲霉毒素 B_1 和总量特异性单克隆抗体吸附于载体上形成免疫吸附剂,利用黄曲霉毒素 B_1 和总量与上述免疫吸附剂和酶标记的抗原发生的特异性免疫学反应,通过测定酶活力来计算黄曲霉毒素 B_1 和总量。因酶的催化频率很高,故可极大地放大反应效果,从而使测定方法达到很高的灵敏度。

(3) 注意事项

1) 本实验应有相应的安全、防护措施,并不得污染环境。

2) 残留有黄曲霉毒素的废液或废渣的玻璃器皿,应置于专用贮存容器(装有 10% 次氯酸钠溶液)内,浸泡 24h 以上,再用清水将玻璃器皿冲洗干净。

3) 当测定结果超出限度时,采用第二法进行确认。ChP 在柏子仁、莲子、使君子、槟榔、麦芽、肉豆蔻、决明子、远志、薏苡仁、大枣、地龙、蜈蚣、水蛭、全蝎 14 个品种项下增加黄曲霉毒素的限度检查要求,均规定:本品每 1 000g 含黄曲霉毒素 B_1 不得过 5μg,黄曲霉毒素 G_2、黄曲霉毒素 G_1、黄曲霉毒素 B_2 和黄曲霉毒素 B_1 总量不得过 10μg。

2. 赭曲霉毒素 A 测定法

赭曲霉毒素是异香豆素类化合物,是赭曲霉属和青霉属真菌产生的一种毒素,其中以赭曲霉毒素 A(Ochratoxin A,OTA)毒性最大。

赭曲霉毒素A

ChP(通则 2351)收载液相色谱法和液相色谱-串联质谱法 2 种方法测定药材、饮片及中药制剂中的赭曲霉毒素 A。

(1) 液相色谱法(第一法)

1) 色谱条件与系统适用性试验:以十八烷基硅烷键合硅胶为填充剂;以乙腈-2% 冰乙酸水溶液(49:51)为流动相;流速 1.0ml/min;以荧光检测器检测,激发波长 $\lambda_{ex} = 333$nm,发射波长 $\lambda_{em} = 477$nm。理论板数以赭曲霉毒素 A 计应不低于 4 000。

2) 对照品溶液的制备:精密称取赭曲霉毒素 A 对照品适量,用甲醇制成浓度为每 1ml 含 2.5ng 的溶液,即得。

3) 供试品溶液的制备:取供试品粉末约 20g(过二号筛),精密称定,置于均质瓶中,加入氯化钠 4g,精密加入 80% 甲醇溶液 100ml,高速搅拌 2min(搅拌速度大于 11 000r/min),离心

10min(离心速度4 000r/min),精密量取上清液10ml,置50ml量瓶中,用水稀释至刻度,摇匀,离心10min(离心速度4 000r/min),精密量取上清液10ml,通过免疫亲和柱,流速3ml/min,用水20ml洗脱(必要时可以先用淋洗缓冲液10ml洗脱,再用水10ml洗脱),弃去洗脱液,使空气进入柱子,将水挤出柱子,再用适量甲醇洗脱,收集洗脱液,置2ml量瓶中,并用甲醇稀释至刻度,摇匀,用微孔滤膜(0.22μm)滤过,取续滤液,即得。

4)测定法:分别精密吸取上述对照品溶液5μl、10μl、15μl、20μl、25μl,注入液相色谱仪,测定峰面积,以峰面积为纵坐标,进样量为横坐标,绘制标准曲线。另精密吸取上述供试品溶液20~50μl,注入液相色谱仪,测定峰面积,从标准曲线上读出供试品中相当于赭曲霉毒素A的量,计算,即得。

(2)液相色谱-串联质谱法(第二法)

1)色谱、质谱条件与系统适用性试验:以十八烷基硅烷键合硅胶为填充剂;以0.1%甲酸溶液为流动相A相,以甲醇为流动相B相,流速0.3ml/min;按表6-11中的规定进行梯度洗脱。

表6-11　梯度洗脱流动相配比

时间/min	流动相A/%	流动相B/%
0~5	45 → 10	55 → 90
5~7	10	90
7~7.1	10 → 45	90 → 55
7.1~10	45	55

以三重四极杆质谱仪检测;电喷雾离子源(ESI),采集模式为正离子模式;监测离子对和碰撞电压(CE)见表6-12。

表6-12　赭曲霉毒素A对照品的监测离子对、碰撞电压(CE)参考值

中文名	英文名	母离子	子离子	CE/V
赭曲霉毒素A	Ochratoxin A	404.1	239.0	34
		404.1	102.1	93

2)对照品溶液的制备:精密称取赭曲霉毒素A对照品适量,加甲醇制成每1ml含250ng的溶液,作为贮备溶液。精密量取贮备溶液,用甲醇稀释成浓度为0.2~10ng/ml的系列对照品溶液,即得(必要时可根据样品实际情况,制备系列基质对照品溶液)。

3)供试品溶液的制备:同第一法。

4)测定法:精密吸取上述系列对照品溶液各5μl,注入高效液相色谱-质谱仪,测定峰面积,以峰面积为纵坐标,进样浓度为横坐标,绘制标准曲线。另精密吸取上述供试品溶液5μl,注入高效液相色谱-质谱仪,测定峰面积,从标准曲线上读出供试品中相当于赭曲霉毒素A的浓度,计算,即得。

第四节　其他检查方法

一、有关物质或相关物质检查分析

中药中的有关物质或相关物质主要是指提取物或制剂在生产过程中带入的起始原料、

中间体、聚合体、副反应产物,以及贮藏过程中的降解产物等需要控制的物质。

【示例 6-22】 灯盏花素中有关物质、相关物质检查。

灯盏花素为菊科植物短葶飞蓬 *Erigeron breviscapus*(Vant.)Hand.-Mazz. 中提取分离所得。ChP 规定灯盏花素如供注射用,则须检查其中的有关物质、相关物质等项目。

1. 有关物质检查 取本品,加 1% 碳酸钠溶液溶解并稀释成 0.02mg/ml 的溶液,按 ChP 通则中药注射剂有关物质检查法规定的蛋白质、鞣质、草酸盐、钾离子等检查方法进行检查,并符合规定。

2. 相关物质检查 为保证供注射用灯盏花素的安全性,ChP 采用高效液相色谱法不加校正因子的主成分自身对照法对其相关物质进行检查,方法如下:

色谱条件与系统适用性试验:以十八烷基硅烷键合硅胶为固定相;甲醇-0.1% 磷酸溶液(40:60)为流动相,流速为 1.0ml/min;柱温为 40℃,检测波长为 335nm。理论板数按野黄芩苷峰计算应不低于 5 000。

对照品溶液的制备:精密量取供试品溶液 1ml,置 100ml 量瓶中,加甲醇稀释至刻度,摇匀,作为对照品溶液。

供试品溶液的制备:取灯盏花素适量(相当于野黄芩苷 20mg),置 50ml 量瓶中,加甲醇适量,超声处理(功率 300W,频率 50kHz)45min,放至室温,加甲醇稀释至刻度,摇匀,作为供试品溶液。

测定方法:取对照溶液 5µl,注入液相色谱仪,调节检测灵敏度,使主成分色谱峰的峰高为满量程的 10%,再精密量取供试品溶液与对照溶液各 5µl,分别注入液相色谱仪,记录色谱图至主成分峰保留时间的 2.5 倍。供试品溶液色谱中,其他成分峰面积的和不得大于对照溶液主峰峰面积的 2 倍。

【示例 6-23】 薄荷脑中有关物质检查。

本品为唇形科植物薄荷 *Mentha haplocalyx* Briq. 的新鲜茎和叶经水蒸气蒸馏、冷冻、重结晶得到的一种饱和的环状醇,为 *l*-1-甲基-4-异丙基环己醇-3。本品作为一个单一成分的提取物,在不易获得对照品的情况下,ChP 采用气相色谱法自身对照法测定其有关物质,并加以限量控制。

色谱条件与系统适用性试验:以交联键合聚乙二醇为固定相的毛细管柱;柱温为 110℃;进样口温度为 250℃;检测器温度为 250℃;分流进样,分流比 10:1。理论板数按薄荷脑峰计算应不低于 10 000。

对照品溶液的制备:精密量取薄荷脑对照品适量,加无水乙醇制成每 1ml 含薄荷脑 0.5mg 的溶液,作为对照品溶液。

供试品溶液的制备:取薄荷脑适量,加无水乙醇稀释制成每 1ml 含 50mg 的溶液,作为供试品溶液。

测定方法:取对照品溶液 1µl,注入气相色谱仪,调节检测灵敏度,使主成分色谱峰的峰高为满量程的 20%~30%;再精密量取供试品溶液与对照品溶液各 1µl,分别注入气相色谱仪,记录色谱图至主成分峰保留时间的 2 倍。供试品色谱图中如有杂质峰,各杂质峰面积的和不得大于对照品溶液的主峰面积(1.0%)。

二、生物检查法

生物检查法系检查非规定灭菌制剂及其原料受微生物污染程度的方法,包括微生物计数法、控制菌检查法等,其中计数法包括平皿法、薄膜过滤法等。检查项目有细菌数、霉菌数、酵母菌数及控制菌检查。

笔记栏

非无菌药品的微生物限度标准是基于药品的给药途径和对患者的健康潜在的危害,以及中药的特殊性制定的。除另有规定外,药品的生产、贮存、销售过程中的检验,中药提取物及辅料的检验,新药标准制定,进口药品标准复核,考察药品质量及仲裁等的微生物限度均应以 ChP 现行版为依据。

（一）微生物计数法

微生物计数法系用于能在有氧条件下生长的嗜温细菌和真菌的计数。

非无菌制剂及其原、辅料的检查,应按下述规定进行检验,包括样品的取样量和结果的判断等。除另有规定外,本法不适用于活菌制剂的检查。

微生物计数试验环境应符合微生物限度检查的要求。检验全过程须严格无菌操作,且防止污染的措施不得影响供试品中微生物的检出。单向流空气区域、工作台面及环境应定期进行监测。如供试品有抗菌活性,应尽可能去除或中和。供试品检查时,若使用了中和剂或火活剂,应确认其有效性及对微生物无毒性。供试液制备时如果使用了表面活性剂,应确认其对微生物无毒性以及与所使用中和剂或灭活剂的相容性。

1. 计数方法　计数方法包括平皿法、薄膜过滤法和最可能数法（most-probable-number method,简称 MPN 法）。MPN 法用于微生物计数时精确度较差,但对于某些微生物污染量很小的供试品,MPN 法更为合适。

检查时,应根据供试品理化特性和微生物限度标准等因素选择计数方法,检测的样品量应能满足结果判断的需要。所选方法的适用性须经确认。

2. 计数培养基适用性检查和供试品计数方法适用性试验　本法所使用的培养基应进行适用性检查;供试品的微生物计数方法应进行方法适用性试验。若检验程序或产品发生变化可能影响检验结果时,计数方法应重新进行适用性试验。

（二）控制菌检查法

1. 基本要求　控制菌检查法系用于在规定的试验条件下,检查供试品中是否存在特定的微生物。当本法用于检查非无菌制剂及其原、辅料等是否符合相应的微生物限度标准时,应按下列规定进行检验,包括样品取样量和结果判断等。

（1）供试品检出控制菌或其他致病菌时,按一次检出结果为准,不再复试。

（2）供试液制备及试验环境要求同"非无菌产品微生物限度检查:微生物计数法（通则1105）"。

（3）如果供试品具有抗菌活性,应尽可能去除或中和。供试品检查时,若使用了中和剂或灭活剂,应确认有效性及对微生物无毒性。

（4）供试液制备时如果使用了表面活性剂,应确认其对微生物无毒性以及与所使用中和剂或灭活剂的相容性。

2. 培养基适用性检查和控制菌检查方法适用性试验　检查中所使用的培养基应进行适用性检查。供试品的控制菌检查方法应进行方法适用性试验,若检验程序或产品发生变化可能影响检验结果时,控制菌检查方法应重新进行适用性试验。

（1）菌种:试验用菌株的传代次数不得超过 5 代（从菌种保藏中心获得的干燥菌种为第0 代）,并采用适宜的菌种保藏技术进行保存,以保证试验菌株的生物学特性。常用菌种有金黄色葡萄球菌（*Staphylococcus aureus*）[CMCC（B）26003]、铜绿假单胞菌（*Pseudomonas aeruginosa*）[CMCC（B）10104]、大肠埃希菌（*Escherichia coli*）[CMCC（B）44102]、乙型副伤寒沙门菌（*Salmonella paratyphi* B）[CMCC（B）50094]、白念珠菌（*Candida albicans*）[CMCC（F）98001]、生孢梭菌（*Clostridium sporogenes*）[CMCC（B）64941]。

（2）菌液制备:将金黄色葡萄球菌、铜绿假单胞菌、大肠埃希菌、沙门菌分别接种于胰酪大豆胨液体培养基中或在胰酪大豆胨琼脂培养基上,30~35℃培养18~24h;将白念珠菌接种于沙氏葡萄糖琼脂培养基上或沙氏葡萄糖液体培养基中,20~25℃培养2~3d;将生孢梭菌接种于梭菌增菌培养基中置厌氧条件下30~35℃培养24~48h或接种于硫乙醇酸盐流体培养基中30~35℃培养18~24h。上述培养物用pH值为7.0的无菌氯化钠-蛋白胨缓冲液或0.9%无菌氯化钠溶液制成适宜浓度的菌悬液。

菌液制备后若在室温下放置,应在2h内使用;若保存在2~8℃,可在24h内使用。生孢梭菌孢子悬液可替代新鲜的菌悬液,孢子悬液可保存在2~8℃,在验证过的贮存期内使用。

3. 阴性对照 为确认试验条件是否符合要求,应进行阴性对照试验,阴性对照试验应无菌生长。如阴性对照有菌生长,应进行偏差调查。

4. 培养基适用性检查 ①控制菌检查用的成品培养基、由脱水培养基或按处方配制的培养基均应进行培养基的适用性检查;②控制菌检查用培养基的适用性检查项目包括促生长能力、抑制能力及指示特性的检查。

(三)非无菌药品微生物限度标准

非无菌药品的微生物限度标准是基于药品的给药途径和对患者健康潜在的危害以及药品的特殊性而制订的。药品生产、贮存、销售过程中的检验,药用原料、辅料、中药提取物及中药饮片的检验,新药标准制订,进口药品标准复核,考察药品质量及仲裁等,除另有规定外,其微生物限度均以本标准为依据。非无菌药品微生物限度标准见表6-13。

表6-13 非无菌药品微生物限度标准

给药途径	需氧菌总数/（CFU·g^{-1}、CFU·ml^{-1}或CFU·cm^{-2}）	霉菌和酵母菌总数/（CFU·g^{-1}、CFU·ml^{-1}或CFU·cm^{-2}）	控制菌
一、不含药材原粉的中药制剂			
口服给药[①]			不得检出大肠埃希菌（1g或1ml）；含脏器提取物的制剂还不得检出沙门菌（10g或10ml）
固体制剂	10^3	10^2	
液体制剂	10^2	10^1	
口腔黏膜给药制剂			不得检出大肠埃希菌、金黄色葡萄球菌、铜绿假单胞菌（1g、1ml或10cm^2）
齿龈给药制剂	10^2	10^1	
鼻用制剂			
耳用制剂			不得检出金黄色葡萄球菌、铜绿假单胞菌（1g、1ml或10cm^2）
皮肤给药制剂	10^2	10^1	
呼吸道吸入给药制剂	10^2	10^1	不得检出大肠埃希菌、金黄色葡萄球菌、铜绿假单胞菌、耐胆盐革兰阴性菌（1g或1ml）
阴道、尿道给药制剂	10^2	10^1	不得检出金黄色葡萄球菌、铜绿假单胞菌、白念珠菌（1g、1ml或10cm^2）；中药制剂还不得检出梭菌（1g、1ml或10cm^2）
直肠给药			不得检出金黄色葡萄球菌、铜绿假单胞菌（1g或1ml）
固体及半固体制剂	10^3	10^2	
液体制剂	10^2	10^2	
其他局部给药制剂	10^2	10^2	不得检出金黄色葡萄球菌、铜绿假单胞菌（1g、1ml或10cm^2）

续表

给药途径	需氧菌总数/（CFU·g⁻¹、CFU·ml⁻¹或CFU·cm⁻²）	霉菌和酵母菌总数/（CFU·g⁻¹、CFU·ml⁻¹或CFU·cm⁻²）	控制菌
二、含药材原粉的中药制剂			
固体口服给药制剂			不得检出大肠埃希菌（1g）；不得检出沙门菌（10g）；耐胆盐革兰阴性菌应小于10^2 CFU（1g）
不含豆豉、神曲等发酵原粉	10^4（丸剂$3×10^4$）	10^2	
含豆豉、神曲等发酵原粉	10^3	$5×10^2$	
液体及半固体口服给药制剂			不得检出大肠埃希菌（1g或1ml）；不得检出沙门菌（10g或10ml）；耐胆盐革兰阴性菌应小于10^1 CFU（1g或1ml）
不含豆豉、神曲等发酵原粉	$5×10^2$	10	
含豆豉、神曲等发酵原粉	10^3	10^3	
固体局部给药制剂			不得检出金黄色葡萄球菌、铜绿假单胞菌（1g或10cm²）；阴道、尿道给药制剂还不得检出白念珠菌、梭菌（1g或10cm²）
用于表皮或黏膜不完整	10^3	10^2	
用于表皮或黏膜完整	10^4	10^2	
液体及半固体局部给药制剂			不得检出金黄色葡萄球菌、铜绿假单胞菌（1g或1ml）；阴道、尿道给药制剂还不得检出白念珠菌、梭菌（1g或1ml）
用于表皮或黏膜不完整	10^2	10^2	
用于表皮或黏膜完整	10^2	10^2	
三、药用原料、辅料、中药饮片及中药提取物			
药用原料及辅料	10^3	10^2	未作统一规定
中药提取物	10^3	10^2	未作统一规定
直接口服及泡服饮片	10^5	10^3	不得检出大肠埃希菌（1g或1ml）；不得检出沙门菌（10g或10ml）；耐胆盐革兰阴性菌应小于10^4 CFU（1g或1ml）

注：化学药品制剂和生物制品制剂若含有未经提取的动植物来源的成分及矿物质，还不得检出沙门菌（10g或10ml）。

除了本限度标准所列的控制菌外，药品中若检出其他可能具有潜在危害性的微生物，应从药品的给药途径、药品的特性、使用方法、用药人群、患者使用免疫制剂和甾体类固醇激素情况及疾病、伤残和器官损伤等方面进行评估。

第五节 中药制剂通则检查

一、中药制剂通用原则

中药制剂是根据药典、制剂规范和其他规定的处方，将中药的原料药物加工制成具有一定规格，可以直接用于防病、治病的药品。中药原料药物系指饮片、植物油脂、提取物、有效成分或有效部位。ChP 2020年版四部（制剂通则0100）中收载38种剂型，在每种剂型项下还收载了多种亚剂型。如片剂可分为口服普通片、含片、舌下片、口腔贴片、咀嚼片、分散片、可溶片、泡腾片、阴道片、阴道泡腾片、缓释片、控释片、肠溶片与口崩片等。

制剂通则中各剂型、亚剂型的选择应取决于原料药物特性、临床用药需求以及药品的安全性、有效性和稳定性等。

中药制剂的质量与中药材、饮片的质量,提取、浓缩、干燥、制剂成型以及贮藏等过程的影响密切相关。应充分了解中药材、饮片、提取物、中间产物、制剂的质量概貌,明确其在整个生产过程中的关键质量属性,关注每个关键环节的量值传递规律。

制剂通则中提出了"单位剂量均匀性"的要求,逐渐落实保障制剂生产质量的"批间和批内药物含量等的一致性",充分体现制剂全过程控制理念。在"稳定性"内容中引导性地提出了"复检期"概念,以期促进生产企业根据产品自身的稳定特性进行前瞻性的质量考察。同时在"安全性与有效性"内容中提出了"通过人体临床试验等证明药物的安全性与有效性后,药物才能最终获得上市与临床应用",提示上市制剂的处方和工艺不得随意变更。

（一）单位剂量均匀性

为确保临床给药剂量的准确性,应加强药品生产过程控制,保证批间和批内药物含量等的一致性,通常用含量均匀度、重量差异或装量差异等来表征。

（二）稳定性

药物制剂在生产、贮存和使用过程中,受各种因素影响,药品质量可能发生变化,导致疗效降低或副作用增加。稳定性研究是基于对原料药物、制剂及其生产工艺等的系统理解,通过特定试验了解和认识原料药物或制剂的质量特性在不同环境因素（如温度、湿度、光照等）下随时间的变化规律,为药品的处方、工艺、包装、贮藏条件和有效期/复检期的确定提供支持性信息。药物制剂应保持物理、化学、生物学和微生物学特性的稳定。

（三）安全性与有效性

药物的安全性与有效性研究包括动物试验和人体临床试验。根据动物试验结果为临床试验推荐适应证,计算进入人体试验的安全剂量。通过人体临床试验等证明药物的安全性与有效性后,药物才能最终获得上市与临床应用。

（四）剂型与给药途径

同一药物可根据临床需求制成多种剂型,采用不同途径给药,其疗效可能不同。给药途径有全身给药和局部给药。全身给药包括口服、静脉注射、舌下含化等,局部给药包括眼部、鼻腔、关节腔、阴道等。通常注射比口服起效快且作用显著,局部注射时水溶液比油溶液和混悬液吸收快,口服时溶液剂比固体制剂容易吸收,缓控释制剂主要通过口服或局部注射给药。剂型和给药途径的选择主要依据临床需求和药物性能等因素。

（五）包装与贮藏

直接接触药品的包装材料和容器应符合国家药品监督管理部门的有关规定,均应无毒、洁净,与内容药品应不发生化学反应,并不得影响内容药品的质量。药品的贮藏条件应满足产品稳定性要求。

（六）标签与说明书

药品标签与说明书应符合《中华人民共和国药品管理法》及国家药品监督管理部门对标签与说明书的有关规定,不同标签与说明书的内容应根据上述规定印制,并应尽可能多地包含药品信息。麻醉药品、精神药品、医疗用毒性药品、放射性药品、外用药品和非处方药品的标签与说明书,必须印有规定的标识。

二、常见中药制剂的制剂通则检查

固体制剂均须进行重量差异或装量差异检查,液体制剂和半固体制剂均须进行装量或装量差异检查。所有制剂均有卫生学检查要求,其中注射剂、眼用制剂及其他用于手术、创伤或临床必须无菌的制剂需要进行无菌检查,其他非无菌制剂须进行微生物限度检查。不同的剂型要求检查项目不同（表6-14）,要依据质量标准要求进行。

笔记栏

表6-14 不同剂型的检查项目

检查项目	剂型	检查项目	剂型
相对密度	合剂、口服液、糖浆剂、煎膏剂、搽剂	水分	丸剂、散剂、颗粒剂、胶囊剂、胶剂
总固体量	酒剂	崩解时限	片剂、蜡丸、胶囊剂
乙醇量	酒剂、酊剂、搽剂 流浸膏剂与浸膏剂	溶散时限	丸剂（除蜡丸）
甲醇量	酒剂、酊剂、流浸膏剂与浸膏剂	粒度	颗粒剂、散剂、眼用制剂、气雾剂、凝胶剂、软膏剂
pH值	合剂、口服液、糖浆剂	溶化性	颗粒剂
含糖量	糖浆剂	硬度	片剂
不溶物	煎膏剂	融变时限	栓剂
外观均匀度	散剂	渗透压摩尔浓度	注射剂（静脉输液及椎管注射用）、眼用制剂
发泡量	片剂（阴道泡腾片）	中药注射剂有关物质、重金属及有害元素残留	注射剂
可见异物	注射剂、眼用制剂	递送剂量均一性	鼻用制剂、气雾剂、喷雾剂
沉降体积比	鼻用制剂、眼用制剂、耳用制剂	每瓶总揿次	气雾剂
金属性异物	眼用制剂	喷出总量	气雾剂
每揿主药含量	气雾剂	每瓶总喷次	喷雾剂
喷射速率	气雾剂	每喷主药含量	喷雾剂
每揿喷量	气雾剂	含膏量	贴膏剂
每喷喷量	喷雾剂	赋形性	贴膏剂
耐热性	贴膏剂	含量均匀度	贴膏剂、贴剂
黏着力	贴膏剂	不溶性微粒	注射剂
热原或细菌内毒素	注射用无菌粉末（供静脉注射用）、注射剂（供静脉注射用）		

（一）部分制剂通则检查项目

1. 相对密度 相对密度系指在相同的温度、压力条件下,某物质的密度与水的密度之比。除另有规定外,温度为20℃。纯物质的相对密度在特定的条件下为不变的常数。但如物质的纯度不够,则其相对密度的测定值会随着纯度的变化而改变。因此,测定药品的相对密度,可用以检查药品的纯杂程度。液体药品的相对密度,一般用比重瓶测定;易挥发液体的相对密度,可用韦氏比重秤测定。液体药品的相对密度也可采用振荡型密度计法测定。

比重瓶法:

（1）取洁净、干燥并精密称定重量的比重瓶,装满供试品(温度应低于20℃或各品种项下规定的温度)后,装上温度计(瓶中应无气泡),置20℃(或各品种项下规定的温度)的水浴中放置若干分钟,使内容物的温度达到20℃(或各品种项下规定的温度),用滤纸除去溢出侧管的液体,立即盖上罩。然后将比重瓶自水浴中取出,再用滤纸将比重瓶的外面擦净,精密称定,减去比重瓶的重量,求得供试品的重量后,将供试品倾去,洗净比重瓶,装满新沸过的冷水,再照上法测得同一温度时水的重量,按下式计算,即得。

$$供试品的相对密度=\frac{供试品重量}{水重量}$$

（2）取洁净、干燥并精密称定重量的比重瓶，装满供试品（温度应低于 20℃ 或各品种项下规定的温度）后，插入中心有毛细孔的瓶塞，用滤纸将从塞孔溢出的液体擦干，置 20℃（或各品种项下规定的温度）恒温水浴中，放置若干分钟，随着供试液温度的上升，过多的液体将不断从塞孔溢出，随时用滤纸将瓶塞顶端擦干，待液体不再由塞孔溢出，迅即将比重瓶自水浴中取出，照上述（1）法，自"再用滤纸将比重瓶的外面擦净"起，依法测定，即得。

韦氏比重秤法：取 20℃ 时相对密度为 1 的韦氏比重秤，用新沸过的冷水将所附玻璃圆筒装至八分满，置 20℃（或各品种项下规定的温度）的水浴中，搅动玻璃圆筒内的水，调节温度至 20℃（或各品种项下规定的温度），将悬于秤端的玻璃锤浸入圆筒内的水中，秤臂右端悬挂游码于 1.000 0 处，调节秤臂左端平衡用的螺旋使平衡，然后将玻璃圆筒内的水倾去，拭干，装入供试液至相同的高度，并用同法调节温度后，再把拭干的玻璃锤浸入供试液中，调节秤臂上游码的数量与位置使平衡，读取数值，即得供试品的相对密度。

2. 总固体 系指在规定条件下取一定体积（或重量）的溶液经蒸干后所得残留物。总固体的含量与溶液中含有的可溶性物质的总量有关，在一定程度上可以反映该制剂的内在质量。中药酒剂一般规定总固体含量，总固体检查有两种方法。

第一法：精密量取供试品上清液 50ml，置蒸发皿中，水浴上蒸至稠膏状，除另有规定外，加无水乙醇搅拌提取 4 次，每次 10ml，滤过，合并滤液，置已干燥至恒重的蒸发皿中，蒸至近干，精密加入硅藻土 1g（经 105℃ 干燥 3h，移置干燥器中冷却 30min），搅匀，在 105℃ 干燥 3h，移置干燥器中，冷却 30min，迅速精密称定重量，扣除加入的硅藻土量，遗留残渣应符合各品种项下的有关规定。

本法适用于检查含糖、蜂蜜的酒剂。蜂蜜主要含糖类成分。本法利用无水乙醇对糖类成分溶解度小，而对酒剂中其他有机成分溶解度大，进行分离、测定。试验中加入硅藻土，主要是起分散作用，以利于乙醇提取物（总固体）的干燥。

第二法：精密量取供试品上清液 50ml，置已干燥至恒重的蒸发皿中，水浴上蒸干，在 105℃ 干燥 3h，移置干燥器中，冷却 30min，迅速精密称定重量，遗留残渣应符合各品种项下的有关规定。

本法适用于检查不含糖、蜂蜜的酒剂。

3. 含量均匀度（uniformity of content, content uniformity） 系指单剂量的固体制剂、半固体制剂和非均相液体制剂，其含量符合标示量的程度。除另有规定外，片剂、硬胶囊剂、颗粒剂或散剂等，每一个单剂标示量小于 25mg 或主药含量小于每一个单剂重量 25% 者；药物间或药物与辅料间采用混粉工艺制成的注射用无菌粉末；内充非均相溶液的软胶囊等应按 ChP 方法检查，并符合规定。凡规定检查含量均匀度的制剂，一般不再进行重量差异检查。

除另有规定外，取供试品 10 个，照各品种项下规定的方法，分别测定每一个单剂以标示量为 100 的相对含量 X_i，求其均值 $\overline{X}$ 和标准差 S 以及标示量与均值之差的绝对值 A（$A=|100-\overline{X}|$）。

若 $A+2.2S\leqslant L$，则供试品的含量均匀度符合规定；若 $A+S>L$，则不符合规定；若 $A+2.2S>L$，且 $A+S\leqslant L$，则应另取供试品 20 个复试。

根据初、复试结果，计算 30 个单剂的均值 $\overline{X}$、标准差 S 和标示量与均值之差的绝对值 A。再按下述公式计算并判定：当 $A\leqslant0.25L$ 时，若 $A^2+S^2\leqslant0.25L^2$，则供试品的含量均匀度符合规定；若 $A^2+S^2>0.25L^2$ 则不符合规定。当 $A>0.25L$ 时，若 $A+1.7S\leqslant L$，则供试品的含量均匀度符合规定;若$A+1.7S>L$,则不符合规定。

上述公式中 L 为规定值,除另有规定外,$L=15.0$;单剂量包装的口服混悬液、内充非均相溶液的软胶囊、胶囊型或泡囊型粉雾剂、单剂量包装的眼用、耳用、鼻用混悬剂、固体或半固体制剂 $L=20.0$;透皮贴剂、栓剂 $L=25.0$。如该品种项下规定含量均匀度的限度为±20%或其他数值时,$L=20.0$ 或其他相应的数值。

4. 溶出度(dissolution)　系指活性药物从片剂、胶囊剂或颗粒剂等普通制剂在规定条件下,溶出的速率和程度。在缓释制剂、控释制剂、肠溶制剂以及透皮贴剂等制剂中也称为释放度(release)。口服固体制剂的药物吸收首先取决于制剂在胃肠道中崩解和溶出两个过程,且有些口服固体制剂常常没有崩解过程。所以,相对于崩解时限,溶出度能更好地衡量口服固体制剂的内在质量。

测定方法:ChP(通则 0931)收载溶出度与释放度试验七种方法,即篮法、桨法、小杯法、桨碟法、转筒法、流池法和往复筒法。

（二）中药注射剂的制剂通则检查

注射剂(injections)系指原料药物或与适宜的辅料制成的供注入体内的无菌制剂。注射剂可分为注射液、注射用无菌粉末与注射用浓溶液等。中药注射剂(tradition Chinese medicinal injections)是以中医药理论为指导,采用现代技术和方法,以中药饮片或提取物为原料制成的注射剂,也是现代中医药创新取得的成果。ChP 1977 年版一部收载 23 个品种的中药注射剂,但由于中药注射剂的原料药材来源、炮制加工等方面的差异、成分复杂、制备工艺和质量控制的局限等原因,使其产品均一性差、质量不稳定,在临床使用中出现了诸多不良反应。为此,国家药品监督管理部门颁发了《中药、天然药物注射剂基本技术要求》《中药注射剂安全性再评价质量控制评价技术原则(试行)》等技术性文件,对中药注射剂的生产过程管理和质量控制更加严格。

中药注射剂的基本要求是疗效确定、质量稳定、使用安全。与其他剂型相比,中药注射剂质量要求更加严格,质量标准更加细化,不但有鉴别、含量测定、指纹图谱、一般质量要求检查项目,还应有针对性的有关物质检查和安全性检查等内容。

1. 中药注射剂的一般质量要求检查

（1）性状:溶液型注射液应澄清;除另有规定外,混悬型注射液中原料药物粒径应控制在 15μm 以下,含 15～20μm(间有个别 20～50μm)者,不应超过 10%,若有可见沉淀,振摇时应容易分散均匀。乳状液型注射液不得有相分离现象;静脉用乳状液型注射液中 90% 的乳滴粒径应在 1μm 以下,除另有规定外,不得有大于 5μm 的乳滴。除另有规定外,输液应尽可能与血液等渗。

色泽:中药注射剂由于其原料的影响,允许有一定的色泽,但同一批号成品的色泽必须保持一致,在不同批号的成品间,应控制在一定的色差范围内,按照 ChP 方法配制的比色对照液比较,色差应不超过规定色号±1 个色号。静脉注射剂的颜色不宜过深,以便于澄明度检查。

（2）装量:注射液及注射用浓溶液应进行装量检查,并符合规定。

检查法:供试品标示装量不大于 2ml 者,取供试品 5 支(瓶);2ml 以上至 50ml 者,取供试品 3 支(瓶)。开启时注意避免损失,将内容物分别用相应体积的干燥注射器及注射针头抽尽,然后缓慢连续地注入经标化的量入式量筒内(量筒的大小应使待测体积至少占其额定体积的 40%,不排尽针头中的液体),在室温下检视。测定油溶液、乳状液或混悬液时,应先加温(如有必要)摇匀,再用干燥注射器及注射针头抽尽后,同前法操作,放冷(加温时),检视。每支(瓶)的装量均不得少于其标示量。

标示装量为 50ml 以上的注射液及注射用浓溶液照最低装量检查法(通则 0942)检查,取供试品 3 个,开启时注意避免损失,将内容物转移至预经标化的干燥量入式量筒中(量具的大小应使待测体积至少占其额定体积的 40%),黏稠液体倾出后,除另有规定外,将容器倒置 15min,尽量倾净。2ml 及以下者用预经标化的干燥量入式注射器抽尽。读出每个容器内容物的装量,并求其平均装量,均应符合规定。如有 1 个容器装量不符合规定,则另取 3 个复试,应全部符合规定。

(3) 装量差异:除另有规定外,注射用无菌粉末应进行装量差异检查,并符合规定。

检查法:取供试品 5 瓶(支),除去标签、铝盖,容器外用乙醇擦净,干燥,开启时注意避免玻璃屑等异物落入容器中,分别迅速精密称定;容器为玻璃瓶的注射用无菌粉,首先小心开启内塞,使容器内外气压平衡,盖紧后精密称定。然后倾出内容物,容器用水或乙醇洗净,在适宜条件干燥后,再分别精密称定每一容器的重量,求出每瓶(支)装量与平均装量。每瓶(支)装量与平均装量相比较(如有标示装量,则与标示装量相比较),应符合下列规定(表 6-15),如有 1 瓶(支)不符合规定,应另取 10 瓶(支)复试,应符合规定。

表 6-15 注射用无菌粉末装量差异限度

平均装量或标示装量	装量差异限度
0.05g 及 0.05g 以下	±15%
0.05g 以上至 0.15g	±10%
0.15g 以上至 0.50g	±7%
0.50g 以上	±5%

凡规定检查含量均匀度的注射用无菌粉末,一般不再进行装量差异检查。

(4) 渗透压摩尔浓度:人体细胞膜或毛细血管壁等生物膜,一般具有半透膜的性质,溶剂通过半透膜由低浓度向高浓度溶液扩散的现象称为渗透,阻止渗透所需要施加的压力,称为渗透压。溶液的渗透压,依赖于溶液中溶质粒子的数量,是溶液的依数性之一,通常以渗透压摩尔浓度(osmolality)来表示,它反映的是溶液中各种溶质对溶液渗透压贡献的总和。渗透压摩尔浓度的单位,通常以每千克溶剂中溶质的毫渗透压摩尔来表示,可按下列公式计算毫渗透压摩尔浓度(mOsmol/kg):

$$毫渗透压摩尔浓度(mOsmol/kg) = \frac{每千克溶剂中溶解的溶质克数}{分子量} \times n \times 1\,000$$

式中,n 为一个溶质分子溶解或解离时形成的粒子数。在理想溶液中,例如葡萄糖 $n = 1$,氯化钠 $n = 2$。

通常采用测量溶液的冰点下降来间接测定其渗透压摩尔浓度。原理为:在理想的稀溶液中,冰点下降符合 $\triangle T_f = K_f \cdot m$ 的关系,式中,$\triangle T_f$ 为冰点下降,K_f 为冰点下降常数(当水为溶剂时为 1.86),m 为重量摩尔浓度。而渗透压符合 $P_0 = K_0 \cdot m$ 的关系,式中,P_0 为渗透压,K_0 为渗透压常数,m 为溶液的重量摩尔浓度。由于两式中的浓度等同,故可以用冰点下降法测定溶液的渗透压摩尔浓度。

正常人体血液的渗透压摩尔浓度范围为 285~310mOsmol/kg,0.9% 氯化钠溶液或 5% 葡萄糖溶液的渗透压摩尔浓度与人体血液相当。静脉输液及椎管注射用注射液按各品种项下的规定,照渗透压摩尔浓度测定法(通则 0632)测定,应符合规定。

(5) 可见异物:可见异物系指存在于注射剂、眼用液体制剂和无菌原料药中,在规定条件下目视可以观测到的不溶性物质,其粒径或长度通常大于 50μm。可见异物检查法有灯检

笔记栏

法和光散射法。通常用灯检法;用深色透明容器包装或液体色泽较深的品种可选用光散射法;混悬型、乳状液型注射液和滴眼液不能使用光散射法。

若中药注射剂中含有不溶物、析出物或外来异物达到一定数量,注入人体或滴入眼睛会引起不良反应,因此,凡在检查中发现有块状物、点状物、脱片、玻璃屑、纤维、焦屑、浑浊或沉淀的,均应作废品处理。

(6) 不溶性微粒:本法系在可见异物检查符合规定后,用以检查静脉用注射剂(溶液型注射液、注射用无菌粉末、注射用浓溶液)及供静脉注射用无菌原料药中不溶性微粒的大小及数量。检查方法有光阻法和显微计数法。一般首先采用光阻法,当光阻法测定结果不符合规定或供试品不适于用光阻法测定时,再采用显微计数法,并以显微计数法的测定结果作为判定依据。对于黏度过高、采用两种方法都无法直接测定的注射液,可用适宜的溶剂经适当稀释后测定。

(7) pH 值:中药注射剂的 pH 值一般应在 4.0~9.0 之间。同一品种的 pH 值差异范围应不超过 2.0。

(8) 水分:注射用无菌粉末应测定水分,并应符合各品种项下的规定。

(9) 炽灼残渣:主要检查注射剂中无机盐的含量,与控制渗透压有关。应按 ChP 规定检查,并符合各品种项下的有关规定。

(10) 重金属及有害元素残留量:除另有规定外,中药注射剂照铅、镉、砷、汞、铜测定法(通则 2321)测定,按各品种项下每日最大使用量计算,铅不得超过 12μg,镉不得过 3μg,砷不得超过 6μg,汞不得超过 2μg,铜不得超过 150μg。

(11) 无菌:照无菌检查法(通则 1101)检查,应符合规定。

2. 中药注射剂中有关物质检查

中药注射剂有关物质系指饮片经提取、纯化制成注射剂后,残留在注射剂中可能引起不良反应,需要控制的物质。除另有规定外,一般应检查蛋白质、鞣质、树脂等,静脉注射液还应检查草酸盐、钾离子等。

(1) 蛋白质:中药注射剂在生产过程中若未能将蛋白质除尽,则会影响注射剂的稳定性、澄明度,甚至注射后引起过敏反应。

检查方法:除另有规定外,取注射液 1ml,加新配制的 30% 磺基水杨酸溶液 1ml,混匀,放置 5min,不得出现浑浊。

此法系基于蛋白质在 pH 值小于等电点时呈正离子,可与磺基水杨酸或鞣酸等试剂结合形成不溶性的沉淀,以判断蛋白质的存在。

注意事项:注射液中如含有遇酸能产生沉淀的成分,如黄芩苷、蒽醌类等,可改加鞣酸试液 1~3 滴,不得出现浑浊。

如结果不明显,可取注射用水作空白,同法操作,加以比较。

(2) 鞣质:注射剂中若含有鞣质,易产生沉淀而影响澄明度,同时会对人体产生刺激,引起疼痛或使肌肉组织坏死。

检查方法:除另有规定外,取注射液 1ml,加新配制的含 1% 鸡蛋清的生理氯化钠溶液 5ml,放置 10min,不得出现浑浊或沉淀。如出现浑浊或沉淀,应另取注射液 1ml,加稀醋酸 1 滴,再加氯化钠明胶试液 4~5 滴,不得出现浑浊或沉淀。

此法系利用蛋白质与鞣质在水中形成鞣酸蛋白而析出沉淀,以判断鞣质的存在。

注意事项:如果结果不明显,可取注射用水作空白,同法操作,加以比较。含有聚乙二醇、聚山梨酯等聚氧乙烯基辅料的注射剂,虽有鞣质也不产生沉淀,对这类注射液应取加辅料前的半成品检查。

(3) 树脂:注射剂中若含有树脂,会引起疼痛等反应。

检查方法:除另有规定外,取注射液 5ml,加盐酸 1 滴,放置 30min,应无沉淀析出。如出现沉淀,另取注射液 5ml,加三氯甲烷 10ml 振摇提取,分取三氯甲烷液,置水浴上蒸干,残渣加冰醋酸 2ml 使溶解,置具塞试管中,加水 3ml,混匀,放置 30min,应无沉淀析出。

此法系基于树脂在酸性水中析出絮状沉淀,以判断树脂的存在。

注意事项:用三氯甲烷提取时,应充分放置,使其分层完全,否则,易出现假阳性。

(4) 草酸盐:草酸盐进入血液可使血液脱钙,产生抗血凝作用,甚至引起痉挛;并由于生成不溶于水的草酸钙而引起血栓,故中药注射剂特别是用于静脉注射者须检查草酸盐。

检查方法:除另有规定外,取溶液型静脉注射液适量,用稀盐酸调节 pH 值至 1~2,滤过,取滤液 2ml,滤液调节 pH 值至 5~6,加 3% 氯化钙溶液 2~3 滴,放置 10min,不得出现浑浊或沉淀。

本法基于草酸与氯化钙反应生成不溶于水的草酸钙,以判断草酸盐的存在。

(5) 钾离子:注射剂中若钾离子含量过高,可引起明显的局部刺激(疼痛反应)和心肌损害。用于静脉注射时,钾离子含量过高,会使电解质平衡失调,因此,静脉注射液中钾离子浓度应控制在 1.0mg/ml 以下。

检查方法:除另有规定外,取静脉注射液 2ml,蒸干,先用小火炽灼至炭化,再在 500~600℃ 炽灼至完全灰化,加稀醋酸 2ml 使溶解,并转移至 25ml 量瓶中,加水稀释至刻度,摇匀,作为供试品溶液。

取硫酸钾适量,研细,于 110℃ 干燥至恒重,精密称取 2.23g,置 1 000ml 量瓶中,加水适量使溶解并稀释至刻度,摇匀,作为贮备液。临用前,精密量取贮备液 10ml,置 100ml 量瓶中,加水稀释至刻度,摇匀,即得每 1ml 相当于 100μg 钾离子的标准溶液。

取 10ml 纳氏比色管两支,甲管中精密加入标准钾离子溶液 0.8ml,加碱性甲醛溶液(取甲醛液,用 0.1mol/L 氢氧化钠溶液调节 pH 值至 8.0~9.0)0.6ml、3% 乙二胺四醋酸二钠溶液 2 滴、3% 四苯硼钠溶液 0.5ml,加水稀释成 10ml,乙管中精密加入供试品溶液 1ml,与甲管同时依法操作,摇匀,甲、乙两管同置黑纸上,自上向下透视,乙管中显出的浊度与甲管比较,不得更浓。

本方法系基于钾离子与四苯硼钠在酸性条件下生成沉淀,根据浊度判断钾离子的浓度。

注意事项:标准钾离子贮备液应放冰箱保存。

3. 中药注射剂的安全性检查

中药注射剂的安全性检查包括异常毒性、热原(或细菌内毒素)、降压物质(包括组胺类物质)、过敏反应、溶血与凝聚等项。应根据处方、工艺、用法及用量等设定相应的检查项目并进行适用性研究。

(1) 异常毒性检查:本法系将一定量的供试品溶液注入小鼠体内,在规定时间内观察小鼠出现的死亡情况,以判定供试品是否符合规定。供试品若不合格,则表明药品中混有超过正常毒性的毒性杂质,临床用药时可能增加急性不良反应的风险。

(2) 热原或细菌内毒素检查:本法系利用家兔(或鲎试剂)测定供试品所含的热原(或细菌内毒素)的限量是否符合规定。不合格供试品在临床应用时可能产生热原反应而造成严重的不良后果。

由于中药注射剂致生物体发热成分和干扰细菌内毒素检查的因素复杂多变,因此,通常首选热原检查项。但若该药本身的药理作用或对家兔的毒性反应影响热原检测结果,则可选择细菌内毒素检查项。

(3) 降压物质检查与组胺类物质检查

笔记栏

1）降压物质检查:本法系通过静脉注射限值剂量供试品,观察对麻醉猫的血压反应,以判定供试品中所含降压物质的限值是否符合规定。供试品不合格表明药品中含有限值以上的影响血压反应的物质,临床用药时可能引起急性降压不良反应。

2）组胺类物质检查:本法系将一定浓度的供试品和组胺对照品依次注入离体豚鼠回肠浴槽内,分别观察出现的收缩反应幅度并加以比较,以判定供试品是否符合规定的一种方法。不合格供试品表明含有组胺和类组胺物质,在临床上可能引起血压下降和类过敏反应等严重的不良反应。

中药注射剂如临床发现类过敏反应,应考虑设立降压物质或组胺类物质检查项。一般应首选降压物质检查项,但若降血压的药理作用与该药的功能主治有关,或对猫的反应干扰血压检测,可选择组胺类物质检查项替代。

（4）过敏反应检查:本法系将一定量的供试品皮下或腹腔注射入豚鼠体内致敏,间隔一定时间后静脉注射供试品进行激发,观察豚鼠出现过敏反应的情况,以此判定供试品是否符合规定。供试品若不合格,则表明注射剂含有过敏反应物质,临床用药时可能使患者致敏或产生过敏反应,甚至引起不良后果。

（5）溶血与凝聚检查:本法系将一定量供试品与2%兔红细胞混悬液混合,温育一定时间后,观察其对红细胞的溶血与凝聚反应以判定供试品是否符合规定。供试品若不合格,则表明注射剂含有可引起红细胞的溶血与凝聚反应的物质,临床用药时可能引起相关不良反应。

（冯素香　朱晓静　蔡羽　沈晓君　陈明刚　王瑞）

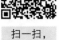
ER-6-8

扫一扫,
测一测

复习思考题

1. 简述中药杂质及有害物质的种类和来源。
2. 为什么中药杂质一般只进行限量检查,而不测定其准确含量?
3. 简述硫代乙酰胺法(第一法)测定重金属的原理。
4. 简述古蔡氏法测定砷盐的原理。
5. 简述古蔡氏法测定砷盐时加入碘化钾和氯化亚锡的作用。
6. 简述农药残留量检查的种类及测定方法。
7. 简述中药注射剂有关物质检查的项目。
8. 简述中药注射剂安全性检查的项目。
9. 取黄连上清丸样品适量,精密称定,照炽灼残渣检查法(通则0841)炽灼至完全灰化,取遗留的残渣,依法检查(通则0821第二法),含重金属不得过25mg/kg。如果标准铅溶液(每1ml相当于10μg的Pb)取用量为2ml,供试品的取样量应该是多少?
10. 取注射用双黄连(冻干)0.4g,加2%硝酸镁乙醇溶液3ml,点燃,燃尽后,先用小火炽灼使炭化,再在500~600℃炽灼使完全灰化,放冷,加盐酸5ml与水21ml使溶解,依法检查(通则0822)。如果标准砷溶液(每1ml相当于1μg的As)取用量为2ml,注射用双黄连(冻干)中砷盐限量是多少?

第七章

中药含量测定

学习目标

1. 掌握中药含量测定各类分析法的基本原理、特点、适用范围、条件选择及应用。
2. 熟悉方法学验证的相关项目与要求。
3. 了解分析方法转移与确认。

中药的含量测定（Chinese medicine determination）系指用化学、物理化学或生物学的方法对供试品含有的有关成分进行定量分析。中药中生物活性成分的含量与其质量优劣、有效性和安全性都有直接关系。只有有效成分（active constituents）达到一定量才能保证疗效；另一方面，对其含有的毒性成分（toxic elements），必须严格控制其含量及限度，才能确保临床用药的安全，对有些中药中所含的某些成分既是有效成分又是毒性成分，必须规定其含量范围。因此，中药的定量分析是中药质量评价及质量标准研究的重点和难点。

常用的分析方法有化学分析法、仪器分析法、生物学分析法、酶化学法等。化学分析法是以物质的化学反应为基础的分析方法，具有准确度高、精密度好等特点；仪器分析法是以物质的某些物理性质和物理化学性质为基础的分析方法，如光谱法、色谱法、联用技术等，仪器分析法具有灵敏度高、专属性强等特点；生物学方法包括生物检定法和微生物检定法，是根据药物对生物（如鼠、兔、犬等实验动物）或微生物（如细菌）作用的强度来测定含量的方法。使用化学分析法和仪器分析法测定药物的含量，在药品质量标准中称为"含量测定"，测定结果用含量百分率（%）来表示；用生物学分析法或酶化学法测定药物的含量，称为"效价测定"，测定结果一般用效价单位来表示。本章主要介绍常用的化学分析法和仪器分析法在中药含量测定中的应用。

第一节　常用定量分析方法

一、化学分析法

化学定量分析法（chemical quantitative analysis method）是根据特定的化学反应及其计量关系对物质进行分析的方法。主要包括重量分析法和容量分析法。所用仪器简单、结果准确。主要用于中药中含量较高的一类成分（如总生物碱、总有机酸等）及无机成分（如矿物药）的测定。化学分析法的局限性是：灵敏度较低、操作烦琐、专属性不强，特别是对微量成分分析准确度不够理想。用化学分析法测定中药成分含量时，一般须经提取、分离净化、浓集、掩蔽等处理后再进行测定。若被测组分为无机物时，往往还要消化破坏其中的有机成分再选择合适的方法测定;若试样干扰较少也可以直接测定。

（一）重量分析法

1. 原理与方法　重量分析法(gravimetric analysis method)(简称重量法)是通过称量物质某种称量形式的质量来确定被测组分含量的一种定量分析方法,包括挥发法、萃取法和沉淀重量法。

（1）挥发法:是利用被测组分具有挥发性或能定量转化为挥发性物质来进行组分含量测定的方法。如供试品的干燥失重及水分测定均属挥发法。中药灰分及炽灼残渣的测定也属于挥发法,其测定的是供试品中有机物经高温炽灼、氧化、挥散后所剩余的非挥发性无机物含量。

（2）萃取法:是根据被测组分在互不相溶的两相中溶解度的不同将其分离后再测定含量的方法。如昆明山海棠片中总生物碱的测定(见第八章)。

（3）沉淀重量法:是利用沉淀反应,将被测组分定量地转化为难溶化合物,经过滤、洗涤、干燥或灼烧后称定重量,并计算其含量的方法。适用于被测组分纯度较高者。影响沉淀溶解度及沉淀纯度的因素很多,包括:同离子效应、盐效应、配位效应、共沉淀和后沉淀效应,以及温度、介质、晶体的结构和颗粒大小等。

由称得的称量形式的质量 m、试样质量 W 及换算因数 F,即可求得被测组分的含量,换算因数 F 为被测组分的摩尔质量与称量形式的摩尔质量之比。计算公式如下:

$$X(\%) = \frac{m \times F}{W} \times 100\%$$

2. 应用示例

【示例 7-1】　中药芒硝的含量测定。

本品为硫酸盐类矿物芒硝族芒硝,经加工精制而成的结晶体。主含含水硫酸钠($Na_2SO_4 \cdot 10H_2O$),ChP 采用沉淀重量法。

测定方法:取本品,置 105℃ 干燥至恒重后,取约 0.3g,精密称定,加水 200ml 溶解后,加盐酸 1ml,煮沸,不断搅拌,并缓缓加入热氯化钡试液(约 20ml),至不再生成沉淀,置水浴上加热 30min,静置 1h,用无灰滤纸或称定重量的古氏坩埚滤过,沉淀用水分次洗涤,至洗液不再显氯化物的反应,干燥,并炽灼至恒重,精密称定,与 0.608 6 相乘,即得供试品中含有硫酸钠(Na_2SO_4)的重量。

本品按干燥品计算,含硫酸钠(Na_2SO_4)不得少于 99.0%。

本法为沉淀重量法,将芒硝中可溶性硫酸盐定量转化为硫酸钡沉淀,通过称重硫酸钡获得硫酸钠含量。计算式为:

$$Na_2SO_4(\%) = \frac{m \times 0.608\ 6}{W} \times 100\%$$

式中,m 为硫酸钡沉淀物的重量,单位为 g;W 为供试品取样量,单位为 g;0.608 6 为换算因数。

（二）容量分析法

1. 原理与方法　容量分析法(volumetric analysis)又称滴定分析法,是将一定浓度的滴定剂(标准溶液)滴加到被测物质的溶液中,根据其按化学计量关系反应完全时滴定剂的浓度及所消耗的体积计算出被测物质含量的方法。根据反应原理不同,滴定分析法可分为酸碱滴定法、沉淀滴定法、配位滴定法和氧化还原滴定法;滴定方式有直接滴定法、返滴定法、置换滴定法和间接滴定法等。通常通过指示剂法或仪器方法(如电位滴定法、光度滴定法等)来确定滴定终点。滴定分析多在水溶液中进行,在水以外的溶剂中进行滴定的分析方法,称为非水滴定法。滴定分析法一般用于常量组分的测定,具有结果准确(相对误差在±0.1%以内)、操作方便、设备简单等特点,应用广泛。

(1) 酸碱滴定法:是以质子传递反应为基础的分析方法。适用于中药所含的生物碱类、有机酸类和内酯类等类别成分的含量测定。例如,山楂、半夏药材中总有机酸的含量测定,颠茄草、颠茄酊、北豆根片总生物碱的含量测定均采用本法。对于 $K \cdot C \geq 10^{-8}$ 的酸、碱组分,可在水溶液中直接滴定,也可采用回滴法或双相滴定法;而对于 $K \cdot C < 10^{-8}$ 的弱酸、弱碱或在水中溶解度很小的酸、碱,只能采用间接滴定法或非水溶液酸碱滴定法。

非水溶液酸碱滴定法包括非水碱量法和非水酸量法,适用于中药中生物碱类、有机酸类及内酯类等成分的含量测定。非水碱量法较为常用。其以高氯酸的冰醋酸溶液作为滴定液,指示剂(如结晶紫)或电位法指示终点,测定弱碱性物质及其盐类的方法。当药物的 pK_b 为 8~10 时,通常选择冰醋酸作为溶剂;pK_b 为 10~12 时,宜选冰醋酸与醋酐的混合液作为溶剂;当 $pK_b > 12$ 时,应用醋酐为溶剂。因随着醋酐量的不断增加,醋酐解离生成的醋合乙酰离子 $[CH_3CO^+ \cdot (CH_3CO)_2O]$ 比醋酸合质子 $[H_3^+CO^+ \cdot CH_3COOH]$ 的酸性更强,更有利于碱性药物相对碱性增强,使滴定突跃显著增大,而获得满意的滴定结果。非水酸量法实际应用较少。

(2) 沉淀滴定法:是利用沉淀反应进行滴定的方法。常用的有银量法、四苯硼钠法、硫氰酸铵法和亚铁氰化钾法。主要用于生物碱、生物碱的氢卤酸盐、含有卤素的其他类中药成分以及含有矿物药等无机成分的含量测定。如汉肌松注射液中生物碱的含量测定采用四苯硼钠法;朱砂的含量测定采用硫氰酸铵法;中药中无机卤化物、有机氢卤酸盐及有机卤化物的测定可采用银量法。

(3) 配位滴定法:是以配位反应为基础的滴定分析方法。常用 EDTA 法。在中药成分分析中,主要用于鞣质、生物碱,以及含有 Ca^{2+}、Mg^{2+}、Fe^{2+}、Hg^{2+} 等成分的含量测定。如安胃片中枯矾的含量测定就采用 EDTA 法。

(4) 氧化还原滴定法:是以溶液中氧化剂和还原剂之间的电子转移为基础的滴定分析方法。包括铈量法、碘量法、溴量法、重铬酸钾法、亚硝酸钠法、高锰酸钾法等。适用于测定具有氧化还原性质的物质,如酚类、糖类及含 Fe、As 等矿物药的测定,如 ChP 中磁石、赭石采用重铬酸钾法测定含量。

2. 滴定分析计算

(1) 滴定度(titer):是指每 1ml 规定浓度的滴定液相当于被测物的质量(g 或 mg),以 $T_{T/A}$ 表示,T 为滴定剂,A 为被测物质,单位为 g/ml 或 mg/ml。

滴定反应:

$$tT + aA \rightarrow D$$

D 为生成物,当滴定达到化学计量点时,$t$mol 的 T 恰好与 $a$mol 的 A 完全作用,则待测物质 A 的质量 m_A 为:

$$m_A = \frac{a}{t} c_T V_T M_A$$

式中:c_T 和 V_T 分别为滴定剂 T 的物质的量浓度(mol/L)和体积(L),M_A 为 A 物质的摩尔质量(g/mol)。在滴定分析中,体积常以 ml 为单位,则上式可写为:

$$m_A = \frac{a}{t} c_T V_T \frac{M_A}{1\,000}$$

根据滴定度的定义得如下通式：

$$T_{T/A} = \frac{a}{t} c_T \frac{M_A}{1\,000}$$

（2）百分含量的计算：

1）直接滴定法：当测定的化学反应能满足滴定分析反应基本条件时，可以直接用滴定液滴定被测物质并计算含量的方法。

$$含量(\%) = \frac{T \times V \times F}{W} \times 100\%$$

式中，V 为供试品消耗滴定液的体积(ml)；W 为供试品的质量(g 或 mg)；T 为滴定度(g/ml 或 mg/ml)；F 为浓度校正因子，即滴定液的实际浓度与所规定浓度的比值，实际工作中，为了提高测定结果的准确度，F 以略大于 1 为宜。

2）返滴定法：又称剩余滴定法、回滴定法，当反应速率较慢、反应物溶解性较差或为固体时，滴定液加入到样品溶液后反应无法在瞬间定量完成，此时可先加入一定量过量的滴定液 T_1，待其与被测药物定量反应完全后，再用另一滴定液 T_2 来回滴剩余的滴定液 T_1。此法常须做空白试验校正，计算公式为：

$$含量(\%) = \frac{T \times F \times (V_0 - V)}{W} \times 100\%$$

式中：V_0 为空白消耗第二种滴定液的体积(ml)；V 为供试品消耗第二种滴定液的体积(ml)；F 为第二种滴定液的浓度校正因子；W 为供试品取样量(g 或 mg)。

3. 应用示例

【示例 7-2】　酸碱滴定法测定颠茄草中总生物碱的含量。

颠茄草为茄科植物颠茄 *Atropa belladonna* L. 的干燥全草。研究表明，颠茄草含有莨菪碱、东莨菪碱、阿托品等多种生物碱，这些生物碱是其发挥抗胆碱作用的有效部位。其总生物碱含量测定方法如下：

取本品中粉约 10g，精密称定，置索氏提取器中，加乙醇 10ml、浓氨试液 8ml 与乙醚 20ml 的混合溶液适量，静置 12h，加乙醚 70ml，加热回流 3h，至生物碱提尽，提取液置水浴上蒸去大部分乙醚，移置分液漏斗中，用 0.5mol/L 硫酸溶液分次振摇提取，每次 10ml，至生物碱提尽，合并酸液，用三氯甲烷分次振摇提取，每次 10ml，至三氯甲烷层无色，合并三氯甲烷液，用 0.5mol/L 硫酸溶液 10ml 振摇提取，弃去三氯甲烷液，合并前后两次酸液，滤过，滤器用 0.5mol/L 硫酸溶液洗涤，合并洗液与滤液，加过量的浓氨试液使呈碱性，迅速用三氯甲烷分次振摇提取，至生物碱提尽。如发生乳化现象，可加乙醇数滴，每次得到的三氯甲烷液均用同一的水 10ml 洗涤，弃去洗液，合并三氯甲烷液，蒸干，加乙醇 3ml，蒸干，并在 80℃ 干燥 2h，残渣加三氯甲烷 2ml，必要时，微热使溶解，精密加硫酸滴定液(0.01mol/L) 20ml，置水浴上加热，除去三氯甲烷，放冷，加甲基红指示液 1~2 滴，用氢氧化钠滴定液(0.02mol/L)滴定。每 1ml 硫酸滴定液(0.01mol/L)相当于 5.788mg 的莨菪碱($C_{17}H_{23}NO_3$)。

本品按干燥品计算，含生物碱以莨菪碱($C_{17}H_{23}NO_3$)计，不得少于 0.30%。

本法为酸碱滴定法，采用返滴定的方式，先用过量的一定量硫酸滴定液与颠茄草中总生物碱反应，再用氢氧化钠滴定液滴定剩余的硫酸。计算式为：

$$C_{17}H_{23}NO_3(\%) = \frac{5.788 \times (V_0 - V) \times \dfrac{F}{1\,000}}{W} \times 100\%$$

式中,V_0 为空白试验消耗 NaOH 滴定液的体积(ml),V 为样品 H_2SO_4 滴定液滴定剩余时消耗 NaOH 滴定液的体积(ml),W 为供试品取样量(g),F 为滴定液的浓度校正因子。

【示例 7-3】　配位滴定法测定炉甘石中氧化锌的含量。

炉甘石(calamina)为碳酸盐类矿物药,主含碳酸锌($ZnCO_3$),含量测定方法如下:

取本品粉末约 0.1g,在 105℃ 干燥 1h,精密称定,置锥形瓶中,加稀盐酸 10ml,振摇使锌盐溶解,加浓氨试液与氨-氯化铵缓冲液(pH 10.0)各 10ml,摇匀,加磷酸氢二钠试液 10ml,振摇,滤过。锥形瓶与残渣用氨-氯化铵缓冲液(pH 10.0)1 份与水 4 份的混合液洗涤 3 次,每次 10ml,合并洗液与滤液,加 30% 三乙醇胺溶液 15ml 与铬黑 T 指示剂少量,用乙二胺四醋酸二钠滴定液(0.05mol/L)滴定至溶液由紫红色变为纯蓝色。每 1ml 乙二胺四醋酸二钠滴定液(0.05mol/L)相当于 4.069mg 的氧化锌(ZnO)。

本品按干燥品计算,含氧化锌(ZnO)不得少于 40.0%。

本法为配位滴定法,采用直接滴定方式,将炉甘石中锌盐完全转变为 Zn^{2+},在特定 pH 值条件下用乙二胺四醋酸二钠滴定液滴定,铬黑 T 指示剂指示滴定终点。计算式为:

$$ZnO(\%) = \frac{4.069 \times V \times \dfrac{F}{1\,000}}{W} \times 100\%$$

式中,V 为滴定液消耗的体积(ml),W 为供试品质量(g),F 为滴定液的浓度校正因子。

【示例 7-4】　沉淀滴定法测定中药大青盐中氯化钠的含量。

本品为卤化物类石盐族湖盐结晶体,主含氯化钠(NaCl)。

测定方法:取本品细粉约 0.15g,精密称定,置锥形瓶中,加水 50ml 溶解,加 2% 糊精溶液 10ml、碳酸钙 0.1g 与 0.1% 荧光黄指示液 8 滴,用硝酸银滴定液(0.1mol/L)滴定至浑浊液由黄绿色变为微红色,即得。每 1ml 硝酸银滴定液(0.1mol/L)相当于 5.844mg 的氯化钠(NaCl)。按下式计算含量。

$$含量(\%) = \frac{5.844 \times V \times \dfrac{F}{1\,000}}{W} \times 100\%$$

式中,V 为滴定液消耗的体积(ml),W 为供试品质量(g),F 为滴定液的浓度校正因子。

本品含氯化钠(NaCl)不得少于 97.0%。

本法为银量法的吸附指示剂法,以 $AgNO_3$ 滴定 Cl^-,宜选择荧光黄指示剂。由于吸附指示剂的颜色变化发生在沉淀表面,应尽可能使卤化银呈胶体状态而具有较大的比表面积,因此,在滴定前应将溶液稀释并加入糊精等亲水性高分子化合物以保护胶体。

【示例 7-5】　磁石的含量测定。

本品为氧化物类矿物尖晶石族磁铁矿,主含四氧化三铁(Fe_3O_4)。

测定方法:取本品细粉约 0.25g,精密称定,置锥形瓶中,加盐酸 15ml 与 25% 氟化钾溶液 3ml,盖上表面皿,加热至微沸,滴加 6% 氯化亚锡溶液,不断摇动,待分解完全,瓶底仅留白色残渣时,取下,用少量水冲洗表面皿及瓶内壁,趁热滴加 6% 氯化亚锡溶液至显浅黄色(如氯化亚锡加过量,可滴加高锰酸钾试液至显浅黄色),加水 100ml 与 25% 钨酸钠溶液 15 滴,并滴加 1% 三氯化钛溶液至显蓝色,再小心滴加重铬酸钾滴定液(0.016 67mol/L)至蓝色刚好褪尽,立即加硫酸-磷酸-水(2:3:5)10ml 与二苯胺磺酸钠指示液 5 滴,用重铬酸钾滴定液(0.016 67mol/L)滴定至溶液显稳定的蓝紫色。每 1ml 重铬酸钾滴定液(0.016 67mol/L)相当于 5.585mg 的铁(Fe)。

本品含铁(Fe)不得少于 50.0%。

本法系将试样在热的盐酸条件下分解完全后,趁热加入 $SnCl_2$ 将 Fe^{3+} 还原为 Fe^{2+},过量的 $SnCl_2$ 用高锰酸钾氧化,以二苯胺磺酸钠为指示剂,重铬酸钾滴定液滴定终点,并按下式计算铁的含量。

$$含量(\%) = \frac{5.585 \times V \times \dfrac{F}{1\,000}}{W} \times 100\%$$

式中,V 为滴定液消耗的体积(ml),W 为供试品取样量(g),F 为滴定液的浓度校正因子。

二、光谱分析法

(一)紫外-可见分光光度法

紫外-可见分光光度法具有灵敏度高(可检测到 $10^{-7} \sim 10^{-4}$ g/ml)、准确度好(相对误差一般在 2% ~ 5%)、操作简便等优点。常用于在此波长范围内具有特征吸收或通过显色后具有特征吸收的中药单一成分或某一类别成分(总成分)的含量测定。

1. 原理 紫外-可见分光光度法定量分析的依据是 Lambert-Beer 定律,即:

$$A = -lgT = Ecl$$

式中 A 为吸光度;T 为透光率;c 为溶液浓度;l 为液层厚度;E 为吸收系数,其有两种表示形式,即摩尔吸收系数(ε)和百分吸收系数($E_{1cm}^{1\%}$),两者关系为:

$$\varepsilon = \frac{M}{10} \times E_{1cm}^{1\%}$$

百分吸收系数的物理意义:在一定波长下,溶液浓度为 1%(1g/100ml),厚度为 1cm 时的吸光度。

2. 分析技术与条件选择

(1)仪器校正和检定:测定时,首先应对仪器进行校正和检定,如波长及吸收度的准确度、杂散光等。

1)波长的校正:由于环境因素对机械部分的影响,仪器的波长经常会略有波动,因此除应定期对所用仪器进行全面的校正检定以外,还应于测定前校正测定波长。其方法主要有:①光源法,常用汞灯中的较强谱线,如 237.83nm、253.65nm、275.28nm、296.73nm、313.16nm、334.15nm、365.02nm 等;或用仪器中氘灯的 486.02nm 与 656.10nm 谱线进行校正;②滤光片法,钬玻璃在波长 279.4nm、287.5nm、333.7nm、360.9nm、418.5nm、460.0nm、484.5nm、536.2nm、637.5nm 有尖锐吸收峰,也可用于波长校正;③高氯酸钬溶液校正法,用高氯酸钬溶液校正双光束仪器,以 10% 高氯酸为溶剂,配制含 4% 氧化钬的溶液,该溶液在 278.10nm、333.44nm、361.31nm、416.28nm、451.30nm、485.29nm、536.64nm、640.52nm 等波长处有最大吸收。

仪器波长的允许误差为:紫外区±1nm,500nm 附近±2nm。

2)吸光度的准确度检定:采用重铬酸钾的硫酸溶液,取在 120℃ 干燥至恒重的基准重铬酸钾约 60mg,精密称定,用 0.005mol/L 硫酸溶液溶解并稀释至 1 000ml,在规定的波长处测定并计算其吸收系数,并与规定的吸收系数比较,应符合表 7-1 中的规定。吸光度应控制在最佳范围 0.3~0.7 之间,此时测定误差最小,可通过试样溶液浓度和吸收池宽度来调整。

表 7-1　重铬酸钾硫酸溶液在规定波长处的规定吸收系数

波长/nm	235（最小）	257（最大）	313（最小）	350（最大）
吸收系数 $E_{1cm}^{1\%}$ 的规定值	124.5	144.0	48.62	106.6
吸收系数 $E_{1cm}^{1\%}$ 的许可范围	123.0~126.0	142.8~146.2	47.0~50.3	105.5~108.5

3）杂散光的检查：按表 7-2 中所规定的试剂和浓度，配制成水溶液，置 1cm 石英吸收池中，在规定的波长处测定透光率，应符合表中的规定。

表 7-2　杂散光检查过程中碘化钾、亚硝酸钠在规定波长处的透光率要求

试剂	浓度/（g·ml⁻¹）	测定用波长/nm	透光率/%
碘化钠	1.00	220	<0.8
亚硝酸钠	5.00	340	<0.8

4）吸收池的选择：光学玻璃制成的吸收池只能用于可见光区，熔融石英制成的吸收池适用于紫外光区和可见光区。同一套吸收池使用时必须保证其相互之间透光率偏差小于 0.5%。检查方法为：在待检的一组池中加入适量蒸馏水；或波长置于 400nm 处，加入适量 0.001mol/L $K_2Cr_2O_7$ 的 $HClO_4$ 溶液，以其中任一池为参比，调整透光率（透射比）为 95%。测定并记录各池的透光率值，各池间的透光率偏差小于 0.5% 即为配套；石英池检查方法同上，只是将波长分别置于 220nm（蒸馏水）和 350nm（$K_2Cr_2O_7$ 的 $HClO_4$ 溶液）即可。

（2）溶剂的选择：含有杂原子的有机溶剂，通常均具有很强的末端吸收。因此，当作溶剂使用时，其使用范围均不能小于截止使用波长。例如甲醇的截止使用波长为 205nm，乙醇为 215nm，水为 200nm，乙腈为 190nm。另外，当溶剂不纯时，也可能产生干扰吸收。因此，在测定供试品前，应先检查所用的溶剂在供试品所用的波长附近是否符合要求，即将溶剂置 1cm 石英吸收池中，以空气为空白测定吸光度。溶剂和吸收池的吸光度，在 220~240nm 范围内不得超过 0.40，在 241~250nm 范围内不得超过 0.20，在 251~300nm 范围内不得超过 0.10，在 300nm 以上时不得超过 0.05。

（3）测定波长的选择：测定时应选择被测物质的最大吸收峰波长（λ_{max}）作为测定波长，以提高灵敏度并减少误差，被测物质若存在几个吸收峰，可选择无干扰的、较强的吸收峰。一般避免选择光谱中短波长的末端吸收。测定时，通常在规定（或选定）的吸收峰波长±2nm 以内测试几个点的吸光度，或由仪器在规定（或选定）波长附近自动扫描测定，以核对供试品的吸收波长位置是否正确，除另有规定外，吸收峰波长应在规定波长的±2nm 以内，并以吸光度最大的波长作为测定波长。

（4）比色法测定条件的选择：若供试品本身在紫外-可见光区没有强吸收，或在紫外光区虽有吸收但为了避免干扰或提高灵敏度，可加入适当的显色剂显色后，用比色法测定。由于显色反应的影响因素较多，应取供试品与对照品或标准品同时操作。除另有规定外，比色法所用的空白系指用同体积的溶剂代替对照品或供试品溶液，然后依次加入等量的相应试剂，并用同样方法处理。

使用比色法时须注意以下几点：①反应生成的有色物质吸收系数（ε）要大，灵敏度高，尽可能选择只与被测组分显色或使被测组分与共存组分的颜色有明显差异的溶剂，生成的有色物应有明确且稳定的组成；②当吸光度和浓度关系不呈良好线性时，应取数份梯度量的对照品溶液，用溶剂补充至同一体积，显色后测定各份溶液的吸光度，然后以吸光度与相应的浓度绘制标准曲线，再根据供试品的吸光度在标准曲线上查得其相应的浓度，并求出其

含量。

3. 测定方法

（1）对照品比较法：在同样条件下，分别配制供试品溶液和对照品溶液，在规定波长下测定两者的吸光度，则可计算出供试品中被测成分的浓度或含量。使用时应注意，对照品溶液中所含被测成分的量应为供试品溶液中被测成分规定量的 100%±10%，所用溶剂也应完全一致。按下式计算供试品中被测溶液的浓度：

$$含量(\%) = \frac{A_X/A_R \times C_R \times D}{W} \times 100\%$$

式中：A_X 为供试品溶液的吸光度；C_R 为对照品溶液的浓度；A_R 为对照品溶液的吸光度；D 为稀释体积；W 为供试品取样量。

（2）吸收系数法：该法是测定供试品溶液在规定波长下的吸光度值（A），根据被测成分的吸收系数 $E_{1cm}^{1\%}$ 计算其含量的方法。

$$含量(\%) = \frac{A_X \times D \times V}{E_{1cm}^{1\%} \times W \times 100} \times 100\%$$

式中，X 指供试品，D 和 W 分别为供试品的稀释倍数和取样量，V 为稀释前的体积。本法的优点是无需对照品，方法简便。用本法测定时，吸收系数通常应大于 100，并注意对仪器波长、空白吸收、杂散光等及时校正和验证。

（3）标准曲线法：先配制一系列不同浓度的对照品，在相同条件下分别测定吸光度，绘制 A-C 曲线或求出其回归曲线方程，即得标准曲线。在相同的条件下测定供试品溶液的吸光度，即可求得供试品中被测成分的浓度或含量。比色法测定时通常采用标准曲线法。

使用时应注意：①标准曲线一般要求 5~7 个点；②回归直线方程的相关系数（r）不得小于 0.999；③供试品溶液的吸光度应在标准曲线的线性范围内（最好位于中间位置）。

（4）计算分光光度法：计算分光光度法有多种，使用时应按各品种项下规定的方法进行。当吸光度处在吸收曲线的陡然上升或下降的部位测定时，波长的微小变化可能对测定结果造成显著影响，故对照品和供试品的测试条件应尽可能一致。因此，计算分光光度法一般应慎用。

4. 应用示例

制备供试品溶液时，应注意前处理方法，稀释转移次数应尽可能少，转移稀释时所取溶液体积一般应不少于 5ml。应平行制备 2 份供试品，如采用对照品比较法，对照品亦应称取 2 份。每份结果对平均值的偏差应在 ±0.5% 以内。在建立类别成分含量测定的方法时，应注意对照品使用的合理性，一般应选择供试品类别成分中的主成分作为对照品。

【示例 7-6】　黄杨宁片中环维黄杨星 D 的测定。

处方：环维黄杨星 D 0.5g。

对照品溶液的制备：精密称取环维黄杨星 D 对照品约为 25mg，置 250ml 量瓶中，加甲醇 70ml 使溶解，加 0.05mol/L 磷酸二氢钠缓冲溶液稀释至刻度，摇匀，精密量取 10ml，置 100ml 量瓶中，用 0.05mol/L 磷酸二氢钠缓冲溶液稀释至刻度，摇匀，即得。

供试品溶液的制备：取本品 20 片，精密称定，研细，精密称取适量（约相当于环维黄杨星 D 0.5mg），置 50ml 量瓶中，加 0.05mol/L 磷酸氢二钠缓冲溶液至近刻度，80℃ 水浴温浸 1.5h 后取出，冷却至室温，加 0.05mol/L 磷酸氢二钠缓冲溶液至刻度，摇匀，离心（3 000r/min）6min，取上清液，即得。

测定方法：精密量取对照品溶液和供试品溶液各 5ml，分别置分液漏斗中，各精密加入溴麝香草酚蓝溶液(取溴麝香草酚蓝 18mg,置 25ml 量瓶中,加甲醇 5ml 使溶解,加 0.05mol/L 磷酸氢二钠缓冲溶液至刻度,摇匀,即得)5ml,摇匀,立即分别精密加入三氯甲烷 10ml,振摇 2min,静置 1.5h,分取三氯甲烷层,置含 0.5g 无水硫酸钠的具塞试管中,振摇,静置,取上清液。以相应试剂为空白为对照,照紫外-可见分光光度法,在 410nm 的波长处分别测定吸光度,计算,即得。

本品含环维黄杨星 D($C_{26}H_{46}N_2O$),应为标示量的 90.0% ~ 110.0%。计算方法如下:

$$本品相当标示量的百分含量(\%) = \frac{A_x \times C_s \times 10^{-3} \times 50 \times 25 \times \overline{w}}{A_s \times 5 \times W \times 标示量} \times 100\%$$

式中,A_x、A_s 为供试品溶液和对照品溶液的吸光度值;C_s 为对照品溶液的浓度($\mu g/ml$);$\overline{w}$ 为平均片重(g/片);W 为样品称样量(g)。

【示例 7-7】 川贝母中总生物碱的含量测定。

对照品溶液的制备:取西贝母碱对照品适量,精密称定,加三氯甲烷制成每 1ml 含 0.2mg 的溶液,即得。

标准曲线的制备:精密量取对照品溶液 0.1ml、0.2ml、0.4ml、0.6ml、1.0ml,置 25ml 具塞试管中,分别补加三氯甲烷至 10.0ml,精密加水 5ml,再精密加 0.05% 溴甲酚绿缓冲液(取溴甲酚绿 0.05g,加 0.2mol/L 氢氧化钠溶液 6ml 使溶解,加磷酸二氢钾 1g,加水使溶解并稀释至 100ml,即得)2ml,密塞,剧烈振摇 1min,转移至分液漏斗中,放置 30min。取三氯甲烷液,用干燥滤纸滤过,取续滤液,以相应的试剂为空白,照紫外-可见分光光度法,在 415nm 的波长处测定吸光度,以吸光度为纵坐标,浓度为横坐标,绘制标准曲线。

测定法:取本品粉末(过三号筛)约 2g,精密称定,置具塞锥形瓶中,加浓氨试液 3ml,浸润 1h,加三氯甲烷-甲醇(4:1)混合溶液 40ml,置 80℃ 水浴加热回流 2h,放冷,滤过,滤液置 50ml 量瓶中,用适量三氯甲烷-甲醇(4:1)混合溶液洗涤药渣 2~3 次,洗液并入同一量瓶中,加三氯甲烷-甲醇(4:1)混合溶液至刻度,摇匀。精密量取 2~5ml,置 25ml 具塞试管中,水浴上蒸干,精密加入三氯甲烷 10ml 使溶解,照标准曲线制备项下的方法,自"精密加水 5ml"起,依法测定吸光度,从标准曲线上读出供试品溶液中西贝母碱的浓度(mg/ml),计算,即得。

本品按干燥品计算,含总生物碱以西贝母碱($C_{27}H_{43}NO_3$)计,不得少于 0.050%。

本法采用标准曲线法,通过酸性染料溴甲酚绿在特定 pH 值条件下与川贝母中生物碱生成有色复合物,用三氯甲烷溶剂萃取,对总生物碱进行定量分析。川贝母中总生物碱的含量可按下式计算。

$$总生物碱(\%) = \frac{C_x}{\dfrac{W}{50} \times \dfrac{V}{10}} \times 100\%$$

式中,W 为供试品取样量,V 为供试品溶液处理中,"精密量取 2~5ml,置 25ml 具塞试管中"精密量取的实际体积(ml);C_x 为从标准曲线上读取供试品溶液中西贝母碱的浓度,(mg/ml)。

【示例 7-8】 紫草中羟基萘醌总色素的含量测定。

测定方法:取本品适量,在 50℃ 干燥 3h,粉碎(过三号筛),取约 0.5g,精密称定,置 100ml 量瓶中,加乙醇至刻度,4h 内时时振摇,滤过。精密量取续滤液 5ml,置 25ml 量瓶中,加乙醇至刻度,摇匀。照紫外-可见分光光度法,在 516nm 波长处测定吸光度,按左旋紫草素($C_{16}H_{16}O_5$)的吸收系数($E_{1cm}^{1\%}$)为 242 计算,即得。

本品含羟基萘醌总色素以左旋紫草素($C_{16}H_{16}O_5$)计,不得少于 0.80%。

计算式为:

$$羟基萘醌总色素(\%) = \frac{\dfrac{A}{E_{1cm}^{1\%} \times l}}{\dfrac{W}{100} \times \dfrac{5}{25} \times 100} \times 100\%$$

式中,A 为供试品液的吸光度,W 为供试品取样量。

（二）荧光分光光度法

荧光分光光度法(fluorospectrophotometry)是利用某些物质发射荧光的特性进行定性、定量分析的分子发射光谱法。其具有灵敏度高（检出限可达 $10^{-12} \sim 10^{-10}$ g/ml）、选择性好、试样量少（使用微量池只需要 10μl）等特点,并可提供较多的荧光参数（如激发光谱、发射光谱、荧光强度、荧光寿命等）信息,特别适合于微量或痕量组分的分析。其不足是干扰因素较多,须严格控制实验条件。

1. 原理　当处于基态单线态的物质分子吸收了一定频率的紫外-可见光后,可以跃迁到激发单线态的各个不同振动能级,然后经过振动弛豫、内转换等到达第一激发态的最低振动能级,如果以发射光量子的方式,跃迁回到基态各个振动能级时,此发射的光辐射即称为荧光。因此,一般荧光的波长比激发光波长要长些。

任何发射荧光的物质分子都具有两个特征光谱:即激发光谱和荧光发射光谱。它们是荧光分析中定性与定量的依据和基本参数。溶液的荧光强度与该溶液中荧光物质吸收光能的程度及荧光量子效率（定义为:荧光物质发射出的光量子数与其吸收光量子总数之比）有关。对于稀溶液（$\varepsilon CL \leq 0.05$）,当荧光量子效率、入射光强度、物质的摩尔吸光系数（ε）、液层厚度（L）等固定不变时,荧光强度与溶液浓度（C）成正比,即 $F = KC$。

此即荧光法定量分析的依据,其线性范围一般在 $10^{-5} \sim 100$μg/ml 之间。

2. 影响因素与条件选择　分子荧光的产生必须具有能吸收一定频率紫外-可见光的特定结构和较高的荧光量子效率。且随着共轭体系双键的增加,荧光强度增强;具有相同共轭双键长度的分子,其刚性和共平面性越大,荧光效率越大;取代基的性质和位置也会对分子荧光产生较大影响,直接与 π 电子体系连接的供电子基团,如—OH、—NH₂、—NHR、—NR₂、—OR 等能增加分子的 π 电子共轭程度,可使荧光增强;吸电子基团如—COOH、C=O、—NO₂、—NO、—N=N—等,能使荧光减弱或熄灭。而与 π 电子体系相互作用较小的取代基和烷基对分子荧光影响不明显。

实验条件和环境也会对荧光及其强度产生影响。主要有温度,一般情况下荧光强度随体系温度降低而增强;溶剂的黏度、极性和溶液的 pH 值等也会产生不同的影响;荧光淬灭剂,如重原子、顺磁性物质、溶解氧等会使荧光强度降低,甚至熄灭或破坏荧光强度与浓度之间的线性关系;溶液中的散射光也会产生影响,可针对这些影响因素,选择适宜的分析条件,以提高分析的灵敏度和选择性。仪器中所用的石英样品池,应不含有荧光物质,使用前后,注意清洗,保持洁净;所用的溶剂、试剂、器皿应高度纯净,防止污染。

3. 定量分析方法　荧光分析法与紫外-可见分光光度法基本相同,灵敏度比后者高 2~3 倍,但精密度较差,易受系统误差的影响。所以荧光法一般用于微量或痕量组分的分析。

（1）标准曲线法:用已知量的标准物质经过和试样相同处理后,配成系列标准溶液,测定其荧光强度,以荧光强度 F 对标准溶液浓度 C 作标准曲线（或计算回归方程）,在相同条件下测定试样溶液的荧光强度,由标准曲线（或回归方程）求出试样中荧光物质的含量。

为使仪器灵敏度定标准确,测定前,可用一定浓度的对照品溶液校正仪器的灵敏度。然后再测定一系列对照品溶液的荧光强度(F_s),扣除空白溶液的荧光强度(F_0)后,以(F_s-F_0)对浓度绘制标准曲线。在相同条件下测定供试品溶液及空白溶液的荧光强度,根据工作曲线计算供试品的浓度。

对于易被光分解或弛豫时间较长的品种,为使仪器灵敏度定标准确,可选择一种激发光和发射光波长与供试品近似而对光稳定的物质溶液作为基准溶液校正仪器的灵敏度。如蓝色荧光可用硫酸奎宁的稀硫酸溶液,黄绿色荧光可用荧光素钠水溶液,红色荧光可用罗丹明B水溶液等。

(2)比例法:当其标准曲线通过原点时,可在其线性范围内用比例法测定。每次测定前,亦用一定浓度的对照品溶液校正仪器的灵敏度,然后在相同的条件下,分别测定对照品溶液、供试品溶液和相应空白溶液的荧光强度,按下式计算。

$$\frac{C_X}{C_S} = \frac{F_X - F_{x0}}{F_S - F_{s0}} \text{或} \ C_X = \frac{F_X - F_{x0}}{F_S - F_{s0}} C_S$$

式中,C_s、C_x分别为对照品溶液和供试品溶液的浓度;F_s、F_x分别为对照品溶液和供试品溶液测得的荧光强度;F_{s0}、F_{x0}分别为对照品溶液和供试品溶液相应空白溶液的荧光强度。

由于荧光分光光度法中荧光强度与物质浓度的线性范围较窄,$(F_x-F_{x0})/(F_s-F_{s0})$应控制在0.5~2之间,若超过,应调整溶液浓度后再测。

4. 应用示例

某些中药成分本身具有荧光特性,可经提取分离后,用直接法测定。如白芷中莨菪亭、伞形花内酯等的含量测定。对于没有荧光的有机或无机成分可用间接法测定。包括:①化学诱导荧光法,通过氧化还原、水解、缩合、配合、光化学反应等化学方法,使一些自身不能产生荧光的物质转变为荧光化合物,从而用荧光法测定。如番泻叶中番泻苷的含量测定;②制备荧光衍生物法,选择适当的荧光试剂与其生成具有特异荧光的衍生物,再进行测定。也可以采用荧光淬灭法,利用某些物质可以使荧光物质的荧光淬灭的性质,间接地测定其含量。如苦杏仁苷的荧光淬灭法测定。

【示例7-9】荧光法测定苦参碱与氧化苦参碱粗品中槐胺碱的含量。

对照品溶液的制备:取槐胺碱对照品50mg,精密称定,置50ml量瓶中,加乙醇-水(2:8)溶解并稀释至刻度,摇匀,即得(每1ml中含槐胺碱1mg)。

标准曲线的制备:精密量取对照品溶液0.1ml、0.5ml、1.0ml、1.5ml、2.0ml,分别置10ml具塞刻度试管中加乙醇-水(2:8)至10mL刻度线,摇匀。以相应试剂为空白,照荧光分光光度法,在激发波长与发射波长分别为394nm和467nm的条件下,直接测定不同浓度的槐胺碱的荧光强度。以荧光强度为纵坐标,浓度为横坐标,绘制标准曲线。

测定方法:取样品适量,精密称定,用乙醇-水(2:8)混合溶剂配制成3.5mg/ml苦参碱和3.4mg/ml氧化苦参碱溶液,在与对照品溶液相同的激发波长与发射波长下,测定荧光强度。从标准曲线上读出供试品溶液中槐胺碱的浓度,计算,即得。

(三)原子吸收分光光度法

原子吸收分光光度法(atomic absorption spectrophotometry,AAS)又称原子吸收光谱法,是基于被测元素基态原子在蒸气状态下对特征电磁辐射吸收而进行元素定量分析的方法。具有灵敏度高(绝对检出限可达到10^{-14}g);精密度好(相对误差一般可控制在2%以内,性能好的仪器可达到0.1%~0.5%);选择性好,干扰少,操作简便、快速等优点,在中药无机成分及有害元素测定中有着广泛的应用。

笔记栏

1. 原理 当光源发射线的半宽度小于吸收线的半宽度(即采用锐线光源)时,蒸气中待测元素的基态原子数与吸光度的关系遵循 Lambert-Beer 定律:

$$A = \log \frac{I_0}{I} = KN_0L$$

式中 I_0 和 I 分别为入射光和透射光的强度;N_0 为单位体积基态原子数;L 为光程长度;K 为与实验条件有关的常数。

在一定的测定条件下,火焰中基态原子占绝大多数,即可以用基态原子数 N_0 代表蒸气中原子总数 N,其与试样中待测元素浓度 C 有确定的关系:$N = aC$,a 为比例常数,则:

$$A = KCL$$

其为原子吸收分光光度法定量分析的基本关系式,它表示在确定的实验条件下,吸光度与试样中待测元素的浓度呈线性关系。

2. 分析技术与条件选择

(1)分析线的选择:通常选择待测元素的共振线(即原子由基态至第一激发态跃迁时所产生的吸收线)作为分析线(测定波长)。其跃迁概率最大,灵敏度最高,但当被测试样浓度较高或共振线附近有其他谱线干扰时,也可选用其次灵敏线。如 Na 元素测定时,一般选用 589.0nm 波长作为分析线,当浓度较高时,可用 330.3nm 波长作为分析线。

(2)狭缝宽度的选择:狭缝宽度影响光谱通带宽度与检测器接收的能量。原子吸收光谱分析中,光谱重叠干扰较小,可以允许使用较宽的狭缝。当有其他的谱线或非吸收光进入光谱通带内时,吸光度将立即减小。不引起吸光度减小的最大狭缝宽度,即为合适的狭缝宽度。一般碱金属、碱土金属元素谱线简单,可选用较大的狭缝宽度,过渡元素与稀土元素谱线复杂,要选择较小的狭缝宽度。

(3)光源灯及工作电流的选择:空心阴极灯是 AAS 法最常用的光源,它是一个由钨制阳极和被测元素材料制成的空心阴极所构成的放电管。可发射出与被测元素吸收线频率相同的共振发射线。其辐射强度与灯的工作电流有关,灯电流过小,放电不稳定,光输出的强度小;灯电流过大,发射谱线变宽,灵敏度下降,寿命缩短。所以在保证有稳定和足够的辐射光通量情况下,尽量选用较低的灯电流。商品灯都标有允许使用的最大电流与可使用的电流范围,通常选用最大电流的 1/2~2/3 为工作电流。使用前通常需要预热 10~30min。

(4)原子化条件的选择:将被测元素由试样转入气相,并解离为基态自由原子的过程称为原子化。常用的原子化方法有:

1)火焰原子化:系利用化学火焰的热能将被测试样原子化。常用的燃气有煤气、氢气、乙炔气,助燃气有空气、氧气、氧化亚氮等。可通过选择燃气与助燃气的种类、比例、燃烧器的高度来获得所需要的火焰类型、特性及最佳分析区域。

2)石墨炉原子化:系由石墨管、电源及保护系统等组成,以石墨作为发热体使被测试样原子化,分为干燥、灰化、原子化和净化四个阶段,关键是选择与控制每一阶段的温度和时间。进样量一般为:液体试样 1~100μl,固体样 0.1~10mg,但其背景影响较为严重,需要进行校正。

3)化学原子化:①氢化物发生原子化:由氢化物发生器和吸收池组成,将被测元素在酸性介质中还原成低沸点的氢化物,再由载气导入吸收池进行原子化,常用于砷、锗、铅、镉、锡、硒、锑等易挥发性的元素的测定;②冷蒸气发生原子化:由汞蒸气发生器和吸收池组成,专门用于汞的测定,系将供试品溶液中的汞原子还原成游离汞,再由载气将汞蒸气导入石英吸收池原子化。

3. 测定方法

（1）标准曲线法：标准曲线法是最常用的分析方法。它是由标准工作液，按测定方法配制标准系列（至少 5 份），以空白为对照，测定其吸光度，以吸光度对浓度绘制标准曲线；在相同的条件下，测定供试品的吸光度，由标准曲线求得供试样品中被测元素的浓度或含量。为了减少测量误差，吸光度值应在 0.2~0.8 范围内，且每次测定均应取 3 次读数平均值。

（2）标准加入法：当试样基体影响较大，又无纯净的基体空白，或测定纯物质中极微量的元素时，往往采用标准加入法，即取若干份（例如 4 份）体积相同的试样溶液，从第 2 份开始分别按比例加入不同量的待测元素的标准溶液，然后用溶剂稀释至一定体积。设试样中待测元素的浓度为 C_x，加入标准溶液后的浓度分别为 C_x、C_x+C_0、C_x+2C_0、C_x+4C_0，分别测得其吸光度为 A_x、A_1、A_2、A_3，以 A 对 C 作图，得到如图 7-1 所示的直线，与横坐标交于 C_x，C_x 即为所测试试样中待测元素的浓度。使用标准加入法应注意以下几点：

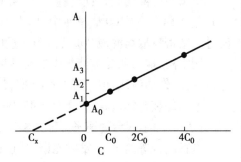

图 7-1 标准加入法测定图示

①被测元素的浓度应在通过原点的标准曲线线性范围内，最少采用四个点（包括不加标准溶液的试样溶液），来做外推曲线，其斜率不要太小，以免引入较大误差；②标准加入法应该进行试剂空白的扣除，也必须用标准加入法进行扣除；③此法只能消除分析中的基体干扰，不能消除背景干扰，使用标准加入法时，要考虑消除背景的影响。

4. 应用示例

（1）标准溶液的制备：标准溶液的组成要尽可能接近未知试样的组成，一般来说，先用基准物质（纯度大于 99.99% 的金属或组成一定的化合物）配制成浓度较大的贮备液，再由标准贮备液配制标准工作液。为保持浓度稳定，不宜长期放存。由于溶液中总盐量对雾粒的形成和蒸发速度都有影响，当试样中总盐量大于 0.1% 时，标准溶液中也应加入等量的同一盐类，以保证标准溶液组成与试样溶液相似。

（2）被测试样的处理：测定前应对被测试样进行必要的预处理，对于液体试样，若浓度过大，必须用适当的溶剂进行稀释。无机试样用水稀释到适宜的浓度即可，有机试样常用甲基异丁酮或石油醚溶剂进行稀释，使其接近水的黏度，当试样中被测元素浓度过低时，可以进行富集以提高浓度，如果试样基体干扰太大，必要时也可进行分离处理。

无机固体试样，应用合适的溶剂和溶解方法，将被测元素完全地转入溶液中。在溶解金属及其化合物如矿物类药物时，常用溶解法，对于水不溶物可用酸溶解，常用的酸主要有盐酸、硝酸和高氯酸等，如果将少量的氢氟酸与其他酸混合使用，有助于试样成为溶液状态；不易被分解的试样，也可使用熔融法，必须使用熔融法的是那些共存物质中二氧化硅含量高的试样，但要防止无机离子污染。

有机固体试样，一般先用适当方法（如干法、湿法消化或微波消解等）破坏有机物，再进行测定。被测元素如果是易挥发元素如 Hg、As、Cd、Pd、Sb、Se 等则不宜采用干法灰化。

如果使用非火焰原子化法，如石墨炉原子化法，则可以直接进固体试样，采用程序升温，以分别控制试样干燥、灰化和原子化过程，使易挥发或易热解基体在原子化阶段之前除去。

【示例 7-10】 龙牡壮骨颗粒剂中钙的含量测定。

处方组成：党参、黄芪、山麦冬、醋龟甲、炒白术、山药、醋南五味子、龙骨、煅牡蛎、茯苓、大枣、甘草、乳酸钙、炒鸡内金、维生素 D_2、葡萄糖酸钙。

实验条件：

光源：Ca空心阴极灯；灯电流：5mA；火焰：乙炔；乙炔流量：1.5L/min；空气流量：7L/min；狭缝宽度：0.2nm；燃烧器高度：8mm；分析线波长：422.7nm。

对照品溶液的制备：取碳酸钙基准物约60mg，置100ml量瓶中，用水10ml湿润后，用稀盐酸5ml溶解，加水至刻度，摇匀，精密量取25ml，置100ml量瓶中，加水至刻度，摇匀，量取1.0ml、1.5ml、2.0ml、2.5ml和3.0ml，分别置25ml量瓶中，各加镧试液1ml，加水至刻度，摇匀，即得。

供试品溶液的制备：取装量差异项下的本品，混匀，取适量，研细，取0.5g或0.3g（无蔗糖），精密称定，置100ml量瓶中，用水10ml湿润后，用稀盐酸5ml溶解，加水至刻度，摇匀，滤过。精密量取续滤液2ml，置25ml量瓶中，加镧试液1ml，加水至刻度，摇匀，即得。

测定法：取对照品溶液与供试品溶液，采用原子吸收分光光度法在422.7nm的波长处测定，根据工作曲线法计算钙的含量，即得。

本品每袋含钙（Ca）不得少于45.0mg。

（四）电感耦合等离子体原子发射光谱法

电感耦合等离子体-发射光谱法（inductively coupled plasma atomic emission spectrometry，ICP-AES）是以等离子体（ICP）为激发光源的原子发射光谱分析方法。与其他原子光谱法相比，其具有检出限低、基体效应小、精密度高、灵敏度高、线性范围宽等优点，可进行多元素的同时分析。本法适用于各类样品中从痕量到常量的元素分析，在中药领域尤其矿物类中药中应用广泛。

1. 原理 样品由载气（氩气）引入雾化系统进行雾化后，以气溶胶形式进入等离子体的中心通道，在高温和惰性气体中被充分蒸发、原子化、电离和激发，发射出所含元素的特征谱线。根据各元素特征谱线的存在与否，鉴别样品中是否含有某种元素（定性分析）；根据特征谱线强度测定样品中相应元素的含量（定量分析）。

2. 分析技术与条件选择

（1）分析谱线的选择：分析谱线的选择原则一般是选择干扰少，灵敏度高的谱线；同时应考虑分析对象；对于微量元素的分析，采用灵敏线，而对于高含量元素的分析，可采用较弱的谱线。

（2）参比线的选择：激发能应尽量相近；分析线与参比线的波长及强度接近；无自吸现象且不受其他元素干扰；背景应尽量小。

（3）内标元素的选择：外加内标元素在供试样品中应不存在或含量极微可忽略；如样品基体元素的含量较稳定时，亦可用该基体元素作内标；内标元素与待测元素应有相近的特性；同族元素具相近的电离能。

3. 定量方法

（1）标准曲线法：在选定的分析条件下，测定不同浓度的标准溶液（标准溶液的介质和酸度应与供试品溶液一致），以待测元素的响应值为纵坐标，浓度为横坐标，绘制标准曲线，计算回归方程，相关系数应不低于0.99。

在同样的分析条件下，进行空白试验。

（2）内标校正的标准曲线法：使用内标可有效地校正响应信号的波动，内标校正的标准曲线法为最常用的测定法。在每个样品（包括标准溶液、供试品溶液和试剂空白）中添加相同浓度的内标（ISTD）元素，以标准溶液待测元素分析峰响应值与内标元素参比峰响应值的比值为纵坐标，浓度为横坐标，绘制标准曲线，计算回归方程。利用供试品中待测元素分析峰响应值和内标元素参比峰响应值的比值，扣除试剂空白后，从标准曲线或回归方程中查得相应的浓度，计算样品中各待测元素的含量。

内标的加入可以在每个样品和标准溶液中分别加入,也可通过蠕动泵在线加入。

（3）标准加入法:操作方法与原子吸收分光光度法相同,同时做空白试验,扣除空白干扰。

4. 应用示例

【示例7-11】 矿物药禹余粮中无机元素的含量测定。

禹余粮为氢氧化物类矿物褐铁矿,主含碱式氧化铁[FeO(OH)]。

仪器条件:ICP-AES的射频功率为1.3kW,等离子体气体冷却气流量为1.5L/min,辅助气流量为0.8L/min,载气流速为0.8L/min。

供试品溶液的制备:精密称取样品粉末(过200目筛)0.1g,置50ml聚四氟乙烯消解罐中,精密加入盐酸6ml、硝酸2ml和氟化氢2ml,静置30min,待反应不剧烈后加盖密封,放入微波消解仪。消解完毕后,冷却至室温,取出消解罐,加入饱和硼酸溶液10ml,挥酸,冷却后转移至50ml量瓶中,用去离子水定容至刻度,摇匀,即得。

标准曲线的绘制:根据试样中待测元素的水平配制对照品溶液。依次测定21种无机元素的系列浓度对照品溶液,以对照品浓度$X(\mu g \cdot ml^{-1})$为横坐标,峰强Y为纵坐标,绘制标准曲线,计算回归方程。

测定方法:取对照品溶液与供试品溶液,照电感耦合等离子体-发射光谱法(通则0411第一法)测定,计算,即得。

三、色谱分析法

色谱法是一种根据混合物中各组分在两相间分配系数的不同而进行分离的物理或物理化学分析方法。是复杂混合体系分离分析的有效手段。色谱法根据流动相的状态分为气相色谱法、液相色谱法(liquid chromatography,LC)和超临界流体色谱法(supercritical fluid chromatography,SFC);根据操作模式可分为柱色谱法、平面色谱法,后者如纸色谱法、薄层色谱法等;根据分离机制又可分为吸附色谱法(adsorption chromatography)、分配色谱法(partition chromatography)、离子交换色谱法(ion exchange chromatography,IEC)、分子排阻色谱法(molecular exclusion chromatography,MEC)、临界点色谱法(liquid chromatography at critical condition,LCCC)及亲和色谱法等。

（一）高效液相色谱法

高效液相色谱(HPLC)法系采用高压输液泵将规定的流动相泵入装有填充剂的色谱柱,对试样进行分离测定的色谱方法。注入的试样,由流动相带入柱内,各组分在柱内被分离,并依次进入检测器,由积分仪或数据处理系统记录和处理得色谱信号。具有高效、快速的分离分析能力。其发展迅速,应用广泛,现已成为中药各类成分定量分析最常用的方法。

高效液相色谱仪由高压输液泵、进样器、色谱柱、检测器、积分仪或数据处理系统组成。超高效液相色谱(ultra performance liquid chromatography,UPLC)采用小粒径(约2μm)填充剂的耐超高压(压力大于10^5kPa)、小进样量、低死体积、高灵敏度检测的高效液相色谱仪。

1. 分析技术与色谱条件

（1）色谱柱及固定相的选择:色谱柱是色谱分离的核心。色谱柱内径与长度,填充剂的形状、粒径与粒径分布、孔径、表面积、键合基团的表面覆盖度、载体表面基团残留量,填充的致密与均匀程度等均影响色谱柱的性能,应根据被分离物质的性质来选择合适的色谱柱。

HPLC色谱柱按用途可分为分析柱、半制备柱和制备柱;分析柱按填充剂粒度分为常规柱、超高效液相色谱柱等。常规柱一般柱长为10~30cm,内径为3~5mm,填充剂粒径为3~10μm;超高效液相色谱柱的填充剂粒径约2μm或更小。

用于HPLC的固定相(填充剂)主要有吸附剂(如氧化铝、硅胶、高交联度苯乙烯和二乙烯苯共聚物的单分散多孔微球等)和化学键合相。

1）正相色谱柱：用硅胶填充剂（吸附剂），或键合极性基团的硅胶填充而成的色谱柱。常见的填充剂有硅胶、氨基键合硅胶和氰基键合硅胶等。氨基键合硅胶和氰基键合硅胶也可用作反相色谱。如 ChP 山豆根和苦参中苦参碱、使君子中胡芦巴碱、鲜益母草胶囊中盐酸水苏碱含量测定采用氨基柱。

2）反相色谱柱：以键合非极性基团的载体为填充剂填充而成的色谱柱。常见的载体有硅胶、聚合物复合硅胶和聚合物等；常用的填充剂有十八烷基硅烷键合硅胶、辛基硅烷键合硅胶和苯基硅烷键合硅胶等。如 ChP 甘遂中大戟二烯醇、辛夷中木兰脂素、罂粟壳中吗啡含量测定采用辛基硅烷键合硅胶；金银花中木犀草苷、忍冬藤中马钱苷的测定采用苯基键合硅胶。

3）离子交换色谱柱：用离子交换剂作为填充剂，有阳离子交换色谱柱和阴离子交换色谱柱。如 ChP 益母丸中盐酸水苏碱的含量测定采用阳离子交换柱。

温度会影响色谱柱的分离效果，一般为室温，有时为改善分离效果可适当提高色谱柱温度，但不宜超过 60℃。残余硅羟基未封闭的硅胶色谱柱，流动相 pH 值一般应控制在 2~8 之间；残余硅羟基已封闭的硅胶、聚合物复合硅胶或聚合物色谱柱可耐受更广泛 pH 值的流动相。

（2）流动相的选择：

1）正相色谱系统的流动相：常用两种或两种以上的有机溶剂，如二氯甲烷和正己烷等。

2）反相色谱系统的流动相：常用甲醇-水系统和乙腈-水系统，用紫外末端波长检测时，宜选用乙腈-水系统。流动相中应尽可能不用缓冲盐，如需用时，应尽可能使用低浓度缓冲盐。用十八烷基硅烷键合硅胶色谱柱时，流动相中有机溶剂一般不低于 5%，否则易导致柱效下降、色谱系统不稳定。

对于易解离的组分可以参考其组分的 pK_a 值选择采用离子抑制色谱或离子对色谱法。离子抑制色谱法通过调节流动相的 pH 值抑制解离，分离弱酸性化合物时，可在流动相中加入酸，如醋酸、磷酸等；分离弱碱性化合物时，可在流动相中加入三乙胺。离子对色谱法常用于水溶性较好的物质分离，在流动相水相中加入离子对试剂，如阴离子表面活性剂（烷基磺酸钠、三氟醋酸等）和阳离子表面活性剂（卤化烷基铵盐、烷基胺等），离子对试剂的碳链增加，可使容量因子增大，一般离子对试剂的浓度为 0.003~0.010mol/L，但要注意其残留的影响。

3）离子交换色谱常用的流动相：大都是一定 pH 值和一定离子强度的缓冲溶液，通过改变流动相中盐离子的种类、浓度和 pH 值，可控制容量因子，改变选择性，可用于无机离子和有机物，如氨基酸、核酸、蛋白质等生物大分子的分离。

（3）洗脱方式的选择：HPLC 按其洗脱方式分为等度洗脱和梯度洗脱。等度洗脱是在同一分析周期内流动相的组成保持恒定的洗脱方式，适用于组分较少、性质差别不大的样品。梯度洗脱是在一个分析周期内程序地改变流动相的组成（如溶剂的种类、配比、极性、离子强度、pH 值等），梯度洗脱可以提高柱效、改善检测器的灵敏度，适用于分离极性差别较大的复杂混合物样品。

进行梯度洗脱时要注意以下几点：①各溶剂之间的互溶性要好，有些溶剂在一定比例内互溶，如乙腈和 1mol/L 的醋酸铵作洗脱液时，当乙腈含量超过 70% 时就会出现不溶。有些有机溶剂和缓冲溶液混合时，还可能析出盐结晶，尤其使用磷酸盐时应特别注意。②所用溶剂纯度要高，必要时，分析前应进行空白梯度洗脱，以保证重现性。③混合溶剂的黏度常随组成而变化，如水和甲醇，当两者以相近比例混合时黏度会增大，造成压力增大。④每一梯度洗脱程序完成后，应对色谱柱重新平衡，使其恢复到初始状态。

（4）检测方法的选择：

1）紫外检测器（UVD）：UVD 是 HPLC 应用最广泛的检测器，其工作原理依据于 Lambert-Beer 定律，具有灵敏度高、噪声低、线性范围宽、对温度和流速变化不敏感等优点，最低检出限可达 $10^{-12} \sim 10^{-7}$ g，但只能用于可见-紫外区有吸收的物质，且要求检测波长大于流动相的截止波长。

目前主要应用可变波长和光电二极管阵列检测器（PDAD 或 DAD）。DAD 属于多道型检测器，能同时获得吸光度-波长-时间三维图谱。不仅可以定量分析，还可用于定性分析。在中药成分研究中有越来越多的应用。

2）蒸发光散射检测器（ELSD）：ELSD 是一种通用型检测器，对各种物质几乎均有响应，其工作原理是用载气（如 N_2）将色谱流分引入雾化器进行雾化，经加热的漂移管蒸发除去流动相，而样品组分形成气溶胶，然后进入检测室，在强光源或激光照射下，产生散射，用光电二极管检测，散射光的强度（I）与组分质量的关系为：

$$I = km^b \text{ 或 } \lg I = b \lg m + \lg k$$

式中 b、k 为与蒸发室温度、雾化气体压力及流动相性质等实验条件有关的常数，要求流动相的挥发性大于组分的挥发性，且不能含有不挥发性盐类，适用于没有特征紫外吸收或紫外吸收很弱的待测物，无须衍生化而直接测定，避免了衍生带来的误差。尤其对组分复杂的样品，可以进行梯度洗脱，基线平稳。对不同物质，ELSD 响应因子的变化比其他检测器要小得多。通常用外标两点法计算含量。

3）荧光检测器（FD）：FD 的工作原理为：当荧光量子效率、入射光强度、物质的摩尔吸光系数、液层厚度等条件一定时，荧光强度（F）与溶液浓度（C）成正比，$F = KC$，K 为比例常数。其灵敏度比 UVD 高，选择性好，检出限可达 10^{-13} g/ml，但只适用于能产生荧光或经衍生化后能产生荧光的物质的检测，主要用于氨基酸、多环芳烃、维生素、甾体化合物及酶等生物活性物质的分析，尤其适合于体内药物分析。

激光荧光检测器是以激光为激发光源，其具有强聚焦性和单色性，可以大大提高检测的灵敏度，特别适合窄径柱 HPLC 和毛细管电泳对痕量组分的分析，对于高荧光效率的物质，可进行单分子检测。

4）电化学检测器（ECD）：ECD 包括极谱、库仑、安培和电导检测器。前三种统称伏安检测器。适合于具有氧化还原活性的化合物的检测。电导检测器主要用于离子色谱，以安培检测器应用最广，其检出限可达 10^{-12} g/ml，尤其适合于痕量组分的分析。但对流速较为敏感，不适于梯度洗脱。

5）示差折光检测器（RID）：RID 是一种通用型检测器，其工作原理是利用组分与流动相的折光率不同，其响应信号（R）与组分浓度（C）的关系进行定量。

$$R = ZC_i(n_i - n_0)$$

式中 Z 为仪器常数，n_i、n_0 分别为组分与流动相的折光率。只要组分与流动相的折光率有足够的差别，即可进行检测，其对大多数物质检测的灵敏度较低，受流动相组成、温度波动影响较大，不适合梯度洗脱。但对某些少数物质如糖类却有较高的灵敏度，检出限可达 10^{-8} g/ml，操作方便，稳定性较好，但不适于梯度洗脱。

6）电喷雾检测器（CAD）：CAD 为质量型检测器。样品溶液在雾化器中雾化，并形成大小不同的溶质颗粒，较大的颗粒由废液管排出，较小的颗粒则随氮气流入干燥管；同时，入口氮气的另一流路则经过电晕装置（含高压铂金丝电极）形成带正电荷的氮气粒子，与干燥后的溶质颗粒在碰撞室中发生碰撞，电荷随之转移到颗粒上，溶质颗粒越大，带电越多；随后，溶质颗粒将其电荷转移给收集器,通过高灵敏度的静电检测计测出溶质颗粒的带电量,由此产生的信号电流与溶质的含量成正比。只要该分析物属于不挥发性或半挥发性化合物就可以被检测。具有灵敏度高,重复性好,动态线性范围宽,信号响应一致,操作直观简单,应用范围广等优点。

常见检测器的主要性能见表 7-3。

表 7-3　常见检测器的主要性能

检测器	类型	动态(线性)范围	对流速敏感性	检测限/(g·ml^{-1})	梯度洗脱
UV	选择型	10^5	不敏感	10^{-10}	适宜
FD	选择型	10^4	不敏感	10^{-13}	适宜
ECD	选择型	10^6	敏感	10^{-12}	不宜
ELSD	通用型	10^3	稍不敏感	10^{-9}	适宜
RID	通用型	10^4	不敏感	10^{-7}	不宜
CAD	通用型	10^4	不敏感	10^{-10}	适宜
MS	通用型	—	不敏感	10^{-13}	适宜

采用 HPLC 法测定时,应根据测定品种选择合适的色谱条件。若需使用小粒径(约 $2\mu m$)填充剂以提高分离度或缩短分析时间,输液泵的性能、进样体积、检测池体积和系统的死体积等必须与之匹配,如有必要时,色谱条件(参数)可适当调整。调整后,系统适用性应符合要求,且色谱峰出峰顺序不变。若减小进样体积,应保证检测限和峰面积的重复性;若增加进样体积,应使分离度和线性关系仍满足要求。

1. 系统适用性试验　系统适用性试验是指用规定的对照品溶液或系统适用性试验溶液对仪器进行试验和调整,以达到规定的要求。高效液相色谱法的系统适用性试验通常包括理论板数、分离度、灵敏度、重复性和拖尾因子等五个参数。

(1) 色谱柱的理论板数(number of theoretical plates, n):用于评价色谱柱的柱效能。由于不同物质在同一色谱柱上的色谱行为不同,采用理论板数作为衡量柱效能的指标时,应指明测定物质,一般为待测物质或内标物质的理论塔板数。

在规定的色谱条件下,注入供试品溶液或各品种项下规定的内标物质溶液,记录色谱图,量出供试品主成分峰或内标物质峰的保留时间 t_R(以分钟或长度计)和峰宽(W)或半高峰宽($W_{h/2}$),按下式计算色谱柱的理论板数:

$$n = 16\left(\frac{t_R}{W}\right)^2 \text{ 或 } n = 5.54\left(\frac{t_R}{W_{h/2}}\right)^2$$

如果测得理论板数低于各品种项下规定的最小理论板数,应改变色谱柱的某些条件(如柱长、载体性能、色谱柱充填的优劣等),使理论板数达到要求。

(2) 分离度(the resolution, R):用于评价待测组分与相邻共存物或难分离物质之间的分离程度,是衡量色谱系统效能的关键指标。无论是定性鉴别还是定量分析,均要求待测峰与其他峰、内标峰或特定的杂质对照峰之间有较好的分离度。除另有规定外,待测组分与相邻共存物之间的分离度应大于 1.5。分离度的计算公式为:

$$R = \frac{2\left(t_{R_2} - t_{R_1}\right)}{W_1 + W_2} \text{ 或 } R = \frac{2\left(t_{R_2} - t_{R_1}\right)}{1.70\left(W_{1,\frac{h}{2}} + W_{2,\frac{h}{2}}\right)}$$

式中,t_{R_2}为相邻两峰中后一峰的保留时间;t_{R_1}为相邻两峰中前一峰的保留时间;W_1、W_2及$W_{1,h/2}$、$W_{2,h/2}$分别为此相邻两峰的峰宽及半高峰宽(如图7-2)。

（3）重复性:用于评价连续进样中,色谱系统响应值的重复性能。采用外标法时,通常取各品种项下的对照品溶液,连续进样5次,除另有规定外,其峰面积测量值的相对标准偏差应不大于2.0%;采用内标法时,通常配制相当于80%、100%和120%的对照品溶液,加入规定量的内标溶液,配成3

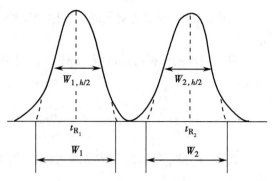

图7-2　分离度示意图

当对测定结果有异议时,色谱柱的理论板数(n)和分离度(R)均以峰宽(W)的计算结果为准。

种不同浓度的溶液,分别至少进样2次,计算平均校正因子。其相对标准偏差应不大于2.0%。对于微量或痕量组分、进样量少或其色谱峰响应值较小时则可适当放宽。

（4）拖尾因子(tailing factor,T):用于评价色谱峰的对称性。为保证分离效果和测量精度,应检查待测峰的拖尾因子是否符合各品种项下的规定。拖尾因子计算公式为:

$$T=\frac{W_{0.05h}}{2d_1}$$

式中,$W_{0.05h}$为5%峰高处的峰宽;d_1为峰顶点至峰前沿之间的距离(图7-3)。

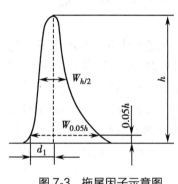

图7-3　拖尾因子示意图

除另有规定外,峰高法定量时T应在0.95~1.05之间。峰面积法测定时,若拖尾严重,将影响峰面积的准确测量。必要时,应在各品种项下对拖尾因子作出规定。

（5）灵敏度:用于评价色谱系统检测微量物质的能力,通常以信噪比(S/N)来表示。通过测定一系列不同浓度的供试品或对照品溶液来测定信噪比。定量测定时,信噪比应不小于10;定性测定时,信噪比应不小于3。系统适用性试验中可以设置灵敏度试验溶液来评价色谱系统的检测能力。

2. 定量方法

（1）外标法:按各品种项下的规定,精密称(量)取对照品和供试品,配制成溶液,分别精密取一定量,注入仪器,记录色谱图,测量对照品溶液和供试品溶液中待测成分的峰面积(或峰高),按下式计算含量:

$$含量(c_X)=c_R\times\frac{A_X}{A_R}$$

外标法操作简便,计算方便,无须测定校正因子,但要求进样量准确和实验条件恒定。以手动进样器定量环或自动进样器进样为宜。

（2）内标法:

1）内标加校正因子法:精密称取被测组分的对照品R,加入适量的内标物S进样,记录色谱图,测量对照品和内标物的峰面积或峰高,按下式计算校正因子:

$$校正因子(f)=\frac{A_S/c_S}{A_R/c_R}$$

式中,A_R、A_S 分别为对照品和内标物质的峰面积或峰高;c_R、c_S 分别为对照品和内标物质浓度。

再取加入内标物的供试液,进样,记录色谱图,根据待测组分和内标物的峰面积,计算其含量。

$$含量(c_x) = f \times \frac{A_X}{A'_s / c'_s}$$

式中,A_X、A'_s 分别为供试品和内标物质的峰面积或峰高;c_x、c'_s 分别为供试品和内标物质浓度。

当配制校正因子测定用的对照品溶液和含有内标物的供试品溶液使用同一份内标物质溶液时,所配制的内标物溶液不必精密称(量)取。

2) 内标工作曲线法:其与外标法相同,只是在各浓度的标准溶液和样品溶液中加入同样量的内标物,进样,以 A_i/A_S 对 C_i 作工作曲线,样品测定时也加入等量的内标物,根据样品与内标物峰面积比 A_X/A_S 由工作曲线求得待测组分含量。

采用内标法,可避免因样品前处理及进样体积误差对测定结果的影响。

(3) 归一化法:当样品中所有组分在操作条件下和时间内,都能流出色谱柱,且检测器对其都能产生响应信号,同时各组分的校正因子已知时,可用校正面积归一化法测定各组分的含量。即取一定量供试品溶液进样,记录色谱图,测量各峰的峰面积和色谱图上除溶剂峰以外的总峰面积,计算各峰面积占总峰面积的百分率。

归一化法优点是简便,而且定量结果与进样量无关,但要求所有组分都能出峰,对实验条件要求较高,易产生误差,不适宜成分的精确测定。

(4) 一测多评法(QAMS):由于中药成分复杂,同一 HPLC 色谱条件下往往出现多个色谱峰,内标物的选择难度较大,加之内标法要测定校正因子,过程烦琐,所以使得内标法在 HPLC 含量测定中应用较少。但近年来提出的一测多评法是在内标法的基础上衍生而来。QAMS 是指用一个对照品对多个成分进行定量。其原理是:在一定的线性范围,成分的量(质量或浓度)与检测器响应成正比。在多指标($s,a,b\cdots\cdots i\cdots\cdots$)质量评价时,以中药中某一典型有效成分作内参物(S),建立内参物与其他待测成分($a,b\cdots\cdots i\cdots\cdots$)间的相对校正因子(RCF,$f_{sa}$,$f_{sb}$,$f_{sc}\cdots\cdots$),按下式计算:

$$f_{si} = \frac{f_s}{f_i} = \frac{A_S / c_S}{A_i / c_i}$$

式中,A_S 为内参物 S 对照品峰面积,c_S 为内参物 S 对照品浓度,A_i 为某待测成分 i 对照品峰面积;c_i 为某待测成分 i 对照品浓度。

经耐用性考察,RCF 的 RSD 应小于 5%。

在测定含量时,内参物(S)的浓度可按常规方法进行测定(c_s);应用 RCF(f_{sa},f_{sb},$f_{sc}\cdots\cdots$),结合内参物(S)实测值 c_s,计算待测成分($a,b\cdots\cdots i\cdots\cdots$)的浓度:

$$c_i = f_{si} \times \frac{A_i}{A_S} \times c_S$$

式中,A_i 为供试品中待测成分 i 的峰面积,c_i 为供试品中待测成分 i 的浓度,A_S 为供试品中内参物 S 的峰面积,c_S 为供试品中内参物 S 的浓度,f_{si} 为内参物 S 对待测成分 i 的校正因子。

待测成分的色谱峰定位:一般可以采用保留时间差或相对保留值等参数结合色谱图整体特征,以及每个峰的紫外吸收特征来定位其余待测成分($a,b\cdots\cdots i\cdots\cdots$)色谱峰。相对保留值指各待测成分与内参物 S 间保留时间的比值,计算公式:$r_{as} = t_{Ra}/t_{Rs}$;保留时间差指各待测成分与内参物 S 间保留时间的差值,计算公式:$\Delta t_{Ras} = t_{Ra} - t_{Rs}$。各相对保留时间或保留时间差的 RSD 应小于 5%。

本方法适用于对照品难得或制备成本高或不稳定的情况下同类多成分同时测定。一般要求各待测组分有相对较高的含量,原则上应 ≥1mg/g。

3. 应用示例

(1) 流动相的预处理:流动相应使用"色谱纯"溶剂,水一般应为重蒸馏水,流动相使用前必须进行脱气和滤过,脱气的目的是除去其中的空气,由于空气进入色谱高压系统形成气泡,会干扰检测器通路的折射面,空气中的氧还会与固定相和流动相发生反应。常用的脱气方法有超声脱气(即用超声水浴振荡 15min)、惰性气体(He)鼓泡吹扫脱气、抽真空脱气和加热脱气等方法。滤过即除去流动相中微小的机械杂质,常用 0.45μm 以下的微孔滤膜滤过,滤膜有水系和有机系之分。

(2) 样品的预处理:样品在进行 HPLC 分析前,必须进行预处理,一般中药成分分析应先进行提取、分离,除去有关杂质,如用微孔滤膜、滤器等滤过或进行固相萃取,以将样品纯化后,制备成浓度适宜、稳定的试样溶液。有些样品为了适应检测方法的需要,还须进行衍生化处理。

【示例 7-12】 香砂养胃丸中姜厚朴的含量测定。

本品由木香、白术、砂仁、姜厚朴等制成水丸。ChP 采用 HPLC 法测定厚朴酚(Magnolol)及和厚朴酚(Honokiol)的含量。

色谱条件与系统适用性试验:以十八烷基硅烷键合硅胶为填充剂;以乙腈-水-冰醋酸(60∶38∶2)为流动相;检测波长为 294nm。理论板数按厚朴酚峰计算应不低于 1 500。

对照品溶液的制备:取厚朴酚对照品、和厚朴酚对照品适量,精密称定,加甲醇制成每 1ml 含厚朴酚 0.1mg、和厚朴酚 60μg 的混合溶液,即得。

供试品溶液的制备:取本品适量,研细,取 2.5g,精密称定,置索氏提取器中,精密加入甲醇适量,加热回流提取 3h,提取液回流甲醇至适量,转移至 25ml 量瓶中,用甲醇稀释至刻度,摇匀,滤过,取续滤液,即得。

测定法:分别精密吸取对照品溶液和供试品溶液各 10μl,注入液相色谱仪,测定,即得。色谱图见图 7-4。

本品每 1g 含姜厚朴以厚朴酚($C_{18}H_{18}O_2$)与和厚朴酚($C_{18}H_{18}O_2$)的总量计,不得少于 1.2mg。

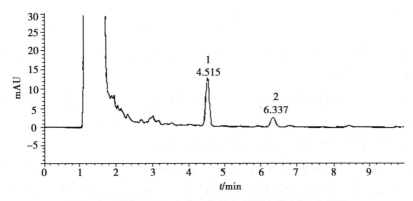

图 7-4 香砂养胃丸中姜厚朴的含量测定的 HPLC 图谱
1. 和厚朴酚;2. 厚朴酚。

【示例 7-13】 补中益气丸的含量测定。

补中益气丸由炙黄芪、党参、炙甘草、白术等制成小蜜丸或大蜜丸。黄芪甲苷为处方中的主要有效成分,ChP 采用 HPLC 法测定含量。

色谱条件与系统适用性试验:以十八烷基硅烷键合硅胶为填充剂;以乙腈-水(35∶65)为流动相;用蒸发光散射检测器检测。理论板数按黄芪甲苷峰计算应不低于 4 500。

对照品溶液的制备:取黄芪甲苷对照品 10mg,精密称定,加甲醇制成每 1ml 含 0.5mg 的溶液,即得。

供试品溶液的制备:取本品小蜜丸适量或重量差异项下的大蜜丸,剪碎,混匀,取 27.0g 加入硅藻土 13.5g,研匀,粉碎成粗粉,取 13.5g,精密称定,置索氏提取器中,加入甲醇适量,加热回流至提取液无色,提取液回收甲醇至干,残渣加水 25ml,微热使溶解,用水饱和的正丁醇振摇提取 6 次,每次 20ml,合并正丁醇提取液,用氨试液洗涤 3 次,每次 40ml,正丁醇液回收溶剂至干,残渣用甲醇溶解,转移至 10ml 量瓶中,加甲醇至刻度,摇匀,滤过,取续滤液,即得。

测定方法:分别精密吸取对照品溶液 5μl、10μl、15μl、20μl 与供试品溶液 20μl,注入液相色谱仪,测定,以标准曲线法对数方程计算,即得。

本品含炙黄芪以黄芪甲苷($C_{41}H_{68}O_{14}$)计,小蜜丸每 1g 不得少于 0.20mg;大蜜丸每丸不得少于 1.80mg。

本实验中加入硅藻土的目的是除去蜂蜜干扰,供试品与硅藻土的重量比为 2∶1。由于黄芪甲苷在紫外-可见区无吸收,采用蒸发光散射检测器检测,应以对数方程计算含量。

【示例 7-14】 丹参中丹参酮类成分的含量测定。

色谱条件与系统适用性试验:以十八烷基硅烷键合硅胶为填充剂;以乙腈为流动相 A,以 0.02%磷酸溶液为流动相 B,按表 7-4 中的比例进行梯度洗脱;柱温为 20℃;检测波长为 270nm。理论板数按丹参酮 $Ⅱ_A$ 峰计算应不低于 60 000。

表 7-4　梯度洗脱中流动相比例

时间/min	流动相 A/%	流动相 B/%
0~6	61	39
6~20	61→90	39→10
20~20.5	90→61	10→39
20.5~25	61	39

对照品溶液的制备:取丹参酮 $Ⅱ_A$ 对照品适量,精密称定,置棕色量瓶中,加甲醇制成每 1ml 含 20μg 的溶液,即得。

供试品溶液的制备:取本品粉末(过三号筛)约 0.3g,精密称定,置具塞锥形瓶中,精密加入甲醇 50ml,密塞,称定重量,超声处理(功率 140W,频率 42kHz)30min,放冷,再称定重量,用甲醇补足减失的重量,摇匀,滤过,取续滤液,即得。

测定方法:分别精密吸取对照品溶液与供试品溶液各 10μl,注入液相色谱仪,测定。以丹参酮 $Ⅱ_A$ 对照品为参照,以其相应的峰为 S 峰,计算隐丹参酮、丹参酮 Ⅰ 的相对保留时间,其相对保留时间应在规定值的±5% 范围之内。相对保留时间及校正因子见表 7-5。

表7-5 丹参中丹参酮类成分与丹参酮 II_A 的相对保留时间及校正因子

待测成分	相对保留时间/min	校正因子
隐丹参酮	0.75	1.18
丹参酮 I	0.79	1.31
丹参酮 II_A	1.00	1.00

以丹参酮 II_A 的峰面积为对照,分别乘以校正因子,计算隐丹参酮、丹参酮 I、丹参酮 II_A 的含量。

本品按干燥品计算,含丹参酮 II_A（$C_{19}H_{18}O_3$）、隐丹参酮（$C_{19}H_{20}O_3$）和丹参酮 I（$C_{18}H_{12}O_3$）的总量不得少于 0.25%。

（二）离子色谱法

离子色谱法（ion chromatography,IC）系采用高压输液泵系统将规定的洗脱液泵入装有填充剂的色谱柱对解离物质进行分离测定的色谱分析方法。注入的供试品由洗脱液带入色谱柱内进行分离后,经过抑制器或衍生系统进入检测器,由记录仪、积分仪或数据处理系统记录色谱信号。离子色谱法常用于无机阴离子、无机阳离子、有机酸、糖醇类、氨基糖类、氨基酸、蛋白质、糖蛋白等物质的定性和定量分析。

其分离机制主要为离子交换,即基于离子交换树脂上可解离的离子与流动相中具有相同电荷的溶质离子之间进行的可逆交换;离子色谱的其他分离机制还有离子对色谱、离子排阻色谱等。

1. 分析技术与条件选择 离子色谱仪器中所有与洗脱液或供试品接触的管道、器件均应使用惰性材料,如聚醚醚酮(PEEK)等。仪器应定期检定并符合有关规定。

（1）色谱柱:离子交换色谱的色谱柱填充剂有两种,分别是有机聚合物载体填充剂和无机载体填充剂。

有机聚合物载体填充剂最为常用,填充剂的载体一般为苯乙烯-二乙烯基苯共聚物、乙基乙烯基苯-二乙烯基苯共聚物、聚甲基丙烯酸酯或聚乙烯聚合物等有机聚合物。这类载体的表面通过化学反应键合了大量具有阴离子交换功能基(如烷基季铵基、烷醇季铵基等)或阳离子交换功能基(如磺酸、羧酸、羧酸-膦酸和羧酸-膦酸冠醚等)的乳胶微粒,可分别用于阴离子或阳离子的交换分离。有机聚合物载体填充剂在较宽的酸碱范围(pH 0~14)内具有较高的稳定性,且有一定的有机溶剂的耐受性。

无机载体填充剂一般以硅胶为载体。在硅胶表面化学键合季铵基等阴离子交换功能基或磺酸基、羧酸基等阳离子交换功能基,可分别用于阴离子或阳离子的交换分离。硅胶载体填充剂机械稳定性好,在有机溶剂中不会溶胀或收缩。硅胶载体填充剂在 pH 2~8 的洗脱液中稳定,一般适用于阳离子样品的分离。

（2）洗脱液:离子色谱对复杂样品的分离主要依赖于色谱柱的填充剂,而洗脱液相对较为简单。分离阴离子常采用稀碱溶液、碳酸盐缓冲液等作为洗脱液;分离阳离子常采用稀甲烷磺酸溶液等作为洗脱液。通过调节洗脱液 pH 值或离子强度可提高或降低洗脱液的洗脱能力;在洗脱液内加入适当比例的有机改性剂,如甲醇、乙腈等可改善色谱峰峰形。制备洗脱液的去离子水应经过纯化处理,电阻率一般大于 $18M\Omega \cdot cm$。使用的洗脱液须经脱气处理,常采用氦气在线脱气的方法,也可采用超声、减压过滤或冷冻的方式进行离线脱气。

（3）检测器:电导检测器是离子色谱常用的检测器,其他检测器有紫外检测器、安培检测器、蒸发光散射检测器等。电导检测器主要用于测定无机阴离子、无机阳离子和部分极性有机物,如羧酸等。离子色谱法中常采用抑制型电导检测器,即使用抑制器将具有较高电导率的洗脱液在进入检测器之前中和成具有极低电导率的水或其他较低电导率的溶液,从而显著提高电导检测的灵敏度。

安培检测器也用于分析解离度低、用电导检测器难于检测的离子。直流安培检测器可以测定碘离子(I^-)、硫氰酸根离子(SCN^-)和各种酚类化合物等。积分安培和脉冲安培检测器则常用于测定糖类和氨基酸类化合物。

紫外检测器适用于在高浓度氯离子等存在下痕量的溴离子(Br^-)、亚硝酸根离子(NO_2^-)、硝酸根离子(NO_3^-)以及其他具有强紫外吸收成分的测定。柱后衍生-紫外检测法常用于分离分析过渡金属离子和镧系金属等。

蒸发光散射检测器、原子吸收、原子发射光谱、电感耦合等离子体原子发射光谱、质谱(包括电感耦合等离子体质谱)也可作为离子色谱的检测器。离子色谱在与蒸发光散射检测器和/或质谱检测器等联用时,一般采用带有抑制器的离子色谱系统。

2. 样品处理　离子色谱的色谱柱填充剂大多数不兼容有机溶剂,一旦污染后不能用有机溶剂清洗,因此,离子色谱法对样品处理的要求较高。对于澄清的、基质简单的水溶液一般通过稀释并经 0.45μm 滤膜过滤后直接进样分析。对于基质复杂的样品,可通过微波消解、紫外光降解、固相萃取等方法去除干扰物后进样分析。

3. 定量方法　同 HPLC。

4. 应用示例

【示例 7-15】　离子色谱法测定西瓜霜中硫酸盐的含量。

本品为葫芦科植物西瓜 *Citrullus lanatus*(Thunb.) Matsumu. et Nakai 的成熟新鲜果实与皮硝经加工制成类白色至黄白色的结晶性粉末。主要成分为硫酸钠。

色谱条件与系统适用性试验:色谱柱:阴离子交换柱(AS 11-HC),洗脱液为 30mmol/L 氢氧化钠溶液,流速为 1.0ml/min,柱温为 30℃,电导检测器。理论塔板数按硫酸钠(Na_2SO_4)计不低于 5 000。

对照品溶液的制备:取硫酸钠标准物质适量,精密称定,加水制成浓度为每 1ml 中含 1.117g 的标准贮备液。精密量取 5ml,加水稀释制成浓度为每 1ml 中含 111.7mg 的溶液,作为对照品溶液。

供试品溶液的制备:取供试品粉末约 10g,精密称定,置 100ml 量瓶中,加水超声(60W,45kHz)10min 溶解并稀释至刻度,摇匀,滤过,即得。

测定法:分别精密吸取对照品溶液和供试品溶液各 100μl,进样,测定,计算样品中硫酸钠的含量。

本法操作简便,灵敏度和准确度都较高,平均加样回收率为 99.9%。

(三)气相色谱法

气相色谱法系采用气体为流动相(载气)流经装有填充剂的色谱柱进行分离测定的色谱方法。具有分离效率高、操作简便、灵敏度高等特点,主要用于中药中的挥发性成分或经衍生化后能气化的物质以及水分、农药残留、提取物中有机溶剂残留等的测定。

1. 分析技术与条件选择　气相色谱仪,由载气源、进样部分、色谱柱、柱温箱、检测器和数据处理系统等组成。进样部分、色谱柱和检测器的温度均应根据分析要求选择和设定。

(1)分离条件的选择:固定相、柱温及载气是气相色谱分离条件选择的三个主要方面。

1)色谱柱和固定相的选择:气相色谱柱分为填充柱和毛细管柱。填充柱的材质为不锈钢或玻璃,内径为 2~4mm,柱长为 2~4m,内装吸附剂、高分子多孔小球或涂渍固定液的载体,粒径为 0.18~0.25mm、0.15~0.18mm 或 0.125~0.15mm。常用载体为经酸洗并硅烷化处理的硅藻土或高分子多孔小球,常用固定液有甲基聚硅氧烷、聚乙二醇等。毛细管柱的材质为玻璃或石英,内壁或载体经涂渍或交联固定液,内径一般为 0.25mm、0.32mm 或 0.53mm,柱长 5~60m,固定液膜厚 0.1~5.0μm,常用的固定液有甲基聚硅氧烷、不同比例组成的苯基甲基聚硅氧烷、聚乙二醇等。

新填充柱和毛细管柱在使用前须老化处理,以除去残留溶剂及易流失的物质,色谱柱如长期未用,使用前应老化处理,使基线稳定。

气固色谱法用多孔型固体(如活性炭、碳多孔小球、分子筛、高分子多孔小球等)为固定相,中药分析中常采用聚合物高分子多孔小球(GDX),如水分及含羟基化合物(醇)的测定。

气液色谱法固定相一般按极性相似的原则来选择。①分离非极性化合物,应选非极性固定液,如角鲨烷、甲基硅油等。组分与之作用主要是色散力,基本上是按沸点顺序出柱,低沸点先出柱,若有极性组分,则相同沸点的极性组分先出柱;②中等极性化合物,选中等极性固定液,如邻苯二甲酸二壬酯等,分子间作用主要是色散力和诱导力,基本上仍按沸点顺序出柱,但对沸点相同的极性与非极性组分,诱导力起主要作用,非极性组分先出柱;③极性化合物,选用极性固定液,如 β、β-氧二丙腈等,分子间主要作用力为定向力,组分按极性顺序出柱,极性弱的组分先出柱;④分离复杂样品,若组分沸点差别较大,可选非极性固定液,若极性差别较大,可选择极性固定液;⑤分离氢键型组分,应选择氢键型固定液,如腈醚和多元醇等,组分按其与固定液形成氢键能力的大小出柱,能力弱的先出柱。

2)柱温的选择:①高沸点样品(沸点 300~400℃),宜采用 1%~5% 低固定液配比,柱温 200~250℃;②沸点为 200~300℃ 的样品,宜采用 5%~10% 固定液配比,柱温 150~180℃;③沸点为 100~200℃ 的样品,宜采用 10%~15% 固定液配比,柱温选各组分平均沸点的 2/3;④气体等低沸点,宜采用 15%~25% 高固定相配比,柱温选沸点左右,在室温或 50℃ 下进行分析;⑤对于宽沸程样品,须选择程序升温方式进行,但不能超过固定液的最高使用温度。

3)载气的选择:载气的选择主要从对峰展宽(柱效)、柱压和对检测灵敏度的影响三方面考虑。当采用低流速时,宜用分子量较大的 N_2;当高流速时,宜用分子量低、黏度小的 H_2 或 He。当色谱柱较长时,宜采用 H_2;当使用 TCD 时,宜用 H_2 或 He,FID、ECD 等。一般常用 N_2。可通过实验选择最佳流速,但为缩短分析时间,载气流速通常高于最佳流速,即在 20~80ml/min。

4)其他条件的选择:①气化室温度:气化室温度取决于样品的挥发性、沸点及进样量,一般高于柱温 30~50℃,既保证组分瞬时气化,又要防样品分解;②检测室温度:检测室温度一般高于柱温 30~50℃ 或等于气化室温为宜,以防止流出物在检测器中冷凝而对其造成污染。

(2)进样方式与进样量的选择:进样方式一般可采用溶液直接进样、自动进样或顶空进样。

溶液直接进样采用微量注射器、微量进样阀或有分流装置的气化室进样;采用溶液直接进样或自动进样时,进样口温度应高于柱温 30~50℃;气体样品进样 0.1~1ml,液体样品进样 0.1~1μl,最大不超过 4μl;毛细管柱采用分流器进样,分流后的进样量为填充柱的 1/100~1/10。

顶空进样适用于固体和液体供试品中挥发性组分的分离和测定。将固态或液态的供试品制成供试液后,置于密闭小瓶中,在恒温控制的加热室中加热至供试品中挥发性组分在液态和气态达到平衡后,由进样器自动吸取一定体积的顶空气注入色谱柱中。若供试品和对照品在完全相同的条件下进行顶空分析,可根据其峰面积和浓度的比例关系计算被测组分的含量。

气相色谱静态顶空进样法是样品溶液密封在一个样品不充满的容器中,在一定温度下加热一段时间,使气液两相达到平衡,然后取气相部分进入气相色谱系统进行分析,以测定样品蒸气中的组分在原样品中的含量。

（3）检测器的选择:GC 法色谱常用检测器及其性能见表 7-6,可根据实际情况加以选择。

表 7-6　GC 法色谱常用检测器及其性能表

检测器	原理	被测物主要种类	检出限	线性范围
火焰离子化检测器（FID）	有机物在氢火焰的作用下,化学电离而形成离子流,通过测定离子流强度进行检测组分质量。 载气 N_2 与 H_2（燃气）比为 1.0 :（1.0 : 1.5）,H_2 与空气（助燃气）比为 1 :（5~10）	含碳的有机物	10^{-13} g/s	10^7
热导检测器（TCD）	根据被测组分与载气的热导率不同来检测组分浓度的变化	通用型（无机物和有机物）	10^{-8} g/ml	10^5
电子捕获检测器（ECD）	用 ^{63}Ni 或 ^{3}H 作放射源的离子化检测器,当载气（N_2）通过检测器时,受放射源发出的 β 射线的激发而电离,生成一定数量的电子和正离子,在一定强度电场作用下形成一个背景电流,若载气中含有电负性强的化合物（如 CCl_4）就会捕获电子使背景电流（基流）减小,且减小程度与组分浓度成正比	含卤素的化合物,如含氯农药残留检测	$5×10^{-14}$ g/s	$5×10^4$
热离子检测器（TID）又称氮磷检测器（NPD）	在 FID 的喷嘴和收集极之间放置一个含有硅酸铷的玻璃珠,使含氮、磷的化合物受热分解并在铷珠的作用下产生大量电子,信号增强	氮、磷等化合物,如含磷农药残留检测	磷$5×10^{-14}$ g/s; 氮$≤1×10^{-3}$ g/s	10^5
火焰光度检测器（FPD）	基于磷和硫在富燃火焰中燃烧产生的分子光谱进行检测	磷、硫化合物	$1×10^{-13}$ ~ 10^{-11} g/s	10^5
光离子化检测器（PID）	基于紫外光光致解离低电离势化合物产生离子进行检测	芳香化合物、H_2S、PH_3、N_2H_4		

在使用火焰离子化检测器时,检测器温度一般应高于柱温,并不得低于 150℃,以免水汽凝结,通常为 250~350℃。

2. 系统适用性试验　GC 的系统适用性试验与 HPLC 相同。

3. 定量方法　GC 法主要有内标法、外标法、面积归一化法和标准溶液加入法。前三种方法与 HPLC 法相同。

标准溶液加入法:精密称(量)取某个待测成分(或杂质)对照品适量,配制成适当浓度的对照品溶液,取一定量,精密加入到供试品溶液中,根据外标法或内标法测定其含量,再扣除加入的对照品溶液含量,即得供试品溶液被测成分的含量。也可按下述公式进行计算,加入对照品溶液前后校正因子应相同,即:

$$\frac{A_{is}}{A_X} = \frac{\Delta C_X}{C_X} \text{ 或 } C_X = \frac{\Delta C_X}{(A_{ix}/A_X)-1}$$

式中,C_X 为供试品中组分 X 的浓度;A_X 为供试品中组分 X 的色谱峰面积;A_{ix} 为所加入的已知浓度的待测组分对照品的浓度;A_{is} 为加入对照品后组分 X 的色谱峰面积。

气相色谱法的进样量一般为数微升,为减小进样误差,尤其当采用手工进样时,由于留针时间和室温等对进样量也有影响,故以内标法定量为宜;当采用自动进样时,由于进样重复性的提高,在保证分析误差的前提下,也可采用外标法定量。当采用顶空进样时,由于供试品和对照品处于不完全相同的基质中,故可采用标准溶液加入法,以消除基质效应的影响;当标准溶液加入法与其他定量方法结果不一致时,应以标准加入法结果为准。

一般色谱图约于 30min 内记录完毕。

4. 应用示例

【示例 7-16】 十滴水的含量测定。

本品由樟脑、干姜、大黄、小茴香、肉桂、辣椒、桉油制成酊剂。ChP 采用 GC 法同时测定其中樟脑和桉油精的含量。

色谱条件与系统适用性试验:改性聚乙二醇 20 000(PEG-20 M)毛细管柱(柱长 30m,内径为 0.53mm,膜厚度为 1μm);柱温为程序升温,初始温度为 65℃,以 6℃/min 的速率升温至 155℃。理论板数按樟脑峰计算应不低于 12 000。

校正因子测定:取环己酮适量,精密称定,加 70% 乙醇制成每 1ml 含 10mg 的溶液,作为内标溶液。分别取樟脑对照品 20mg、桉油对照品 10mg,精密称定,置同一 10ml 量瓶中,精密加入内标溶液 1ml,加 70% 乙醇至刻度,摇匀。吸取 1μl,注入气相色谱仪,计算校正因子。

测定方法:精密量取本品 1ml,置 10ml 量瓶中,精密加入内标溶液 1ml,加 70% 乙醇至刻度,摇匀。吸取 1~2μl,注入气相色谱仪,测定,即得。

本品每 1ml 含樟脑($C_{10}H_{16}O$)应为 20.0~30.0mg;含桉油以桉油精($C_{10}H_{18}O$)计,不得少于 6.3mg。

(四)薄层色谱扫描法

1. 基本原理 薄层色谱扫描法(thin layer chromatography scan,TLCS)系指用一定波长的光照射在薄层板上,对薄层色谱中可吸收紫外-可见光的斑点,或经激发后能发射出荧光的斑点进行扫描,将扫描得到的图谱及积分数据用于鉴别、检查或含量测定。测定时,可根据不同薄层色谱扫描仪的结构特点,按照规定方式扫描测定。薄层扫描法分为吸收扫描法和荧光扫描法两大类。

(1)吸收扫描法:薄层吸收扫描法适用于在紫外-可见区有吸收或经色谱前(或色谱后)衍生可产生吸收的样品组分分析。分别以氘灯和钨灯为光源在 200~800nm 波长范围内选择合适波长进行测定。

与透明溶液不同,薄层板存在明显的散射现象,因而其斑点中浓度与吸光度的关系须用 Kubelka-Munk 理论和曲线来描述。它是以斑点的相对透射率(透射法)和相对反射率(反射法)来表示薄层色谱斑点的吸光度。即:

$$A = -\lg T/T_0 \text{ 和 } A = -\lg R/R_0$$

式中,A 为斑点的吸光度,T 和 T_0 分别为斑点及空白的透光率;R 和 R_0 为斑点和空白板的反射率。

当薄层板厚度为 X 时,KX 为吸收参数,相当于薄层色谱单位面积中组分的含量($μg/cm^2$)。用 A 对 KX 作图即为薄层扫描定量分析的吸光度-浓度曲线。然而,该曲线不呈线性关系,是一条弯曲的曲线。其弯曲的程度受薄层板的散射参数 SX 值的影响,SX 值愈大,弯曲度愈大。因此,用校正后的标准曲线定量是薄层扫描法定量分析的理论依据,目前校正方法主要有两大类:即曲线校直法和计算机回归法。前者根据薄层板的散射参数 SX 值,通过线性化电路,将 A-KX 曲线校正为直线。后者是根据最小二乘法原理,以标准样品建立回归方程,定义出最佳回归曲线。

扫描方法可采用单波长扫描或双波长扫描。采用单波长扫描,应选被测组分的最大吸收波长为测定波长进行扫描。如采用双波长扫描,除测定波长外,还应选用待测斑点无吸收或最小吸收的波长为参比波长,供试品色谱图中待测斑点的比移值(R_f 值)、光谱扫描得到的吸收光谱图或测得的光谱最大吸收和最小吸收应与对照标准溶液相符,以保证测定结果的准确性。

(2)荧光扫描法:荧光扫描法适合于本身具有荧光或经过适当处理后可产生荧光的物质的测定。光源用氙灯或汞灯,采用直线扫描。其灵敏度比吸收扫描法高 1~3 个数量级,选择性强,但线性范围较窄,对于能产生荧光的物质可直接测定,对于在紫外区有吸收,而无荧光的物质,可用荧光淬灭法或经衍生处理后再进行测定。

当试样溶液浓度很小时($ECL \leqslant 0.05$),荧光物质的荧光强度 F 与物质浓度 C 之间的关系与荧光分析法相同。即

$$F = KC$$

式中 K 为常数。

测定时,先选紫外区最大吸收波长作为激发波长 λ_{ex},发射波长则通过扫描斑点荧光发射光谱,选择较强的荧光峰的波长作为测定波长 λ_{em},并应注意避免拉曼光的干扰,计算时可用峰面积代替荧光强度 F。

薄层扫描法具有成本低、流动相的选择与更换方便等优点,但其检测的灵敏度、结果的精密度和准确度弱于高效液相色谱法,通常作为高效液相色谱法的补充。

2. 系统适用性试验 采用薄层扫描法定量时,其系统适用性试验除"第三章薄层色谱鉴别法"所述及的比移值、分离度等外,还要求精密度试验(相对标准偏差)。即取同一供试品溶液,在同一薄层板上以相同点样量平行点 5 个以上,展开后测定其响应值,计算相对标准偏差(RSD)。要求:不需显色直接测定的 $RSD \leqslant 5.0\%$,需显色后测定的或者异板的 $RSD \leqslant 10.0\%$。

3. 定量分析方法 为了保证测定结果的可靠性,除另有规定外,含量测定应使用市售薄层板。保证供试品斑点的量在线性范围内,必要时可适当调整供试品溶液的点样量,供试品与标准物质同板点样、展开、扫描、测定和计算。

薄层扫描定量分析方法有外标法、内标法和回归曲线定量法,而外标法更为常用。当工作曲线通过原点时,可选用外标一点法定量,即用一个浓度的对照品,根据测得峰面积的平均值计算,即得。

$$m_{供}/m_{标} = A_{供}/A_{标}$$

式中,$m_{供}$、$m_{标}$ 分别为供试品和对照品的量;$A_{供}$、$A_{标}$ 分别为供试品和对照品的峰面积。

当工作曲线不通过原点时,用外标两点法定量。即用高低两个浓度的对照品溶液或一种浓度两种点样量与供试品溶液对比定量。供试品中组分的含量为:

$$m_{供} = a + bA_{供},\quad 含量(\%) = \frac{m_{供} \times D}{W} \times 100\%$$

式中,$b = (m_1 - m_2)/(A_1 - A_2)$;$a = m_1 - bA_1$;$m_1$、$m_2$ 分别为对照品的两个点样量;A_1、A_2 分别为对照品的两个点样量所对应的峰面积;W 为供试品取样量;D 为供试品的稀释倍数。

使用外标法时,为了克服薄层板间的差异,应采用随行标准法,即供试品溶液和对照标

准溶液应交叉点于同一薄层板上,供试品点样不得少于 2 个,标准物质每一浓度不得少于 2 个。扫描时,应沿展开方向扫描,不可横向扫描。定量分析中通常采用线性回归两点法计算,如线性范围很窄时,可用多点法校正多项式回归计算。

内标法系指选择一个纯物质作为内标物,并准确称取其一定量加入到供试品溶液和对照品溶液中,测定后计算待测组分含量的方法。根据标准曲线是否通过原点而决定采用内标一点法还是内标两点法,但在计算时内标法是以浓度比和峰面积比代替外标法中的浓度和峰面积。内标法可以消除因点样量不准而产生的误差,但由于操作复杂等原因而不及外标法多用。

回归曲线定量法是将不同浓度(或量)的对照品溶液与供试品溶液点在同一薄层板上,展开、扫描,由计算机对测得的峰面积及相应点样量进行线性或非线性回归,由回归方程或回归曲线计算被测组分含量。

4. 应用示例

【示例 7-17】 马钱子散的含量测定。

本品是由制马钱子、地龙(焙黄)制成的散剂。ChP 采用 TLCS 法测马钱子散中士的宁的含量。

供试品溶液的制备:取装量差异项下的本品约 0.5g,精密称定,置具塞锥形瓶中,精密加入三氯甲烷 20ml,浓氨试液 1ml,轻轻摇匀,称定重量后,于室温放置 24h,再称定重量,用三氯甲烷补足减失的重量,充分振摇,滤过,滤液作为供试品溶液。

对照品溶液的制备:取士的宁对照品,加三氯甲烷制成每 1ml 含 1mg 的溶液,即得。

测定方法:按照薄层色谱法试验,分别吸取供试品溶液 8μl 和对照品溶液 4μl,交叉点于同一硅胶 GF_{254} 薄层板上,以甲苯-丙酮-乙醇-浓氨试液(16:12:1:4)为展开剂,展开,取出,晾干。在薄层板上盖同样大小的玻璃板,周围用胶布固定,照薄层扫描法测定,波长:$\lambda_S = 257nm$,$\lambda_R = 300nm$,测定供试品和对照品吸收度积分值,计算,即得。

本品每袋含马钱子以士的宁($C_{21}H_{22}N_2O_2$)计,应为 7.2~8.8mg。

四、联用技术法

联用技术是指两种或两种以上分析技术在线(on-line)联用的方法,其装置称为联用仪。两种或多种技术联用,可以充分发挥各自的长处,获得单一技术所无法得到的信息。如色谱-色谱联用可以提高分离与分辨能力,色谱-光谱(或质谱)联用可以提高信息识别和检测能力。联用技术是分离分析复杂混合物的有效手段,在中药分析中有广阔的应用前景。

(一)色谱-色谱联用技术

两种或多种色谱法的联用技术称为二维色谱法(two-dimensional chromatography)或多维色谱法(multi-dimensional chromatography),是指将不同类型的色谱,或同一类型不同分离模式的色谱通过接口联结在一起。整个系统得到的色谱峰是每一维峰个数的乘积,因而峰容量和选择性大大增加,特别适合复杂样品分离和分析。二维色谱法通常是由一根预分离柱和一根主分离柱串联组成,两柱之间通过接口连接,两柱分离时所用的流动相可以相同,也可以不同。常见的二维色谱法有:气相色谱-气相色谱联用(GC-GC)、高效液相色谱-高效液相色谱联用(HPLC-HPLC)、高效液相色谱-气相色谱联用(HPLC-GC)、液相色谱-毛细管电泳联用(LC-CE)等。与一维色谱一样,二维色谱也可以和质谱、红外和核磁共振谱等联用。

(二)气相色谱-质谱联用技术

气相色谱-质谱联用(GC-MS)技术于 20 世纪 80 年代后期已经开始普及,目前多用毛细管气相色谱与质谱联用,检测限已达到 $10^{-12} \sim 10^{-9}g$ 水平。

1. GC-MS 系统组成与原理

（1）系统组成:气相色谱-质谱联用仪主要由色谱单元、接口、质谱单元和数据处理系统组成。

1）色谱单元:色谱部分和一般的 GC 基本相同,包括柱温箱、气化室和载气系统,也带有分流进样、不分流进样、程序升温、压力与流量自动控制等系统。

2）接口:由于色谱是在常压下工作,而质谱要求高真空,这就需要用接口来实现。目前常用的接口主要有三种类型,即直接导入型,主要用于小径毛细管柱;开口分流型,通过设置旁路,排出过量的色谱流出物,适合于小径或中径毛细管柱;浓缩型,如喷射式分离器,可用于填充柱也可用于毛细管柱。

3）质谱单元:用于 GC-MS 联用的质谱仪一般由离子源、质量分析器、检测和数据处理系统组成。

常用离子源　电子轰击源(electron impact,EI):有机分子在此离子源中被一束电子流(能量一般为 70eV)轰击,失去一个外层电子,形成带正电荷的阳离子,很快(大约 $10^{-10} \sim 10^{-9}$s 内)又进一步碎裂成各种不同的碎片离子、中性离子,即可得到相应的分子离子与碎片离子峰。化学电离源(chemical ionization,CI):先将反应气(常用甲烷、异丁烷、氨气等)与样品气按一定比例混合,然后进行电子轰击,其特点是分子离子峰强度较弱,而 M+1 峰却很强,以此可获得有关分子量信息,也可以之判断化合物的主体结构。其他类型的离子源:如场致离子源(field ionization,FI)、场解吸附源(field desorption,FD)、解析化学电离源(desorption chemical ionization,DCI)等。还有某些复合离子源,如电子轰击源与化学电离源(EI-CI)、电子轰击源与场致电离源(EI-FI)等。

质量分析器　有扇形磁场分析器、四级杆分析器、离子阱分析器、飞行时间分析器、离子回旋共振分析器等。扇形磁场分析器可以检测分子质量 15 000D 的单电荷离子,当与静电场分析器结合,构成双聚焦扇形磁场分析器时,分辨率可达 10^5;四级杆分析器和离子阱分析器可检测的质量上限一般是 4 000D,分辨率为 10^3;飞行时间分析器的质量分析上限约 1.5 万 D,离子传输效率高,分辨率大于 10^4;离子回旋共振分析器质量分析上限大于 10^4,分辨率高达 10^6,m/z 测定可精确到千分之一,可进行多级质谱(MS^n)分析。

串联质谱(MS-MS)　是时间或空间上两级以上质量分析的结合,测定第一级质量分析器中的前体离子(precursorion)与第二级质量分析器中的产物离子(production scan)之间的质量关系。多级质谱常用 MS^n 表示。MS^n 可以进行产物离子扫描(production scan)、前体离子扫描(precursorion scan)、中性丢失扫描(neutral loss scan)、选择反应检测(selected-reaction monitoring,SRM)和多反应检测(multiple-reaction monitoring,MRM)。

检测器　常用的有电子倍增管、离子计数器、感应电荷检测器等。

（2）原理:混合样品在合适的色谱条件下被分离成单个组分,依次通过接口,再进入质谱仪检测。有机分子在离子源中解离成各具特征质量的碎片离子和分子离子,经质量分析器将不同质荷比的离子分开,检测器检测、记录这些离子的信号及强度,可获得总离子流色谱图和各组分的质谱图。由质谱图可获得相关质量与结构方面的信息。GC-MS 还可以给出色谱保留时间、质量色谱图、选择离子监测图等。

2. 分析技术与应用

（1）信息采集:

1）总离子流色谱图(total ionic chromatogram,TIC):流出组分总离子流强度随时间变化的图谱,相当于色谱图,也可以用质荷比(m/z)、时间、丰度三维图谱表示。以获得定性、定量信息。采用 TIC 定量较为简单,适合于组成简单、分辨率较高的试样。

2）质量色谱图（mass chromatogram，MC）：即从总离子流色谱图中提取得到某个质量的离子的色谱图。可以通过选择不同质量的离子得到质量色谱图，进行分析，以排除一些未分开组分的干扰。

3）选择离子监测图（selected ion monitor，SIM）：通过预先选定的一种或多种特征质量峰进行检测，获得的离子流强度随时间变化的曲线，称为选择离子监测图。所谓特征离子通常是含有待测化合物结构特征的离子，可以是分子离子峰，也可以是碎片离子峰。特征离子可能有多个，通常选择丰度较高的离子作为特征离子，但有干扰时，应改选其他离子。该方法须根据已知组分的特征离子来设置 SIM 扫描的离子，进样后选择离子 SIM 模式采集数据再定量测定。由于 SIM 采集的离子少，所以灵敏度高，特别适合于低含量组分的分析。

4）质谱图：由总离子流色谱图可以得到任一组分的质谱图。为了提高信噪比，通常由色谱峰顶处得到相应的质谱图。目前，已积累了十分丰富的各类化合物的质谱规律和大量的标准谱图及数据，可供检索。

3. 应用示例　定量方法有外标法和内标法，内标法具有更高的准确度。质谱法所用的内标化合物可以是待测化合物的结构类似物或稳定同位素标记物。

GC-MS 得到质谱图后还可以通过计算机检索对未知化合物进行定性分析。目前 GC-MS 中应用最广泛的有 NIST 库和 Willey 库，前者现有标准化合物谱图 13 万张，后者有近 30 万张。此外，还有农药库等专用谱库。

【示例 7-18】 细茎石斛花中挥发油的 GC-MS 分析。

细茎石斛挥发油的制备：将干燥的细茎石斛花粉碎，称取 43g，置烧瓶中，加水 1 500ml，与沸石数粒充分摇匀，常压水蒸气蒸馏法提取 5h，冷却静置 1h，排出水层，接收油层，用 4ml 正己烷萃取 2 次，无水硫酸钠除水，得油状物 1.2ml。

GC-MS 条件：色谱柱为 DB-624 弹性石英毛细管柱（0.25mm×60m，0.14μm）。气化室温度 280℃；柱温为程序升温：初始柱温 40℃，以 0.6℃/min 升至 45℃，保持 2min，然后以 8℃/min 升至 240℃，保持 5min；载气为高纯氦气，流速为 1ml/min。进样量 1μl（挥发油与正己烷的混合溶液）；分流比 10∶1。

质谱条件：EI 离子源，电子能量 70eV；离子源温度 200℃；进样口温度 280℃；接口温度 280℃；扫描范围 m/z 10~400amu。

对总离子流图中的各峰经质谱扫描后得到质谱图，通过 NIST 05 标准质谱图库、Wiley 7 质谱图库检索，并结合人工图谱解析，共检出细茎石斛花有 29 种挥发性成分。

（三）液相色谱-质谱联用技术

液相色谱-质谱联用技术（LC-MS）是以质谱仪为检测手段的液相色谱分析技术，其集 HPLC 高分离能力与 MS 高灵敏度和强选择性为一体，是一种强有力的分离分析工具。特别是近年来，随着电喷雾、大气压化学电离等软电离技术的成熟，能够获得可靠的定性定量结果，使其得到了迅速发展，已成为中药成分定性定量研究不可缺少的手段。

1. LC-MS 系统组成与原理　LC-MS 的工作原理与 GC-MS 相似，待测样品经高效液相色谱仪分离后，经过接口除去溶剂，并离子化，再进入质谱仪，经质量分析器将不同质荷比的离子分开、检测器检测记录得到总离子流色谱图、质量色谱图、选择离子监测图等相关信息，依据这些信息进行定性、定量分析。

LC-MS 联用仪主要由液相色谱单元、接口（含离子源）、质量分析器、真空系统和计算机数据处理系统等组成。LC-MS 中的液相色谱系统与常规的液相色谱仪组成相同。接口与常离子化相结合，其作用是将流动相及样品气化，分离除去大量的流动相分子，完成对样品分子的电离。目前使用最多的是大气压离子化接口（atmospheric pressure ionization，API）技术。

API有电喷雾电离（electrospray ionization，ESI）和大气压化学电离（atmospheric pressure chemical ionization，APCI）两种操作模式，都属于软电离技术，区别在于在大气压下产生气相离子的方式不同。电喷雾电离源（ESI）对大分子和小分子化合物都可以进行分析。对于分子量在1 000Da以下的小分子，通常是生成单电荷离子，少量化合物有双电荷离子。谱图中只有准分子离子，通常很少或没有碎片离子。对于极性大的分子，常常会形成多电荷离子，通过计算可以得到分子量。大气压化学电离源（APCI）主要产生的是单电荷离子，亦即准分子离子。还有热喷雾（TSP）接口、粒子束接口等。离子源还有快原子轰击（FAB）或快离子轰击离子化（LSIMS）、基质辅助激光解析离子化（MALDI）、大气压光离子化（APPI）等。质谱单元中的质量分析器、检测器与GC-MS法中介绍的相同。

2. LC-MS分析条件的选择

（1）接口及离子化方式的选择：ESI适合于中等到强极性化合物，特别是在溶液中能预先形成离子的化合物和可以获得多个质子的大分子（如蛋白质）；APCI主要适合弱极性或中等极性的小分子化合物。

（2）正、负离子模式的选择：根据试样的带电性质可选择正离子模式和负离子模式。正离子模式适合于碱性比较强［形成$(M+H)^+$］或有足够极性能形成稳定的加和离子（adduct ions）的样品，如$(M+Na)^+$、$(M+NH_4)^+$，溶剂为弱酸性以提供足够的质子，可用醋酸或甲酸对样品进行酸化，样品中含有仲胺或叔胺时可优先考虑使用正离子模式。负离子模式适合于酸性比基质更强，能形成$(M-H)^-$，或有足够极性形成稳定的加和离子的样品，如$(M+OAc)^-$，溶剂为弱碱性，可用氨水或三乙胺对样品进行碱化，样品中含有较多的强负电性基团，如含氯、溴或多羟基化合物时可以考虑使用负离子模式。

（3）流动相的选择：常用的流动相为甲醇、乙腈、水及其不同比例的混合物以及一些易挥发盐的缓冲溶液如甲酸铵、醋酸铵等，也可以加入一些易挥发酸、碱如醋酸等调节pH值。LC-MS接口避免进入不挥发的缓冲溶液及含有磷、氯的缓冲溶液，含钠和钾的浓度必须小于1mmol/L（盐分太高会抑制离子源的信号、堵塞喷雾针、污染仪器）；含甲酸、醋酸<2%；含三氟乙酸不大于0.5%；含三乙胺<1%；含乙酸铵$<10^{-5}$mmol/L。

（4）流量和色谱柱的选择：一般不加热ESI的最佳流速是1~50μl/min，应用4.6mm内径柱时柱后需要分流，目前大多采用1~2.1mm内径的微柱；APCI的最佳流速约为1ml/min，常规的4.6mm柱最合适。为了提高分流效率，常采用小于100mm的短柱。

（5）辅助气体流量和温度的选择：雾化气对流出液形成喷雾有影响。一般选择干燥气的温度高于分析物的沸点20℃左右即可，对热不稳定的化合物应选用更低温度。有机溶剂的比例高时可考虑采用适当低的温度和小一点的流量。

（6）样品的预处理：常用的方法有超滤、溶剂萃取/去盐、固相萃取、灌注净化/去盐、色谱分离、甲醇或乙腈等沉淀蛋白、酸水解/酶解、衍生化等。

3. 分析方法

（1）定量分析：与GC-MS法相似，可通过获得总离子流色谱图、质量色谱图、选择离子监测图等信息，根据各种离子谱峰强度（峰面积）与相应组分含量成正比进行定量分析。定量方法与色谱法相似，有外标法、内标法等。对于中药中的微量组分、代谢产物、有害物质等的测定宜采用标准曲线法。

（2）化合物鉴别：

1）全扫描方式（Q1扫描）：全扫描数据采集可以得到化合物的准分子离子，从而判断出化合物的分子量，用于鉴别是否有未知物，并确认一些判断不清的化合物，如合成化合物的质量及结构。

2）子离子分析（MS/MS）：用于结构判断（得到化合物的二级谱图即碎片离子）和选择离子对作多种反应监测（MRM）。子离子谱图与锥体电压断裂谱图（源内CID）相似。

4. 应用示例

【示例7-19】 川楝子中川楝素的含量测定。

色谱、质谱条件及系统适用性试验：以十八烷基硅烷键合硅胶为填充剂；以乙腈-0.01%甲酸溶液（31∶69）为流动相；采用单级四极杆质谱检测器，电喷雾离子化（ESI）负离子模式下选择 m/z 573.2 离子进行检测。理论板数按川楝素峰计算应不低于8 000。

对照品溶液的制备：取川楝素对照品适量，精密称定，加甲醇制成每1ml含2μg的溶液，即得。

供试品溶液的制备：取本品中粉约0.25g，精密称定，置具塞锥形瓶中，精密加入甲醇50ml，称定重量，加热回流1h，放冷，再称定重量，用甲醇补足减失的重量，摇匀，滤过，取续滤液，即得。

测定方法：分别精密吸取对照品溶液2μl与供试品溶液1~2μl，注入液相色谱-质谱联用仪，测定，即得。

本品按干燥品计算，含川楝素（$C_{30}H_{38}O_{11}$）两互变异构体的总量应为0.06%~0.20%。

（四）电感耦合等离子体-质谱联用技术

电感耦合等离子体-质谱（inductively coupled plasma-mass spectrometry，ICP-MS）是以电感耦合等离子体（ICP）为离子源的一种质谱型元素分析方法。主要用于进行多种元素的同时测定，并可与其他色谱分离技术联用，进行元素形态及其价态分析。本法具有灵敏度高（对大多数元素来说，检出限一般为0.02~0.1ng/ml），动态线性范围宽（8~9个数量级），谱线简单，干扰少，可以多元素同时定性、定量分析等特点。适用于各类样品从痕量到微量的元素分析。

1. 工作原理与系统结构　样品由载气（氩气）引入雾化系统进行雾化后，以气溶胶形式进入等离子体中心区，在高温和惰性气体中被去溶剂化、气化解离和电离，转化成带正电荷的正离子，经离子采集系统进入质量分析器，由此依据质荷比进行分离，再根据元素质谱峰强度测定样品中相应元素的含量。

ICP-MS联用仪由进样系统、离子源、接口及离子光学系统、质量分析器和检测器等部分组成，其结构如图7-5所示。

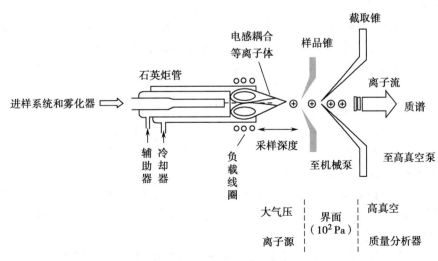

图7-5　ICP-MS结构示意图

（1）进样系统:进样系统由蠕动泵、进样管、雾化室等组成。目前最常用的是同心型或直角型气动雾化器。样品溶液由蠕动泵送入雾化器,并在雾化室形成气溶胶,再由载气带入 ICP 离子源。进样管分为样品管和内存管,进样量大约为 1ml/min。雾化室的温度应相对稳定。

对于一些难以分解或溶解的样品,如矿石、合金等也可以利用激光烧蚀法(laser abla-tion)进样。

（2）电感耦合等离子体离子源:ICP 离子源的作用是产生等离子体焰炬并使样品离子化。其由等离子高频发生器和感应线圈、炬管等组成。与原子发射光谱仪所用的 ICP 相同。由载气引入的样品即在此蒸发、解离、原子化和电离。

该离子化方式的试样转换效率高,样品在常压下引入,更换方便;其中的大多数元素都能有效地转化为单电荷离子,在所采用的气体温度条件下,样品的解离完全,几乎不存在任何分子碎片;灵敏度高,光谱信息丰富,故 ICP 是较为理想的离子源。

气体控制系统运行应稳定,氩气的纯度应不小于 99.99%。

（3）接口及离子透镜系统:接口包括采样锥和截取锥。其作用是将等离子体中的样品离子有效地传输到质谱仪。位于截取锥后面高真空区的离子透镜系统的作用是将来自截取锥的离子聚焦到质量过滤器,并阻止中性原子进入和减少来自 ICP 的光子通过量。离子透镜参数的设置应适当,要注意兼顾低、中、高质量的离子都具有高灵敏度。

（4）质量分析器与检测器:常用的质量分析器有四极质量分析器,双聚焦型质量分析器、离子阱质量分析器等。四极杆质量分析器的一般分离度在 0.3~0.7amu。离子检测器多采用双通道模式的电子倍增器,检测器将离子转换成电子脉冲,由积分线路计数。双模式检测器采用脉冲计数和模拟两种模式,可同时测定同一样品中的低浓度和高浓度元素。检测低含量信号时,检测器使用脉冲模式,直接记录撞击到检测器的总离子数量;当离子浓度较大时,检测器则自动切换到模拟模式进行检测。

2. 分析技术与应用

（1）干扰和校正:ICP-MS 测定中的干扰大致可分为两类:一类是质谱型干扰,主要包括同质异位素、多原子离子、双电荷离子等;另一类是非质谱型干扰,主要包括物理干扰、基体效应、记忆效应等。

干扰的消除和校正方法包括:优化仪器参数、内标校正、干扰方程校正、碰撞反应池技术、稀释校正、标准加入法等。

（2）分析方法:样品在 ICP 高温下解离成基态自由原子,再去掉一个电荷,形成一价离子,即 $M \rightarrow M^+$,很少有二价离子,且与物质来源无关(无论来源于何种价态的化合物)。由 ICP-MS 得到的质谱图,横坐标为离子的质荷比,纵坐标为计数。可根据这些信息对元素进行定性、定量分析。

1）定性分析:ICP-MS 的定性分析是依据谱峰的位置和丰度比,其质荷比即元素的质量。在自然界中,天然稳定的同位素丰度比是不变的,故可利用丰度比作为谱峰位置的旁证。由于其图谱简单,理论上一种元素有几个同位素,在 ICP-MS 谱上就应有几个质谱峰。因此,其定性分析比原子光谱法更为简便。

2）定量分析:根据质谱峰面积(S)或峰高(h)与进入质谱仪的离子数(n)成正比,亦与样品浓度(C)成正比,即 $S=KC$,进行定量分析。常用的方法有标准曲线法、内标校正的标准曲线法、标准加入法等。

标准曲线法:在选定的分析条件下,测定不同浓度的标准系列溶液(标准溶液的介质和酸度应与供试品溶液一致),以待测元素的响应值为纵坐标,浓度为横坐标,绘制标准曲线,计算回归方程(相关系数应不低于 0.99),在同样的分析条件下,进行空白试验,并根据要求扣除空白。根据标准曲线或回归方程计算含量。

内标校正的标准曲线法：将内标物分别加入到供试品溶液、标准溶液和空白溶液中，根据样品信号与内标信号的比值对标准溶液浓度绘制标准曲线，计算回归方程，空白校正后，计算待测元素的含量。使用内标可有效地校正响应信号的波动，内标校正的标准曲线法为最常用的测定方法。内标元素应选择待测样品中不含有的元素；且与待测元素有质量数接近、电离能相近等化学特性。内标的加入可以在每个样品和标准溶液中分别加入，也可通过蠕动泵在线加入。

标准加入法：当试样组成复杂，基体干扰较大时，可采用标准加入法，具体方法与 AAS 法中的标准加入法相同。

3）高效液相色谱-电感耦合等离子体质谱联用法：以高效液相色谱（HPLC）作为分离工具分离元素的不同形态，以电感耦合等离子体质谱（ICP-MS）作为检测器，在线检测元素不同形态的一种方法。可用于砷、汞、硒、锑、铅、锡、铬、溴、碘等元素的形态分析。

元素的形态研究，对现代生命科学、医药学、营养学和环境科学都有极其重要的价值。所谓形态，是指元素的存在状态，即是游离态还是结合态，是有机态还是无机态以及存在价态等。不同形态及价态的元素其化合物的毒性及在生物体内的作用是不同的，即使同一化合物的同一价态，存在于不同分子中，作用亦不同。如在自然界，砷元素可以以许多不同形态的化合物存在，主要砷化物有 As_2O_3 或亚砷酸盐（As Ⅲ）、砷酸盐（As Ⅴ）、一甲基砷酸（MMA）和二甲基砷酸（DMA），在海产品中则主要以砷甜菜碱（AsB）和砷胆碱（AsC）形式存在。另外，还有其他更复杂的砷化合物，例如砷糖（arsenosugars）、砷脂类化合物等。由于不同形态砷化物的毒性不同，这与其在人体内的迁移、转化和代谢规律有关，大多数无机砷化合物的毒性较有机砷化合物大。

3. 应用示例　ChP 收载了中药中有害元素铅、砷、汞、镉、铜的测定方法，汞和砷元素形态及其价态的测定方法及中药中铝、铬、铁、钡元素测定指导原则。本法为首选方法。

示例见"第六章　铅、镉、砷、汞、铜残留量测定法"。

五、生物活性测定法

中药因含有多种活性成分和具有多方面的药理作用，使其产品的质量控制相对困难。因此，有必要在现有含量测定的基础上增加或完善生物活性测定，以综合评价其质量。ChP自 2010 年版起收载了《中药生物活性测定指导原则》。为该类研究的实验设计、方法学建立等过程和测定方法的适用范围提供指导性的原则和要求。

（一）生物活性测定法的概念与分类

生物活性测定法（bioassay）是以药物的生物效应为基础，以生物统计为工具，运用特定的实验设计，测定药物有效性的一种方法。

按研究对象、测定方法及评价指标的不同，中药生物测定方法可分为生物效价测定法（量反应法）和生物活性限值测定法（半定量法或质反应法）。前者在一定剂量范围内，作用趋势一致，量效关系明显，便于量化评价；后者多用于达到某一特定值（给药量）的条件下，才能作出某效应的评价（如出现凝集、死亡、惊厥等），属于半定量或定性范畴。通常优先选用生物效价测定法，不能建立生物效价测定的品种可以考虑采用生物活性限值测定法，待条件成熟后进一步研究生物效价测定法。在目前研究中，除生物效价值外，生物效应谱也可以作为重要的生物测定指标，并有从生物响应谱（bio-response profile）向生物活性指纹谱（bio-activity fingerprint）发展的趋势。

中药生物测定法主要是利用生物体包括整体动物、离体组织、器官、细胞和微生物等来评估药物的生物活性。其不同于一般的药理学实验方法,而须具备定量药理学与中药分析的双重属性和要求。一般来说,中药生物活性测定法既应包括实验设计、量化指标、剂间距、分组、对照、可靠性验证等定量药理学的内容,还应包括方法的影响因素、准确度、精密度、线性与范围等化学定量分析的方法学考察内容。

（二）中药生物活性测定法研究的基本原则

为了规范中药生物活性测定方法的研究与应用,在实验设计、方法学建立等研究中应体现以下原则和要求。

1. 符合药理学研究基本原则　建立的生物活性测定方法应符合药理学研究的随机、对照、重复的基本原则;具备简单、精确的特点;应有明确的判断标准。

2. 体现中医药特点　鼓励应用生物活性测定方法探索中药质量控制,拟建立方法的测定指标应与该中药的"功能与主治"相关。

3. 品种选择合理　拟开展生物活性测定研究的中药应功能主治明确,其中,优先考虑适应证明确的品种,对中药注射剂、急重症用药等应重点进行研究。

4. 方法科学可靠　优先选用生物效价测定法,不能建立生物效价测定的中药,可考虑采用生物活性限值测定法,待条件成熟后可进一步研究采用生物效价测定法。

（三）中药生物活性测定法研究的基本内容

1. 实验条件

（1）供试品选择:应选择工艺稳定,质量合格的供试品。应至少使用 3 批供试品。

（2）标准品或对照品选择:如采用生物效价测定法,应有基本同质的标准品以测定供试品的相对效价,标准品的选择应首选中药标准品,也可以考虑化学药作为标准品。如采用生物活性限值测定法,可采用中药成分或化学药品作为方法可靠性验证用对照品。采用标准品或对照品均应有理论依据和/或实验依据。国家标准中采用的标准品或对照品的使用应符合国家有关规定要求。

（3）试验系选择:生物活性测定所采用的试验系,包括整体动物、离体器官、血清、微生物、组织、细胞、亚细胞器、受体、离子通道和酶等。试验系的选择与试验原理和测定指标密切相关,应选择背景资料清楚、影响因素少、检测指标灵敏和成本低廉的试验系统。应尽可能研究各种因素对试验系的影响,采取必要的措施对影响因素进行控制。

如采用实验动物,应尽可能使用小鼠和大鼠等来源多、成本低的实验动物,并说明其种属、品系、性别和年龄。实验动物的使用,应遵循"优化（refinement）、减少（reduction）、替代（replacement）"的"3R"原则。

2. 实验设计

（1）设计原理及类型:所选实验方法的原理应明确,所选择的检测指标应客观、专属性强,能够体现供试品的功能与主治或药理作用。如采用生物效价测定法,应按生物检定统计法（通则 1431）的要求进行试验设计研究;如采用生物活性限值测定法,试验设计可考虑设供试品组、阴性对照组或阳性对照组,测定方法使用动物模型时,应考虑设置模型对照组。重现性好的试验,也可以不设或仅在复试时设阳性对照组。

（2）剂量设计:如采用生物效价测定法,供试品和标准品均采用多剂量组试验,并按生物检定的要求进行合理的剂量设计,使不同剂量之间的生物效应有显著性差异。如采用生物活性限值测定法,建议只设一个限值剂量,限值剂量应以产生生物效应为宜;但在方法学研究时,应采用多剂量试验,充分说明标准中设定限值剂量的依据。

（3）给药途径:一般应与临床用药途径一致,如采用不同的给药途径,应说明理由。

（4）给药次数:根据药效学研究合理设计给药次数,可采用多次或单次给药。

（5）指标选择：应客观、明确、专属、与"功能主治"相关。

3. 结果与统计　试验结果评价应符合生物统计要求。生物效价测定法应符合生物检定统计法（通则1431）的要求，根据样品测定结果的变异性决定效价范围和可信限率FL（%）限值；生物活性限值测定法，应对误差控制进行说明，明确试验成立的判定依据，对结果进行统计学分析，并说明具体的统计方法和选择依据。

4. 判断标准　生物效价测定，应按品种的效价范围和可信限率FL（%）限值进行结果判断。生物活性限值测定，应在规定的限值剂量下判定结果，初试结果有统计学意义者，可判定为符合规定；初试结果没有统计学意义者，可增加样本数进行一次复试，复试时应增设阳性对照组。复试结果有统计学意义，判定为符合规定，否则为不符合规定。

（四）生物活性测定法的应用

1. 生物效价测定法　生物效价检测是比较供试品（T）和相当的对照品（S）所产生的特定反应，通过等反应剂量间比例的运算，从而测得供试品的效价，即对比检定。常用的实验设计有直接测定法、平行线测定法、斜度比例测定法和平均剂量比较法。平行线测定法中对照品与供试品的对数剂量与反应呈两条平行线，对照品与供试品相同反应相对应的对数剂量之比，即为效价之反比。斜度比例测定法是剂量与反应呈直线关系，其对照品与供试品的剂量与反应的两条直线零点交截于纵轴的同一点，对照品与供试品效价之比实际上是两条直线的斜度之比。

剂量与反应的数据作图可以大致看出对照品与样品的相互关系。但由于生物实验的变异性，难以直接从原始数据看出剂量反应关系是否呈直线、两条直线是否平行或者截于纵轴同一点（斜度比例模式），须借助统计学的方法测验是否显著偏离其模式，常用的方法是剂量与反应关系是否显著偏离直线，两条直线是否显著偏离平行直线（平行线模式）。如果剂量与反应关系经测验统计上偏离直线，可能是剂量选择不当，应设计剂量重做实验；如出现两条直线显著偏离平行，则说明该实验不成立，须重新设计。

生物效价检测实验设计中常采用平行线测定法，根据剂量和效应反应的类型，又可分为量反应平行线模型和质反应平行线模型。

（1）量反应平行线模型：当供试品剂量的对数（x）与效应指标（y）有线性关系时，可按量反应平行线法计算生物效价。量反应平行线法最为常用，目前已有国家药典委员会编制的软件（中国药典生物检定统计软件BS2000）。其实验设计通常包括以下方面：

1）直线的平行化：理论上，对照品S和供试品T的量效关系线应平行，但由于试验误差，两者往往不完全平行，因此需要进行直线平行化，即将各条直线的回归系数进行合并计算，求出它们的合并回归系数b作为平行线的回归系数。

2）可靠性检验：包括偏离直线、偏离平行、回归、供试品间、剂间检验等，分别由各项的方差与误差项方差构建统计量进行F检验，要求供试品与对照品的剂间、回归检验显著，供试品间、偏离平行和偏离直线检验不显著。

3）效价计算：结果以效价值和可信限率表示。

（2）质反应平行线模型：对质反应而言，其反应阳性率与对数剂量之间呈对称"S"形曲线，不能直接进行效价计算，通常采用概率单位（probit）转换方法使量效曲线直线化。目前还没有质反应平行线法专用的计算软件，可采用中国药理学会主编的DAS（drug analysis system, ver 1.0）软件进行转换，分别得到对数剂量（x）、expect probit（Y）、working probit（y）及各反应点的权重（nw）等中间结果，并按以下要求进行设计和统计分析。

1）直线回归方程的校正：由x、y、nw分别计算量效关系的校正回归方程$y = \bar{y} + b(x - \bar{x})$。

将各x值代入上述回归方程，求得y值的第1次校正概率单位Y_1。比较Y与Y_1的差值，如果$|Y_1 - Y| > 0.2$，必须进行第2次校正，直至差值小于0.2。

2）可靠性检验：与量反应平行线法类似，不同之处在于需要进行 χ^2 检验。

3）效价计算：结果以效价值和可信限率表示。

2. 生物活性限值测定法　生物活性限值的测定是在某一特定值（给药量）的条件下，以出现的某种生物效应（或生物效应达到某种程度）作为评价指标，属于定性或半定量的范畴。因此，该方法的对照品是反应体系中的生物活性物质，为保证生物活性限值测定结果的重复性和稳定性，可从以下几方面加以控制和规范：

（1）合理设计试验：试验设计可考虑设供试品组、阴性对照或阳性对照组，测定方法须建立动物模型时，应考虑设置模型对照组。重现性好的试验，也可以不设或仅在复试时设阳性对照组。尽可能设平行对照组。

（2）稳定试验系：包括生物品系来源固定可靠，使用标准化试剂，必要时加大样本量，作均一性和稳定性考察。

（3）规范试验操作：简化和规范操作规程，加强人员的标准化操作训练。

3. 应用示例

【示例 7-20】　基于凝血酶滴定法的水蛭抗凝血酶活性限值测定。

（1）原理：中药水蛭所含水蛭素能与凝血酶直接结合，使凝血酶失活，其结合比例为 1:1（中和 1 个单位的凝血酶的量，为 1 个抗凝血酶活性单位）。水蛭中水蛭素含量测定可采用凝血酶滴定法测定。

（2）方法：取本品粉末（过三号筛）约 1g，精密称定，精密加入 0.9% 的氯化钠溶液 5ml，充分搅拌，浸提 30min，并时时振摇，离心，精密量取上清液 100μl，置试管（8mm×38mm）中，加入含 0.5%（牛）纤维蛋白原（以凝固物计）的三羟甲基氨基甲烷盐酸缓冲液（临用配制）200μl，摇匀，置水浴（37℃±0.5℃）温浸 5min，滴加每 1ml 中含 40 单位的凝血酶溶液（每 1min 滴加 1 次，每次 5μl，边滴加边轻轻摇匀）至凝固（水蛭）或滴加每 1ml 中含 10 单位的凝血酶溶液（每 4min 滴加 1 次，每次 2μl，边滴加边轻轻摇匀）至凝固（蚂蟥、柳叶蚂蟥），记录消耗凝血酶溶液的体积，按下式计算：

$$U = C_1 V_1 / C_2 V_2$$

式中，U——每 1g 含抗凝血酶活性单位（U/g）；

C_1——凝血酶溶液的浓度（U/ml）；

C_2——供试品溶液的浓度（g/ml）；

V_1——消耗凝血酶溶液的体积（μl）；

V_2——供试品溶液的加入量（μl）。

中和一个单位的凝血酶的量，为一个抗凝血酶活性单位。本品每 1g 含抗凝血酶活性，水蛭应不低于 16.0U，蚂蟥、柳叶蚂蟥应不低于 3.0U。

第二节　中药分析方法验证、转移和确认

一、分析方法验证、转移和确认的概念及相互关系

分析方法验证、转移和确认的目的是证明所采用的分析方法适合于相应检测要求和目的，确保测定结果的准确可靠，同时证明检验人员具有操作分析方法的能力。方法学验证、转移和确认是建立和重现一个好的分析方法不可缺少的重要组成部分。

（一）分析方法验证、转移和确认的概念

1. 分析方法验证（analytical method validation） WHO、FDA、USP 和 ISO 17025 对于分析方法验证的定义和解释基本一致，其核心是实验室通过实验设计和测试，证明被验证的方法适用于该方法拟定的检测用途。如 USP 规定为：方法学验证是要根据要求对分析方法所有参数进行验证，验证的结果用于说明该方法适用于某个特定样品的分析检测。ChP 及各国药典大都收载有分析方法验证指导原则。

2. 分析方法转移（analytical method transfer） 是一个文件记录和实验确认的过程，目的是证明一个实验室（方法接收实验室）在采用另一实验室（方法建立实验室）建立并经过验证的非法定分析方法检测样品时，该实验室有能力成功地操作该方法，检测结果与方法建立实验室检测结果一致。分析方法转移是保证不同实验室之间获得一致、可靠和准确检测结果的一个重要环节，同时也是对实验室检测能力的一个重要评估。如分析方法由公司的研发实验室转移到质控实验室等情况。

3. 分析方法确认（analytical method verification） 是指首次使用法定分析方法时，由现有的分析人员对分析方法中关键的验证指标进行有选择性的考察，以证明方法对所分析样品的适用性，同时证明分析人员有能力使用该法定分析方法。

（二）分析方法验证、确认和转移的区别与联系

分析方法验证、确认和转移的区别与联系见表 7-7。

表 7-7　分析方法验证、确认和转移的区别与联系

	目的	适用范围	内容	发起时机	负责方
验证	证明方法适用于拟定用途，被测样品质量可控	①采用新的检验方法；②检验方法需要变更的；③采用 ChP 及其他法定标准未收载的方法；④法规规定的其他需要验证的方法	按照方法的用途，对方法学验证参数进行全部或部分验证	①建立质量标准时；②变更药品生产工艺、制剂组分；③修订原分析方法时	方法建立实验室
确认	证明药典方法或法定方法适用于被测样品的质量控制；证明检验人员有能力正确操作药典方法或法定方法	①不需要进行验证的检验方法；②药典方法和其他法定方法	根据方法的用途和方法的复杂程度，选择对检测结果影响最大的关键方法学参数进行考察	实验室批准使用该方法前	方法使用实验室
转移	证明方法接收实验室能够成功地操作方法建立实验室建立的经过验证的方法	分析方法由 A 实验室转移到 B 实验室	选择典型批次的样品，A、B 实验室对检测结果进行比对	B 实验室批准使用该方法前	方法接收实验室

二、分析方法验证的目的、意义和内容

中药分析方法验证的目的是证明建立的方法适合于相应检测要求。在药品质量标准制定、药品生产工艺或制剂组分变更、原分析方法修订时，须对分析方法进行验证。方法验证理由、过程和结果均应记载在药品标准起草或修订说明中。

验证的内容有：准确度、精密度（包括重复性、中间精密度和重现性）、专属性、检测限、定

量限、线性、范围和耐用性。在分析方法验证中,须采用标准物质进行试验。

（一）准确度

准确度（accuracy）系指用所建立方法测定的结果与真实值或参考值接近的程度,一般以回收率（%）表示。准确度应在规定的范围内试验。准确度也可由所测定的精密度、线性和专属性推算出来。具体方法有"回收试验法"和"加样回收试验法"。

1. 中药化学成分测定方法的准确度 可用已知纯度的对照品进行加样回收率测定,即向已知被测成分含量的供试品中再精密加入一定量的已知纯度的被测成分对照品,依法测定。用实测值与供试品中含有量之差,除以加入对照品量计算回收率。

$$回收率(\%) = \frac{C-A}{B} \times 100\%$$

式中,A 为供试品所含被测成分量;B 为加入对照品量;C 为实测值。

在加样回收试验中须注意对照品的加入量与供试品中被测成分含有量之和必须在标准曲线线性范围之内;加入对照品的量要适当,过小则引起较大的相对误差,过大则干扰成分相对减少,真实性差。

2. 数据要求 在规定范围内,取同一浓度（相当于100%浓度水平）的供试品,用至少测定6份样品的结果进行评价;或设计至少3种不同浓度,每种浓度分别制备至少3份供试品溶液进行测定,用至少9份样品的测定结果进行评价,且浓度的设定应考虑样品的浓度范围。一般中间浓度加入量与所取供试品中待测定成分量之比控制在1∶1左右,高、中、低浓度对照品加入量与所取供试品中待测定成分量之比可视情况而定（如1.5∶1,1∶1,0.5∶1等）。应报告供试品取样量、供试品中含有量、对照品加入量、测定结果和回收率（%）,以及回收率（%）的相对标准偏差（%）或置信区间。

样品中被测成分的含量水平与回收率限度要求的关系,参考表7-8规定,在基质复杂、组分含量低于0.01%及多成分测定等分析中,回收率限度可适当放宽。美国药典论坛PF39（6）<1 200>Requirements for Compendial Validation 中,准确度可接受标准:回收率 = 100% ± $2C^{-0.150\,5}$%,其中 C 为待测定成分含量。

表7-8 样品中被测成分含量水平与回收率限度要求

	待测定成分含量		待测定成分质量分数/（g·g⁻¹）	回收率限度/%
100%	—	1 000mg·g⁻¹	1.0	98~101
10%	100 000×10⁻⁶	100mg·g⁻¹	0.1	95~102
1%	10 000×10⁻⁶	10mg·g⁻¹	0.01	92~105
0.1%	1 000×10⁻⁶	1mg·g⁻¹	0.001	90~108
0.01%	100×10⁻⁶	100μg·g⁻¹	0.000 1	85~110
0.001%	10×10⁻⁶	10μg·g⁻¹	0.000 01	80~115
0.000 1%	1×10⁻⁶	1μg·g⁻¹	0.000 001	75~120
	10×10⁻⁹	0.01μg·g⁻¹	0.000 000 01	70~125

【示例7-21】 HPLC法测定赤芍饮片中芍药苷含量的加样回收率试验。

取同一批次已知含量的赤芍饮片粗粉约0.12g,精密称定,分别以高、中、低3个浓度水平准确加入一定量的芍药苷对照品,按供试品溶液制备方法和色谱条件进行测定并计算回收率,结果见表7-9。

表7-9　芍药苷加样回收率试验结果

称样量/g	含有量/mg	加入量/mg	测得量/mg	回收率/%	平均回收率/%	RSD/%
0.126 4	6.408	5.620	12.12	101.6		
0.126 2	6.398	5.620	12.04	100.4		
0.125 3	6.353	5.620	11.87	98.1		
0.125 1	6.343	6.558	12.72	97.2		
0.125 4	6.358	6.558	12.78	97.9	98.3	2.4
0.125 4	6.358	6.558	12.77	97.7		
0.125 8	6.378	7.870	14.36	101.3		
0.125 4	6.358	7.870	13.84	95.1		
0.121 1	6.140	7.870	13.66	95.6		

（二）精密度

精密度（precision）系指在规定的测定条件下，同一份均匀供试品，经多次取样测定所得结果之间的接近程度。含量测定和杂质定量测定应考虑方法的精密度。

1. 精密度的表示方法　精密度一般用偏差、标准偏差或相对标准偏差表示。

（1）偏差（deviation，d）：测量值（x）与平均值（$\bar{x}$）之差。

$$d = x_i - \bar{x}$$

（2）标准偏差（standard deviation，SD 或 S）：

$$S = \sqrt{\frac{\sum (x_i - \bar{x})^2}{n-1}} \ (n\ 为测定次数)$$

（3）相对标准偏差（relative standard deviation，RSD）：

$$RSD(\%) = \frac{S}{\bar{x}} \times 100\%$$

2. 验证内容

（1）重复性（repeatability）：系指在相同条件下，由同一个分析人员测定所得结果的精密度，称为重复性。在规定范围内，取同一浓度（分析方法拟定的样品测定浓度，相当于100%浓度水平）的供试品，用至少测定6份的结果进行评价；或设计3种不同浓度，每种浓度分别制备3份供试品溶液进行测定，用9份样品的测定结果进行评价。采用9份测定结果进行评价时，浓度的设定应考虑样品的浓度范围。

（2）中间精密度（intermediate precision）：在同一个实验室，不同时间由不同分析人员用不同设备测定结果之间的精密度，称为中间精密度。为考察随机变动因素对精密度的影响，应进行中间精密度试验。变动因素为不同日期、不同分析人员、不同设备。

（3）重现性（reproducibility）：在不同实验室由不同分析人员测定结果之间的精密度，称为重现性。当分析方法将被采用（如法定标准）时，应进行重现性试验。如建立国家药品质量标准的分析方法时，通过不同实验室协同检验获得重现性结果。协同检验的目的、过程和重现性结果均应记载在起草说明中。应注意重现性试验所用的样品质量的一致性及贮存运输中环境对该一致性的影响，以免影响重现性试验结果。

3. 数据要求　均应报告偏差、标准偏差、相对标准偏差或置信区间。样品中待测定成分含量水平和精密度可接受范围可参考表 7-10。（计算公式，重复性：$RSD_r = C^{-0.15}$；重现性：$RSD_R = 2C^{-0.15}$，其中 C 为待测定成分含量），可接受范围可在给出数值 0.5~2 倍区间。

在基质复杂、含量低于 0.01% 及多成分等分析中，精密度接受范围可适当放宽。

表 7-10　样品中被测成分含量水平与精密度（RSD）可接受范围

待测定成分含量		待测定成分质量 分数/（g·g⁻¹）	重复性 （RSD_r/%）	重现性 （RSD_R/%）
100%	—	1 000mg·g⁻¹	1.0	1	2
10%	100 000 ×10⁻⁶	100mg·g⁻¹	0.1	1.5	3
1%	10 000 ×10⁻⁶	10mg·g⁻¹	0.01	2	4
0.1%	1 000 ×10⁻⁶	1mg·g⁻¹	0.001	3	6
0.01%	100 ×10⁻⁶	100μg·g⁻¹	0.000 1	4	8
0.001%	10 ×10⁻⁶	10μg·g⁻¹	0.000 01	6	11
0.000 1%	1 ×10⁻⁶	1μg·g⁻¹	0.000 001	8	16
	10 ×10⁻⁹	0.01μg·g⁻¹	0.000 000 01	15	32

（三）专属性

专属性（specificity）系指在其他成分（如杂质、辅料等）可能存在下，采用的分析方法能准确测定出被测物的特性。鉴别试验、杂质检查和含量测定方法，均应考察其专属性。如方法专属性不强，应采用多种不同原理的方法予以补充。

1. 鉴别试验　应能区分可能共存的物质或结构相似的化合物。不含被测物质的供试品或组分，以及与被测物质结构相似的有关化合物，均应呈阴性反应。

2. 含量测定　采用色谱法和其他分离方法，应附代表性图谱，以说明方法的专属性，并应标明各成分在图中的位置，色谱法中的分离度应符合要求。

由于中药组成复杂，其专属性考察应以不含被测成分的供试品（除去含被测成分药材或不含待测成分的模拟复方等）试验结果说明方法的专属性。色谱法、光谱法等应在代表性图谱中标明相关成分的位置；必要时可采用二极管阵列检测器和质谱检测，进行色谱峰纯度检查。

【示例 7-22】　HPLC 法测定心宁片中丹参含量的专属性考察。

心宁片由丹参、槐花、川芎、三七、红花、降香、赤芍组成。用高效液相色谱法测定心宁片中丹参（以丹参素、原儿茶酸和原儿茶醛计）的含量，采用缺丹参药味的阴性对照考察方法的专属性，结果如图 7-6 所示。

（四）检测限

检测限（limit of detection，LOD）系指试样中被测物能被检测出的最低量。药品的鉴别试验和杂质检查方法，均应通过测试确定方法的检测限。检测限仅作为限度试验指标和定性鉴别的依据，没有定量意义。

1. 常用方法

（1）直观法：用已知浓度的被测物，试验出能被可靠地检测出的最低浓度或量。

（2）信噪比法：用于能显示基线噪声的分析方法，即把已知低浓度试样测出的信号与空白样品测出的信号进行比较，计算出能被可靠地检测出的被测物质最低浓度或量。一般以信噪比为 3:1 或 2:1 时相应浓度或注入仪器的量确定检测限。

（3）基于响应值标准偏差和标准曲线斜率法：本法适用于不能直观比较信噪比的仪器

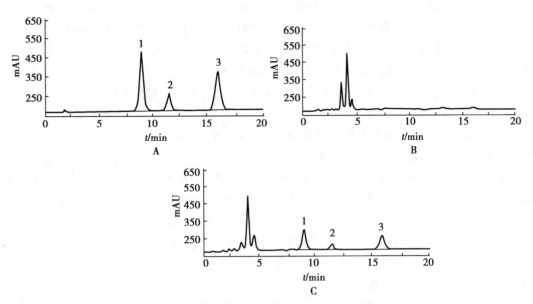

图 7-6　心宁片中丹参含量测定方法专属性考察
1. 丹参素；2. 原儿茶酸；3. 原儿茶醛。
A. 对照品色谱图；B. 阴性对照（缺丹参）色谱图；C. 心宁片样品色谱图。

分析方法,如紫外-可见分光光度法等。可按下式计算:

$$LOD = 3.3\delta/S$$

　　式中 LOD 为检测限；δ 为响应值的偏差；S 为标准曲线的斜率。δ 可以通过下列方法测得:①测定空白值的标准偏差；②标准曲线的剩余标准偏差或是截距的标准偏差来代替。

　　2. 数据要求　无论采用何种方法,均应使用一定数量(如 5~6 份)的试样(浓度为近于或等于检测限目标值)进行分析,以便获得可靠的检测限。应附测试图谱,说明测试过程和检测限结果。

　　(五)定量限

　　定量限(limit of quantitation,LOQ)系指样品中被测物能被定量测定的最低量,其测定结果应符合准确度和精密度要求。定量限体现分析方法是否具备灵敏的定量检测能力。对于微量或痕量分析、定量测定药物中杂质和降解产物时,应确定方法的定量限。

　　1. 常用方法

　　(1) 直观法:用已知浓度的被测物,试验出能被可靠地定量测定的最低浓度或量。

　　(2) 信噪比法:用于能显示基线噪声的分析方法,即把已知低浓度试样测出的信号与空白样品测出的信号进行比较,计算出能被可靠地定量测定的被测物质的最低浓度或量。一般以信噪比为 10∶1 时相应浓度或注入仪器的量确定定量限。

　　(3) 基于响应值标准偏差和标准曲线斜率法:按照 $LOQ = 10\delta/S$ 公式计算。式中 LOQ 为定量限,δ、S 的含义及 δ 的获得方法同检测限。

　　2. 数据要求　上述计算方法获得的定量限数据须用含量相近的样品进行验证。应附测定图谱,说明测试过程和定量限结果,包括准确度和精密度验证数据。

　　(六)线性

　　线性(linearity)系指在设计的范围内,测定结果(响应值)与试样中被测物浓度直接呈比例关系的程度。线性是众多方法定量分析的基础。应在设计的范围内测定线性关系。可用

笔记栏

同一对照品贮备液经精密稀释,或分别精密称取对照品,制备一系列对照品溶液的方法进行测定,至少制备 5 份不同浓度的对照品溶液。以测得的响应信号对被测物的浓度作图,观察是否呈线性,再用最小二乘法进行线性回归。必要时,响应信号可经数学转换,再进行线性回归计算。或者可采用描述浓度-响应关系的非线性模型。

数据要求:应列出回归方程、相关系数和线性图(或其他数学模型)。

（七）范围

范围(range)系指分析方法能达到精密度、准确度和线性要求时的高低限浓度或量的区间。范围应根据分析方法的具体应用及其线性、准确度、精密度结果和要求确定。原料药和制剂含量测定,范围一般为测定浓度的 80%~120%;制剂含量均匀度检查,范围一般为测定浓度的 70%~130%,特殊剂型,如气雾剂和喷雾剂,范围可适当放宽;溶出度或释放度中的溶出量测定,范围一般为限度的 ±30%,如规定了限度范围,则应为下限的 -20% 至上限的 +20%;杂质测定,范围应根据初步实际测定数据,拟订为规定限度的 ±20%。如果含量测定与杂质检查同时进行,用峰面积归一化法进行计算,则线性范围应为杂质规定限度的 -20% 至含量限度(或上限)的 +20%。

在中药分析中,范围应根据分析方法的具体应用和线性、准确度、精密度结果及要求确定。对于有毒的、具特殊功效或药理作用的成分,其验证范围应大于被限定含量的区间。

（八）耐用性

耐用性(rubustness)系指在测定条件有小的变动时,测定结果不受影响的承受程度,为所建立的方法用于日常检验提供依据。开始研究分析方法时,就应考虑其耐用性,如果测定条件要求苛刻,则应在方法中写明,并注明可以接受变动的范围,可以先采用均匀设计确定主要影响因素,再通过单因素分析等确定变动范围。典型的变动因素有:被测溶液的稳定性、样品的提取次数、时间等。液相色谱法中典型的变动因素有:流动相的组成和 pH 值、不同品牌或不同批号的同类型色谱柱、柱温、流速等。气相色谱法变动因素有:不同品牌或批号的同类型色谱柱、固定相、不同类型的担体、载气流速、柱温、进样口和检测器温度等。

经试验,测定条件小的变动应能满足系统适用性试验要求,以确保方法的可靠性。

三、分析方法验证项目及指标的选择

需要验证的分析项目有:鉴别试验、杂质测定(限度或定量分析)、含量测定、特征参数(如药物溶出度、释放度等)、效价测定等。

不同的分析项目对验证的指标要求也有所不同,应视具体情况确定验证的内容,以证明所采用的分析方法适合于相应的分析要求。表 7-11 列出分析项目和相应的验证指标可供参考。

表 7-11 检验项目与验证内容

指标	鉴别	杂质测定		含量或者效价测定/ 特征参数/溶出度
		定量	限度	
专属性[2]	+	+	+	+
准确度	-	+	-	+
精密度				
重复性	-	+	-	+
中间精密度	-	+[1]	-	+[1]

续表

指标	鉴别	杂质测定		含量或者效价测定/特征参数/溶出度
		定量	限度	
检测限	-	-③	+	-
定量限	-	+	-	-
线性	-	+	-	+
范围	-	+	-	+
耐用性	+	+	+	+

注:①已有重现性验证,不需验证中间精密度;②如一种方法不够专属,可用其他分析方法予以补充;③视具体情况予以验证。

知识链接

药品分析检测结果不确定度评定

测量不确定度用于表征合理地赋予被测量之值的分散性,是与测量结果相联系的非负参数。它是对被测量客观值在某一量值范围内的评估,是对测量结果质量的定量表征。

以下情况应按有关的要求评定和表达测量结果的测量不确定度:①计量、认证、认可及参加能力验证或实验间比对活动;②在量值的溯源性对测量结果有影响的标准物质的标定、测量仪器的校准和检定时;③对检测结果有特殊要求时。在建立、修订和使用方法时,除应按要求进行方法验证、确认和转移外,还应结合不确定度评定结果,考虑不确定度的允许量,以便更科学、客观地评价方法,为限度制订提供合理的依据。

测量不确定度评估一般包括识别不确定度来源、建立被测量数学模型、评估标准不确定度、合成标准不确定度、计算扩展不确定度和报告测量不确定度等步骤。

测量结果不确定度的来源主要有:对被测量的定义不完善;实现被测量的定义的方法不理想;取样的代表性不够;对测量过程受环境影响的认识不周全或控制不完善;对模拟仪器的读数存在人为偏移;测量仪器的分辨率或鉴别力不够;赋予计量标准的值或标准物质的值不准;引用于数据计算的常量和其他参量不准;测量方法和测量程序的近似性和假定性;在相同的条件下,被测量重复观测值的变化。

（王小平 董 馨）

ER-7-2

扫一扫,测一测

复习思考题

1. ChP 炉甘石的含量测定:取本品,在105℃干燥1h,精密称定为0.100 5g,置锥形瓶中,加稀盐酸10ml,振摇使溶解,加浓氨试液与氨-氯化铵缓冲液(pH 10.0)各10ml,摇匀,加磷酸氢二钠试液10ml,振摇,滤过。锥形瓶与残渣用氨-氯化铵缓冲液(pH 10.0)1份与水4份的混合液洗涤3次,每次10ml,合并洗液与滤液,加30%三乙醇胺溶液15ml与铬黑T少量,用乙二胺四醋酸二钠滴定液(0.05mol/L)滴定至溶液由紫红色变为纯蓝色。每1ml乙二胺四醋酸二钠滴定液(0.05mol/L)相当于4.069mg的被测组分。本品按干燥品计算,含被测组分不得少于40.0%。问题:

（1）本实验测定的药物属于哪一大类? 被测组分为何? 铬黑T称作什么?

笔记栏

（2）每 1ml 乙二胺四醋酸二钠滴定液（0.05mol/L）相当于 4.069mg 的被测组分称为什么？

（3）加 30% 三乙醇胺溶液 15ml 的作用是什么？

（4）此测定采用的是何种方法？

（5）如果测定时消耗 EDTA 滴定液（0.050 5mol/L）18.00ml，试计算其含量，并判断是否符合规定。

2. ChP 紫草中羟基奈醌类成分的含量测定，方法：取本品适量，在 50℃ 干燥 3h，粉碎（过三号筛），取约 0.5g，精密称定 0.501 0g，置 100ml 量瓶中，加乙醇至刻度，4h 内时时振摇，滤过。精密量取续滤液 5ml，置 25ml 量瓶中，加乙醇至刻度，摇匀。在 516nm 处测定吸光度得 0.420，按左旋紫草素（$C_{16}H_{16}O_5$）的（$E_{1cm}^{1\%}$）242 计算，即得。

本品含该类成分以左旋紫草素（$C_{16}H_{16}O_5$）计，不得少于 0.80%。问题：

（1）本项测定的是总成分还是单体成分？

（2）本测定采用的是何种方法？其原理依据是什么？

（3）所用仪器为何？其由哪些主要结构组成？

（4）试计算其含量，并判断是否符合规定。

3. 气相色谱法测定中药制剂中丁香酚的含量。以丁香酚对照品与内标物正十八烷的质量比 Mi/Ms 为纵坐标，峰面积比 Ai/As 为横坐标，得回归方程：$Y = 1.40X + 0.008$。精密称取试样 300mg，经处理后，加入内标物溶液（5mg/ml）1ml，定容至 25ml，吸取 1μl 进样，测得峰面积比为 0.084，试计算丁香酚的百分含量。

4. 分析方法验证、转移和确认的目的是什么？它们之间有什么区别和联系？分析方法验证的项目有哪些，各有什么要求？

笔记栏

ER-8-1

第八章
中药中各类
化学成分分
析 PPT 课件

第八章

中药中各类化学成分分析

学习目标

1. 掌握中药中生物碱类、黄酮类、醌类、三萜苷类、香豆素类、木脂素类、挥发油类成分的分析方法。

2. 熟悉中药中有机酸类、多糖类、鞣质类、甾体类、环烯醚萜类、无机类成分的分析方法。

3. 了解中药中蛋白质类、多肽类、氨基酸类、色素类、核苷类成分的分析方法。

第一节　生物碱类成分分析

生物碱(alkaloids)是一类存在于生物体内的含氮有机化合物,因多数具有碱性,故称为生物碱。生物碱类化合物分子中大多含有碳、氢、氧、氮四种元素,少数不含氧原子。多存在于植物体内,少数存在动物体内,如蟾蜍碱(bufotenine)。生物碱在植物体内多以盐的形式存在,如柠檬酸盐、草酸盐、酒石酸盐、琥珀酸盐、盐酸盐、硫酸盐等,极少数弱碱以游离的形式存在,如那可丁。自 1806 年德国 SertÜner 从阿片中分离出吗啡碱以来,已从自然界中发现的生物碱类化合物有 26 000 余个。其大多具有明显的生物活性。

一、结构与分布

生物碱数目繁多,结构复杂,可根据来源、化学结构类型及生源途径结合化学结构类型等进行分类,在分析研究中常采用化学结构特征分类法,一般分为杂环衍生物类、有机胺类、肽生物碱类等。

1. 杂环衍生物　杂环衍生物是指氮原子处于杂环上的有机化合物。包括吡咯衍生物、吡啶衍生物、莨菪烷类、喹啉类、异喹啉类、吲哚类、吖啶酮类、喹唑啉类等。

(1) 吡咯衍生物(pyrrolidines):例如红古豆碱(cuscohygrine)、野百合碱(monocrotaline)、一叶萩碱(securinine)等,均属于吡咯类生物碱。

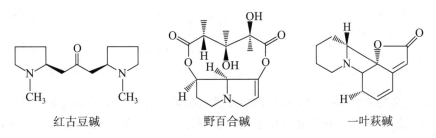

红古豆碱　　　　　　野百合碱　　　　　　一叶萩碱

（2）吡啶衍生物（pyridines）：吡啶类衍生物是由吡啶或六氢吡啶衍生的生物碱。如苦参中的苦参碱（matrine）和氧化苦参碱（oxymatrine）、槟榔中的槟榔碱（arecoline）、苦豆子中的金雀花碱（cytisine）等。

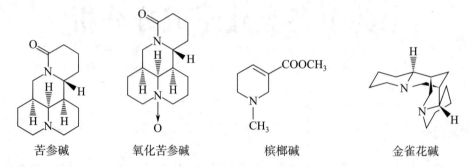

苦参碱　　　　　氧化苦参碱　　　　　槟榔碱　　　　　金雀花碱

（3）莨菪烷衍生物（tropanes）：主要包括颠茄生物碱（belladonna alkaloids）和古柯生物碱（coca alkaloids）。如颠茄草中的莨菪碱（hyoscyamine）、东莨菪碱（scopolamine）等。

莨菪碱　　　　　　　　　　东莨菪碱

（4）喹啉衍生物（quinolines）：如珙桐科植物喜树中的喜树碱（camptothecin）、10-羟基喜树碱（10-hydroxycamptothecin）等。

喜树碱　　　　　　　　10-羟基喜树碱

（5）异喹啉衍生物（isoquinolines）：主要代表性成分有小檗科和毛茛科植物中含有的小檗碱（berberine）、四氢黄连碱等，掌叶防己块根中含有的药根碱（jatrorrhizine），延胡索中含有的延胡索乙素（corydalis B）等。多分布于毛茛科、小檗科等植物中。

小檗碱　　　　　　　药根碱　　　　　　　延胡索乙素

（6）萜类生物碱（terpenoid alkaloids）：指具有萜类化合物骨架的生物碱类化合物，其中二萜类生物碱最为常见。主要分布在毛茛科、兰科中。如乌头中的乌头碱（aconitine）属于二萜类生物碱,金钗石斛中的石斛碱(dendrobine)为倍半萜类生物碱。

乌头碱

石斛碱

2. 有机胺类(organic amines):通常指氮原子不处于环状结构上的生物碱。如麻黄中的麻黄碱(ephedrine)和伪麻黄碱(pseudoephedrine),秋水仙中的秋水仙碱(colchicine)等。

麻黄碱

伪麻黄碱

秋水仙碱

生物碱类化合物的分子中多含有一个或两个以上氮原子,其孤对电子对可以接受质子,故呈碱性。碱性强弱的一般规律为:胍基>季铵碱>脂肪胺基>芳香胺≈N-芳杂环>酰胺基(中性);生物碱多无色,少数具颜色,如小檗碱呈黄色。味苦;除极少数如麻黄碱、烟碱易溶于水外,绝大多数游离生物碱均不溶或难溶于水,易溶于三氯甲烷等有机溶剂,但可在稀酸水溶液中成盐而溶解;生物碱盐易溶于水,不溶于有机溶剂;具有酸碱两性的生物碱也可在碱水溶液中成盐而溶解,如吗啡、茶碱等;碱性较弱的生物碱如咖啡因、利血平等,不能与酸形成稳定的盐;多数生物碱分子中含有不对称碳原子,具有旋光性,通常左旋体生物活性较强;生物碱分子中多含有芳环和不饱和共轭结构,在紫外-可见光谱区有特征吸收,可作为定性、定量分析的依据。

> **思政元素**
>
> 远离毒品,珍爱生命
>
> 　　麻黄碱虽然属于生物碱,但它不能与大多数生物沉淀试剂反应进行鉴别。其原因为麻黄碱的结构属于苯异丙胺类化合物,该类化合物具有成瘾性,麻黄碱是合成苯丙胺类毒品,即冰片的重要原料。根据《中华人民共和国刑法》第357条规定,毒品是指鸦片、海洛因、甲基苯丙胺(冰毒)、吗啡、大麻、可卡因以及国家规定管制的其他能够使人形成瘾癖的麻醉药品和精神药品。毒品的使用,严重影响人们的身心健康和经济社会发展,旧中国深受其害。新时期我们高等教育的目标是培养德智体美劳全面发展的社会主义建设者和接班人,希望各位同学能好好锻炼身体,远离毒品,珍爱生命,努力为祖国健康工作。

二、定性鉴别

（一）化学反应鉴别法

1. 沉淀反应　沉淀反应是生物碱理化鉴别常用的方法。沉淀反应是利用生物碱在酸性水溶液或酸性稀醇（<50%）中能与生物碱沉淀试剂反应生成不溶性复盐或络合物沉淀。生物碱沉淀试剂有碘-碘化钾、碘化铋钾、改良的碘化铋钾、碘化汞钾、硅钨酸、苦味酸试剂（也可在中性条件下进行）等。沉淀试剂不宜加入多量，否则可使产生的沉淀溶解。

2. 显色反应　常用的生物碱显色剂有：磷钼酸试剂（Frohd 试剂）、钒硫酸试剂（Mandelin 试剂）、甲醛硫酸试剂（Marguis 试剂）、亚硒酸硫酸试剂（Mecke 试剂）、对二甲氨基苯甲醛试剂（Wasicky 试剂）以及硫酸铈铵的磷酸试剂、硫酸、硝酸等。显色反应机制很复杂，涉及脱水、氧化、缩合等化学反应过程。

各类生物碱的特征反应亦可用来鉴别，如麻黄生物碱可用双缩脲反应、莨菪烷类生物碱可用 Vitali 反应等进行鉴别。

化学反应鉴别法简便易行，但专属性较差。中药中有些成分如蛋白质、多肽和鞣质等也可与生物碱沉淀试剂生成沉淀，产生假阳性，也有的生物碱（如麻黄碱）不与沉淀试剂反应，出现假阴性，从而导致错误结论。因此，供试品溶液制备时必须净化处理，以排除干扰。

【示例 8-1】　颠茄草的鉴别。

原理：ChP 采用 Vitaili 反应，系托烷类生物碱的特征反应，将供试品与发烟硝酸共热，得到黄色三硝基衍生物，放冷，加醇制氢氧化钾少许，即脱羧，生成具有共轭结构的阴离子而显深紫色。

方法：取本品粉末 4g，加乙醇 15ml，振摇 15min。滤过，滤液蒸干，加硫酸溶液（1→100）2ml，搅拌后滤过，滤液加氨试液使呈碱性，再用三氯甲烷 2ml 振摇提取，分取三氯甲烷液，蒸干，残渣显托烷生物碱类的鉴别反应。

【示例 8-2】　牛黄蛇胆川贝液的鉴别。

牛黄蛇胆川贝液是由人工牛黄、川贝母、蛇胆汁、薄荷脑四味中药制成的糖浆剂。ChP采用生物碱沉淀反应进行鉴别。

方法：取本品 20ml，加稀盐酸 1~2ml，加三氯甲烷振摇提取 2 次，每次 15ml，弃去三氯甲烷液，水液用氨试液调至碱性，加三氯甲烷振摇提取 2 次，每次 15ml，合并三氯甲烷液，蒸干，残渣加稀盐酸 2ml 使溶解，滤过，分置三支试管中，一管中加入碘化铋钾试液 1~2 滴，生成红棕色沉淀；一管中加碘化汞钾试液 1~2 滴，生成白色沉淀；另一管中加入硅钨酸试液 1~2滴，生成白色沉淀。

（二）光谱鉴别法

根据生物碱类成分的光谱学特性，也可以采用其光谱及其有关参数进行鉴别。

【示例 8-3】　ChP 罂粟壳的鉴别。

方法：取本品粉末 1g，加乙醇 10ml，温浸 30min，滤过，取滤液 0.5ml 置 25ml 量瓶中，加乙醇至刻度。照紫外-可见分光光度法测定，在 283nm 波长处有最大吸收。

（三）色谱鉴别法

生物碱类成分也可以采用色谱法如薄层色谱法、纸色谱法、高效液相色谱法、气相色谱法等进行鉴别，其中以薄层色谱法最为常用。

1. 薄层色谱法　生物碱类成分的薄层色谱法鉴别常用吸附剂硅胶、氧化铝等作为固定相，展开剂多以三氯甲烷、甲苯、乙酸乙酯等低极性溶剂为主，再根据被测成分的极性调整展开剂的极性，以达到满意的分离效果。当使用硅胶作为吸附剂时，由于其活性基团硅羟基显弱酸性,能与强碱性的生物碱成盐,使R_f值小或拖尾,甚至形成复斑,因此,应采用碱性展开剂系统或在碱性环境下(如用氨蒸气饱和等)展开。氧化铝略显碱性,吸附能力强,适合分离亲脂性较强的生物碱,常采用中性展开剂。斑点定位,除少数生物碱可直接在日光下观察或在紫外光灯下观察荧光外,大多数则需要显色后观察,最常用的显色剂是改良碘化铋钾试剂(斑点多呈橘红色),有时再喷硝酸钠试剂,以使背景变浅,样品斑点更易于观察;也可利用某些生物碱特殊的颜色反应或以碘熏蒸等,如麻黄鉴别时喷以茚三酮试液,显红色斑点。

2. 纸色谱法 纸色谱法可用于生物碱盐或游离碱的鉴别。鉴别生物碱盐时,因其以解离形式(离子形态)存在,极性大,一般以滤纸中所含的水分为固定相,用极性强的酸性溶剂为展开剂,最常用的是正丁醇-醋酸-水(BAW)系统,有时也可用盐酸代替 BAW 系统中的醋酸。当生物碱以游离碱的形式存在时,常以甲酰胺等为固定相,以甲酰胺饱和的亲脂性有机溶剂,如三氯甲烷或乙酸乙酯等展开。生物碱纸色谱的显色剂和薄层色谱法的基本相同,但不宜使用硫酸等强腐蚀性的试剂。

3. 高效液相色谱法 高效液相色谱法对结构十分相似的生物碱有良好的分离效果。在一定的色谱条件下,各种生物碱均有一定的保留时间,可作为定性鉴别的依据,大多采用对照品或对照提取物随行对照法。

4. 气相色谱法 对具有挥发性、热稳定的生物碱如麻黄碱、烟碱等可用气相色谱法进行鉴别,其定性依据同高效液相色谱法。

【示例 8-4】 ChP 香连丸的鉴别。

本品是由萸黄连、木香制成的水泛丸。鉴别方法:取本品约 60mg,研细,加甲醇 5ml,置水浴中加热回流 15min,滤过,取滤液,补加甲醇使成 5ml,摇匀,作为供试品溶液。另取黄连对照药材 50mg,同法制成对照药材溶液。再取盐酸小檗碱对照品,加甲醇制成每 1ml 含 0.5mg 的溶液,作为对照品溶液。照薄层色谱法试验,吸取上述三种溶液各 1μl,分别点于同一硅胶 G 薄层板上,以正丁醇-冰乙酸-水(7:1:2)为展开剂,展开,取出,晾干,置紫外光灯(365nm)下检视。供试品色谱中,在与对照药材色谱及对照品色谱相应的位置上,显相同的黄色荧光斑点。

三、定量分析

中药中生物碱类成分的定量分析方法较多,通常采用化学分析法和分光光度法可以测定总生物碱的含量,采用色谱法,如高效液相色谱法、气相色谱法、薄层扫描法等可以测定单体生物碱或多组分生物碱的含量。

(一)化学分析法

化学分析法一般要求供试品中总生物碱纯度和含量较高,因此,多用于提取物、单味中药或处方中药味较少的复方制剂。

1. 酸碱滴定法 酸碱滴定法测定生物碱类成分的含量,通常应根据生物碱分子结构中所含氮原子的碱性,选择水溶液酸碱滴定法或非水溶液酸碱滴定法。

游离生物碱多不溶于水,可用返滴定法。即将处理好的生物碱供试品溶于过量的标准酸溶液中(如 0.01mol/L H_2SO_4),再用标准碱溶液(如 0.02mol/L NaOH)回滴。用电位法或指示剂(如甲基红、溴酚蓝、溴甲酚蓝等)指示终点。强碱滴定生物碱盐时,可选择以 70%~90% 的乙醇为介质,使其终点更为明显,对于弱碱性生物碱类成分(pK_a 为 1~2)可采用非水酸碱溶液滴定法测定,以结晶紫、酚酞、溴酚蓝等为指示剂。

【示例 8-5】 止喘灵注射液中总生物碱的测定。

本品是由麻黄、洋金花、苦杏仁、连翘制成的注射液,规格为每支装 2ml。ChP 采用酸碱滴定法。

测定方法:精密量取本品 10ml,加 1mol 氢氧化钠溶液 0.5ml,用三氯甲烷提取 4 次(10ml、10ml、5ml、5ml),合并三氯甲烷液,置具塞锥形瓶中,精密加硫酸滴定液(0.01mol/L)10ml 及新沸过的冷水 10ml,充分振摇,加茜素磺酸钠指示液 1~2 滴,用氢氧化钠滴定液(0.02mol/L)滴定至淡红色,并将滴定结果用空白试验校正。每 1ml 硫酸滴定液(0.01mol/L)相当于 3.305mg 的麻黄碱($C_{10}H_{15}NO$)。按下式计算,即得。

$$含量(\%) = \frac{2}{b}\left(\frac{C_A}{V_A} - \frac{C_B}{2V_B}\right) \times M \div \left(\frac{W}{1\,000}\right) \times 100\%$$

式中,$2/b$ 为生物碱与硫酸反应的摩尔比;C_A 和 C_B 分别为硫酸滴定液和氢氧化钠滴定液的浓度;V_A 为加入硫酸滴定液的体积(ml);V_B 为消耗的氢氧化钠滴定液的体积(ml);M 为所含主要生物碱的分子量;W 为样品重量(g)。

本品每 1ml 含总生物碱以麻黄碱($C_{10}H_{15}NO$)计,应为 0.50~0.80mg。

【示例 8-6】 环维黄杨星 D 的含量测定。

环维黄杨星 D 为黄杨科植物小叶黄杨 *Buxus microphylla* Sieb. et *Zucc*. var. *sinica* Rehd. et Wils. 及其同属植物中提取精制所得。ChP 采用非水酸碱溶液滴定法测定其含量。

测定方法:取本品约 0.15g,精密称定,加冰醋酸 30ml 溶解后,加醋酐 1ml 与结晶紫指示液 1~2 滴,用高氯酸滴定液(0.1mol/L)滴定至溶液显纯蓝色,并将滴定的结果用空白试验校正。每 1ml 高氯酸滴定液(0.1mol/L)相当于 20.12mg 的环维黄杨星 D($C_{26}H_{46}N_2O$)。

本品按干燥品计算,含环维黄杨星 D($C_{26}H_{46}N_2O$)不得少于 99.0%。

2. 重量法　根据操作方式的不同可分为两种方法:一是将生物碱成分从药材或制剂中提取后,用适宜的方法使其产生沉淀直接称重。此法可用于混合碱、未知结构或相对分子质量相差较大的生物碱含量测定。优点是计算简便,不必考虑生物碱的相对分子质量;缺点是挥发性生物碱及碱性条件下易水解的生物碱不宜用此法。二是加入某些试剂(如生物碱沉淀剂),使生物碱生成沉淀,采用沉淀重量法,计算生物碱的含量。该法取样量少,灵敏度高,但影响因素较多包括沉淀试剂种类、反应液的 pH 值、温度、干扰成分所产生的沉淀等。

【示例 8-7】 昆明山海棠片中总生物碱的含量测定。

测定方法:取本品 60 片,除去包衣,精密称定,研细,取约 7g,精密称定,置 200ml 锥形瓶中,加硅藻土 1.4g,混匀,加乙醇 70ml,加热回流 40min,放冷,滤过,滤渣加乙醇 50ml,加热回流 30min,放冷,滤过,滤液合并,置水浴上蒸干,残渣加盐酸溶液(1→100)30ml,置水浴上搅拌使溶解,放冷,滤过,残渣再用盐酸溶液(1→200)同法提取 3 次(20ml、15ml、15ml),合并滤液于分液漏斗中,加氨试液使溶液呈碱性,用乙醚振摇提取 4 次(40ml、30ml、25ml、20ml),合并乙醚液,用水振摇洗涤 2 次,每次 10ml,乙醚液滤过,滤液置已在 100℃ 干燥至恒重的蒸发皿中,在低温水浴上蒸去乙醚,残渣在 100℃ 干燥至恒重,称定重量,按下式计算,即得。

$$含量\% = \frac{W_3 - W_2}{W_1} \times 100\%$$

式中,W_1 为样品重量(g);W_2 为称量瓶恒重的重量(g);W_3 为(称量瓶+残渣)恒重的重量(g)。

本品每片含总生物碱不得少于 1.0mg。

(二)分光光度法

大多数生物碱类成分在紫外-可见区有吸收,可用于含量测定。某些生物碱类成分,在紫外-可见区无吸收或在紫外光区吸收峰干扰较大,也可加入某些试剂如亚硝酸钠试剂、雷氏盐试剂、酸性染料等,反应显色后在可见光区测定。本法要求对供试品要经过前期预处理,分离净化后再进行测定。

1. 紫外-可见分光光度法 在紫外-可见区有吸收的生物碱类成分,供试品经处理,在其他干扰比较小的情况下,可选择在其最大吸收波长处测定吸光度并计算含量。

2. 酸性染料比色法 本法为中药中总生物碱类成分测定常用的方法。在一定 pH 值介质中,生物碱 B 可与 H^+ 结合成盐,成为阳离子 BH^+,而一些酸性染料(HIn)在此条件下解离为阴离子 In^-,此时,阳离子 BH^+ 和阴离子 In^- 可以定量地结合成有色配合物,即离子对($BH^+ \cdot In^-$)。

$$BH^+ + In^- \rightleftharpoons [BH^+ \cdot In^-]_{水相} \rightleftharpoons [BH^+ \cdot In^-]_{有机相}$$

此离子对经有机溶剂定量提取,于一定波长处,测定其吸光度,即可计算出生物碱的含量。

常用的酸性染料有溴麝香草酚蓝(BTB)、溴酚蓝(BPB)、溴甲酚紫(BCP)、溴甲酚绿(BCG)、甲基橙(MO)等。BTB 应用最为普遍。

水相的 pH 值是最主要的影响因素。因为只有在合适的 pH 条件下,生物碱才能完全解离形成阳离子(BH^+),同时使酸性染料解离成足够的阴离子(In^-),两者定量地结合成离子对。如果水相 pH 值过低,便会抑制染料解离;过高,则生物碱以游离状态存在,都将使离子对浓度降低,而影响测定结果。其选择方法一般是根据生物碱和染料的 pK_a 值及其在两相中的分配系数而定。一般一元碱与溴麝香草酚蓝形成 1:1 的离子对,pH 值最好在 5.2~6.4 之间;若为二元碱则形成 1:2 的离子对,pH 值最好在 3.0~5.8 之间。pH 值可用磷酸盐缓冲液、邻苯二甲酸氢钾缓冲液、醋酸盐缓冲液等控制。

有机溶剂的选择是根据其与离子对能否形成氢键、形成氢键能力的强弱以及提取率而选择,三氯甲烷、二氯甲烷是常用的提取溶剂。

此外,微量水分会将水相中的过量染料带入有机相产生混浊,影响测定结果,可在有机提取液中加入脱水剂(如无水硫酸钠)或经滤纸滤过除去微量水分。

【示例 8-8】 华山参中生物碱的含量测定。

对照品溶液的制备:取在 120℃ 干燥至恒重的硫酸阿托品对照品适量,精密称定,加水制成每 1ml 相当于含莨菪碱 75μg 的溶液。

供试品溶液的制备:取本品中粉约 0.25g,精密称定,置具塞锥形瓶中,精密加入枸橼酸-磷酸氢二钠缓冲液(pH 4.0)25ml,振摇 5min,放置过夜,用干燥滤纸滤过,取续滤液,即得。

测定方法:精密量取供试品溶液与对照品溶液各 2ml,分别置分液漏斗中,各精密加枸橼酸-磷酸氢二钠缓冲液(pH 4.0)10ml,再精密加入用上述缓冲液配制的 0.04% 溴甲酚绿溶液 2ml,摇匀,用三氯甲烷 10ml 振摇提取 5min,待溶液完全分层后,分取三氯甲烷液,用三氯甲烷湿润的滤纸滤入 25ml 量瓶中,再用三氯甲烷提取 3 次,每次 5ml,依次滤入量瓶中,并用三氯甲烷洗涤滤纸,滤入量瓶中,加三氯甲烷至刻度,摇匀,照紫外-可见分光光度法(通则 0401)在 415mn 的波长处分别测定吸光度,计算,即得。

本品含生物碱以莨菪碱($C_{17}H_{23}NO_3$)计算,不得少于 0.20%。

3. 雷氏盐比色法 雷氏盐又称雷氏铵或硫氰酸铬铵 $NH_4[Cr(NH_3)_2(SCN)_4]$,其在酸性介质中可与生物碱类成分定量地生成难溶于水的有色配合物,即生物碱阳离子 BH^+ 与雷氏盐阴离子 $[Cr(NH_3)_2(SCN)_4]^-$ 结合,生成生物碱的雷氏盐沉淀 $BH[Cr(NH_3)_2(SCN)_4]$,其 1 个氮原子形成的沉淀称为单盐;如果分子含有 2 个碱性氮原子,当溶液中 H^+ 多时,二级解离度增大,BH^{2+} 能与 2 个 $[Cr(NH_3)_2(SCN)_4]^-$ 结合形成 $BH_2[Cr(NH_3)_2(SCN)_4]_2$ 称为双盐。因此,分子结构中只含 1 个碱性氮原子的生物碱,与雷氏盐生成沉淀的组成受 pH 值的影响较小,含2个以上氮原子的生物碱与雷氏盐生成沉淀的组成与氮原子的碱性强弱及介质的 pH 值有关。碱性较强的在酸性较弱的溶液中生成单盐;在酸性较强的溶液中可相应地生成双盐、三盐等;碱性较弱的则无论酸性强弱均生成单盐;季铵氮原子均能与雷氏盐结合成盐。

生物碱的雷氏盐沉淀易溶于丙酮,故可将此沉淀滤过洗净后溶于丙酮(或甲醇)直接比色测定(λ_{max} 为 427nm)。但应注意此时呈现的特征吸收是分子结构中硫氰酸铬铵部分,而不是结合的生物碱部分,所以须换算成生物碱的含量。也可以精密加入过量雷氏盐试剂,滤除生成的生物碱雷氏盐沉淀,滤液在 520~526nm 进行比色测定过量的雷氏盐含量,间接计算生物碱的含量。

雷氏盐在丙酮中的摩尔吸收系数为 106.5(单盐),可根据所测得的吸光度 A 值按下式直接计算供试品的含量。

$$W = \frac{A}{\varepsilon} \cdot M \cdot V$$

式中,W 为供试品重量(mg);M 为被测物质摩尔质量;V 为溶剂(如溶解沉淀所用丙酮)体积(ml)。

注意事项与讨论:①雷氏盐的水溶液在室温可分解,故用时应新鲜配制,沉淀反应也须在低温下进行。②供试品如为稀的水溶液(如注射剂等),沉淀前应浓缩。③对于中药制剂含有干扰物质时,应事先经过纯化处理。④雷氏盐的丙酮或丙酮-水溶液的吸收值,随时间而有变化,故应尽快地测定。

ChP 收载产复康颗粒中益母草总生物碱的含量测定采用本法。

4. 苦味酸盐比色法 苦味酸盐比色法是根据在弱酸性或中性溶液中生物碱可与苦味酸定量反应生成苦味酸盐沉淀,该沉淀可溶于三氯甲烷等有机溶剂,也可以在碱性下解离释放出生物碱和苦味酸来进行含量测定的方法。具体有三种方法:①直接在 pH 4~5 的缓冲溶液中加三氯甲烷提取生物碱的苦味酸盐,并在 360nm 波长处直接比色测定;②在 pH 7 的缓冲溶液中加苦味酸试剂,使生物碱与苦味酸成盐,用三氯甲烷提取该盐,再用 pH 11 的缓冲溶液使其解离,将苦味酸转溶到碱水液中进行比色,再换算出生物碱的含量;③滤取生物碱的苦味酸盐沉淀,洗去多余试剂,加碱使沉淀解离,以有机溶剂萃取游离出的生物碱,用含有苦味酸的碱性水溶液进行比色测定,再换算出生物碱的含量。

5. 异羟肟酸铁比色法 含有酯键结构的生物碱,在碱性介质中加热,酯键水解,产生的羧基与盐酸羟胺反应生成异羟肟酸,再与 Fe^{3+} 生成紫红色的异羟肟酸铁,在其最大吸收波长(λ_{max} 为 530nm)处测吸光度值,再计算生物碱的含量。应用本法进行含量测定时应注意,供试品溶液中不能含有其他酯类成分,否则对测定结果有影响。

(三)色谱法

1. 高效液相色谱法 根据生物碱类化合物碱性强弱不同,存在形式不同,可选用液-液分配色谱法、液-固吸附色谱法以及离子交换色谱法等。

反相高效液相色谱法应用最为广泛,一般采用十八烷基硅烷键硅胶、辛烷基硅烷键合硅胶等填料。流动相多选用甲醇-水、乙腈-水等混合溶剂。流动相可以是中性、碱性、酸性和酸碱系统。在碱性系统中三乙胺优于氢氧化铵;酸性系统多用磷酸、磷酸盐缓冲溶液;酸碱系统可以采用甲醇-水-0.88mol/L 酸-二乙胺系统,酸可以是 $HClO_4$(pH 1.0)、HCOOH(pH 3.6)、HAc(pH 5.1)和苦味酸(pH 5.5)。

化学键合固定相表面若有游离的硅醇基,会与生物碱类成分牢固结合,会出现保留时间延长、峰形变宽、色谱峰拖尾等现象。为了克服游离硅醇基的影响,可采取以下措施:

（1）改进流动相：①在流动相中加入硅醇基抑制剂（或称改性剂）二乙胺、三乙胺（TEA）等，竞争或部分阻断硅醇基的影响。②在一定的 pH 值下，流动相中加入低浓度离子对试剂，如辛烷基磺酸钠或十二烷基磺酸钠等表面活性剂，通过与生物碱类成分生成离子对而掩蔽其碱性基团，使之不与固定相表面的硅醇基作用。但须注意，采用离子对色谱系统后必须马上清洗色谱柱，以保证其寿命。③在流动相中加入季铵盐试剂（如溴化四甲基铵、四丁基氢氧化铵等），季铵盐亦可掩蔽固定相表面的硅醇基，阻断生物碱与硅醇基的结合。例如在水-甲醇流动相中加入 0.01mol/L 的溴化四甲基铵，能在较短的保留时间内使生物碱类成分得到很好的分离，色谱峰重现性好，且不出现拖尾现象。④在流动相中加入一定浓度的电解质缓冲盐，通过改变流动相离子强度，稳定 pH 值及促进离子对相互作用，而起到改善峰形、提高分离效果的作用。最常用的电解质缓冲盐有磷酸缓冲液、醋酸盐缓冲液等。

（2）改进固定相：封尾技术可以使填料的键合更彻底。一般是在键合反应结束后，用三甲基氯硅烷（TMCS）等进行后续处理，尽量减少残余硅醇羟基，增加单体覆盖度。也可以选择短链柱，因短链柱一般键合率高。

正相 HPLC 常用的固定相有极性化学键合相（如氰基柱、氨基柱），流动相为二氯甲烷（或三氯甲烷、乙醚、异丙醚、四氢呋喃、醋酸乙酯）-甲醇（或异丙醇）-氨水（或二乙胺、三乙胺，约为流动相的 1%）等。在流动相中加入的氨水、二乙胺、三乙胺等为碱性改善剂或称扫尾剂，以避免硅胶上弱酸性的硅醇基存在所造成的拖尾现象。

液-固吸附色谱常采用硅胶作为固定相，流动相的组成比较简单，多用甲醇-醋酸缓冲液等。硅胶柱的分离主要利用生物碱碱性的不同，生物碱的碱性与其 pK_a 有关，因此，生物碱亲脂性的大小不影响其在硅胶柱上的层析行为。而且可以使酸性和中性杂质在短时间内被洗脱，以排除干扰。

离子交换色谱法用于生物碱类成分含量测定时，一般以阳离子交换树脂为固定相，利用质子化的生物碱阳离子与离子交换剂交换能力的差异而分离。

【示例 8-9】 苦参片中苦参碱和氧化苦参碱的含量测定。

本品是由苦参细粉及苦参水煎液浓缩物制成的包糖衣片或薄膜衣片。ChP 采用 HPLC 测定含量。

色谱条件与系统适用性试验：以氨基键合硅胶为填充剂；以乙腈-无水乙醇-2%磷酸溶液（81：10：9）为流动相；检测波长为 220nm。理论板数按氧化苦参碱峰计算应不低于 3 000。

对照品溶液的制备：取苦参碱对照品、氧化苦参碱对照品适量，精密称定，加乙腈-无水乙醇（80：20）混合溶液制成每 1ml 含苦参碱 55μg、氧化苦参碱 25μg 的溶液，即得。

供试品溶液的制备：取本品 20 片，除去包衣，精密称定，研细，取适量（约相当于 1 片的重量），精密称定，置具塞锥形瓶中，加浓氨试液 0.5ml，湿润，精密加入三氯甲烷 25ml，密塞，称定重量，摇匀，超声处理（功率 250W，频率 33kHz）30min，放冷，再称定重量，用三氯甲烷补足减失的重量，摇匀，滤过，精密量取续滤液 5ml，加在中性氧化铝柱（100～200 目，8g，内径 1cm）上，依次以三氯甲烷、三氯甲烷-甲醇（7：3）混合溶液各 20ml 洗脱，合并收集洗脱液，回收溶剂至干，残渣加乙腈-无水乙醇（80：20）混合溶液适量使溶解，转移至 10ml 量瓶中，加乙腈-无水乙醇（80：20）混合溶液至刻度，摇匀，滤过，取续滤液，即得。

测定方法：分别精密吸取上述对照品溶液 10μl 与供试品溶液 10μl，注入液相色谱仪，测定，即得。

本品每片含苦参以苦参碱（$C_{15}H_{24}N_2O$）和氧化苦参碱（$C_{15}H_{24}N_2O_2$）的总量计，不得少于 6.0mg。由于苦参碱和氧化苦参碱易相互转化，故本品含量限度规定以两者之和计。

2. 气相色谱法 气相色谱法适用于有挥发性、热稳定的生物碱类成分分析。例如麻黄碱、槟榔碱等。挥发性生物碱成分进行气相色谱分析时,供试品溶液一般应采用冷提取,净化过程也要避免加热,以防成分流失,最后须用三氯甲烷等低极性有机溶剂为溶媒制备成供试液。如 ChP 收载的中药金钗石斛中石斛碱的含量测定采用 GC 谱法。

3. 薄层扫描法 采用薄层色谱法进行生物碱成分的含量测定,选用的吸附剂、展开剂及显色方法与定性鉴别相似,但要求更严格。如果使用改良碘化铋钾等作为显色剂时,必须完全挥干展开剂后(尤其在碱性环境下展开的)才可喷洒,否则背景深,反差小,影响测定。此外,所显颜色应相对稳定。当被测成分本身具有荧光时,也可用荧光扫描,如盐酸小檗碱等。

【示例 8-10】 马钱子散中士的宁的含量测定。

供试品溶液的制备:取装量差异项下的本品约 0.5g,精密称定,置具塞锥形瓶中,精密加入三氯甲烷 20ml,浓氨试液 1ml,轻轻摇匀,称定重量后,于室温放置 24 小时,再称定重量,用二氯甲烷补足减失的重量,充分振摇,滤过,滤液作为供试品溶液。

对照品溶液的制备:取士的宁对照品,加三氯甲烷制成每 1ml 含 1mg 的溶液,作为对照品溶液。

测定方法:照薄层色谱法(通则 0502)试验,分别吸取供试品溶液 8μl 和对照品溶液 4μl,交叉点于同一硅胶 GF$_{254}$ 薄层板上,以甲苯-丙酮-乙醇-浓氨试液(16:12:1:4)的上层溶液为展开剂,展开,取出,晾干。照薄层色谱法(通则 0502 薄层色谱扫描法)进行扫描,波长:$\lambda_S = 257$nm,$\lambda_R = 300$nm,测量供试品与对照品吸光度积分值,计算,即得。本品每袋含马钱子以士的宁($C_{21}H_{22}N_2O_2$)计应为 7.2~8.8mg。

第二节 黄酮类成分分析

黄酮类(flavonoids)是广泛存在于自然界的一类化合物,具有多方面生物活性。如黄芩苷(baicalin)等具有抗菌、消炎作用;银杏叶总黄酮、槲皮素(quercetin)等具有扩张冠状动脉、增加其血流量、降低心肌耗氧量等作用;芦丁(rutin)、橙皮苷(hesperidin)等具有降低毛细血管脆性和异常的通透性,防治高血压及脑出血等作用;金丝桃苷(hyperoside)、芫花素(genkwanin)等具有止咳、祛痰、扩张气管等作用。

一、结构与分布

黄酮类化合物的基本母核为 2-苯基色原酮,现泛指两个苯环(A 与 B 环)通过三个碳原子相互连接而成的、具有 C_6-C_3-C_6 结构的一系列化合物。按 C_3 链不饱和程度、3-位是否有羟基、B 环连接位置等结构不同可分为异黄酮、黄酮醇和查尔酮等。

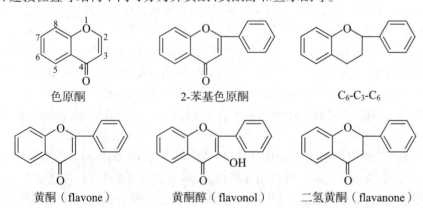

色原酮 2-苯基色原酮 C_6-C_3-C_6

黄酮(flavone) 黄酮醇(flavonol) 二氢黄酮(flavanone)

二氢黄酮醇（flavanonol） 异黄酮（isoflavone） 二氢异黄酮（isoflavanone）

查耳酮（chalcone） 黄烷醇（flavanol） 花色素（anthocyanidin）

黄酮类化合物在植物体内大部分与糖结合成苷，部分以游离形式存在。黄酮类化合物大多呈黄色或淡黄色。花色素及其苷元所显的颜色，随 pH 值不同而改变，一般 pH<7 显红色，pH 值为 8.5 显紫色，pH>8.5 显蓝色。

黄酮苷元一般难溶或不溶于水，易溶于甲醇、乙醇、乙酸乙酯、三氯甲烷、乙醚等有机溶剂及稀碱水溶液中。黄酮、黄酮醇和查耳酮等，因分子中存在共轭体系，而且为平面型分子，水溶性也较小。二氢黄酮、二氢黄酮醇和异黄酮等为非平面型分子，分子间排列不紧密，因而，在水中溶解度较大。花色素类具有盐的通性，以离子形式存在，水溶性也较大。黄酮苷一般易溶于水、甲醇、乙醇、吡啶及稀碱水，难溶或不溶于三氯甲烷、乙醚等弱极性有机溶剂。多糖苷的水溶性大于单糖苷，3-羟基苷的水溶性大于 7-羟基苷。

黄酮类化合物多具有酚羟基，故显酸性。其酸性强弱与酚羟基的数目和位置有关。7-和 4′-位上都有酚羟基者酸性最强，可溶于碳酸氢钠水溶液；一般酚羟基者可溶于 0.2% 氢氧化钠水溶液；仅有 5-位酚羟基者，酸性最弱，溶于 5% 氢氧化钠水溶液。此性质可用于提取、分离及鉴定工作。但黄酮类化合物 γ-吡喃酮环上的 1-位氧原子，可表现出微弱的碱性，能与强无机酸，如浓硫酸、盐酸等生成锌盐。

多数黄酮类化合物分子结构中具有桂皮酰基及苯甲酰基组成的交叉共轭体系，在紫外光区有特征吸收，两个吸收带分别位于 240~280nm 和 300~400nm，是光谱分析的基础。

黄酮类化合物在被子植物中分布广，含量高。如黄芩、槐花、山楂、葛根、银杏叶、化橘红、陈皮等中药中含量都较高。在苔藓植物中有分布；蕨类植物中普遍存在；裸子植物中也含有，但类型较少；在藻类、菌类中很少发现。

二、定性鉴别

（一）显色反应

黄酮类化合物的显色反应多与分子中的酚羟基及 γ-吡喃酮环有关。

1. 盐酸-镁粉（或锌粉）反应 是鉴别黄酮类化合物最常用的方法之一。多数黄酮、黄酮醇、二氢黄酮及二氢黄酮醇类化合物显橙红至紫红色，少数显紫色或蓝色，特别是当 B-环上有羟基或甲氧基取代时，呈现的颜色亦随之加深；但查耳酮、橙酮、儿茶素、异黄酮不显色。为避免中药提取液本身颜色的干扰，可注意观察加入盐酸后升起的泡沫颜色，或者设立空白对照。如泡沫为红色，即示阳性。反应原理过去认为是生成了花色苷元所致，现在认为是生成了阳碳离子的缘故。

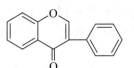

方法:将中药用适当方法提取分离,制成供试品溶液,取 1ml,加入少许镁粉(或锌粉)振摇,再滴加数滴浓盐酸,数分钟(必要时加热)后即可显色。如 ChP 中大山楂丸中山楂的鉴别采用本方法。

2. 与金属盐类试剂的配位反应 黄酮类化合物分子中有游离的 3-羟基、5-羟基或邻二酚羟基时可与 Al^{3+}、Zr^{4+}、Pb^{2+}、Sr^{2+} 等形成配位化合物,这些配合物有的产生荧光或颜色加深(如 Al^{3+}、Zr^{4+}),有的产生沉淀(如 Pb^{2+}、Sr^{2+})。大多数黄酮类化合物与 1% 的三氯化铝乙醇溶液反应,生成的络合物多呈黄绿色,置紫外灯下显鲜黄色荧光,常作为黄酮类化合物定性试剂及薄层色谱法中的显色剂。

(二)薄层色谱法

薄层色谱法是黄酮类成分常用的定性分析方法。常用的吸附剂有硅胶、聚酰胺、纤维素等。

1. 硅胶薄层色谱法 主要用于弱极性黄酮类化合物的分析,其遵循正相色谱规律,化合物极性越强,展开剂的极性亦应增大。分离时硅胶除对黄酮类成分产生吸附外,还与含游离酚羟基的黄酮类成分产生氢键,会产生拖尾现象,因此,在制备硅胶薄层板时可加入适量的氢氧化钠或醋酸钠溶液,以减少拖尾。同时根据黄酮类成分酸碱性的强弱调节展开系统的酸碱性,通常在展开剂中加入少量有机酸。如分离黄酮苷及苷元可参考使用甲苯-甲醇(95∶5)、甲苯-甲醇-醋酸(35∶5∶5)、甲苯-甲酸乙酯-甲酸(5∶4∶1)等系统;分离苷元衍生物可参考使用甲苯-乙酸乙酯(7.5∶2.5)系统等。黄酮类在紫外灯下可观察到荧光,黄酮醇类常显亮黄色或黄绿色荧光,异黄酮类多呈现紫色荧光。喷三氯化铝试剂后,荧光均加强。

2. 聚酰胺薄层色谱 主要用于分离检识含游离酚羟基的黄酮苷及苷元。其原理是聚酰胺分子中的酰胺基可以和黄酮类成分中的酚羟基形成氢键。根据不同化合物中取代基的性质、酚羟基的数目及位置的不同,与聚酰胺形成氢键能力的不同而得到分离。所用展开剂大多含醇、酸、水等。如分离黄酮苷元时可选用乙醇-水-乙酰丙酮(2∶4∶1)、甲苯-丁酮-甲醇(6∶2∶2)等展开剂;分离黄酮苷及苷元时可选用甲醇-水(8∶2)、甲酸-甲醇-乙酸乙酯(1∶1∶8)、醋酸-水(1∶2)等展开剂。

【示例 8-11】 山楂叶的鉴别

供试品溶液的制备:取本品粉末 2g,加稀乙醇 50ml,加热回流 1.5h,放冷,滤过,滤液蒸至无醇味,加水 10ml,用石油醚(30～60℃)洗涤 2 次,每次 20ml,弃去石油醚液,水液加乙酸乙酯振摇提取 2 次,每次 20ml,合并乙酸乙酯液,蒸干,残渣加乙醇 2ml 使溶解,作为供试品溶液。

对照品溶液的制备:另取芦丁对照品、金丝桃苷对照品,加乙醇分别制成每 1ml 含 0.1mg 的溶液,作为对照品溶液。

鉴别方法:照薄层色谱法试验,吸取上述三种溶液各 1～2μl,分别点于同一聚酰胺薄膜上,以乙醇-丙酮-水(7∶5∶6)为展开剂,展开,取出,晾干,喷以三氯化铝试液,热风吹干,置紫外光灯(365nm)下检视。供试品色谱中,在与对照品色谱相应的位置上,显相同颜色的荧光斑点。

(三)纸色谱法

纸色谱法可用于各类黄酮化合物的鉴别。各成分分离效果及 R_f 值取决于所选流动相的极性和配比。可采用单向或双向纸色谱,溶剂系统可选择中性与酸性溶剂系统。应用双向纸色谱时,第一向常用叔丁醇-乙酸-水(3∶1∶1)或正丁醇-乙酸-水(4∶1∶5)上层作为展开剂,色谱过程遵循正相分配色谱,化合物极性越小,R_f 值越大;第二向通常采用一定浓度的乙醇溶液为展开剂,色谱过程为反相分配色谱,化合物极性越大,R_f 值越小。黄酮类化合物的纸色谱通常在紫外灯 365nm 波长下检视,或喷三氯化铝溶液后紫外灯下检视,或喷三氯化铁溶液后日光下检视。

（四）高效液相色谱法

高效液相色谱法用于中药中黄酮类成分的定性分析,一般为多成分同时鉴别或特征图谱鉴别。如 ChP 收载了清开灵片、清开灵泡腾片、清开灵胶囊和清开灵软胶囊中黄芩的鉴别采用本法。

三、定量分析

黄酮类成分的含量测定主要有分光光度法和色谱法,分光光度法通常用于总黄酮的含量测定;色谱法通常用于单组分或多组分的同时测定。

（一）紫外-可见分光光度法

1. 紫外分光光度法　黄酮类化合物在紫外光区均有特征吸收峰,可以此进行定量分析。供试品经提取净化等预处理,可直接进行测定并计算含量。一些情况下,在黄酮类化合物的提取溶液中加入一些试剂,如甲醇钠、氢氧化钠等后,可使最大吸收波长红移,有利于消除杂质干扰,提高灵敏度和准确性。

【示例 8-12】 淫羊藿中总黄酮的含量测定。

取本品粉末(过三号筛)约 0.2g,精密称定,置具塞锥形瓶中,精密加入稀乙醇 20ml,称定重量,超声处理(功率 400W,频率 50kHz)1h,再称定重量,用稀乙醇补足减失的重量,摇匀,滤过,精密量取续滤液 0.5ml,置 50ml 量瓶中,加甲醇至刻度,摇匀,作为供试品溶液。另取淫羊藿苷对照品适量,精密称定,加甲醇制成每 1ml 含 10μg 的溶液,作为对照品溶液。分别取供试品溶液和对照品溶液,以相应试剂为空白,照紫外-可见分光光度法(通则 0401),在 270nm 波长处测定吸光度,计算,即得。

本品按干燥品计算,含总黄酮以淫羊藿苷($C_{33}H_{40}O_{15}$)计,不得少于 5.0%。

2. 比色法　若供试品溶液在紫外-可见光区的吸收存在干扰,可采用比色法测定。其显色反应主要有两类:一是利用黄酮母核可被还原生成花色素及其二聚物而显色;二是利用酚羟基的反应,黄酮类化合物中,3 位、5 位含有羟基或含有邻二羟基者,皆可与金属盐类试剂产生配位反应,其颜色与含量有一定关系,且反应生成的配合物与背景最大吸收波长差别较大,可消除背景干扰,提高测定方法的选择性。常用的试剂有三氯化铝或醋酸铝。但由于此反应非黄酮类化合物的专属性反应,只有选择合适条件、除去共存组分的干扰,才能得到准确的测定结果。

（1）亚硝酸钠-硝酸铝-氢氧化钠比色法:本法是将中药经前处理后,制成供试品溶液,加 5% 亚硝酸钠反应 6min,加 10% 硝酸铝反应 5min,再加 4% 氢氧化钠反应 15min,生成红色配位化合物后在 500nm 波长处测定吸光度,计算总黄酮的含量。本法常以芦丁作为对照品。应用本法时应注意:由于本法是邻二酚羟基的反应,而酚羟基在间位、对位时无此反应,邻三酚羟基因位阻亦无此反应,因此,未知黄酮类成分及有共存邻二酚羟基干扰组分时皆不宜采用本法。

【示例 8-13】 山楂叶提取物中总黄酮的含量测定。

对照品溶液的制备:取芦丁对照品适量,精密称定,加乙醇制成每 1ml 含无水芦丁 0.2mg 的溶液(必要时超声处理使溶解),即得。

标准曲线的制备:精密量取对照品溶液 1ml、2ml、3ml、4ml、5ml、6ml,分别置 25ml 量瓶中,各加水至 6ml,加 5% 亚硝酸钠溶液 1ml,混匀,放置 6min,加 10% 硝酸铝溶液 1ml,摇匀,放置 6min,加氢氧化钠试液 10ml,再加水至刻度,摇匀,放置 15min,以相应的试剂为空白,立即照紫外-可见分光光度法,在 500nm 的波长处测定吸光度,以吸光度为纵坐标,浓度为横坐标,绘制标准曲线。

测定方法:取本品细粉约 1g,精密称定,置索氏提取器中,加三氯甲烷加热回流提取至提取液无色,弃去三氯甲烷液,药渣挥去三氯甲烷,加甲醇继续提取至无色(约 4h),提取液蒸干,残渣加稀乙醇溶解,转移至 50ml 量瓶中,加稀乙醇至刻度,摇匀,作为供试品溶液。精密量取供试品溶液 2ml,置 25ml 量瓶中,照标准曲线制备项下的方法,自"加水至 6ml"起,依法测定吸光度,同时精密量取供试品溶液 2ml,置 25ml 量瓶中,加水至刻度,摇匀,作为空白溶液。从标准曲线上读出供试品溶液中芦丁的量,计算,即得。

本品按干燥品计算,含总黄酮以无水芦丁($C_{27}H_{30}O_{16}$)计,不得少于 7.0%。

(2)三氯化铝-醋酸钾比色法:本法多采用芦丁为对照品,以三氯化铝-醋酸钾为显色剂,显色后在 420nm 波长处测定吸光度,根据标准曲线法计算含量。本法只适用于分子结构中含有 3,4′-二羟基或 3-羟基,4′-甲氧基或 3,5 二羟基或 3,3′,4′-三羟基或 3-羟基,3′4′-二甲氧基或 3,5,4′-三羟基或 3,5 二羟基,4′-甲氧基或 5,3′,4′-三羟基的黄酮类化合物,如芦丁、金丝桃苷、山柰酚、槲皮素等。不具有上述结构的黄酮类化合物与三氯化铝反应后在 420nm 左右几乎无吸收,则不宜采用本办法测定,如黄芩苷、芹菜素等。如 ChP 消咳喘糖浆中总黄酮的含量测定即采用本法。

(二)色谱法

高效液相色谱法 黄酮类化合物大多采用反相高效液相色谱法,以十八烷基键合硅胶作为固定相,流动相常用甲醇-水-乙酸(或磷酸缓冲溶液)及乙腈-水;无羟基的黄酮类化合物也可以采用硅胶柱;含有 1 个羟基的黄酮类化合物也可以选择 CN 键合相,含有 2 个以上羟基的也可以选择 NH_2 的正相色谱。主要采用紫外检测器或荧光检测器。一般中药中的黄酮类成分,只要经过适当的预处理,选择合适的色谱条件,都能得到满意的结果。

【示例 8-14】 银杏叶中总黄酮醇苷的含量测定。

色谱条件与系统适用性试验:以十八烷基硅烷键合硅胶为填充剂;以甲醇-0.4%磷酸溶液(50∶50)为流动相;检测波长为 360nm。理论板数按槲皮素峰计算应不低于 2 500。

对照品溶液的制备:取槲皮素对照品、山柰酚对照品、异鼠李素对照品适量,精密称定,加甲醇分别制成每 1ml 各含槲皮素 30μg、山柰酚 30μg、异鼠李素 20μg 的混合溶液,即得。

供试品溶液的制备:取本品中粉约 1g,精密称定,置索氏提取器中,加三氯甲烷回流提取 2h,弃去三氯甲烷液,药渣挥干,加甲醇回流提取 4h,提取液蒸干,残渣加甲醇-25%盐酸溶液(4∶1)混合溶液 25ml,加热回流 30min,放冷,转移至 50ml 量瓶中,并加甲醇至刻度,摇匀,即得。

测定法:分别精密吸取对照品溶液与供试品溶液各 10μl,注入液相色谱仪,测定,分别计算槲皮素、山柰酚和异鼠李素的含量,按下式换算成总黄酮醇苷的含量。色谱图见图 8-1。

总黄酮醇苷含量=(槲皮素含量+山柰酚含量+异鼠李素含量)×2.51

本品按干燥品计算,含总黄酮醇苷不得少于 0.40%。

本法中,供试品经水解后,采用高效液相色谱法测定槲皮素、山柰酚和异鼠李素 3 种苷元的含量,再乘以相应的因子换算成总黄酮含量。此换算因子的由来是以对羟基桂皮酰衍生物的分子量 756.7 分别除以槲皮素苷元、山柰酚苷元和异鼠李素苷元的分子量,得到换算因数分别为 2.51、2.64 和 2.39,取平均值 2.51 作为换算系数,测得苷元的总面积之后乘以 2.51,即得总黄酮醇苷的含量。这也是国际上公认的分析银杏叶黄酮含量的方法。

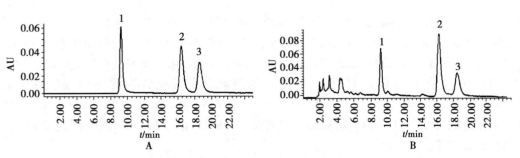

图 8-1 银杏黄酮黄酮醇苷对照品（A）和银杏叶样品（B）的 HPLC 谱图

1. 槲皮素；2. 山奈酚；3. 异鼠李素。

第三节 醌类成分分析

醌类化合物(quinonoids)是指具有醌式结构的化合物的总称。多具有生物活性；如番泻叶中的番泻苷(sennoside)类化合物具有较强的泻下作用；大黄中游离的羟基蒽醌类化合物具有抗菌作用；紫草中的一些萘醌类色素具有抗菌、抗病毒及止血作用；丹参中的丹参醌(tanshinone)类具有扩张冠状动脉的作用等。

一、结构与分布

醌类化合物主要有苯醌、萘醌、菲醌和蒽醌四种类型。苯醌类(benzoquinones)化合物分为邻苯醌和对苯醌两大类。邻苯醌结构不稳定，故天然存在的多为对苯醌的衍生物。该类成分主要分布于紫金牛科、杜鹃花科、紫草科等。萘醌类（naphthoquinones）化合物为α-(1,4)、β-(1,2)及amphi-(2,6)三种类型。但天然存在的多为α-萘醌衍生物，主要分布于紫草科、柿树科、蓝雪科等。紫草中紫草素(shikonin)、乙酰紫草素(acetylshikonin)等属于此类。菲醌类(phenanthraquinones)分为邻菲醌及对菲醌两种类型，例如从丹参中得到的多种菲醌衍生物，均属于邻菲醌类和对菲醌类化合物。蒽醌类(anthraquinones)成分包括蒽醌衍生物及其还原产物，如蒽酚、氧化蒽酚、蒽酮及蒽酮的二聚物等，分布于蓼科、茜草科、豆科等。有关结构如下：

邻苯醌　　对苯醌　　α-(1,4)萘醌　　β-(1,2)萘醌

蒽醌　　　　邻菲醌　　　　对菲醌

醌类化合物多具一定的颜色，如天然苯醌类化合物多为黄色或橙色的结晶体；萘醌多为黄色、橙色、棕红色；而蒽醌常以苷的形式存在，一般难以得到晶体。游离的醌类多具有升华

笔记栏

性。小分子的苯醌及萘醌类具有挥发性,能随水蒸气蒸馏。游离醌类极性较小,一般溶于甲醇、丙酮、三氯甲烷、苯等许多有机溶剂,难溶于水。苷类易溶于甲醇、乙醇和热水,在冷水中溶解度较小,难溶于苯、乙醚、三氯甲烷等有机溶剂中。醌类化合物多具有一定的酸性,其酸性强弱与羧基、酚羟基的数目、位置有关。如游离蒽醌类化合物的酸性强弱顺序为:含—COOH 者>含 2 个以上 β—OH 者>含 1 个 β—OH 者>含 2 个 α—OH 者>含 1 个 α—OH 者。有些蒽醌类化合物存在羰基氧原子,具有微弱的碱性,溶于浓硫酸,同时颜色发生改变,呈红色至红紫色。

二、定性鉴别

中药中的醌类成分的鉴别可采用化学反应法、升华法、薄层色谱法等。

1. 化学反应鉴别法 羟基蒽醌类化合物遇碱性溶液多呈橙色、红色、紫红色及蓝色;遇醋酸镁甲醇溶液呈红色。基于此类反应可对中药的羟基蒽醌类成分进行鉴别;蒽酮、蒽酚、二蒽酮类化合物须经过氧化形成蒽醌后方能显色。

【示例 8-15】 大黄流浸膏的鉴别。

本品为大黄经加工制成的流浸膏。

鉴别方法:取本品 1ml,加 1% 氢氧化钠溶液 10ml,煮沸,放冷,滤过。取滤液 2ml,加稀盐酸数滴使呈酸性,加乙醚 10ml 振摇,乙醚层显黄色,分取乙醚液,加氨试液 5ml,振摇,乙醚层仍显黄色,氨液层显持久的樱红色。

大黄中蒽醌成分在碱性条件下溶解于水,酸性条件下溶解于乙醚,并在碱性溶液中显红色。经前处理提取大黄流浸膏中蒽醌成分,除去干扰组分。

2. 升华法 游离的蒽醌及某些醌类衍生物可具有升华性,可采用升华法富集,再采用显微、显微化学或加碱性试液呈色等方法鉴别。

【示例 8-16】 新清宁片的鉴别。

本品是由熟大黄细粉制成的片剂。鉴别方法:取本品,除去包衣,研细,取粉末少量,进行微量升华,可见菱状针晶或羽状结晶。

3. 薄层色谱法 常以硅胶作为固定相,多以含水或甲醇的混合溶剂系统作为展开剂,其中乙酸乙酯-甲醇-水(100∶16.5∶13.5 或近似比例)是应用最广的展开剂,适用于分离蒽醌苷元和蒽醌苷;不含水或甲醇的溶剂系统适合分离蒽醌类的苷元。显色剂可用氨熏或 10% 氢氧化钾甲醇溶液、0.5% 醋酸镁甲醇溶液显色。也可直接在可见光下观察,多显黄色,在紫外光下观察则显黄棕、红、橙等荧光。

聚酰胺对于分离羟基蒽醌衍生物效果较好。根据羟基的数目及位置的不同,与聚酰胺形成氢键的能力也不同,而得到较好的分离。

【示例 8-17】 心元胶囊中丹参的鉴别。

本品是由制何首乌、丹参、地黄等药味加工制成的胶囊剂。其中丹参的鉴别采用本法,方法为:取本品内容物 4g,加乙醚 30ml,浸渍 1h,滤过(药渣备用),滤液蒸干,残渣加乙酸乙酯 1ml 使溶解,作为供试品溶液。另取丹参酮 II_A 对照品,加乙酸乙酯制成每 1ml 含 2mg 的溶液,作为对照品溶液。照薄层色谱法试验,吸取上述两种溶液各 5μl,分别点于同一硅胶 G 薄层板上,以甲苯-乙酸乙酯(19∶1)为展开剂,展开,取出,晾干。供试品色谱中,在与对照品色谱相应的位置上,显相同颜色的斑点。

三、定量分析

(一)比色法

醌类化合物母核上随着酚羟基等助色团的引入而呈一定的颜色,取代的助色团越多,颜色越深,有黄、橙、棕红色以至紫红色等。含有醌类化合物的中药,可直接用比色法测定,也可经显色后比色测定,常用显色剂有碱和醋酸镁。

1. 碱比色法　羟基蒽醌类成分遇碱,其酚羟基离子化后产生红色,在 500~550nm 处有最大吸收,可用于定量测定。常用的碱有氢氧化钠、氢氧化钾、混合碱(氢氧化钠-氢氧化铵)等。不同的羟基蒽醌类成分与碱显色后的最大吸收波长变化范围较大,稳定性也较差,且显色后易产生不溶性颗粒,影响测定。

2. 醋酸镁比色法　羟基蒽醌类成分和醋酸镁反应,呈色比较稳定,反应灵敏度较高,杂质干扰也少。对不同的蒽醌类化合物,显色后所呈颜色的最大吸收波长变化范围较小,一般在 513nm 左右。

蒽醌类化合物的泻下作用与其结构类型有关,作用最强的是还原型的苷,即蒽酚苷和蒽酮苷,氧化型的苷即蒽醌苷的作用较弱,而游离蒽醌几乎无泻下作用。因此,在评价含蒽醌类中药的质量时,应了解蒽衍生物的氧化程度和与糖结合的程度。采用比色法测定蒽醌类成分时,可以根据各种蒽类成分溶解特性的不同以及相互间的转化反应,有针对性地设计供试品溶液制备路线,实现对总蒽醌、游离蒽醌、结合蒽醌、还原型蒽醌、氧化型蒽醌以及酸性蒽醌的测定等。

(1) 游离蒽醌的测定:通常样品用弱极性溶剂如乙醚、三氯甲烷等提取后即可加碱比色测定游离蒽醌。方法为:称取药材粉末置索氏提取器中,用三氯甲烷回流提取至无色,三氯甲烷提取液移入分液漏斗中,以 5%氢氧化钠-2%氢氧化铵混合碱液分次提取至无色,合并碱液,用少量三氯甲烷洗涤,三氯甲烷弃去,碱液调整至一定体积,若不澄清,可用垂熔漏斗过滤,滤液在沸水浴中加热 4min,用冷水冷却至室温,30min 后在 490nm 处比色,以 1,8-二羟基蒽醌为对照品,计算含量。

(2) 结合蒽醌的测定:一般情况下可先用极性溶剂将结合蒽醌提出,再水解成游离蒽醌测定;也可先将样品先用酸水解,然后用弱极性溶剂提取游离蒽醌测定。水解所用的酸可为盐酸或硫酸。方法为:称取药材粉末适量,加硫酸回流水解一定时间后,加入三氯甲烷适量,回流提取至蒽醌被提尽为止(至无色),三氯甲烷提取液用少量蒸馏水洗涤后,用混合碱液提取,比色法测定,测得含量为游离蒽醌与结合蒽醌的总量,从中减去游离蒽醌含量,即得结合蒽醌的含量。

(3) 还原型蒽醌:一般需要先用适当浓度的三氯化铁溶液氧化,转变成蒽醌类化合物后,再用酸水解后按上述方法测定含量。

(4) 酸性蒽醌:可利用其含有羧基的结构特点,用碳酸氢钠或碳酸氢钠-碳酸钠混合溶液提取后比色测定。

(二)色谱法

1. 薄层扫描法　蒽醌类成分经薄层色谱分离后,进行显色,可在可见光、紫外光及荧光下扫描测定。

2. 高效液相色谱法　高效液相色谱法既可以测定单组分蒽醌类化合物,也可以多组分同时测定,蒽醌类成分在紫外-可见光区有强吸收,多选用紫外检测器。

【示例 8-18】　大黄清胃丸的含量测定。

处方中大黄为主药,ChP 采用 HPLC 法测定大黄中游离大黄素和大黄酚的含量。

色谱条件与系统适用性试验:以十八烷基硅烷键合硅胶为填充剂;以甲醇-0.1%磷酸(85∶15)为流动相;检测波长为 245nm,理论板数按大黄素峰计算应不低于 2 000。

对照品溶液的制备:取大黄素对照品、大黄酚对照品适量,精密称定,分别加甲醇制成每1ml 含大黄素 10μg 的溶液和每 1ml 含大黄酚 20μg 的溶液,即得。

供试品溶液的制备:取重量差异项下的本品,剪碎,混匀,取约5g,精密称定,精密加入等量的硅藻土,研匀,取约2g,精密称定,精密加入甲醇25ml,称定重量,超声处理(功率360W,频率50kHz)10min,放冷,称定重量,用甲醇补足减失的重量,摇匀,滤过,取续滤液,即得。

测定法:分别精密吸取对照品溶液与供试品溶液各10μl,注入液相色谱仪,测定,即得。本品每丸含大黄以大黄素($C_{15}H_{10}O_5$)和大黄酚($C_{15}H_{10}O_4$)的总量计,不得少于4.7mg。

第四节　三萜类成分分析

一、结构与分布

三萜(triterpenes)是由30个碳原子组成的萜类化合物,大多数二萜类化合物可以看作是由6个异戊二烯单位连接而成,主要分为四环三萜和五环三萜。其基本结构如下:

1. 四环三萜

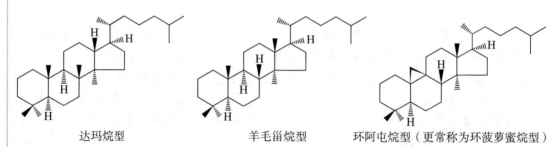

达玛烷型　　　　　　　羊毛甾烷型　　　　　　环阿屯烷型(更常称为环菠萝蜜烷型)

2. 五环三萜

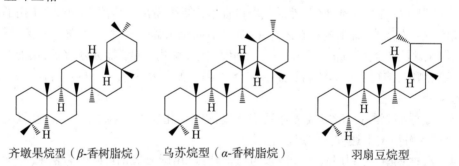

齐墩果烷型(β-香树脂烷)　　乌苏烷型(α-香树脂烷)　　　羽扇豆烷型

该类化合物在自然界分布广泛,在植物体可以游离形式或与糖结合成苷的形式存在,其苷的水溶液经振摇后多会产生大量持久性肥皂样泡沫,故又被称为三萜皂苷(triterpenoid saponins)。三萜类化合物大多具有较好的结晶性,能溶于石油醚、乙醚、三氯甲烷等有机溶剂,而不溶于水。与糖结合后,极性增加,不易结晶,因而皂苷多为白色无定形粉末,可溶于水,易溶于热水、含水稀醇、热甲醇和热乙醇中,几乎不溶于乙醚等极性小的有机溶剂。当皂苷水解成次级皂苷后,在水中溶解度降低,易溶于丁醇、丙酮、乙酸乙酯。因此,含皂苷类成分的中药在供试品溶液制备时,常用甲醇或甲醇-水提取,挥干有机溶剂后加水溶解,再用水饱和正丁醇萃取,以达到净化的目的。对杂质较多的样品,还可以采用中性氧化铝、大孔树脂等色谱进一步处理。

三萜皂苷在豆科、五加科、葫芦科、毛茛科、石竹科、伞形科、鼠李科、报春花科等植物中分布较多,常见的含有三萜类化合物的常见中药有人参、西洋参、三七、黄芪、甘草、柴胡、桔梗、川楝皮、甘遂、泽泻等。三萜皂苷具有抗菌、抗病毒、消炎、抗肿瘤、增强免疫功能等广泛的生物活性。一些皂苷能与红细胞膜上的胆甾醇相互作用,渗透性增加,导致红细胞膜破裂,产生溶血作用,因此,药物中含有皂苷类成分时应注意剂型的选择。

💠 思政元素

小小"金不换",健康中国大贡献

　　常用中药三七,又称"金不换",来源于五加科人参属植物三七的干燥根,味甘、微苦,性温,具有散瘀止血、消肿定痛的功效,为历代医家治疗临床各种出血症的要药。三七中的主要药效物质——三萜皂苷类成分近年来逐步为中药学家所发现,并采用一系列现代中药分析方法和技术(柱色谱、TLC、HPLC、HPLC-MS及NMR等)对该类成分进行了分析,发现三七中所含三萜皂苷类成分主要包括人参皂苷 Rb_2、人参皂苷 Rc、人参皂苷 Re、人参皂苷 Rg_1 和人参皂苷 Rg_2 等。随着三七中所含药效物质结构的不断揭示,这味中药也得到了全世界天然产物研究者越来越多的关注和认可。这种运用现代科学技术,揭示传统中药的科学原理,既是对中医药的"守正",也是中医药走向世界的创新。

　　目前,三七全国主产地为云南省文山州,故又名文山三七。为发展三七产业,当地成立了文山三七研究院。科研工作者们通过对三七持续的研究与开发,制定了《文山三七》的国家标准和14个省级系列标准;建立了能与国际标准接轨的三七栽培药材质量控制体系;系统研究了三七的 GAP 栽培技术,制订了212项包括规范化栽培、加工、质量检验的 SOP 规程;近年来还完成了中国第一个 ISO 中药材国际标准的制定——《中医药——三七药材》(ISO 20409:2017),该标准由 ISO 发布实施后获得了广泛关注并产生了明显的社会经济效益,提高了云南三七药材在世界上的影响力。当前,三七的相关产业在我国蓬勃发展,《中国药典》(2020年版)收载了三七片、三七伤药胶囊、三七血伤宁胶囊、三七通舒胶囊、复方丹参滴丸及云南白药等多个以三七为主要成分的中成药,全国三七相关产业总产值已达到千亿元。小小的三七也能够为"健康中国"作出巨大贡献,这是传统中医药价值的现实体现,更应激发中药人的使命感与责任感。

二、定性鉴别

　　中药中三萜皂苷类成分的鉴别有泡沫反应、显色反应、光谱法、色谱法等。其中薄层色谱法应用最为广泛,而泡沫反应、显色反应由于专属性不强,在药品标准中很少应用。

　　三萜皂苷类成分的薄层色谱法鉴别常以硅胶作为吸附剂,极性较大的溶剂系统作为展开剂,如常用的展开剂有三氯甲烷-甲醇-水(13:7:2,10℃以下放置,下层)、正丁醇-冰醋酸-水(4:1:5,上层)、正丁醇-3mol/L 氢氧化铵-乙醇(5:2:1)、三氯甲烷-甲醇(7:3)等。对于分层的展开剂,应注意控制展开剂饱和的温度和时间。

　　三萜皂苷元的极性较小,以硅胶为吸附剂时,须用亲脂性较强的展开剂,如环己烷-乙酸乙酯系统、三氯甲烷-乙醚系统、三氯甲烷-丙酮系统、三氯甲烷-乙酸乙酯系统等。

　　三萜皂苷类成分的薄层色谱定位可选用不同浓度的硫酸乙醇溶液、25%三氯醋酸乙醇溶液、香草醛硫酸溶液、15%三氯化锑、磷钼酸、浓硫酸-醋酐、碘蒸气等显色剂显色,或在紫外光灯下观察斑点荧光。

　　【**示例 8-19**】 ChP、USP、Ph. Eur.、JP 人参薄层色谱鉴别比较,见表8-1。

表 8-1　ChP、USP、Ph. Eur.、JP 人参薄层色谱鉴别对比

项目	ChP 2020	USP 40-NF35	Ph. Eur. 9.0	JP 17
供试品溶液	取粉末 1g，加三氯甲烷 40ml，加热回流 1h，弃去三氯甲烷液，药渣挥干溶剂，加水 0.5ml 搅拌湿润，加水饱和正丁醇 10ml，超声处理 30min，吸取上清液加 3 倍量氨试液，摇匀，放置分层，取上层液蒸干，残渣加甲醇 1ml 使溶解	取人参细粉 1.0g，置 25ml 烧瓶中。加 10.0ml 甲醇-水（7：3），回流 15min。冷却，过滤，用甲醇稀释至 10.0ml	取 1.0g 人参粉末，加 70% 的甲醇溶液回流 15min，冷却，过滤，用甲醇稀释滤液至 10.0ml	取人参粉 2.0g，加入 10ml 水和 10ml 正丁醇，摇匀 15min，离心，上清液为样品溶液
对照药材	取人参对照药材 1g，同法制成对照药材溶液	未用	未用	未用
对照溶液	取人参皂苷 Rb₁、人参皂苷 Re、人参皂苷 Rf 及人参皂苷 Rg₁ 加甲醇制成每 1ml 各含 2mg 的混合溶液	5mg/ml 的熊果苷和七叶素皂苷甲醇溶液	5mg/ml 的熊果苷和七叶素皂苷甲醇溶液	取人参皂苷 Rg₁1mg 溶解于 1ml 甲醇中
固定相	硅胶 G	硅胶 G	硅胶 G	硅胶 G
展开剂	以三氯甲烷-乙酸乙酯-甲醇-水（15：40：22：10）10℃ 以下放置的下层溶液	正丁醇-乙酸乙酯-水（10：2.5：5）	正丁醇-乙酸乙酯-水（100：25：50）	乙酸乙酯-甲醇-水（14：5：4）
显色及检测	取出，晾干，喷以 10% 硫酸乙醇溶液，在 105℃ 加热至斑点显色清晰，分别置日光和紫外光灯（365nm）下检视	取出，晾干，喷显色剂（茴香醛 0.5ml，10ml 冰乙酸，85ml 甲醇，5ml 硫酸，混合）加热（105～110℃）10min，置日光检视	取出，晾干，喷显色剂（茴香醛 0.5ml，10ml 冰乙酸，85ml 甲醇，5ml 硫酸，混合）加热（105～110℃）10min，置日光检视	取出，晾干，喷显色剂（茴香醛硫酸乙醇溶液），在 105℃ 加热 10min，置日光检视

三、定量分析

三萜及其皂苷类化合物的定量方法主要有重量法、比色法、薄层色谱法、高效液相色谱法等。重量法、比色法主要用于总皂苷类成分的测定；色谱法可用于单组分皂苷及多组分皂苷的同时测定。比色法和高效液相色谱法更为常用。

（一）比色法

皂苷类成分多无色，大多在紫外区的末端有弱的吸收峰，但与某些试剂反应后，能产生颜色。因此，利用这一性质，可进行比色测定，本法常用于总皂苷类成分的测定。主要的显色试剂有浓硫酸、高氯酸、硫酸-醋酐试剂等。皂苷类成分的颜色反应虽然比较灵敏，方法简便易行，但专属性较差，并且反应所产生的颜色受试剂的浓度、反应温度、反应时间等影响较大，因此必须注意反应条件的控制。

【示例 8-20】　人参总皂苷提取物的含量测定。

对照品溶液的制备：取人参皂苷 Re 对照品适量，精密称定，加甲醇制成每 1ml 含 1mg 的溶液，即得。

标准曲线的制备：精密吸取对照品溶液 20μl、40μl、80μl、120μl、160μl、200μl，分别置于

具塞试管中,低温挥去溶剂,加入 1% 香草醛高氯酸试液 0.5ml,置 60℃ 恒温水浴上充分混匀后加热 15min,立即用冰水浴冷却 2min,加入 77% 硫酸溶液 5ml,摇匀;以试剂作空白试验。消除气泡后照紫外-可见分光光度法(通则 0401),在 540nm 的波长处测定吸光度,以吸光度为纵坐标,浓度为横坐标绘制标准曲线。

测定法:取本品约 50mg,精密称定,置 25ml 量瓶中,加甲醇适量使溶解并稀释至刻度,摇匀,精密吸取 50μl,照标准曲线的制备项下的方法,自"置于具塞试管中"起依法操作,测定吸光度,从标准曲线上读出供试品溶液中人参皂苷 Re 的量,计算结果乘以 0.84,即得。本品按干燥品计,含人参总皂苷以人参皂苷 Re($C_{48}H_{82}O_{18}$)计,应为 65% ~ 85%。

本法采用的是经典的比色法,香草醛-高氯酸为显色剂。但实验结果显示在相同条件下,相同浓度的人参皂苷 Rb_1、人参皂苷 Re、人参皂苷 Rg_1 三种单体皂苷的吸光度值及吸收系数都相差较大,考虑到人参总皂苷中人参皂苷 Re 含量较高,且对照品易制备,价格低廉,故采用人参皂苷 Re 为对照品,并将计算结果乘以校正系数 0.84,得到人参总皂苷的含量测定结果。

(二) 高效液相色谱法

高效液相色谱法(HPLC)是皂苷类成分定量分析的常用方法。对于在紫外区有较强吸收的皂苷类成分,如甘草酸、人参皂苷 Rg_1 等,可直接选用紫外检测器检测;而多数皂苷在紫外区无明显的吸收峰,可采用其在紫外区的末端吸收来检测,但应注意流动相的选择;近年来多采用高效液相色谱-蒸发光散射检测器(HPLC-ELSD)进行检测分析。

【示例 8-21】 人参中皂苷类成分的含量测定。

人参皂苷是人参中主要有效成分之一,对机体的神经、血液循环、代谢和免疫等系统具有多方面的生物活性。故 ChP 采用 HPLC 法,以人参皂苷 Rb_1、人参皂苷 Re 和人参皂苷 Rg_1 作为含量测定指标对其进行质量控制。

(1) 色谱条件与系统适用性试验:以十八烷基硅烷键合硅胶为填充剂;以乙腈为流动相 A,以水为流动相 B,按表 8-2 中的规定进行梯度洗脱;检测波长为 203nm;理论板数按人参皂苷 Rg_1 峰计算应不低于 6 000。

表 8-2 梯度洗脱中流动相的比例

时间/min	流动相 A/%	流动相 B/%
0 ~35	19	81
35 ~55	19 → 36	81 → 64
55 ~70	29	71
70 ~100	29 → 40	71 → 60

(2) 对照品溶液的制备:精密称取人参皂苷 Rg_1 对照品、人参皂苷 Re 对照品及人参皂苷 Rb_1 对照品,加甲醇制成每 1ml 各含 0.2mg 的混合溶液,摇匀,即得。

(3) 供试品溶液的制备:取本品粉末(过四号筛)约 1g,精密称定,置索氏提取器中,加三氯甲烷加热回流 3h,弃去三氯甲烷液,药渣挥干溶剂,连同滤纸筒移入 100ml 锥形瓶中,精密加水饱和正丁醇 50ml,密塞,放置过夜,超声处理(功率 250W,频率 50kHz)30min,滤过,弃去初滤液,精密量取续滤液 25ml,置蒸发皿中蒸干,残渣加甲醇溶解并转移至 5ml 量瓶中,加甲醇稀释至刻度,摇匀,滤过,取续滤液,即得。

(4) 测定法:分别精密吸取对照品溶液 10μl 与供试品溶液 10~20μl,注入液相色谱仪,测定,即得。色谱分离图见图 8-2。

本品按干燥品计算,含人参皂苷 Rg$_1$(C$_{42}$H$_{72}$O$_{14}$)和人参皂苷 Re(C$_{48}$H$_{82}$O$_{18}$)的总量不得少于 0.30%,人参皂苷 Rb$_1$(C$_{54}$H$_{92}$O$_{23}$)不得少于 0.20%。

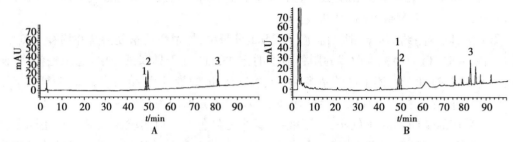

图 8-2 人参皂苷对照品(A)和人参样品(B)的 HPLC 谱图
1. 人参皂苷 Rg$_1$;2. 人参皂苷 Re;3. 人参皂苷 Rb$_1$。

各药典收载的人参品种均采用 HPLC 法进行含量测定。Ph. Eur. 9.0 规定含人参皂苷 Rg$_1$(C$_{42}$H$_{72}$O$_{14}$)和人参皂苷 Rb$_1$(C$_{54}$H$_{92}$O$_{23}$)总量不得少于 0.4%;USP 40 规定人参皂苷 Rg$_1$(C$_{42}$H$_{72}$O$_{14}$)不得少于 0.2%,人参皂苷 Rb$_1$(C$_{54}$H$_{92}$O$_{23}$)不得少于 0.1%;JP 17 规定人参皂苷 Rg$_1$ 不得少于 0.1%,人参皂苷 Rb$_1$ 不得少于 0.2%。

第五节　香豆素类成分分析

一、结构与分布

香豆素(coumarins)是一类具有苯并 α-吡喃酮母核的化合物,从结构上也可看作是由顺式邻羟基桂皮酸脱水而形成的内酯类化合物。在植物体内,香豆素类化合物往往以游离态或与糖结合成苷的形式存在。香豆素的母核环上常有羟基、烷氧基、苯基和异戊烯基等取代基,根据香豆素结构中取代基的类型和位置,可将香豆素分为简单香豆素类、呋喃香豆素类、吡喃香豆素类和其他香豆素类。其基本结构如下:

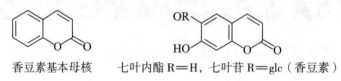

香豆素基本母核　　七叶内酯 R═H,七叶苷 R═glc(香豆素)

补骨脂素(呋喃香豆素)　异补骨脂素(呋喃香豆素)　紫花前胡醇(吡喃香豆素)

仙鹤草内酯(异香豆素)　　双七叶内酯(双香豆素)

游离态香豆素类多具有较好的结晶,有一定的熔点,有些香豆素类成分呈液态,且多具香味,分子量小的游离香豆素,还具有升华性和挥发性,能随水蒸气蒸馏。游离香豆素能溶于沸水,难溶于冷水,易溶于甲醇、乙醇、三氯甲烷和乙醚等有机溶剂。香豆素苷多呈粉末状,无香味,无升华性和挥发性,能溶于水、甲醇和乙醇,难溶于乙醚等极性小的有机溶剂。

香豆素类化合物,具有止咳、利尿、抗菌、消炎、抗放射、抗凝血等多方面的生物活性。其广泛分布于高等植物中,尤其在伞形科和芸香科分布较多,在夹竹桃科、萝藦科、菊科、十字花科、杜鹃花科、豆科、唇形科、兰科、禾本科、蔷薇科、茄科、无患子科、瑞香科等植物中亦有分布,少数存在于微生物和动物中。

二、定性鉴别

(一)化学反应法

利用异羟肟酸铁反应、三氯化铁反应、重氮化反应、Gibb's 或 Emerson 反应等可对香豆素类成分进行鉴别。

(二)荧光法

香豆素类化合物多有紫外吸收,且在紫外光下多显蓝色或紫色荧光,在碱性溶液中荧光增强。其荧光的产生和强弱与取代基的种类和位置有关。香豆素母核无荧光,其 C-7 位羟基衍生物却呈强烈的蓝色荧光,甚至在可见光下亦可辨认;但若在 C-7 位的邻位即 C-6 或 C-8 位引入羟基,则荧光减弱或消失。可用于鉴别。

(三)薄层色谱法

香豆素类化合物的薄层色谱鉴别,常以硅胶为固定相,有时采用一定 pH 值的缓冲溶液(如 3mol/L 醋酸钠或 0.5mol/L 草酸)进行处理,以便获得较好的分离效果。游离香豆素类可用正己烷-乙酸乙酯(8:2)、环己烷(石油醚)-乙酸乙酯[(5~1):1]、三氯甲烷-丙酮[(9~5):1]等溶剂系统展开;香豆素苷类可根据样品的极性不同,选择不同比例的三氯甲烷-甲醇作为展开剂。展开后可在紫外灯下直接观察荧光斑点,若荧光较弱可喷少量碱性溶液(如稀 NaOH 或 KOH 溶液)增强其荧光;或喷异羟肟酸铁、20% 三氯化锑三氯甲烷溶液、重氮化氨基苯磺酸试剂、重氮化对硝基苯胺试剂、三氯化铁-铁氰化钾等试剂显色,在日光下观察斑点,常显黄、橙、红、棕、紫等颜色。

三、定量分析

(一)分光光度法

1. 紫外-可见分光光度法 香豆素类成分大多具有紫外吸收,样品较纯净时,可选择合适的测定波长直接测定,也可选择合适的试剂显色后测定,多用来测定总香豆素的含量。

2. 荧光光度法 羟基香豆素类成分大都有较强的荧光,可采用荧光光度法进行测定,具有较高的灵敏度和选择性。当干扰成分较多时,可采用色谱等方法预先净化处理。

(二)色谱法

1. 薄层扫描法 香豆素类成分经薄层色谱分离后,可利用紫外吸收扫描或荧光扫描进行定量测定。如果色谱条件合适、分离度较好,也可采用薄层扫描法同时测定多种成分的含量。如可采用硅胶 G 为吸附剂,三氯甲烷-甲醇-水(30:10:3)下层 25ml 加甲酸 0.5ml 为展开剂,$\lambda_S = 200 \sim 370nm$,$\lambda_R = 440nm$,同时测定秦皮中秦皮甲素、秦皮乙素、秦皮素、秦皮苷及宿柱白蜡苷的含量。

2. 高效液相色谱法 由于香豆素类成分具有共轭结构,通常采用反相高效液相色谱法,紫外检测器检测;流动相为不同比例的甲醇-水或乙腈-水,都能获得较高的灵敏度。

3. 气相色谱法 某些分子量小、具有挥发性的香豆素类成分,可用气相色谱法测定。

【示例 8-22】 固本咳喘片的含量测定。

本品是由党参、白术、茯苓、麦冬、盐补骨脂、炙甘草、醋五味子等制成的片剂。ChP 采用 HPLC 测定盐补骨脂中补骨脂素和异补骨脂素含量。

色谱条件与系统适用性试验:以十八烷基硅烷键合硅胶为填充剂;以甲醇-0.1mol/L 磷酸氢二钠溶液(用 30% 磷酸溶液调节 pH 值至 7.0)(45:55)为流动相;检测波长为 246nm。理论板数按补骨脂素峰计算应不低于 2 000。

对照品溶液的制备:取补骨脂素对照品和异补骨脂素对照品适量,精密称定,加甲醇制成每 1ml 含补骨脂素 10μg 和异补骨脂素 14μg 的混合溶液,即得。

供试品溶液的制备:取本品 10 片,精密称定,研细,取约 0.4g,精密称定,置具塞锥形瓶中,精密加入甲醇 20ml,密塞,称定重量,超声处理(功率 300W,频率 50kHz)40min,放冷,再称定重量,用甲醇补足减失的重量,摇匀,滤过,取续滤液,即得。

测定方法:分别精密吸取对照品溶液与供试品溶液各 10μl,注入液相色谱仪,测定,即得。本品每片含盐补骨脂以补骨脂素($C_{11}H_6O_3$)和异补骨脂素($C_{11}H_6O_3$)的总量计,不得少于 0.30mg。

第六节　木脂素类成分分析

一、结构与分布

木脂素(lignans)是一类由两分子苯丙素衍生物(即 C_6-C_3 单体)聚合而成的天然化合物。在植物体内,主要存在于木质部和树脂中,且多数以游离态与植物胶、树脂等脂溶性成分共存,少数与糖结合成苷。

组成木脂素的单体有四种:桂皮酸(cinnamic acid,偶有桂皮醛 cinnamaldehyde)、桂皮醇(cinnamyl alcohol)、丙烯苯(propenyl benzene)、烯丙苯(allyl benzene)。由于缩合位置不同,且其侧链 γ-碳原子上的含氧基团会发生互相脱水缩合等反应,形成的木脂素分子结构类型较多。常见的代表性化合物有:

简单木脂素基本结构　　二氢愈创木脂酸　　　　厚朴酚　　　　和厚朴酚

五味子醇R＝H,五味子素R＝CH₃　　　连翘脂素R＝H,连翘脂苷R＝glc

木脂素类成分在自然界中分布较广,如五味子、连翘、牛蒡子、厚朴、细辛等均含有木脂素类成分。此类成分具有多方面生物活性,如牛蒡子中所含木脂素类化合物具有抗菌、抗HIV病毒、抗肿瘤、抗急慢性肾炎等多种生理活性,五味子所含的木脂素类化合物具有补肾、强壮、安神、保肝降酶等作用,小檗科鬼臼属植物中所含的鬼臼毒素类木脂素具有很强的抑制癌细胞增殖的作用。

二、定性鉴别

(一)化学反应法

木脂素类化合物的母核没有特征化学反应,只能利用分子结构中的一些特殊官能团如酚羟基、亚甲二氧基等进行鉴别反应。但对于一些非特征性试剂如磷钼酸乙醇溶液、硫酸乙醇溶液等专属性不强,应慎用。

1. 三氯化铁反应　检查酚羟基的存在与否。

2. Labat 反应　检查亚甲二氧基的存在与否。具有亚甲二氧基的木脂素加浓硫酸后,再加没食子酸,可产生蓝绿色。

3. Ecgrine 反应　其反应机制与 Labat 反应相同,也可用于检查亚甲二氧基的存在与否。以变色酸代替没食子酸,并保持温度在 70~80℃ 20min,可产生蓝紫色。

4. 异羟肟酸铁反应　检查内酯环的存在与否。内酯环在碱性条件下开裂,与盐酸羟胺缩合重排后生成异羟肟酸,再在酸性条件下与 Fe^{3+} 生成红色的络合物。

(二)荧光法

一些木脂素类化合物具有荧光,可利用这一性质进行鉴别。例如,将厚朴药材断面置紫外光灯下,显灰绿色或淡蓝色荧光;牛蒡子药材粉末置白瓷板上,在紫外光灯下观察,显绿色荧光,其乙醇提取液置紫外光灯下观察,显蓝绿色荧光,可与其常见的伪品进行区别。

(三)薄层色谱法

采用吸附薄层色谱法鉴别木脂素类成分效果较好。常用吸附剂为硅胶、硅胶 GF_{254},展开剂系统有三氯甲烷、三氯甲烷-甲醇(9:1)、三氯甲烷-乙酸乙酯(9:1)、三氯甲烷-二氯甲烷(9:1)和乙酸乙酯-甲醇(95:5)等。常用的显色剂有:茴香醛浓硫酸试剂(110℃加热 5min);5% 或 10% 磷钼酸乙醇溶液(120℃加热至斑点明显出现);碘蒸气(熏后观察,或置紫外灯下观察荧光)。

【示例 8-23】 牛蒡子的鉴别。

方法:取本品粉末 0.5g,加乙醇 20ml,超声处理 30min,滤过,滤液蒸干,残渣加乙醇 2ml使溶解,作为供试品溶液。另取牛蒡子对照药材 0.5g,同法制成对照药材溶液。再取牛蒡苷对照品,加乙醇制成每 1ml 含 5mg 的溶液,作为对照品溶液。照薄层色谱法试验,吸取供试品溶液及对照药材溶液各 3μl、对照品溶液 5μl,分别点于同一硅胶 G 薄层板上,以三氯甲烷-甲醇-水(40:8:1)为展开剂,展开,取出,晾干,喷以 10% 硫酸乙醇溶液,在 105℃加热至斑点显色清晰。供试品色谱中,在与对照药材色谱和对照品色谱相应的位置上,显相同颜色的斑点。

三、定量分析

(一)紫外-可见分光光度法

木脂素类成分均含有两个苯环,在紫外-可见区有吸收,可用紫外-可见分光光度法直接

笔记栏

测定总木脂素的含量,也可以利用其分子结构中取代基的特征反应生成有色物质后进行比色法测定,常用的显色剂变色酸-浓硫酸试剂,适用于结构中含有亚甲二氧基的木脂素类成分,反应后生成有色物质,在570nm波长处测定吸光度,计算含量。应用此法时应注意消除干扰,并进行阴性试验,以证明方法的专属性。

（二）色谱法

1. 高效液相色谱法 是目前测定单体木脂素类含量的主要方法。通常采用以十八烷基键合硅胶为填充剂、乙腈-水或甲醇-水为流动相的反相色谱法。

2. 薄层扫描法 木脂素类化合物的薄层色谱法定量一般采用吸附色谱,以硅胶为吸附剂,低极性有机溶剂为展开剂。以吸收扫描法或荧光扫描法进行测定。

【示例8-24】 五味子中五味子醇甲的含量测定。

色谱条件与系统适用性试验:以十八烷基硅烷键合硅胶为填充剂;甲醇-水(65:35)为流动相;检测波长250nm。理论板数按五味子醇甲峰计算应不低于2 000。

对照品溶液的制备:取五味子醇甲对照品适量,精密称定,加甲醇制成每1ml含0.3mg的溶液,即得。

供试品溶液的制备:取五味子粉末(过三号筛)约0.25g,精密称定,置20ml量瓶中,加甲醇约18ml,超声处理(功率250W,频率20kHz)20min,取出,加甲醇至刻度,摇匀,滤过,取续滤液,即得。

测定法:分别精密吸取对照品溶液与供试品溶液各10μl,注入液相色谱仪,测定,即得。色谱图见图8-3。本品含五味子醇甲($C_{24}H_{32}O_7$)不得少于0.40%。

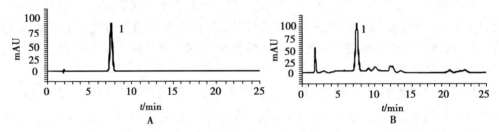

图8-3 五味子醇甲对照品（A）和五味子样品（B）HPLC谱图
1. 五味子醇甲。

第七节 挥发油类成分分析

一、结构与分布

挥发油(volatile oils)是一类具有挥发性、可随水蒸气蒸馏、与水不相混溶的油状液体,大多具有芳香气味,又称精油。挥发油的基本组成为萜类化合物(单萜、倍半萜及其含氧衍生物)、小分子芳香族化合物(苯丙素、苯乙醇、苯甲醛衍生物)、小分子脂肪族化合物等三类化合物以及它们的含氧衍生物,少数为含N或含S化合物。常见的挥发油类成分如桉油精、薄荷脑、桂皮醛、丁香酚、丹皮酚等结构如下:

| 桉油精 | 薄荷脑 | 桂皮醛 | 丁香酚 | 丹皮酚 |

挥发油在常温下多为易流动的油状液体,具挥发性,可被水蒸气蒸馏。其中某些成分在常温下为固体,含量较高时,可通过冷冻析脑的办法予以分离精制,如薄荷脑、龙脑(冰片)等。挥发油大多具有芳香气味,且化学组成复杂,并具有多方面的生物活性,是许多中药含有的一类重要化学成分。

挥发油多为亲脂性成分,不溶或难溶于水,在低浓度乙醇中只能溶解一部分,而在高浓度乙醇中能全部溶解,易溶于亲脂性有机溶剂,如石油醚、乙醚等。挥发油多数比水轻,少数比水重(如丁香油、桂皮油),相对密度一般在0.85~1.065之间。挥发油的沸点一般在70~300℃之间。挥发油的化学常数包括酸值、酯值和皂化值,是衡量挥发油质量的重要指标。酸值反映挥发油中游离羧酸和酚类成分含量的高低,用中和1g挥发油中游离酸性成分所消耗氢氧化钾的毫克数表示。酯值反映挥发油中酯类成分含量的高低,用水解1g挥发油中所含酯所需要的氢氧化钾毫克数表示。皂化值反映挥发油中所含游离羧酸、酚类成分和酯类成分含量的高低,以中和并皂化1g挥发油含有的游离酸性成分与酯类成分所需氢氧化钾的毫克数表示,皂化值等于酸值与酯值之和。

挥发油分布非常广泛,菊科、芸香科、伞形科、松科、柏科、唇形科、樟科、姜科、胡椒科、杜鹃花科、瑞香科、檀香科等植物中均富含挥发油。挥发油具有多方面活性,如芸香油、小叶枇杷的挥发油都有止咳、平喘、祛痰、消炎等作用;莪术油具有抗癌活性;当归油、川芎油有活血镇静作用;柴胡挥发油可用于退热;丁香油可用于局部麻醉止痛等。另外,挥发油还是香料、食品及化学工业上的重要原料。

二、定性鉴别

(一)化学反应法

挥发油的成分虽然很复杂,但同一种挥发油中的组成及主要成分的含量比例相对稳定,从而使不同的挥发油具有相对固定的理化性质。因此,可利用中药所含挥发油各组分的化学结构及其主要官能团的化学性质选择相应的方法进行鉴别。如挥发油中酚类化合物的检识,常用三氯化铁反应,即将挥发油少许溶于乙醇中,加入三氯化铁乙醇溶液,如产生蓝、蓝紫或绿色,则表示挥发油中有酚类成分存在;挥发油中醛、酮类化合物的检识,可在挥发油的乙醇溶液中加2,4-二硝基苯肼、氨基脲、羟胺等试剂,如产生结晶衍生物,则表明有醛或酮类化合物存在。但由于成分复杂、干扰因素多,采用化学分析法鉴别挥发油专属性不强,灵敏度不高。也可以微量升华后采用化学法或显微化学法鉴别,以提高方法的专属性。

(二)色谱法

1. 薄层色谱法 采用薄层色谱对挥发油进行定性分析时,主要根据不同组分极性的差异予以分离。常用的吸附剂为硅胶或Ⅱ~Ⅲ级中性氧化铝。对含不同双键萜类化合物的挥发油,还可采用硝酸银薄层色谱进行分析。多数挥发油成分能在浓硫酸(或浓盐酸)存在的条件下与香草醛形成各种颜色的化合物,常以香草醛-硫酸溶液作为显色剂。

2. 气相色谱及联用法 气相色谱法是挥发油定性定量分析最广泛使用的手段。但在定性分析中主要还是通过相应对照品的参照，来解决挥发油中已知成分的鉴定，或通过指纹图谱的研究对中药材或提取物进行整体的定性鉴别。由于中药挥发油组成非常复杂，而且许多都是未知成分，无对照品作对照，此时可选用气相色谱-质谱（GC-MS）联用技术进行分析鉴定，即利用数据库或分析质谱裂解碎片，也可以采用气相色谱-红外光谱（GC-FTIR）联用对未知化合物进行定性分析。

【示例 8-25】薄荷的鉴别。

1. 微量升华法 取本品叶的粉末少量，经微量升华得油状物，加硫酸 2 滴及香草醛结晶少量，初显黄色至橙黄色，再加水 1 滴，即变紫红色。

2. 薄层色谱法 取本品粗粉 1g，加无水乙醇 10ml，超声处理 20min，滤过，取滤液作为供试品溶液。另取薄荷对照药材 1g，同法制成对照药材溶液。再取薄荷脑对照品，加无水乙醇制成每 1ml 含 2mg 的溶液，作为对照品溶液。照薄层色谱法（通则 0502）试验，吸取上述三种溶液各 5~10μl，分别点于同一硅胶 G 薄层板上，以甲苯-乙酸乙酯（9∶1）为展开剂，展开，取出，晾干，喷以 2% 对二甲氨基苯甲醛的 40% 硫酸乙醇溶液，在 80℃加热至斑点显色清晰，置紫外光灯（365nm）下检视。供试品色谱中，在与对照药材色谱和对照品色谱相应的位置上，显相同颜色的荧光斑点。

三、定量分析

由于挥发油的组成非常复杂，所以通常所说的挥发油含量是指中药中总挥发油的含量，多采用 ChP 收载的挥发油测定法进行测定。而对于挥发油中某一单体成分，可采用气相色谱法、高效液相色谱法等进行测定。

（一）总挥发油测定法

一般采用挥发油测定器以水蒸气蒸馏原理进行测定。按挥发油相对密度大于或小于 1.0，而采用不同操作方法。

1. 供试品 除另有规定外，须粉碎使能通过二号至三号筛，并混合均匀。

2. 仪器装置 如图 8-4 所示，A 为 1 000ml（或 500ml、2 000ml）的硬质圆底烧瓶，上接挥发油测定器 B，B 的上端连接回流冷凝管 C。以上各部均用玻璃磨口连接。测定器 B 应具有 0.1ml 的刻度。全部仪器应充分洗净，并检查接合部分是否严密，以防挥发油逸出。装置中挥发油测定器的支管分岔处应与基准线平行。

3. 测定方法

（1）甲法：本法适用于测定相对密度在 1.0 以下的挥发油。取供试品适量（相当于含挥发油 0.5~1.0ml），称定重量（准确至 0.01g），置烧瓶中，加水 300~500ml（或适量）与玻璃珠数粒，振摇混合后，连接挥发油测定器与回流冷凝管，自冷凝管上端加水使充满挥发油测定器的刻度部分，并溢流入烧瓶时为止。缓缓加热至沸，并保持微沸约 5h，至测定器中油量不再增加，停止加热，放置片刻，开启测定器下端的活塞，将水缓缓放出，至油层上

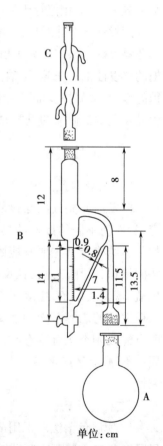

单位：cm

图 8-4 挥发油测定仪器装置
A. 硬质圆底烧瓶；B. 挥发油测定器；C. 回流冷凝管。

端到达刻度0线上面5mm处为止。放置1h以上,再开启活塞使油层下降至其上端恰与刻度0线平齐,读取挥发油量,并计算供试品中挥发油的含量(%)。

(2)乙法:本法适用于测定相对密度在1.0以上的挥发油。取水约300ml与玻璃珠数粒,置烧瓶中,连接挥发油测定器。自测定器上端加水使充满刻度部分,并溢流入烧瓶时为止,再用移液管加入二甲苯1ml,然后连接回流冷凝管。将烧瓶内容物加热至沸腾,并继续蒸馏,其速度以保持冷凝管的中部呈冷却状态为度。30min后,停止加热,放置15min以上,读取二甲苯的容积。然后照甲法自"取供试品适量"起,依法测定,自油层量中减去二甲苯量,即为挥发油量,再计算供试品中挥发油的含量(%)。

(二)色谱法

1. 气相色谱法 气相色谱法是测定挥发油类成分的常用方法。多采用弹性石英毛细管柱,亦可选用以硅藻土或高分子多孔小球为载体的填充柱,但载体须经酸洗和硅烷化处理,可根据待测成分的极性选择固定液,如非极性的饱和烃润滑油类或极性的聚酯、聚乙二醇类等。采用内标法或外标法定量。

【示例8-26】 八角茴香中反式茴香脑的含量测定。

色谱条件与系统适用性试验:聚乙二醇20 000(PEG-20M)毛细管柱(柱长为30m,内径为0.32mm,膜厚度为0.25μm);程序升温:初始温度100℃,以5℃/min的速率升温至200℃,保持8min;进样口温度200℃,检测器温度200℃。理论板数按反式茴香脑峰计算应不低于30 000。

对照品溶液的制备:取反式茴香脑对照品适量,精密称定,加乙醇制成每1ml含0.4mg的溶液,即得。

供试品溶液的制备:取八角茴香粉末(过三号筛)约0.5g,精密称定,精密加入乙醇25ml,称定重量,超声处理(功率600W,频率40kHz)30min,放冷,再称定重量,用乙醇补足减失的重量,摇匀,滤过,取续滤液,即得。

测定法:分别精密吸取对照品溶液与供试品溶液各2μl,注入气相色谱仪,测定,即得。本品含反式茴香脑($C_{10}H_{12}O$)不得少于4.0%。

2. 高效液相色谱法 一些具有紫外吸收的挥发性成分,如小分子芳香族化合物(桂皮醛、丹皮酚、丁香酚等),可用高效液相色谱法进行测定。

3. 联用技术法 GC-MS和GC-FTIR等联用技术用于挥发性成分的定量分析,具有方法简便、快速等优点。以GC-MS联用法应用较多,特别是在没有标准品而需要定量未知化合物时,可以利用数据库或分析质谱裂解碎片,对未知化合物进行定性分析的基础上,用归一化法测定含量。

第八节 蛋白质、多肽及氨基酸类成分分析

一、结构与分布

在中药研究中,除了大家熟悉的动物蛋白如阿胶、鹿角胶、龟甲胶等,目前也发现有一些植物蛋白、酶、氨基酸等有显著生物活性,如从天花粉中提得的天花粉蛋白质可用于人工引产与治疗绒毛膜上皮癌,菠萝蛋白酶用于抗水肿与抗炎,南瓜子中得到的南瓜子氨酸可用于抑制血吸虫、绦虫等的生长,使君子中的使君子氨酸(quisqualic acid)可驱蛔虫等。蛋白质是

笔记栏

生物体内最重要的组成成分之一,参与几乎所有的生命过程和细胞活动。在生命体的代谢调节、遗传信息控制及外来物质入侵抵御等方面都起着至关重要的作用。从化学结构上讲,蛋白质属于高聚物,相对分子质量通常都在 10 000 以上,如人体内最简单的蛋白——胰岛素的相对分子质量为 6 000,但它的二聚体的相对分子质量也达到 12 000,同时具有复杂的高级结构。

组成蛋白质的基本单位是氨基酸。通常,氨基酸是机体生长发育所必需的营养物质,也是机体调节代谢功能、增强抗病能力所需的有效物质,特别是 8 种必需氨基酸,人体内不能合成它们,必须直接从食物或药物中获得。从自然界分离出来的游离状态氨基酸有 300 种,其中 20 种氨基酸为必需氨基酸,称之为蛋白质组分氨基酸。它们都为 L-型 α-氨基酸,分子中含有氨基(—NH₂)或亚氨基(—NH)和羧基(—COOH)。氨基酸通过脱水缩合形成肽链(即一个氨基酸的氨基和另一氨基酸的羧基缩合,而另一氨基酸的氨基则和第三个氨基酸的羧基缩合,以此类推,首尾相接,形成一条由很多肽键构成的肽链),在肽链结构中,每个氨基酸不再是完整的,因此叫作氨基酸残基。蛋白质是一条或多条多肽链组成的生物大分子。通常,氨基酸残基数目在 50 个以上,且具有特定空间结构的肽称为蛋白质,而氨基酸残基数目在 50 个以下,且无特定空间结构者称为多肽。几乎所有生物体内部都存在多种非蛋白质肽。这类物质也具有相应的生物活性,通常把这些肽类统称为生物活性肽。生物活性肽在组成、结构和大小方面存在很大的差异。重要的有广泛存在于动植物及微生物体内的谷胱甘肽、存在于神经元内起着信息传递作用的神经肽等。

除了组成蛋白质的氨基酸外,游离存在的或未组成蛋白质的氨基酸称为非蛋白质氨基酸。它们广泛分布于植物中,如 β-丙氨酸和 γ-氨基丁酸。非蛋白质氨基酸有些恰是药物的有效成分,如驱蛔药使君子中的使君子氨酸和鹧鸪菜中的海人草酸。上述蛋白质组分氨基酸和非蛋白质组分氨基酸即为天然氨基酸。氨基酸也是许多生物碱的前体,含有碱性基团氨基和酸性基团羧基,在水溶液中形成平衡,既可作为酸,也可以作为碱。在固态下是以两性离子存在。氨基酸为无色结晶,大部分易溶于水,难溶于有机溶剂。

二、定性鉴别

中药中蛋白质成分的鉴别方法常用的有化学反应法。①沉淀反应:蛋白质的性质不稳定,遇酸、碱、热或某些试剂作用都可沉淀。蛋白质多数可溶于水,形成胶体溶液,加热煮沸则变性凝结而自水中析出,振摇蛋白质水溶液能产生类似肥皂的泡沫;浓醇也能促使蛋白质凝固,但该沉淀可复溶于水;此外蛋白质可与多种酸类,如鞣酸、苦味酸、三氯醋酸、硅钨酸等形成不溶性盐,或与多种金属盐如高浓度中性盐、硫酸铜、醋酸铅等产生沉淀。据此种性质可进行中药中蛋白的提取或去除。中药制剂生产中蛋白质与酶等一般都被视为杂质,常用水煮醇沉法去除蛋白质。因在制备时,若糖浆中有大量蛋白质则易霉变,注射剂中若有蛋白质也易产生混浊以及注射后产生疼痛或更强烈的副作用,故可让制剂中的蛋白形成沉淀除去。②显色反应:蛋白质可发生双缩脲反应而显色,即蛋白质在碱性溶液(氢氧化钠)中,与稀硫酸铜溶液作用,产生红色或紫红色络合物。此外,蛋白质与浓硝酸作用可显黄红色等。

氨基酸中所含有的基团,如氨基、羧基和侧链基团都能发生相应的化学反应。如羧基形成酯的反应,氨基的酰化、重氮化及卤化反应等。①沉淀反应:氨基酸与重金属离子如 Cu^{2+}、Hg^{2+} 等可形成不溶性络合物。②显色反应:带酰胺基的氨基酸可与碱性铜盐发生双缩脲反应而生成紫红色络合物;此外,氨基酸能与茚三酮反应生成缩合产物等,呈现特征的蓝紫色

（其中天冬氨酸生成棕色物质,脯氨酸或羟脯氨酸生成黄色物质）。

此外,随着现代分析技术的发展,对中药中蛋白质水解后的特征多肽及氨基酸等,引入了液相色谱-质谱联用（LC-MS）技术。ChP（2020 年版）收载了龟甲胶、阿胶、鹿角胶的 LC-MS 鉴别法。

【示例 8-27】 龟甲胶的鉴别。

本品为龟甲经水煎煮、浓缩制成的固体胶。ChP 鉴别方法为:

（1）取本品粉末 2g,加水 10ml 使溶解,滤过,滤液照下述方法试验:①取滤液 1ml,加茚三酮试液 0.5ml,置水浴上加热 15min,溶液显蓝紫色。②取滤液 1ml,加新制的 1% 硫酸铜溶液和 40% 氢氧化钠溶液（1:1）混合溶液数滴,振摇,溶液显紫红色。

（2）取本品粉末 0.1g,加 1% 碳酸氢铵溶液 50ml,超声处理 30min,用微孔滤膜滤过,取续滤液 100μl,置微量进样瓶中,加胰蛋白酶溶液 10μl（取序列分析用胰蛋白酶,加 1% 碳酸氢铵溶液制成每 1ml 中含 1mg 的溶液,临用时配制）,摇匀,37℃恒温酶解 12h,作为供试品溶液。另取龟甲胶对照药材 0.1g,同法制成对照药材溶液。照高效液相色谱法-质谱法（通则 0512 和通则 0431）试验,以十八烷基硅烷键合硅胶为填充剂（色谱柱内径为 2.1mm）;以乙腈为流动相 A,以 0.1% 甲酸溶液为流动相 B,按表 8-3 中的规定进行梯度洗脱;流速为 0.3ml/min。采用质谱检测器,电喷雾正离子模式（ESI⁺）,进行多反应监测（MRM）,选择质荷比（m/z）631.3（双电荷）→546.4 和 631.3（双电荷）→921.4 作为检测离子对。取龟甲胶对照药材溶液,进样 5μl,按上述检测离子对测定的 MRM 色谱峰的信噪比均应大于 3:1。吸取供试品溶液 5μl,注入高效液相色谱-质谱联用仪,测定。以质荷比（m/z）631.3（双电荷）→546.4 和 631.3（双电荷）→921.4 离子对提取的供试品离子流色谱中,应同时呈现与对照药材色谱保留时间一致的色谱峰。

表 8-3 梯度洗脱中流动相的比例

时间/min	流动相 A/%	流动相 B/%
0～25	5→20	95→80
25～40	20→50	80→50

三、定量分析

（一）蛋白质的含量测定

目前,ChP（2020 年版）收载的蛋白质的含量测定方法有 6 种,即凯氏定氮法、福林酚法（Lowry 法）、双缩脲法、2,2'-联喹啉-4,4'-二羧酸法（BCA 法）、考马斯亮蓝法（Bradford 法）和紫外-可见分光光度法。同时要求不同品种应针对自身蛋白质特性选择适宜的测定方法并做相应方法学验证,且应尽可能选用与待测定品种蛋白质结构相同或相近的蛋白质作对照品。下面选择在药品和食品中测定蛋白质总含氮量最常用的凯氏定氮法及灵敏度较高的考马斯亮蓝法进行简单介绍。

1. 凯氏定氮法

凯氏定氮法是目前分析有机化合物含氮量常用的方法,被多国作为法定的标准检验方法。凯氏定氮法的基本原理是将含有蛋白质的样品与硫酸和硫酸铜、硫酸钾一同加热消化时使蛋白质分解,其中的氮元素转化为铵盐,铵盐再与浓硫酸作用放出的氨气,经硼酸吸收后,用硫酸标准溶液滴定,再依据硫酸标准溶液的消耗量计算出样品中的含氮量,再乘以相关的蛋白质换算系数,即得到样品中蛋白质的含量（实验装置示意图如图 8-5 所示）。凯氏定氮法适用范围广,测定结果准确,重现性好,但操作复杂费时,试剂消耗量大。

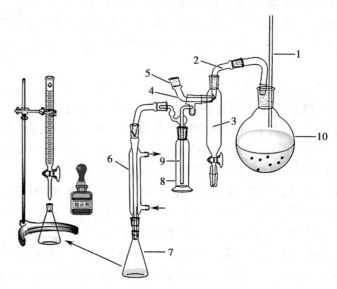

图 8-5 凯氏定氮法仪器装置
1. 安全管；2. 导管；3. 汽水分离管；4. 样品入口；5. 塞子；6. 直形冷凝管；
7. 吸收瓶；8. 隔热液套；9. 反应管；10. 蒸汽发生瓶。

2. 考马斯亮蓝法

考马斯亮蓝法测定蛋白质是实验室最常见的一种方式，其原理是考马斯亮蓝 G-250 染料，在酸性溶液中与蛋白质分子中的碱性氨基酸（精氨酸）和芳香族氨基酸结合形成蓝色复合物，溶液的颜色由棕黑色变为了蓝色。溶液颜色的深浅在一定范围内与蛋白质浓度成正比，以蛋白质对照品溶液做标准曲线，采用比色法即可测定供试品中蛋白质的含量。该法的优点是灵敏度高，测定简便、快速，并且只须加入一种试剂，干扰物质少；而缺点是由于各种蛋白质中的芳香族氨基酸和精氨酸的含量有差异，使用该法测定不同蛋白质时可能存在较大偏差。

（二）多肽及氨基酸的含量测定法

中药材中存在游离的氨基酸或相关蛋白经胰蛋白酶等水解后得到特征肽及氨基酸。在 GB/T 30987—2020 中规定了适用于中药材、茶叶等植物样品中 21 种游离氨基酸含量测定的方法，主要有：全自动氨基酸分析仪法、高效液相色谱法和液相色谱-串联质谱法。

1. 全自动氨基酸分析仪法 全自动氨基酸分析仪法是指样品中游离氨基酸经沸水提取后，经氨基酸分析仪的磺酸型阳离子交换柱分离后，在 135℃ 下加热，氨基酸与茚三酮混合反应，伯胺与茚三酮生成蓝紫色化合物，仲胺与茚三酮生成黄色化合物，分别在 570nm 和 440nm 波长下通过可见光分光光度检测器检测两种衍生产物，保留时间定性，外标工作曲线法定量。

【示例 8-28】 鹿茸中氨基酸的测定（氨基酸自动分析仪法）。

现行的国家农业标准 NY/T 1618—2008 中的测定方法包含常规酸水解法和针对鹿茸中含巯基的氨基酸（胱氨酸、半胱氨酸和蛋氨酸）的氧化酸水解法。下面以常规酸水解法为例进行介绍。

（1）样品测前处理：准确称取制备好的鹿茸试样 30mg，精确至 0.000 1g。于水解管中，加 15ml 酸解剂（6mol/L 的盐酸溶液），将水解管放入冷冻剂中冷冻，然后抽真空至 7Pa（≤5 ×10^{-2} mmHg）后封管。将水解管置于（110±1）℃恒温箱中，水解 24h。取出冷却至室温，开管后过滤，用移液管吸取适量的滤液于旋转蒸发器或浓缩器中在 60℃ 真空度为 3.3 ×10^3 Pa

(25mmHg)的条件下蒸发至干,残留物用 2ml 去离子水溶解,重复上述操作 3 次,最后蒸干。残渣用 2ml pH 2.2 的柠檬酸缓冲液溶解,使样品溶液中氨基酸浓度达 50~250μmol/L,摇匀,取上清液上机测定。

(2) 测定:非含硫氨基酸的测定用混合氨基酸标准工作液调整仪器操作参数和洗脱用柠檬酸钠缓冲液的 pH,使各氨基酸分辨率≥85%,注入制备好的试样水解液和相应的氨基酸混合标准工作溶液,进行分析测定。每 10 个单样为一组,组间插入氨基酸标准工作液进行校准。

(3) 结果计算:质量分数表示的某种氨基酸含量按下式(1)计算:

$$X(\%) = \frac{m_1 \times V_1 \times f \times 10^{-6}}{m_2 \times V_2} \times 100 \tag{1}$$

式中,X 为试样中某种氨基酸的含量(%);m_1,上机试样中某种氨基酸的质量(ng);m_2,试样的质量(mg);V_1,试样的定容体积(ml);V_2,试样的上机体积(ml);f,试样的稀释倍数。

以上两个平行试样测定结果的算术平均值报告结果,保留两位小数。

(4) 相对偏差:在同一实验室,由同一操作者使用相同设备,按相同的测试方法,并在短时间内对同一被测物进行测试,所获得的测定结果中每种氨基酸两次平行测定结果的相对差差值不大于 10%。

(5) 方法最低检出浓度:本方法中各种氨基酸的最低检出浓度均为 0.02%。

2. 高效液相色谱法 第二法高效液相色谱法即样品中游离氨基酸经 6-氨基喹啉-N-羟基琥珀酰亚胺基氨基甲酸酯衍生,使之生成具有荧光的衍生物,经液相色谱分离,用荧光检测器测定,保留时间定性,外标工作曲线法定量。

【示例 8-29】 高效液相色谱法测定阿胶中氨基酸的含量。

阿胶为马科动物驴 Equus asinus L. 的干燥皮或鲜皮经煎煮、浓缩制成的固体胶。ChP 按高效液相色谱法(通则 0512)测定其氨基酸含量。其方法为:

(1) 色谱条件与系统适用性试验:以十八烷基硅烷键合硅胶为填充剂;以乙腈-0.1mol/L 醋酸钠溶液(用醋酸调节 pH 值至 6.5)(7:93)为流动相 A,以乙腈-水(4:1)为流动相 B,按表 8-4 中规定的条件进行梯度洗脱;检测波长为 254nm;柱温为 43℃。理论板数按 L-羟脯氨酸峰计算应不低于 4 000。

表 8-4 梯度洗脱中流动相的比例

时间/min	流动相 A/%	流动相 B/%
0~11	100→93	0→7
11~13.9	93→88	7→12
13.9~14	88→85	12→15
14~29	85→66	15→34
29~30	66→0	34→100

(2) 对照品溶液的制备:取 L-羟脯氨酸对照品、甘氨酸对照品、丙氨酸对照品、L-脯氨酸对照品适量,精密称定,加 0.1mol/L 盐酸溶液制成每 1ml 分别含 L-羟脯氨酸 80μg、甘氨酸 0.16mg、丙氨酸 70μg、L-脯氨酸 0.12mg 的混合溶液,即得。

(3) 供试品溶液的制备:取本品粗粉约 0.25g,精密称定,置 25ml 量瓶中,加 0.1mol/L 盐酸溶液 20ml,超声处理(功率 500W,频率 40kHz)30min,放冷,加 0.1mol/L 盐酸溶液至刻度,摇匀。精密量取 2ml,置 5ml 安瓿中,加盐酸 2ml,150℃水解 1h,放冷,移至蒸发皿中,用

笔记栏

水 10ml 分次洗涤,洗液并入蒸发皿中,蒸干,残渣加 0.1mol/L 盐酸溶液溶解,转移至 25ml 量瓶中,加 0.1mol/L 盐酸溶液至刻度,摇匀,即得。

（4）测定:精密量取上述对照品溶液和供试品溶液各 5ml,分别置 25ml 量瓶中,各加 0.1mol/L 异硫氰酸苯酯(PITC)的乙腈溶液 2.5ml,1mol/L 三乙胺的乙腈溶液 2.5ml,摇匀,室温放置 1h 后,加 50% 乙腈至刻度,摇匀。取 10ml,加正己烷 10ml,振摇,放置 10min,取下层溶液,滤过,取续滤液,即得。分别精密吸取衍生化后的对照品溶液与供试品溶液各 5μl,注入液相色谱仪,测定,即得。

3. 液相色谱-串联质谱法　液相色谱-串联质谱法(LC-MS)兼具液相色谱的高效分离特点和质谱高灵敏度、高选择性的定性分析特点,是现代定性、定量分析中药复杂体系的有效方法,特别适于极性强、热不稳定、挥发性低和相对分子质量高的有机化合物的分析。ChP (2020 年版)中收录的阿胶、龟甲胶和鹿角胶经胰蛋白酶水解后得到的特征肽和氨基酸的含量均采用 LC-MS 法。对于中药材样品中游离的氨基酸,该法的基本步骤为:样品经沸水浸泡提取后过滤,滤液经稀释后进样,液相色谱-串联质谱仪测定,外标工作曲线法定量。

【示例 8-30】 LC-MS 法测定阿胶经胰蛋白酶水解后的特征多肽。

ChP 中按高效液相色谱-质谱法(通则 0512 和通则 0431)测定阿胶中特征多肽,方法为:

（1）色谱、质谱条件与系统适用性试验:以十八烷基硅烷键合硅胶为填充剂(色谱柱内径 2.1mm);以乙腈为流动相 A,以 0.1% 甲酸溶液为流动相 B,按表 8-5 中的规定进行梯度洗脱,流速为 0.3ml/min。理论板数按驴源多肽 A_1 峰计算应不低于 4 000。

表 8-5　梯度洗脱中流动相的比例

时间/min	流动相 A/%	流动相 B/%
0 ~25	5 → 20	95 → 80
25 ~40	20 → 50	80 → 50

采用三重四极杆质谱检测器,电喷雾离子化(ESI)正离子模式下多反应监测(MRM),监测离子对见表 8-6:

表 8-6　MRM 监测离子对信息

测定成分	定量离子对 m/z	定性离子对 m/z
驴源多肽 A_1	469.25（双电荷）→ 712.30	469.25（双电荷）→ 783.40
驴源多肽 A_2	618.35（双电荷）→ 779.40	618.35（双电荷）→ 850.40

（2）对照品溶液的制备:取驴源多肽 A_1 对照品、驴源多肽 A_2 对照品适量,精密称定,加 1% 碳酸氢铵溶液分别制成每 1ml 含 2.5μg 的混合溶液,即得。

（3）供试品溶液的制备:取本品粉末 0.1g,精密称定,置 50ml 量瓶中,加 1% 碳酸氢铵溶液 40ml,超声处理(功率 250W,频率 40kHz)30min,加 1% 碳酸氢铵溶液稀释至刻度,摇匀。精密量取 1ml 至 5ml 量瓶中,加胰蛋白酶溶液 1ml,加 1% 碳酸氢铵溶液稀释至刻度,摇匀,37℃ 恒温酶解 12h,滤过,取续滤液,即得。

（4）测定:精密量取对照品溶液 1ml、2ml、5ml、10ml、20ml 和 25ml,分别置 50ml 量瓶中,加 1% 碳酸氢铵溶液稀释至刻度,制成标准曲线溶液。分别精密吸取不同浓度的标准曲线溶液与供试品溶液各 5μl,注入高效液相色谱-质谱联用仪,以对照品峰面积为纵坐标,对照品浓度为横坐标制备标准曲线。从标准曲线读出供试品溶液中相当于驴源多肽 A_1 和驴源多肽 A_2 的量,计算即得。

第九节　其他类型成分的分析

一、甾体类成分分析

（一）结构与分布

甾体类化合物结构中均具有环戊烷并多氢菲的甾体母核。天然甾类成分的甾核为四个环的稠合方式,A/B 环有顺式或反式稠合,B/C 环为反式(少数例外),C/D 环有顺式、反式两种稠合方式。甾体母核上 C-3 位有羟基,可和糖结合成苷,C-10 和 C-13 由角甲基取代,而C-17 侧链有显著差异,根据 C-17 链结构不同,可以分为胆酸类、强心苷、甾醇和昆虫变态激素、C-21 甾类、甾体皂苷和甾体生物碱等。甾体化合物广泛存在于动植物体内,有广泛的生物活性,如抗炎、抗过敏、利尿、强心等。多分布于单子叶植物百合科、薯蓣科、菝葜科、龙舌兰科中,如穿山龙、绵萆薢、粉萆薢、重楼、菝葜、土茯苓、知母、麦冬等;双子叶植物如毛茛科、玄参科等少数种属中也有分布。

甾体母核结构

（二）定性鉴别

中药中甾体成分的鉴别方法有化学反应法、薄层色谱法及高效液相色谱法等。其中薄层色谱法为最常用的方法,固定相多用硅胶 G 和硅胶 GF$_{254}$,展开剂的选择:①脂蟾毒配基,华蟾酥毒基多以环己烷-三氯甲烷-丙酮为展开剂;②甾体皂苷多以三氯甲烷-甲醇-水为基本展开剂,同时可加入一定量的正丁醇、乙酸乙酯等改善分离效果,苷元多以丙酮-苯丙酮-三氯甲烷、三氯甲烷-甲醇为展开剂;③甾醇类多以乙醚-三氯甲烷、异辛烷-乙酸、异辛烷-乙酸乙酯、正己烷-乙酸乙酯等为展开剂;④胆汁酸多以异辛烷-乙酸乙酯-冰醋酸、异辛烷-正丁醇-水、正丁醇-醋酸-水为展开剂。显色剂:①10% 硫酸乙醇溶液;②5% 香草醛硫酸溶液;③10%磷钼酸乙醇溶液;④30% 硫酸;⑤五氯化锑试剂等。甾体成分与试剂反应后大多在日光下呈绿色或紫红色,有时显色后也可在紫外光灯(365nm)下观察荧光。

【示例 8-31】　复方熊胆滴眼液中熊胆粉的鉴别

本品是由熊胆粉、天然冰片制成的滴眼剂。ChP 鉴别方法为:取本品 2ml,加 30% 氢氧化钠溶液 1.5ml,置沸水浴上水解 10h,放冷,滴加盐酸调节 pH 值至 1~2,用乙酸乙酯振摇提取 4 次,每次 10ml,合并乙酸乙酯提取液,蒸干,残渣加甲醇 2ml 使溶解,作为供试品溶液。另取熊去氧胆酸对照品和鹅去氧胆酸对照品,加甲醇制成每 1ml 含 0.6mg 的混合溶液,作为对照品溶液。吸取上述两种溶液各 1μl,分别点于同一硅胶 G 薄层板上,以异辛烷-异丙醚-正丁醇-冰醋酸-水(6:3:1.8:3:0.6)的上层溶液为展开剂,展开,取出,晾干,喷以 20% 硫酸乙醇溶液,在 105℃加热至斑点显色清晰,置紫外光灯(365mn)下检视。供试品色谱中,在与对照品色谱相应的位置上,显相同颜色的荧光斑点。

熊胆中特征性胆汁酸成分为牛磺熊去氧胆酸和牛磺鹅去氧胆酸,采用 30% 氢氧化钠溶液提取并碱解为熊去氧胆酸和鹅去氧胆酸,调节 pH 值至 1~2 之后,使熊去氧胆酸和鹅去氧胆酸以游离形式存在,易溶于弱极性溶剂,可用乙酸乙酯提取。胆汁酸类成分常用 10% 硫酸或 10%磷钼酸显色。

（三）定量分析

甾体总皂苷类成分的测定可以采用重量法，单一甾体类成分的含量测定可采用薄层扫描法和高效液相色谱法。采用高效液相色谱法时，由于甾体类成分分子结构较大，带有少量的烃基或羧基，化合物为中性或弱酸性，可以十八烷基硅烷键合硅胶为填充剂，乙腈-水或甲醇-水为流动相，为了改善峰形和分离度，有时可加入一定量的酸或缓冲盐。采用紫外检测器，检测波长一般为 200～210nm，也可以采用蒸发光散射检测器。

【示例 8-32】　地奥心血康胶囊的含量测定。

本品为薯蓣科植物黄山药 *Dioscorea panthaica* Prain et Burk.、穿龙薯蓣 *Dioscorea nipponica* Makino 的根茎提取物制得的胶囊剂。ChP 采用重量法测定其甾体总皂苷的含量。

方法为：取装量差异项下的本品内容物，混合均匀，取适量（约相当于甾体总皂苷元0.12g），精密称定，置 150ml 圆底烧瓶中，加硫酸 40%乙醇溶液（取 60ml 硫酸，缓缓注入适量的 40%乙醇溶液中，放冷，加 40%乙醇溶液至 1 000ml，摇匀）50ml 置沸水浴中回流 5h，放冷，加水 100ml，摇匀，用 105℃ 干燥至恒重的 4 号垂熔玻璃坩埚滤过，沉淀用水洗涤至滤液不显酸性，105℃ 干燥至恒重，计算，即得。本品每粒含甾体总皂苷以甾体总皂苷元计，不得少于 35mg。

【示例 8-33】　六应丸的含量测定。

本品由丁香、蟾酥、雄黄、牛黄、珍珠、冰片制成的水丸。ChP 常用 HPLC 法测定蟾酥的含量。

色谱条件与系统适用性试验：以十八烷基硅烷键合硅胶为填充剂；以乙腈-0.5%磷酸二氢钾溶液（50∶50）（用磷酸调节 pH 值至 3.2）为流动相；检测波长为 296nm。理论板数按华蟾酥毒基峰计算应不低于 9 000。

对照品溶液的制备：取脂蟾毒配基对照品、华蟾酥毒基对照品适量，精密称定，加甲醇制成每 1ml 分别含 80μg 和 50μg 的溶液，即得。

供试品溶液的制备：取本品适量，研细，取约 0.3g，精密称定，精密加入甲醇 20ml，称定重量，加热回流 1.5h，放冷，再称定重量，用甲醇补足减失的重量，摇匀，滤过，取续滤液，即得。

测定法：分别精密吸取对照品溶液与供试品溶液各 10μl，注入液相色谱仪，测定，即得。本品每 1g 含蟾酥以脂蟾毒配基（$C_{24}H_{32}O_4$）和华蟾酥毒基（$C_{26}H_{34}O_6$）的总量计，不得少于 6.5mg。

二、有机酸类成分分析

（一）结构与分布

有机酸类（organic acids）是指自然界存在的一些具有酸性的有机化合物。最常见的有机酸是含有羧基（—COOH）的羧酸，此外含有磺酸（—SO_3H）、亚磺酸（RSO_2H）和硫羧酸（RCOSH）等官能团的化合物也属于有机酸类。

有机酸按烃基结构特点可分为脂肪族、芳香族和萜类有机酸；中药中的芳香族有机酸主要是苯丙酸及其衍生物，如咖啡酸、阿魏酸、原儿茶酸和没食子酸等。脂肪族有机酸根据结构中是否含有不饱和键又分为饱和脂肪族有机酸（琥珀酸、柠檬酸、苹果酸、酒石酸等）和不饱和脂肪族有机酸（油酸、巴豆酸、巴豆油酸等）。若有机酸中含有萜类结构，就可称为萜类有机酸（甘草酸、甘草次酸、齐墩果酸、灵芝酸、熊果酸、山楂酸等）。此外，根据分子中所含羧基的数目不同还可以分为一元有机酸、二元有机酸和多元有机酸等。

笔记栏

熊果酸　　　　　　　　齐墩果酸　　　　　　　　绿原酸

桂皮酸 $R_1=R_2=H$
咖啡酸 $R_1=R_2=OH$
阿魏酸 $R_1=OH, R_2=OCH_3$

有机酸结构中的羧基、磺酸基等酸性官能团使分子具有较强的酸性,在植物体内常与金属离子或生物碱结合成盐存在,其一价金属盐都易溶于水,而二价或三价金属盐较难溶于水。有机酸具有一般羧酸的性质,可生成酯、酰氯、酰胺等衍生物。八碳以下的低级脂肪酸及不饱和脂肪酸常温时多为液体,脂肪二羧酸、三羧酸和芳香酸等则为固体化合物。

有机酸的溶解度与其结构有关,低级脂肪酸比高级脂肪酸更易溶于水,含极性基团(如羧基、羟基等)越多,则在水中溶解度越大,而芳香酸类难溶于水。一般有机酸能溶于甲醇、乙醇和乙醚等有机溶剂,但难溶或不溶于石油醚。

有机酸类成分广泛存在于植物中,在植物的根、茎、叶、花、果实和种子等部位均有分布,如中药木瓜、山楂、乌梅、川芎、肿节风和当归等。有机酸类成分是中药中一类重要的有效成分,具有多方面的生物活性。如阿魏酸具有抑制血小板聚集的作用;齐墩果酸具有防治脂肪肝、抗动脉粥样硬化的作用;绿原酸具有抗炎、利胆的作用;琥珀酸、水杨酸、丁香酸等具有防治冠心病的作用;胆酸、熊去氧胆酸等成分具有清热、消炎、解痉作用;油酸具有抗癌作用等。

（二）定性鉴别

1. 化学反应法　有机酸结构中含有羧基,显酸性,可利用羧基与某些显色剂产生颜色反应进行鉴别,如与溴麝香草酚蓝试液反应,使溶液呈蓝色。对于部分不饱和有机酸,可发生碘酸钾-碘化钾反应而呈蓝色,也能与1%高锰酸钾溶液或2%溴-四氯化碳溶液反应,使溶液褪色。此外,有机酸能与氯化钙、醋酸铅或氢氧化钡生成不溶于水的钙盐、铅盐或钡盐沉淀;还可与醇反应生成酯,与氨或胺类缩合生成酰胺等。

2. 薄层色谱法　有机酸的薄层色谱分析常采用硅胶、聚酰胺为吸附剂。以硅胶为吸附剂时,为消除因有机酸解离而产生的拖尾现象,常在展开剂中加入一定量的甲酸、醋酸等调节展开剂使呈酸性。选择聚酰胺为吸附剂时,常用酸性溶剂展开,如醋酸溶液。常用的显色剂有硫酸乙醇、磷钼酸等通用显色剂,也可使用溴甲酚绿、溴甲酚紫和溴酚蓝等 pH 指示剂。而绿原酸、阿魏酸等本身具有荧光的有机酸,可直接在荧光灯下观察。

3. 高效液相色谱法　可用于有机酸的定性分析,具有准确、快速等优点。采用反相键合相色谱分析有机酸类成分时,应注意调节流动相的 pH 值,以抑制离子的解离,改善保留时间和峰形。此外,对于化学成分复杂的中药样品,可通过预处理制备供试品溶液,以减少干扰。

【示例 8-34】　丹参总酚酸提取物的鉴别。

本品为唇形科植物丹参 *Salvia miltiorrhiza* Bge. 的干燥根及根茎经水提醇沉制成的提取物，主要含酚酸类成分。其鉴别方法如下：

取本品 50mg，加水 5ml 使溶解（如有不溶物，滤过，取滤液），作为供试品溶液。取丹参对照药材 0.5g，加水 20ml，加热回流 1h，放冷，滤过，滤液作为对照药材溶液。另取迷迭香酸对照品和丹酚酸 B 对照品，加水制成每 1ml 各含 1mg 的溶液，作为对照品溶液。吸取上述四种溶液各 5μl，分别点于同一硅胶 G 薄层板上，以甲苯-三氯甲烷-乙酸乙酯-甲醇-甲酸（2∶3∶4∶0.5∶2）为展开剂，展开，取出，晾干，置紫外光灯（365nm）下检视。供试品色谱中，在与对照药材色谱和对照品色谱相应的位置上，显相同颜色的荧光斑点。

（三）定量分析

1. 酸碱滴定法　药材中总有机酸的含量测定，常采用酸碱滴定法。若提取液的颜色较深，影响指示剂的颜色变化时，可采用电位滴定法指示终点，或在滴定前对样品进行预处理，以减少干扰。如山楂中总有机酸的含量测定采用本法。

2. 分光光度法　部分有机酸在紫外-可见区有吸收或可与显色剂反应生成有色物质，可用紫外-可见分光光度法测定总有机酸含量。如 ChP 以咖啡酸为对照，采用三氯化铁-铁氰化钾显色，在 700nm 处测定冬葵果中总有机酸的含量。

3. 高效液相色谱法　有机酸类成分均可采用高效液相色谱法进行含量测定。检测器、色谱柱和流动相可根据化合物的理化性质进行选择。如绿原酸、没食子酸、桂皮酸、阿魏酸等有较强的紫外吸收，宜选择紫外检测器检测；而齐墩果酸、熊果酸、山楂酸等成分紫外吸收弱，可选择蒸发光散射检测器检测。需要注意的是，有机酸在水中易发生电离，产生多峰或拖尾现象，采用反相键合相色谱时，通常在流动相中加入磷酸盐缓冲液、冰醋酸、磷酸等抑制其解离。

4. 薄层扫描法　有机酸类成分可采用薄层扫描法测定含量，根据情况选择吸收扫描或荧光扫描。对于没有紫外吸收的脂肪酸类、萜类有机酸等可选择合适的显色剂显色后扫描测定或采用荧光淬灭法测定，如体外培育牛黄中胆酸的含量测定即采用此办法。

5. 气相色谱法　GC 法主要用于脂肪酸、萜类有机酸等分析，尤其是长链脂肪酸的分析。脂肪酸分析时需要甲酯化处理，常用的方法有重氮甲烷法、三氟化硼催化法、硫酸盐酸催化法及快速甲酯化法等。

【示例 8-35】　高效液相色谱法测定金银花中酚酸类成分的含量。

金银花中含有多种有机酸类成分，包括绿原酸，3,5-*O*-二咖啡酰奎宁酸，4,5-*O*-二咖啡酰奎宁酸等，是金银花的抗菌、抗病毒的主要有效成分。ChP 采用本法对上述三个有机酸类成分进行含量测定。

色谱条件与系统适用性试验：以十八烷基硅烷键合硅胶为填充剂；以为流动相 A，0.1% 磷酸溶液为流动相 B，按表 8-7 中规定进行梯度洗脱；柱温不高于 25℃；流速为 0.7ml/min，检测波长为 327nm。理论板数按绿原酸峰计算应不低于 10 000。

表 8-7　梯度洗脱表

时间/min	流动相 A/%	流动相 B/%
0~8	14→19	86→81
8~14	19	81
14~34	19→31	81→69
34~35	31→90	69→10
35~40	90	10

对照品溶液的制备:取绿原酸,3,5-O-二咖啡酰奎宁酸,4,5-O-二咖啡酰奎宁酸对照品适量,精密称定,置棕色量瓶中,加75%甲醇制成每1ml含0.28mg、0.15mg、44μg的溶液,即得。

供试品溶液的制备:取本品粉末(过四号筛)约0.5g,精密称定,置具塞锥形瓶中,精密加入75%甲醇50ml,称定重量,超声处理(功率500W,频率40kHz)30min,放冷,再称定重量,用75%甲醇补足减失的重量,摇匀,滤过,取续滤液,即得。

测定法:分别精密吸取对照品溶液与供试品溶液各2μl,注入液相色谱仪,测定,即得。本品按干燥品计算,含绿原酸($C_{16}H_{18}O_9$)不得少于1.5%。含酚酸类以绿原酸($C_{16}H_{18}O_9$)、3,5-O-二咖啡酰奎宁酸($C_{25}H_{24}O_{12}$)和4,5-O-二咖啡酰奎宁酸($C_{25}H_{24}O_{12}$)的总量计,不得少于3.8%。

三、环烯醚萜类成分分析

(一)结构与分布

环烯醚萜是一类特殊的单萜,由两个异戊二烯单元构成,含有10个碳原子,其母核都为环状,具有烯键和醚键,常与糖结合成苷。植物界常见的环烯醚萜苷主要是环烯醚萜糖苷、4-去甲基环烯醚萜葡萄糖苷和裂烯醚萜苷。环烯醚萜苷存在于栀子、鸡矢藤、马钱子、肉苁蓉、金银花等中药中;而4-去甲基环烯醚萜苷则是地黄、玄参、车前子、车前草、胡黄连等中药的主要成分;裂烯醚萜苷类成分是环烯醚萜的开环衍生物,在龙胆科植物中发现较多,如龙胆、当归、獐牙菜、秦艽。常见的几种环烯醚萜苷类化合物结构如下:

京尼平苷　　　　　梓醇　　　　　龙胆苦苷　　　　　马鞭草苷

环烯醚萜类化合物大多为无色结晶,味苦。该类化合物主要以苷的形式存在于植物体内,易溶于水、甲醇,可溶于乙醇、丙酮、正丁醇等有机溶剂;在环烯醚萜类成分的分析中,常以甲醇为溶剂,采用回流、超声等方法进行提取,纯化方法可用萃取法、大孔吸附树脂色谱法等。

(二)定性鉴别

1. 化学反应法 环烯醚萜苷元具有半缩醛结构,化学性质较活泼,对酸碱试剂敏感,与酸、碱加热都能发生分解、聚合、缩合、氧化等反应,形成不同颜色的产物,可用于定性鉴别。但专属性不强,应用较少。

2. 薄层色谱法 一般选用硅胶为吸附剂,展开剂中可加入适量的水,如ChP规定,栀子中栀子苷的展开剂为乙酸乙酯-丙酮-甲酸-水(5:5:1:1),地黄中梓醇的展开剂为三氯甲烷-甲醇-水(14:6:1);常用的显色剂有10%硫酸乙醇溶液、0.5%香草醛-硫酸乙醇溶液、茴香醛试液等。

【示例8-36】 地黄的鉴别。

地黄中主要含有环烯醚萜及其苷类成分(如梓醇)、苯乙醇苷类、紫罗兰酮类及糖类等成分。ChP以梓醇和毛蕊花糖苷为指标成分对生地黄进行定性鉴别,以梓醇和地黄苷

D 为其含量测定指标。但熟地黄经炮制后梓醇含量降低,难以检测,可以此区分熟地和生地。

地黄的薄层色谱法鉴别:取本品粉末 2g,加甲醇 20ml,加热回流 1h,放冷,滤过,滤液浓缩至 5ml,作为供试品溶液。另取梓醇对照品,加甲醇制成每 1ml 含 0.5mg 的溶液,作为对照品溶液。吸取上述两种溶液各 5μl,分别点于同一硅胶 G 薄层板上,以三氯甲烷-甲醇-水(14∶6∶1)为展开剂,展开,取出,晾干,喷以茴香醛试液,在 105℃加热至斑点显色清晰。供试品色谱中,在与对照品色谱相应的位置上,显相同颜色的斑点。

（三）定量分析

1. 分光光度法　对于在紫外-可见区有吸收的环烯醚萜类成分,可直接采用紫外-可见分光光度法或经显色后采用比色法测定含量。如地黄和筋骨草中总环烯醚萜苷的含量测定均可采用酸水解后,经二硝基苯肼乙醇试液-氢氧化钠醇溶液显色后测定。一些环烯醚萜苷类成分经环状糊精(β-cyclodextrin,β-CD)包合后能产生荧光,可用荧光分光光度法定量分析。如龙胆苦苷的测定,可向供试品中加入 5% 尿素增溶的 β-CD 溶液中,于混匀器上振荡 10min,静置 12h,使包合物形成完全,测定荧光强度,其激发波长 360nm,发射波长 470nm。β-CD 具有中空圆锥形结构,腔内的疏水区微环境改变就可达到增溶作用。龙胆苦苷可嵌入 β-CD 空腔内形成包合物,使其在囊中溶解度增大,相互碰撞概率减小,荧光量子效率提高,从而提高测定的灵敏度。

2. 薄层扫描法　通常用硅胶 GF_{254} 薄层板,检测荧光淬灭斑点;也可用硅胶 G 薄层板,经显色后扫描。如桃叶珊瑚苷用 Epstahl 试剂(取对二甲氨基苯甲醛 0.25g 溶于冰醋酸 50g、35% 磷酸 5g 和水 20ml 混合液中)显色,最大吸收波长为 595nm。

3. 高效液相色谱法　大多数环烯醚萜类化合物如梓醇、栀子苷、龙胆苦苷、獐牙菜苦苷、獐芽菜苷等均可采用高效液相色谱法进行测定。结构中无共轭双键的,可利用末端吸收进行紫外检测,或用蒸发光散射检测器检测。

【示例 8-37】　龙胆泻肝丸(水丸)的含量测定。

本品是由龙胆、柴胡、黄芩、栀子、木通等制成的水丸。ChP 采用 HPLC 法同时测定龙胆苦苷、栀子苷和黄芩苷对其进行质量控制。

色谱条件与系统适用性试验:以十八烷基硅烷键合硅胶为填充剂;以甲醇为流动相 A,以 0.2% 磷酸溶液为流动相 B,按表 8-8 中的规定进行梯度洗脱;检测波长为 254nm。理论板数按龙胆苦苷、栀子苷和黄芩苷峰计算应均不低于 3 000。

表8-8　流动相梯度

时间/min	流动相 A/%	流动相 B/%
0~25	20	80
25~30	20→43	80→57
30~50	43	57

对照品溶液的制备:取龙胆苦苷对照品、栀子苷对照品和黄芩苷对照品适量,精密称定,加甲醇制成每 1ml 含龙胆苦苷 40μl、栀子苷 30μl、黄芩苷 85μl 的混合溶液,即得。

供试品溶液的制备:取本品,研细,取约 1g,精密称定,置具塞锥形瓶中,精密加入 50% 甲醇 50ml,密塞,称定重量,超声处理(功率 250W,频率 50kHz)20min,放冷,再称定重量,用 50% 甲醇补足减失的重量,摇匀,滤过,取续滤液,即得。

测定方法:分别精密吸取对照品溶液与供试品溶液各 10μl,注入液相色谱仪,测定,即得。本品每 1g 含龙胆以龙胆苦苷($C_{16}H_{20}O_9$)计,不得少于 0.80mg;含栀子以栀子苷($C_{17}H_{24}O_{10}$)计,不得少于 1.30mg;含黄芩以黄芩苷($C_{21}H_{18}O_{11}$)计,不得少于 3.80mg。

四、多糖类成分分析

（一）结构与分布

多糖(polysaccharides)是存在于自然界的醛糖和/或酮糖通过糖苷键连接在一起的高分子聚合物,是生物体内除蛋白质和核酸以外的又一类重要的信息分子。多糖根据组成可以分为均多糖(由同种单糖组成)和杂多糖(由不同种单糖组成);根据酸碱性分为中性多糖和酸性多糖;根据水溶性分为水不溶性多糖(主要是动植物体内的支撑组织,分子呈直糖链型)及水溶性多糖(动植物体内的营养物质,多为支糖链型)。

中药中常见的多糖有淀粉、菊糖、黏液质、果胶、树胶、纤维素和甲壳质等。近年研究发现,香菇多糖、灵芝多糖、猪苓多糖等均具有抗肿瘤活性;昆布多糖具有治疗动脉粥样硬化的作用;黄芪多糖、人参多糖具有增强免疫的作用;南瓜多糖具有降糖作用;鹿茸多糖具有抗溃疡作用:车前子胶具有缓泻作用,多糖已成为中药中非常重要的一类成分。

多糖因分子量较大,已失去一般单糖的性质,无甜味、无还原性;多糖经水解后可生成多分子单糖。中药中多糖的提取多以水作溶剂,可以用热水浸煮提取,也可以用冷水浸提。水提取的多糖多为中性多糖。热水浸提法所得多糖提取液可直接或离心除去不溶物:或者利用多糖不溶于高浓度乙醇的性质,沉淀后提纯多糖。

（二）定性鉴别

1. 化学反应法

（1）Molish 反应:取多糖适量,溶于水,加5% α-萘酚乙醇溶液 1~3 滴,摇匀后沿试管壁缓缓加入浓硫酸,应在两液界面间产生紫色环。

（2）菲林反应:取多糖适量,加酸水解,加入菲林试剂,应为阳性反应。

2. 色谱法　将多糖酸水解成单糖或低聚糖,然后进行薄层色谱、纸色谱、高效液相色谱、离子色谱、气相色谱等分析。

（1）薄层色谱法:分离糖常用的吸附剂有硅胶、纤维素、硅藻土等。由于糖极性大,容易吸附,点样量不宜过多,也可采用含有无机盐的水溶液,如 0.3mol/L 磷酸二氢钠水溶液制备硅胶薄层板,使硅胶吸附能力降低,斑点集中,改善分离,提高载样量。展开系统有正丁醇-冰醋酸-水(4:1:5,上层)、正丁醇-乙酸乙酯-水(4:1:5,上层)、丙酮-水(96:4)、正丁醇-乙酸乙酯-异丙醇-水-吡啶(7:20:12:7:6)等。显色剂有硝酸银试液,使还原糖显棕黑色;三苯四氮唑盐试剂,使单糖和还原性低聚糖显红色;苯胺-邻苯二甲酸盐试液,使单糖中的五碳糖和六碳糖所呈颜色略有区别;3,5-二羟基甲苯-盐酸试液,使酮糖和含有酮基的低聚糖呈红色;过碘酸加联苯胺试液,使糖中有邻二羟基结构者呈蓝底白斑。此外还有硫酸的水溶液或醇溶液、茴香醛-硫酸试液、苯胺-二苯胺磷酸试液、间苯二酚-硫酸试液、α-萘酚-硫酸试液等。

（2）纸色谱法:糖的纸色谱多用水饱和有机溶剂为展开剂,如正丁醇-醋酸-水(4:1:5)、乙酸乙酯-吡啶-水(8:2:1)、正丁醇-吡啶-水(6:4:3)、正丁醇-丙酮-水(4:5:1);对难于区分的糖,还可采用由硼酸、硼砂缓冲溶液浸过的滤纸,以硼酸、硼砂缓冲溶液饱和的正丁醇-乙酸乙酯(1:1)溶剂系统下行法展开。显色剂与薄层色谱基本相同,但不宜用含硫酸的显色剂。其他显色剂有改良 Selivanoff 试剂、甲苯胺蓝试剂、Somogyi 试剂及 1%碘乙醇试剂等。

（3）高效液相色谱法:多选用氨基柱,以乙腈-水(75:25)为流动相,示差折光检测器,

笔记栏

检测不同单糖组分。

（4）离子色谱法：利用糖在碱性条件下可以阴离子化的特性，氢氧化钠和去离子水作为洗脱剂，用离子色谱仪进行测定。该方法不需要对糖进行衍生化，样品处理方法简单，干扰小，灵敏度高。

（5）气相色谱及其质谱联用方法：多糖水解后，制备成三甲基硅醚衍生物以增加其挥发性，或将醛糖用四氢硼钠还原成多元醇，再制成乙酰化物或三氟乙酰化物用 GC 法测定。也可以用 GC-MS 法分析，其既可以分析多糖的组成，还可以测得单糖之间的摩尔比。测定时，酸水解是否完全的条件控制尤为重要。如聚己糖水解条件通常为 1mol/L 硫酸于 100℃水解 4~6h；戊聚糖水解条件为 0.25mol/L 硫酸于 70℃水解 8h；氨基葡聚糖则为 4mol/L 硫酸于 100℃水解 9h；对连有阿拉伯呋喃糖的多糖，因阿拉伯糖部分极易水解，必须控制条件防止发生降解。

3. 电泳法　用于多糖鉴别的主要方法有滤纸电泳、玻璃纤维纸电泳、醋酸纤维薄膜电泳、凝胶电泳等。以凝胶电泳较为常用。

（1）琼脂糖电泳：在距琼脂糖板下端边缘 1cm 处挖直径 0.2cm 的孔，加样量 3~5μl（10μg 多糖），用毛细管或微量进样器点样。在电压 150V 下电泳 1.5h，取出晾干后，甲苯胺蓝溶液染色，并以冰醋酸-乙醇-水（0.5:5:5）脱色，斑点清晰，向阳极泳动。因甲苯胺蓝不易使中性糖染色，故样品以酸性多糖为宜。

试验中，琼脂糖凝胶的浓度、厚度、供试品的点样浓度以及点样量对电泳结果均有影响。

（2）聚丙烯酰胺凝胶电泳：一般电压 500V，电泳 2.5h，用希夫试剂染色，中性多糖显紫红色带。如多糖分级不好，则色带宽，不均一。如有未除净的蛋白，因移动速度较快，会呈较深的紫色窄带。也可用麝香草酚溶液或阿利新蓝染色。

（三）定量分析

1. 比色法　本法用于总多糖的含量测定。即在样品中加入适当的试剂显色后，在可见光区测定吸光度，计算含量。常用的比色方法有苯酚-硫酸比色法、蒽酮-硫酸比色法、3,5-二硝基水杨酸（DNS）比色法等。

（1）苯酚-硫酸比色法：苯酚-硫酸试剂可与游离的己糖、戊糖或多糖中的己糖、戊糖、糖醛酸起显色反应，己糖在 490nm 波长处、戊糖及糖醛酸在 480nm 波长处有最大吸收，吸收度与糖的含量成正比。

该方法简便、快速、灵敏。苯酚-硫酸比色法为测定多糖的经典方法之一，苯酚、硫酸的用量、显色时间、温度、放置时间等因素均会影响测定结果。

（2）蒽酮-硫酸比色法：是测定样品中总糖量的一个灵敏、快速、简便的方法。其原理是糖类在较高温度下被硫酸作用脱水生成糠醛或糠醛衍生物后与蒽醌（$C_{14}H_8O_2$）缩合成蓝色化合物，在 620mm 处有最大吸收。溶液含糖量在每毫升 150μg 以内，与蒽酮反应生成的颜色深浅与糖量成正比。

蒽酮不仅能与单糖，也能与双糖、糊精、淀粉等直接起作用，样品不必经过水解。

（3）3,5-二硝基水杨酸（DNS）比色法：在碱性溶液中，3,5-二硝基水杨酸与还原糖发生氧化还原反应，生成 3-氨基-5-硝基水杨酸，该产物在煮沸条件下显棕红色，且在一定浓度范围内，其颜色的深浅与还原糖含量呈比例关系，可用于比色法测定还原糖含量。因其显色的深浅只与糖类游离出还原基团的数量有关，而对还原糖的种类没有选择性，故 DNS 方法适合用在多糖（如纤维素、半纤维素和淀粉等）水解产生的多种还原糖体系中。

取样品（含糖 50~100μg），加入 3ml DNS 试剂，沸水浴煮沸 15min 显色，冷却后用蒸馏水稀释至25ml,在550nm波长处测吸收度。以葡萄糖作对照,计算样品中糖含量。

该方法为半微量定量法,操作简单、快速,杂质干扰小,尤其适合批量测定。如样品中含酸,可加入2%的氢氧化钠。显色剂不能放置太久。

2. 氧化-还原滴定法 将多糖水解后利用氧化-还原滴定法测定总多糖的含量。

3. 高效液相色谱法 多采用HPLC法(凝胶柱、离子交换柱),以已知分子量的多糖对照品作对照,确定其分子量。再将其酸水解后进行HPLC法测定,确定其组成(单糖种类、比例),以单糖的量推算多糖的量。通常用氨基键合硅胶柱分离,但其稳定性差,可在流动相中加入0.01% TEPA(四乙烯五胺)来避免这一问题。如乙腈-水(85∶15,含0.01% TEPA)为流动相,果糖、蔗糖、葡萄糖、山梨糖醇均能得到良好分离。多选用示差折光检测器。

【示例8-38】 枸杞多糖的含量测定。

对照品溶液的制备:取无水葡萄糖对照品25mg,精密称定,置250ml量瓶中,加水适量溶解,稀释至刻度,摇匀,即得(每1ml中含无水葡萄糖0.1mg)。

标准曲线的制备:精密量取对照品溶液0.2ml、0.4ml、0.6ml、0.8ml、1.0ml,分别置具塞试管中,分别加水补至2.0ml,各精密加入5%苯酚溶液1ml,摇匀,迅速精密加入硫酸5ml,摇匀,放置10min,置40℃水浴中保温15min,取出,迅速冷却至室温,以相应的试剂为空白,在490nm的波长处测定吸光度,以吸光度为纵坐标,浓度为横坐标,绘制标准曲线。

测定法:取本品粗粉约0.5g,精密称定,加乙醚100ml。加热回流1h,静置,放冷,小心弃去乙醚液,残渣置水浴上挥尽乙醚。加入80%乙醇100ml,加热回流1h,趁热滤过,滤渣与滤器用热80%乙醇30ml分次洗涤,滤渣连同滤纸置烧瓶中,加水150ml,加热回流2h。趁热滤过,用少量热水洗涤滤器,合并滤液与洗液,放冷,移至250ml量瓶中,用水稀释至刻度,摇匀,精密量取1ml,置具塞试管中,加水1.0ml,照标准曲线的制备项下的方法,自"各精密加入5%苯酚溶液1ml"起,依法测定吸光度,从标准曲线上读出供试品溶液中含葡萄糖的重量(mg),计算,即得。

本品按干燥品计算,含枸杞多糖以葡萄糖($C_6H_{12}O_6$)计,不得少于1.8%。

注意事项:①首先配制80%苯酚:80g苯酚(分析纯重蒸馏试剂)加20g水使之溶解,可置冰箱中避光长期储存。临用前以80%苯酚配制所需浓度的溶液(每次测定均须现配)。②对每种糖仅制作一条标准曲线,对杂多糖,分析结果可根据各单糖的组成比及主要组分单糖的标准曲线的校正系数加以校正计算。

【示例8-39】 黄精中总多糖的测定。

对照品溶液的制备:取经105℃干燥至恒重的无水葡萄糖对照品33mg,精密称定,置100ml量瓶中,加水溶解并稀释至刻度,摇匀,即得(每1ml中含无水葡萄糖0.33mg)。

标准曲线的制备:精密量取对照品溶液0.1ml、0.2ml、0.3ml、0.4ml、0.5ml、0.6ml,分别置10ml具塞刻度试管中,各加水至2.0ml,摇匀,在冰水浴中缓缓滴加0.2%蒽酮-硫酸溶液至刻度,混匀,放冷后置水浴中保温10min,取出,立即置冰水浴中冷却10min,取出,以相应试剂为空白。照紫外-可见分光光度法(通则0401),在582nm波长处测定吸光度。以吸光度为纵坐标,浓度为横坐标,绘制标准曲线。

测定法:取60℃干燥至恒重的本品细粉约0.25g,精密称定,置圆底烧瓶中,加80%乙醇150ml,置水浴中加热回流1h,趁热滤过,残渣用80%热乙醇洗涤3次,每次10ml,将残渣及滤纸置烧瓶中,加水150ml,置沸水浴中加热回流1h,趁热滤过,残渣及烧瓶用热水洗涤4次,每次10ml,合并滤液与洗液,放冷,转移至250ml量瓶中,加水至刻度,摇匀,精密

笔记栏

量取 1ml,置 10ml 具塞干燥试管中,照标准曲线的制备项下的方法,自"加水至 2.0ml"起,依法测定吸光度,从标准曲线上读出供试品溶液中含无水葡萄糖的重量(mg),计算,即得。

本品按干燥品计算,含黄精多糖以无水葡萄糖($C_6H_{12}O_6$)计,不得少于 7.0%。

五、鞣质类成分分析

（一）结构与分布

鞣质又称单宁或鞣酸,是植物界中一类结构比较复杂的多元酚类化合物,主要包括没食子酸(或其聚合物)的葡萄糖(及其多元醇)脂、黄烷醇及其衍生物的聚合物以及两者的混合物等。根据鞣质的化学结构特征,将鞣质分为可水解鞣质、缩合鞣质和复合鞣质三大类。可水解鞣质由于分子中具有酯键和苷键,在酸、碱、酯特别是鞣质酶或苦杏仁酶的作用下,可水解成小分子酚酸类化合物和糖或多元醇。根据水解的产物不同,又可进一步分为没食子鞣质、逆没食了鞣质(鞣花鞣质)及其低聚体、C-苷鞣质和咖啡鞣质。缩合鞣质类基本结构由(+)儿茶素、(-)表儿茶素等黄烷-3-醇或黄烷-3,4-二醇类通过 4,8 或 4,6 位以 C—C 缩合而成的,因此也称为黄烷类鞣质。复合鞣质是由可水解鞣质部分与黄烷醇缩合而成的一类鞣质。

70% 以上的植物类中药中都含有鞣质类成分,缩合鞣质在植物界的分布比可水解鞣质广泛,天然鞣质大多属于此类。它们主要存在于植物的果实、种子及树皮等中,尤其在种子类中药中分布更为普遍,如蔷薇科、大戟科、蓼科、茜草科、麻黄科、菊科、樟科、棕榈科、漆树科,常见中药如槟榔、五倍子、广枣、地榆、钩藤、大黄、肉桂、虎杖、仙鹤草、老鹳草、翻白草、飞扬草、四季青、麻黄等。现已证实鞣质类具有多种生物活性,如四季青鞣质具有收敛止血止泻、治烧烫伤作用;贯众鞣质可抗流感病毒;月见草中的月见草素 B 具有显著的抗肿瘤作用等。

（二）定性分析

1. 化学反应法 利用鞣质能与生物碱、重金属盐、蛋白质反应生成沉淀或与 $FeCl_3$、铁氰化钾氨溶液的作用等对鞣质进行定性鉴别,其中,明胶沉淀反应和 $FeCl_3$ 显色反应是最常用的鞣质鉴别反应。

2. 薄层色谱法 鞣质含多个酚羟基且分子量大,因此采用硅胶薄层色谱鉴别时,为增加酚羟基的游离度,通常须在展开剂中加入微量酸。展开系统通常采用苯-甲酸乙酯-甲酸或不同比例三氯甲烷-丙酮-水-甲酸的混合溶剂。展开后,可分别依次喷三氯化铁、茴香醛-硫酸或三氯化铁-铁氰化钾(1:1)、亚硝酸钠醋酸溶液显色。以没食子酸对照品或对照药材为对照,根据斑点颜色可判断鞣质类化合物的类型。

（三）定量分析

1. 总鞣质的含量测定 利用碱性溶液里鞣质中的酚类化合物将钨钼酸还原(使 W^{6+} 变成 W^{5+})生成蓝色化合物(在 760nm 处有最大吸收),其颜色深浅与酚含量正相关,采用分光光度法进行测定。该法可测定试样中的总酚含量,包括鞣质、低分子多酚、简单酚、带酚羟基的氨基酸及蛋白质和抗坏血酸等易被氧化的物质均可被测出。2020 年版《中国药典》鞣质含量测定法(通则 2202)如下:

对照品溶液制备 精密称取没食子酸对照品 50mg,置 100ml 棕色量瓶中,加水溶解并稀释至刻度,精密量取 5ml,置 50ml 棕色量瓶中,用水稀释至刻度,摇匀,即得(每 1ml 中含有没食子酸 0.05mg)。

标准曲线制备 精密量取对照品溶液 0.5ml、1.0ml、2.0ml、3.0ml、4.0ml、5.0ml,分别置 25ml 棕色量瓶中,各加入磷钼钨酸试液 1ml,再分别加水 11.5ml、11m、10ml、9ml、8m、7ml,用 29%碳酸钠溶液稀释至刻度,摇匀,放置 30min 以相应的试剂为空白。采用紫外-可见分光光度法,在 760nm 的波长处测定吸光度,以吸光度为纵坐标,浓度为横坐标,绘制标准曲线。

供试品溶液制备 取药材粉末适量(按品种项下的规定),精密称取,置 250ml 棕色量瓶中,加水 150ml,放置过夜,超声处理 10min,放冷,用水稀释至刻度,摇匀,静置(使固体物沉淀),滤过,弃去初滤液 50ml,精密量取续滤液 20ml,置 100ml 棕色量瓶中,用水稀释至刻度,摇匀,即得。

测定方法:①总酚:精密量取供试品溶液 2ml,置 25ml 棕色量瓶中,照标准曲线制备项下的方法,自"加入磷钼钨酸试液 1ml"起,加水 10ml,依次测定吸光度,从标准曲线中读出供试品溶液中没食子酸的量(mg),计算,即得。②不被吸附的多酚:精密量取供试品溶液 25ml,加至以盛有干酪素 0.6g 的 100ml 具塞锥形瓶中,密塞,置 30℃水浴中保温 1h,时时振摇,取出,放冷,摇匀,滤过,弃去初滤液,精密量取续滤液 2ml,置 25ml 棕色量瓶中,照标准曲线制备项下的方法,自"加入磷钼钨酸试液 1ml"起,加水 10ml,依次测定吸光度,从标准曲线中读取供试品溶液中没食子酸的量(mg),即得。鞣质含量等于总酚含量减去不被吸附的多酚量。注意测定时,同时进行干酪素吸附空白试验,计算扣除空白值。另外应注意该实验应避光操作。

2. 单体鞣质的含量测定 高效液相色谱法是目前准确有效的鞣质含量测定通常采用的方法,流动相中添加缓冲液或酸以抑制拖尾。因为鞣质的单体一般具有紫外吸收,通常需要将鞣质水解后再测定。

(四) 应用示例

【示例 8-40】 地榆鞣质类成分分析。

地榆(Sanguisorbae Radix)为蔷薇科植物地榆(*Sanguisorba officinalis* L.)或长叶地榆[*S. officinalis* L. var. *longigolia*(Bert.)Yü et Li]的干燥根。具有凉血止血、解毒敛疮的功效。

(1) 定性分析:取本品粉末 2g,加 10%盐酸的 50%甲醇溶液,加热回流 2h,放冷,滤过,滤液用盐酸饱和的乙醚提取 2 次,每次 25ml,合并乙醚液,挥干,残渣加甲醇 1ml 使溶解,作为供试品溶液。另取没食子酸对照品,加甲醇制成每 1ml 含 0.5mg 的溶液,作为对照品溶液。照薄层色谱法试验,吸取供试品溶液 5~10μl、对照品溶液 5μl,分别点于同一硅胶 G 薄层板上,以甲苯(用水饱和)-乙酸乙酯-甲酸(6:3:1)为展开剂,展开,取出,晾干,喷以 1%三氯化铁乙醇溶液。供试品色谱中,在与对照品色谱相应的位置上,显相同的颜色的斑点。

(2) 定量分析

1) 总鞣质的含量测定:取本品粉末(过四号筛)约 0.4g,精密称定,照鞣质含量测定法(通则 2202)测定,在"不被吸附的多酚"测定中,同时作空白实验校正,计算,即得。本品按干燥品计算,不得少于 8.0%。

2) 单体鞣质的含量测定:采用高效液相色谱法测定没食子酸的含量。

色谱条件与系统适用性试验:以十八烷基硅烷键合硅胶为填充剂;甲醇-0.05%磷酸溶液(5:95)为流动相;检测波长为 272nm。理论板数按没食子酸峰计算应不低于 2 000。

对照品溶液的制备:取没食子酸对照品适量,精密称定,加水制成每 1ml 含 30μg 的溶液,即得。

供试品溶液的制备:取本品粉末(过四号筛)约 0.2g,精密称定,置具塞锥形瓶中,加 10%盐酸溶液 10ml,加热回流 3h,放冷,滤过,滤液置 100ml 量瓶中,用水适量分数次洗涤容器的残渣,洗液滤入同一量瓶中,加水至刻度,摇匀,滤过,取续滤液,即得。

测定法:分别取精密吸取对照品溶液和供试品溶液各 10μl,注入液相色谱仪,测定,

笔记栏

即得。

本品按干燥品计算,含没食子酸(C_7H_6O_5)不得少于1.0%。

【示例 8-41】 周氏回生丸鞣质类成分分析。

周氏回生丸处方由五倍子、檀香、木香、沉香、丁香、甘草、千金子霜、红大戟(醋制)、山慈菇、六神曲(麸炒)、人工麝香、雄黄、冰片、朱砂组成,具有祛暑散寒,解毒辟秽,化湿止痛功效。

色谱条件与系统适用性试验:以十八烷基硅烷键合硅胶为填充剂;以甲醇-0.1%磷酸溶液(10:90)为流动相;检测波长为273nm。理论板数按没食子酸峰计算应不低于5 000。

对照品溶液的制备:取没食子酸对照品适量,精密称定,加50%甲醇制成每1ml含30μg的溶液,即得。

供试品溶液的制备:取本品20丸,精密称定,研细,取约0.5g,精密称定,置具塞锥形瓶中,精密加入50%甲醇50ml,密塞,称定重量,加热回流1.5h,放冷,再称定重量,用50%甲醇补足减失的重量,摇匀,离心,取上清液作为测定游离没食子酸的供试品溶液;另精密量取上清液5ml,置圆底烧瓶中,减压蒸干,加盐酸溶液(36→100)15ml,加热回流2h,放冷,转移至50ml量瓶中,加50%甲醇至刻度,摇匀,作为测定总没食子酸的供试品溶液。

测定法:分别精密吸取对照品溶液10μl及上述两种供试品溶液各5μl,注入液相色谱仪,测定,即得,用总没食子酸量减去游离没食子酸量即为水解的没食子酸量。

本品每1g含五倍子以水解的没食子酸(C_7H_6O_5)计,不得少于52.0mg。

【示例 8-42】 紫地宁血散中鞣质类成分分析。

紫地宁血散处方由大叶紫珠、地稔组成,具有清热凉血、收敛止血功效,用于胃中积热所致的吐血、便血,胃及十二指肠溃疡出血见上述证候者。

(1)鞣质含量测定:取本品4g,精密称定,照鞣质含量测定法(通则2202)测定,即得。本品每1g含鞣质不得少于6.0mg。

(2)没食子酸含量测定

色谱条件与系统适用性试验:以十八烷基硅烷键合硅胶为填充剂;以乙腈-0.1%三乙胺的0.1%磷酸溶液(1:99)为流动相;检测波长为273nm。理论板数按没食子酸峰计算应不低于3 000。

对照品溶液的制备:取没食子酸对照品适量,精密称定,加80%甲醇制成每1ml含20μg的溶液,即得。

供试品溶液的制备:取装量差异项下本品内容物适量,混匀,取约1.5g,精密称定,置具塞锥形瓶中,精密加入80%甲醇50ml,密塞,称定重量,超声处理(功率250W,频率50kHz)30min,放冷,再称定重量,用80%甲醇补足减失的重量,摇匀,滤过,取续滤液,即得。

测定法:分别精密吸取对照品溶液与供试品溶液各10μl,注入液相色谱仪,测定,即得。

本品每1g含地稔以没食子酸(C_7H_6O_5)计,不得少于0.60mg。

六、色素类成分分析

色素是一类能够在可见光区(400~780nm)吸收光,从而呈现出一定颜色的物质。天然色素种类繁多,按来源不同可分为植物色素、动物色素和微生物色素;按化学结构可分为四吡咯类色素(叶绿素、血红素)、多烯类色素(类胡萝卜素)、多酚类色素(花青素、黄酮、查尔酮、鞣质)、醌酮类色素(酮类、蒽醌类、萘醌类)等。很多中药中含有大量的色素类成分,如茜草、姜黄、紫草、红花、紫苏叶、桑椹、虎杖、菊花、大青叶、青黛、密蒙花、栀子、山楂、覆盆子、石榴皮、款冬花等。

花青素类是植物中分布最广的一类水溶性色素,自然界中的花青素主要以苷的形式存在,少量呈游离形式,最常见的花青素类有6种,即天竺葵素(pelargonidin)、矢车菊素(cyanidin)、飞燕草素(delphinidin)、芍药色素(peonidin)、3'-甲花翠素(petunidin)和锦葵色素(malvidin)。花青素苷可溶于水及乙醇,不溶于乙醚、氯仿等有机溶剂,其颜色与pH值有关,可呈蓝、紫、红、橙等。此外,该类成分易受温度、光照、氧化剂和金属离子等因素的影响,在分析过程中应注意待测成分的稳定性。花青素类成分是天然的抗氧化剂,具有抗氧化、抗肿瘤、保护心血管、调节血糖、抗菌、抗炎、调节免疫等多种生物活性,在食品、医药等领域有重要的应用价值。

类胡萝卜素是由8个类异戊二烯单位首尾连接而成的四萜类化合物及其含氧衍生物的总称,在形式上可看成是具有11个共轭双键碳链的非环化 $C_{40}H_{56}$ 结构,主要包括 β-胡萝卜素、α-胡萝卜素、番茄红素、叶黄素等。类胡萝卜素属于脂溶性色素,微溶于甲醇和乙醇,易溶于石油醚、苯、氯仿等有机溶剂,颜色在黄色至红色范围,检测波长一般在430~480nm。该类成分虽具有一定的热稳定性,但在亚硫酸盐或金属离子存在的情况下,易发生氧化而褪色,此外,在热、光或酸的作用下可发生异构化。类胡萝卜素是体内维生素A的主要来源,具有较好的抗氧化、抗癌、保护心血管及增强免疫的功能。

姜黄素、去甲氧基姜黄素、双去甲氧基姜黄素是从中药姜黄中提取得到的双酮类色素。姜黄素为橙黄色粉末,具有姜黄特有的香辛气味,味微苦,在中性和酸性溶液中呈黄色,在碱性溶液中呈褐红色。姜黄素对光、热稳定性差,易与铁离子结合而变色。该类成分具有抗炎、抗氧化、抗动脉粥样硬化、抗癌及降血脂等多种药理作用。紫草中的羟基萘醌总色素,以左旋紫草素为代表,具有抗炎、抗菌作用,并常用于食品和化妆品领域。

番茄红素

姜黄素

中药中的色素类成分通常用薄层色谱法鉴别,总量的测定一般采用比色法,常用正丁醇-盐酸法,香草醛-盐酸法和盐酸-甲醇法等。如黑豆中花青素类成分的含量测定,可以1%盐酸甲醇浸提或显色,采用分光光度法在520nm处测定。对于单体成分,常用高效液相色谱法、液质联用色谱法检测,如ChP中采用HPLC法测定了红花中羟基红花黄色素A的含量。在色素类成分分析中,应根据化合物的性质选择适宜的提取溶剂和方法,如需纯化,可采用萃取法或柱色谱法。样品处理过程中应注意提取温度、时间和pH值等因素的影响,很多色素类成分对光、热等条件较为敏感,分析过程中须考察样品的稳定性。

【示例8-43】 姜黄中姜黄素的鉴别和含量测定。

姜黄(Curacumae Longae Rhizoma)为姜科植物姜黄(Curcuma longa L.)干燥根茎。具有破血行气、通经止痛的功效。姜黄素是从姜黄中分离得到的一种天然色素,主要成分包括姜黄素(curcumin)、脱甲氧基姜黄素(demethoxycurcumin)和脱双甲氧基姜黄素(bisdemethoxy-curcumin),是极为稀少的二酮类有色物质。

(1) 定性分析-薄层色谱法 取本品粉末 0.2g,加无水乙醇 20ml,振摇,放置 30min,滤过,滤液蒸干,残渣加无水乙醇 2ml 使溶解,作为供试品溶液。另取姜黄对照药材 0.2g,同法制成对照药材溶液。再取姜黄素对照品,加无水乙醇制成每 1ml 含 0.5mg 的溶液,作为对照品溶液。吸取上述三种溶液各 4μl,分别点于同一硅胶 G 薄层板上,以三氯甲烷-甲醇-甲酸(96:4:0.7)为展开剂,展开,取出,晾干,分别置日光灯和紫外灯(365nm)下检视。供试品色谱中,在与对照药材色谱和对照品色谱相应的位置上,分别显相同颜色的斑点或荧光斑点。

(2) 含量测定-高效液相色谱法 色谱条件与系统适用性试验:以十八烷基硅烷键合硅胶为填充剂;以乙腈-4% 冰醋酸溶液(48:52)为流动相;检测波长为 430nm。理论板数按姜黄素峰计算应不低于 4 000。

对照品溶液的制备:取姜黄素对照品适量,精密称定,加甲醇制成每 1ml 含 10μg 的溶液,即得。

供试品溶液的制备:取本品细粉约 0.2g,精密称定,置具塞锥形瓶中,精密加入甲醇 10ml,称定重量,加热回流 30min,放冷,再称定重量,用甲醇补足减失的重量,摇匀,离心,精密量取上清液 1ml,置 20ml 量瓶中,加甲醇稀释至刻度,摇匀,即得。

测定法:分别精密吸取对照品溶液与供试品溶液各 5μl,注入液相色谱仪,测定,即得。本品按干燥品计算,含姜黄素($C_{21}H_{20}O_6$)不得少于 1.0%。

七、核苷类成分分析

(一) 结构与分布

核苷(nucleoside)是由糖基(sugar)和碱基(base)通过共价键连接组成的化合物,即由核糖或脱氧核糖以 C-1 上的半缩醛羟基与嘌呤碱的 9 位或嘧啶碱 1 位氮原子上的氢原子脱水缩合而生成的糖苷。核苷类化合物可根据来源分为天然来源及化学合成来源。根据碱基的不同,天然来源的核苷类化合物一般分为嘧啶核苷、嘌呤核苷及其他核苷衍生物,嘧啶核苷母核结构多为胸腺嘧啶核苷、尿嘧啶核苷和胞嘧啶核苷;嘌呤核苷母核结构多为肌苷、鸟苷、腺苷和其他嘌呤类核苷。

胸苷

尿苷

腺苷

鸟苷

核苷类物质在自然界中普遍存在,是生物细胞维持生命活动的基本组成成分,对人体免疫、代谢以及肝脏、心血管及神经系统等发挥着重要的生理作用,且具有抗菌、抗病毒及抗肿瘤等多种生理活性。核苷类化合物主要分布于低等植物菌类及动物药中,最早是从酵母和动物生殖细胞中分离得到。目前,许多学者已从多种中药中发现核苷类化合物的存在,并具有显著的药理作用,如广地龙中以次黄嘌呤为代表的核苷类成分具有舒张支气管平滑肌、抗组胺、平喘等作用活性;灵芝中腺嘌呤核苷可显著地抑制血小板凝聚,同时其还具有镇静、抗缺氧等作用;板蓝根所含核苷类成分是抗病毒的有效成分之一,其中尿苷中存在酮酰胺单元结构,且能干扰病毒核酸的合成,是中药抗病毒的活性成分。此外,海洋药用生物中也存在许多核苷类化合物。

核苷类成分具有来源复杂、含量低等特点,分析前须对样品进行适当处理,以消除干扰、提高分析检测的准确度和灵敏度。核苷类成分属大极性化合物,在甲醇、水、热乙醇中的溶解性较好,常用溶剂提取法提取,如纯水提取、有机溶剂(如甲醇、乙醇)-水提取,其次还有缓冲盐溶剂提取。溶剂法根据提取方式的不同,又可分为浸渍法、煎煮法、回流法、超声法及微波提取法。对核苷类成分的分离纯化常用硅胶柱层析法、离子交换树脂法、葡聚糖凝胶柱色谱及大孔吸附树脂法等。含核苷类成分的中药材及其复方制剂,由于组分复杂,采用一种色谱柱往往不能获得理想的分离,此时须多次反复上柱分离,或者使用不同的吸附柱及分离手段相互配合,才能最终达到理想的分离。

(二)定性鉴别

核苷类成分的鉴别主要有化学反应鉴别法、色谱法等。

1. 化学反应鉴别法　核苷类成分常用的鉴别反应有:①核糖核苷与盐酸共热,水解生成的戊糖转变成糖醛,在三氯化铁催化下,与苔黑酚(即 5-甲基-1,3-苯二酚)反应生成绿色物质,产物在 670nm 处有最大吸收。②脱氧核苷在酸性溶液中水解得到脱氧核糖并转化为 ω-羟基-γ-酮戊酸,与苯胺共热,生成蓝色化合物,在 595nm 处有最大吸收。

2. 薄层色谱法　薄层色谱法具有操作简便、分离速度快、样品需要量较少等特点,对腺苷、尿苷等核苷类成分检识,常用硅胶 GF_{254} 薄层板,展开剂系统多为氯仿:乙酸乙酯:异丙醇:水、三氯甲烷:异丙醇:甲醇、乙酸乙酯:氨水、乙酸乙酯:丙酮:氨水,紫外灯光 254nm 下检识。

(三)定量分析

核苷类成分的含量测定有高效液相色谱法(HPLC)、高效毛细管电泳法(HPCE)、薄层色谱扫描法(TLCS)及紫外可见分光光度法(UV)。其中,薄层色谱扫描法和紫外可见分光光度法操作简便,对仪器设备要求低,但方法的灵敏度和重现性差,目前已较少使用。

1. 高效液相色谱法(HPLC)　HPLC 是核苷类成分分析检测最常用的方法,具有操作简便、灵敏度高、分析速度快、定量准确等优点。按其检测器类型,又可分为 HPLC-UV 法、HPLC-DAD 法和 HPLC-MS 法。

(1) HPLC-UV 法　由于核苷碱基杂环上的共轭双键在紫外光区有强吸收,因此紫外检测器为核苷类成分 HPLC 分析常用的检测器。在 HPLC 分析中又以反相色谱应用最为广泛,流动相通常为一定比例的乙腈或甲醇与水,如 ChP 2020 年版对腺苷的分析就是通过 C_{18} 色谱柱,以磷酸盐缓冲液(pH 6.5)-甲醇(85:15)为流动相进行洗脱。但对于一些极性较大的核苷类成分如尿苷、尿嘧啶等需要用 100% 水作为流动相反相冲洗才能达到分离。

(2) HPLC-DAD 法　二极管阵列检测器(DAD)能同时接收样品在整个光谱区的信息,在色谱峰流出时进行快速扫描并采集信号,根据组分的保留时间和光谱两方面信息,用于定性及定量。对于含核苷类成分的复杂样品来说,利用 DAD 检测器可避免普通紫外检测器仅靠保留时间定性的不足,增强测定结果的准确性。

（3）HPLC-MS法 HPLC-MS联用技术具有极高的灵敏度、极低的检测限和极强的专属性,此外还可以提供每一个组分丰富的结构信息和相对分子量,已逐渐成为中药材及复方中核苷类化学成分定性定量分析的主要手段,具有广阔的应用前景。

2. 高效毛细管电泳法（HPCE） HPCE具有高压电泳的高速、高分辨率及HPLC高效的双重优点,同时样品预处理简单、用量少、自动化程度高,近年来也被用于核苷的含量测定,如灵芝、牛樟芝及虫草中腺苷、尿苷、鸟苷等成分可采用本法测定。

【示例8-44】 冬虫夏草中腺苷的含量测定。

本品为麦角菌科真菌冬虫夏草菌 *Cordyceps sinensis*（BerK.）Sacc. 寄生在蝙蝠蛾科昆虫幼虫上的子座和幼虫尸体的干燥复合体。具有补肾益肺,止血化痰的功效。

色谱条件与系统适用性试验:以十八烷基硅烷键合硅胶为填充剂;以磷酸盐缓冲液（pH 6.5）[取0.01mol/L磷酸二氢钠68.5ml与0.01mol/L磷酸氢二钠31.5ml,混合（pH 6.5）]-甲醇（85:15）为流动相;检测波长为260nm。理论板数按腺苷峰计算应不低于2 000。

对照品溶液的制备:取腺苷对照品适量,精密称定,加90%甲醇制成每1ml含20μg的溶液,即得。

供试品溶液的制备:取本品粉末（过三号筛）约0.5g,精密称定,置具塞锥形瓶中,精密加入90%甲醇10ml,密塞,摇匀,称定重量,加热回流30min,放冷,再称定重量,用90%甲醇补足减失的重量,摇匀,滤过,取续滤液,即得。

测定法:分别精密吸取对照品溶液与供试品溶液各10μl,注入液相色谱仪,测定,即得。

本品含腺苷（$C_{10}H_{13}N_5O_4$）不得少于0.010%。

【示例8-45】 百令胶囊中腺苷、尿苷的鉴别。

本品为发酵冬虫夏草菌粉[Cs-C-Q80 中华被毛孢 *Hirsutella sinensis* Liu,Guo,Yu-et Zeng（1989）经液体深层发酵所得菌丝体的干燥粉末]制成的胶囊。

对照品溶液的制备:取腺苷对照品适量,精密称定,加0.5%磷酸溶液制成每1ml含12μg的溶液;另取尿苷对照品,加10%甲醇制成每1ml含5μg的溶液。

供试品溶液的制备:取装量差异项下的本品内容物,混匀,取约0.5g,精密称定,置具塞锥形瓶中,加乙醚20ml,密塞,浸泡30min,滤过,弃去乙醚液,取药渣,挥干,连同滤纸一并置具塞锥形瓶中,精密加入0.5%磷酸溶液50ml,密塞,称定重量,超声处理（功率250W,频率33kHz）30min,放冷,再称定重量,用0.5%磷酸溶液补足减失的重量,摇匀,静置,取上清液,滤过,取续滤液,即得。

对照药材溶液的制备:取发酵冬虫夏草菌粉对照药材0.5g,同供试品溶液制备方法制成对照药材溶液。

照高效液相色谱法（通则0512）试验,以十八烷基键合硅胶为填充剂;以乙腈为流动相A,以0.04mol/L磷酸二氢钾溶液为流动相B,按表8-9中的规定进行梯度洗脱;检测波长为260nm;理论板数按腺苷峰计算应不低于3 000。

表8-9 梯度洗脱中流动相的比例

时间/min	流动相 A/%	流动相 B/%
0~15	0	100
15~45	0→15	100→85

分别吸取上述四种溶液各20μl,注入液相色谱仪。供试品色谱中应呈现与对照药材色谱中的六个主色谱峰保留时间相同的色谱峰,与尿苷、腺苷对照品的色谱峰保留时间相同的

色谱峰。

八、无机类成分分析

（一）结构与分布

无机化合物主要来源于矿物类中药。矿物类药材包括天然矿物、生物化石、人类加工品及纯粹化学制品，其主要成分为无机化合物。涉及的无机元素主要包括砷（如雄黄、雌黄、砒霜等）、汞（如朱砂、轻粉、红粉等）、铅（如红丹、铅粉、密陀僧等）、铜（如胆矾、铜绿、绿盐等）、铁（如赭石、磁石、禹余粮等）、钙（如石膏、钟乳石、花蕊石等）、硅（如滑石、白石英、麦饭石等）、硫（如芒硝、玄明粉、硫黄等）、氯（如大青盐、秋石、紫硇砂、白硇砂等），以及其他一些元素。

矿物药所含的无机成分在治疗疾病中有其独特的效果，如用含 Cu、Fe、Ca、P、Mn 等元素的矿物药作为滋养性和兴奋性药物；用含 Mg、K、Na 等成分的矿物药作为泻下、利尿药物；用含 S、As、Hg 等成分的矿物药作为治疗梅毒和疥癣的药物；用含 Al、Pb、Zn 等成分的矿物药作为收敛药物等均符合现代医学治病原理；以石膏为主药的"白虎汤"，用于治疗急性传染病如"流脑""乙脑"等症的高热和惊厥，确有显著的疗效。目前临床上应用较广泛的矿物药有 60 多种，矿物药的药效越来越受到医学界的关注，对矿物药的开发和应用起了积极的推动作用。

矿物药中的无机成分分析前通常须将试样分解，使待测组分转入溶液中，然后再进行分析测定。常用的分解方法可分为溶解法和熔融法两种。溶解法是将试样溶解在水、酸或其他溶剂中，常需要采用稀酸、浓酸、混合酸等进行处理，方法简便易行；溶解法不能将试样完全分解时，可采用熔融法，即将试样与固体溶剂混合，然后在高温下加热至全熔或半熔，使待测组分转变为可溶于水或酸的化合物，溶剂可分为碱性溶剂（如碳酸钠、氢氧化钠）和酸性溶剂（如硫酸氢钾、焦硫酸钾）、氧化性溶剂（如过氧化钠、碳酸钠加硝酸钾）和还原性溶剂（如碳酸钠加硫）等。可根据矿物药种类和性质的不同加以选用。

（二）定性鉴别

矿物药中的无机成分鉴别主要有化学反应鉴别法、热分析法。

1. 化学反应鉴别法

（1）离子反应：如胆矾主要成分为 $CuSO_4 \cdot 5H_2O$，鉴别时采用了硫酸盐的鉴别反应。取供试品溶液适量，加氯化钡试液，即产生白色沉淀，分离，沉淀在盐酸或硝酸中均不溶解。

（2）火焰反应：如明矾石中钾盐的鉴别。明矾石为碱性硫酸铝钾 $KAl_3(SO_4)_2(OH)_6$，取本品适量溶于水，取铂丝，用盐酸湿润后，蘸取试样，在无色火焰中燃烧，火焰应显紫色。又如硫黄主要成分为硫，燃烧时易熔融，火焰为蓝色，并有二氧化硫刺激性气味。

（3）沉淀反应：如雄黄主含硫化砷（As_2S_2），取雄黄适量，加水湿润后，加饱和氯酸钾的硝酸溶液 2ml，溶解后加入氯化钡试液，产生大量的白色沉淀，放置后，倾出上层酸液，再加水2ml，振摇，沉淀不溶解。

2. 显微鉴别法　如紫石英主要成分为 CaF_2，取细粉 0.1g，置烧杯中，加盐酸 2ml 与 4% 硼酸溶液 5ml，加热微沸使溶解，取 1 滴置载玻片上，加硫酸溶液（1→4）1 滴，静置片刻，置显微镜下观察，可见针状结晶。

3. 热分析法　是在程序控制温度下，精确记录待测物质理化性质与温度的关系，研究其受热过程所发生的晶型转变、熔融、吸附等物理变化和脱水、热分解、氧化、还原等化学变化，用于对该物质进行物理常数、熔点、沸点的研究以及作为鉴别和纯度检查的方法。由于矿物药中的无机成分几乎全部为晶体，其物理性质稳定，各种热分析图谱更为稳定，所以热分析用于矿物药材的鉴定效果佳。根据矿物药中无机成分的性质和检测目的不同,可以选用热重法、差热分析法和差示扫描量热法等。热重法适用于药物结晶水的测定、贵重药物,或在空气中极易氧化药物的干燥失重分析。差热分析法可用来定性鉴别待测物质或其多晶型,亦可检查待测物质的纯度。差示扫描量热法可用于待测物质的鉴别、纯度检查及熔点和水分等的测定。

4. X射线衍射法　是研究物质微观结构的有效手段,当某物质进行XRD分析时,被X射线照射产生不同程度的衍射现象,物质组成、晶型、分子内成键方式、分子构型、构象等决定该物质会产生特有的衍射图谱,可用于矿物药中无机成分的鉴定。

（三）定量分析

矿物药中无机成分的含量测定方法通常选择化学分析法,对含量较低的成分可选择原子光谱法、电感耦合等离子质谱法等。

1. 化学分析法　样品分解后,制备成适当的溶液,如有干扰物质存在,应设法消除其干扰,消除的方法主要有分离法和掩蔽法。然后选择适当的方法进行滴定,常用重量法、配位滴定法、沉淀滴定法和氧化还原法等。如玄明粉中硫酸钠的含量测定采用沉淀重量法。

2. 紫外-可见分光光度法　利用一些无机金属元素可与某些化合物形成有色配合物,采用分光光度法对其制剂进行测定。如可利用砷化氢与Ag-DDC三乙胺的氯仿溶液作用,产生新生态的银,在510nm处有吸收,测定砷的含量;高价汞与双硫腙作用生成橙色化合物、镉与双硫腙生成玫瑰红配合物等都可用分光光度法进行测定。

3. 原子吸收分光光度法　本法具有灵敏度高、选择性好、抗干扰能力强、适用范围广、操作方便的优点。在中药无机成分分析中有着广泛的应用。如益气维血颗粒中铁的含量、龙牡壮骨颗粒剂中钙的含量均采用本法测定。

4. 电感耦合等离子体光谱法(ICP-AES)及电感耦合等离子体质谱法(ICP-MS)　ICP-AES技术具有多谱线同时检测、检测速度快、动态线性范围宽、灵敏度高等优点,可应用于矿物药及其制剂中各种微量元素的分析;ICP-MS测定时,样品由载气带入雾化后,以气溶胶形式进入等离子体的轴向通道,在高温和惰性气体中被充分蒸发、原子化、电离和激发,转化成带电荷的正离子采集系统进入质谱仪,质谱仪根据离子的质荷比即元素的质量数进行分离并定性、定量分析。

【示例8-46】　万氏牛黄清心丸中朱砂的含量测定。

本品是由牛黄、朱砂、黄连、栀子、郁金、黄芩制成的大蜜丸剂。ChP收载两种规格,即①每丸重1.5g;②每丸重3g。采用硫氰酸铵滴定法检测朱砂中硫化汞的含量。

供试品溶液的制备:取重量差异项下的本品,剪碎,混匀,取约5g,精密称定,置250ml凯氏烧瓶中,加硫酸30ml与硝酸钾8g,加热俟溶液近无色,放冷,转入250ml锥形瓶中,用水50ml分次洗涤烧瓶,洗液并入溶液中,加1%高锰酸钾溶液至显粉红色且2min内不消失,再加2%硫酸亚铁溶液,至红色消失,得供试品溶液。

测定方法:取供试品溶液,加硫酸铁铵指示液2ml,用硫氰酸铵滴定液(0.100 8mol/L)滴定,消耗20.02ml,每1ml硫氰酸铵滴定液(0.1mol/L),相当于11.63mg的硫化汞(HgS),按下式计算样品中HgS的百分含量。本品每丸含朱砂以硫化汞计,小丸应为69～90mg;大丸应为138～180mg。

本法系用强氧化剂将朱砂(HgS)中的S^{2-}氧化成S单质,从而使Hg^{2+}游离出来,在酸性溶液中用NH_4SCN标准溶液直接滴定Hg^{2+},用Fe^{3+}作指示剂,当$Hg(SCN)_2$沉淀完后,Fe^{3+}即与过量的SCN^-生成红色的硫氰酸铁络离子$Fe(SCN)^{2+}$以指示到达终点,反应如下:

$$Hg^{2+}+2SCN^- \rightarrow Hg(SCN)_2\downarrow$$

$$SCN^- + Fe^{3+} \rightarrow Fe(SCN)^{2+}(红色)$$

【示例 8-47】　雄黄中二硫化二砷的含量测定。雄黄(realgar)为硫化物类矿物雄黄族雄黄,主含二硫化二砷(As_2S_2)。具有解毒杀虫、燥湿祛痰、截疟的功效。ChP 采用碘量法对其进行测定。

方法:取本品粉末约 0.1g,精密称定,置锥形瓶中,加硫酸钾 1g、硫酸铵 2g 与硫酸 8ml,用直火加热至溶液澄明,放冷,缓缓加水 50ml,加热微沸 3~5min,放冷,加酚酞指示液 2 滴,用氢氧化钠溶液(40→100)中和至显微红色,放冷,用 0.25mol/L 硫酸溶液中和至褪色,加碳酸氢钠 5g,摇匀后,用碘滴定液(0.05mol/L)滴定,至近终点时,加淀粉指示液 2ml,滴定至溶液显紫蓝色。每 1ml 碘滴定液(0.05mol/L)相当于 5.348mg 的二硫化二砷(As_2S_2)。本品含砷量以二硫化二砷(As_2S_2)计,不得少于 90.0%。

扫一扫,
测一测

—————————————●（刘　斌　张　美　邹海艳　赵慧巧　李　锐　王　志）

复习思考题

1. 简述用直接重量法进行中药中生物碱成分测定的优缺点。
2. 简述盐酸-镁粉反应鉴别中药中黄酮类化合物的方法和步骤。
3. 简述醌类化合物在不同溶剂中的溶解特性。
4. 简述挥发性成分化学反应的鉴别原理。
5. 请简述甾体类成分的结构特点。
6. 请简述木脂素类成分薄层色谱法鉴别常用的吸附剂、展开剂及显色剂。
7. 请列举含有香豆素类成分的常用中药。
8. 请列举含有三萜类皂苷的常用中药。
9. 在中药研究中,不少动物蛋白、植物蛋白和酶等均有显著的生物活性,但在中药制剂生产中,为什么蛋白质与酶一般都被视为杂质? 常用什么办法去除蛋白质?
10. 试述矿物药中无机类成分分析常用的分解方法。

笔记栏

ER-9-1

第九章
生物样品中
中药成分分
析 PPT 课件

◆◆◆　　第九章　　◆◆◆

生物样品中中药成分分析

✎ **学习目标**

1. 掌握生物样品种类及预处理方法、常用分析方法及分析方法学验证。
2. 熟悉中药成分的体内过程。
3. 了解生物样品内中药成分分析的目的、意义和特点。

　　生物样品中中药成分分析,系指对体内生物样品(生物体液、器官或组织等)中的中药成分及其代谢产物的定性、定量、结构、活性等分析。

　　中药成分进入机体后,会出现两种不同的效应,一种是药物对机体产生的生物效应,包括治疗作用和毒副作用,即所谓的药物效应动力学,简称药效学(pharmacodynamics)和毒理学(toxicology);另一种是机体对药物的作用,包括对药物的吸收、分布、代谢、排泄(简称ADME),即所谓的药物代谢动力学,简称药动学(pharmacokinetics),亦包括毒代动力学(toxicokinetics)。因此,生物样品中中药成分分析即研究中药成分在生物体内 ADME 过程中质和量的变化规律,获得中药成分在体内代谢动力学参数。为研究中药在体内的吸收、分布和代谢过程与中医疗效的关系奠定基础;有助于科学地阐明中药的有效/有毒物质、量效关系和作用机制,为中药新药的研制、生产和临床应用提供科学依据,对实现安全、有效和合理用药具有重要意义。

第一节　生物样品中中药成分分析的特点

一、中药成分在生物体内的存在状态

（一）中药成分的体内过程

　　1. 中药成分的吸收　　中药成分的吸收是指中药成分从给药部位进入血液循环的过程。药物的吸收受其理化性质、剂型、给药途径、药物浓度、生理及病理条件等因素的影响。一般来说,脂溶性、小分子、溶解度大、非解离型有机酸等药物口服吸收较快而多;碱性药物(如生物碱)则因在胃酸中解离而难以吸收。部分药物在胃肠道、肠黏膜和肝脏被代谢灭活,使进入体循环的药量减少的现象称作首关效应(first-pass effect)。中药成分的吸收通常用吸收速度和吸收程度来描述,吸收程度一般指生物利用度(bioavailability),即成分由给药部位到达血液循环中的相对量。

　　2. 中药成分的分布　　中药成分进入血液后,随血液循环向全身分布。有些成分对某些组织有特殊的亲和力,如碘集中于甲状腺中,汞、锑、砷等在肝肾沉积较多。同时分布到作用

部位必须通过生物膜、血脑屏障、胎盘、脑脊髓等屏障。影响分布的另外一个因素是药物成分与血浆蛋白结合力，结合态药物不能通过生物膜也没有药理作用，不能由肾小球滤过。因此，血浆蛋白结合率(rate of plasma protein binding)对成分的分布和代谢会产生影响。多数情况下，酸性成分与白蛋白结合，碱性成分与 α_1-酸性糖蛋白结合。另外，有些中药成分还可能和血红细胞结合。

3. 中药成分的代谢　中药成分的代谢是指中药成分经吸收、分布后，在血液和组织中发生的生物转化(biotransformation)的过程，生物转化的产物称为代谢产物(metabolites)。中药成分代谢的主要部位为肝脏和肠道，其他还有胃、脾、肺、血浆、皮肤、肾等器官。药物代谢是机体对药物进行化学处置的一个非常重要的环节。中药成分的代谢特点是：

(1) 胃肠道代谢：中药绝大多数通过口服吸收而发挥作用。中药成分进入胃肠道之后会受到胃液及肠道菌群作用，中药成分在胃酸及酶的作用下发生水解、氧化还原等代谢反应，相对分子量减小，极性减弱，脂溶性增强。中药成分的肠道代谢主要是利用肠内菌群中特定的酶使之转化，多数成分代谢后被吸收，少部分成分则以原型形式直接被吸收。目前已经在肠道中发现众多代谢酶，如 CYP2C6、CYP2C9、CYP2C19、CYP3A4、CYP3A5 等。许多有效成分为 CYP3A 的底物，可以在肠道内代谢。胃肠道代谢也是造成中药成分口服生物利用度偏低的重要原因之一。

(2) 肝脏代谢：中药成分在肝脏内代谢分为两个阶段：第一阶段为氧化、还原及水解反应，产生一系列肝细胞毒性产物，主要包括亲电子基和氧自由基，也称作Ⅰ相反应。第二阶段为结合反应，即药物解毒过程，也称作Ⅱ相反应。肝脏富含药物代谢所需的各种酶，其中以细胞色素 P450 最为重要。药物成分首先在Ⅰ相代谢酶的作用下被氧化、还原或水解，然后在Ⅱ相代谢酶的作用下与葡萄糖醛酸、甘氨酸、硫酸等内源性物质结合或经甲基化、乙酰化后，随尿液和粪便排出体外。

有些药物可诱导肝微粒体酶的活性增强，即酶促作用，从而使药物代谢加速，导致药效减弱；反之，有些药物可抑制肝微粒体酶的活性，即酶抑作用，从而使代谢减慢，药效增强，甚至引起中毒。另外，有少数药物进入血液循环后，经肝脏代谢，以原型随胆汁排入肠道，又经肠黏膜重新吸收，进入血液循环，称为肠肝循环。肠肝循环可延长药物在体内的作用时间，亦会造成药物在体内的蓄积中毒。

(3) 其他代谢：除胃肠道和肝脏之外，中药成分代谢的部位还有血浆、肺、皮肤、肾、鼻黏膜、脑等。随着分子生物学如蛋白质分离纯化技术、免疫抗体标记及 cDNA 技术的发展和应用，越来越多的药物代谢酶在肝以外组织和器官中被发现，而且有些成分的部分代谢过程仅在肝外的特定组织进行，如研究发现，绿原酸的代谢产物——绿原酸的类似物主要集中在尿液。

中药成分在体内代谢过程中会产生活性变化。有些成分本身没有药理活性，而经代谢后形成活性代谢物，这种成分又称为前体药物或前药(prodrug)，如甘草酸(glycyrrhizin)本身并不能被机体吸收，在肠道菌群的作用下，分解为甘草次酸(glycyrrhetinic acid)，被机体吸收而显现其药理活性。

某些中药成分在体内代谢后可形成毒性代谢物，对肝、肾等代谢器官造成损害。例如，冰片在体内代谢为樟脑(camphor)而产生一定的毒性；苦杏仁苷(amygdalin)在肠道内水解，其代谢产物氢氰酸具有毒性。

4. 中药成分的排泄　中药成分的排泄是指中药成分及其代谢产物经机体的排泄或分泌器官排出体外的过程。其主要排泄途径为肾脏排泄(renal excretion)和胆汁排泄(biliary excretion)，其他组织器官如肺、皮肤也参与某些成分的排泄。在排泄过程中，多数成分和代谢产物的排泄属于被动转运，少数成分属于主动转运；而且在排泄或分泌器官中成分或代谢产物浓度较高时既具有治疗价值,同时也可能会造成某种程度的不良反应;当各类成分的主要排泄器官功能障碍时均能引起排泄速度减慢,产生蓄积,血药浓度增加,从而导致中毒,此时应注意调整用药剂量或给药时间间隔。

（二）常见中药成分的体内生物转化

1. 生物碱类成分的体内生物转化　生物碱类成分不易成苷,大多极性较小,被消化道吸收速度较快,如乌头碱在食管和胃即可被大量吸收,所以肠内菌群代谢和肠壁代谢发生的机会相对减少,总体上,生物碱类成分的代谢以肝代谢为主。在肝代谢中,主要发生 N-脱烃、N-氧化、脱氨基、酰胺水解等反应及其他肝内代谢反应,但共性特征不显著。例如士的宁 N-氧化物(strychnine N-oxide)肠内转化为 16-羟基士的宁(16-hydroxystrychnin)和士的宁。

士的宁N-氧化物

16-羟基士的宁　　　　　　士的宁

2. 苷类成分的体内生物转化

（1）胃内的酸水解:除碳苷类外,其他苷类成分都在胃内进行酸水解。如人参皂苷 Rg_1 在胃内的代谢途径是:人参皂苷 Rg_1→20(S,R)-人参皂苷 Rh_1 [20(S,R)-ginsenoside Rh_1]→24-氢-25-羟基-20(S,R)-人参皂苷 Rh_1 [24-hydro-25-hydroxy-20(S,R)-ginsenoside Rh_1],反应式如下:

20(S)-人参皂苷Rh_1　　　　人参皂苷Rg_1　　　　20(R)-人参皂苷Rh_1

24-氢-25-羟基-20（S）-人参皂苷Rh$_1$ 24-氢-25-羟基-20（R）-人参皂苷Rh$_1$

（2）肠内碱水解：某些能在碱性条件下水解的中药成分一般在小肠内（pH 值为 8.5 左右）发生水解反应。如芍药苷经由健康成人粪便的肠内菌和单菌株在厌氧条件下孵育可转化产生 3 种产物，分别为芍药苷代谢素（paeonimetabolin）Ⅰ、Ⅱ和Ⅲ，其中芍药苷代谢素Ⅲ仅在转化早期出现，根据芍药苷代谢素Ⅰ、Ⅱ的结构，芍药苷的代谢反应式如下：

芍药苷代谢素Ⅰ
7S R$_1$ = H, R$_2$= CH$_3$
7R R$_1$ = CH$_3$, R$_2$ = H

芍药苷代谢素Ⅱ

（3）酶催化代谢转化

1）酶催化的苷类水解反应：除碳苷外，大多数苷类成分在肠道内被菌群产生的酶代谢转化，完成第一步去糖链的水解反应。如人参皂苷 Rb$_1$ 的肠道菌群转化代谢，肠道菌群酶对其水解是温和的，类似于 Smith 降解，可得到天然型的皂苷元。少部分以原型吸收入血的苷类在肝内被水解去糖。又如柴胡皂苷 a、b$_1$、b$_2$、d 与肠内菌群共温孵一定时间，均得到对应苷元与柴胡次皂苷。

2）酶催化的苷类代谢转化：苷类成分也可被肠道菌群酶代谢转化。如芍药内酯苷（albiflorin）经健康成人粪便的肠内菌在厌氧条件下转化，可产生两种转化产物，即芍药内酯 A（paeonilactone A）和芍药内酯 B（paeonilactone B）。

3. 黄酮类成分的体内生物转化　黄酮苷类成分除黄酮碳苷外，通常在吸收入血前被消化道的酸碱环境和肠道菌群酶水解成黄酮苷元和糖，而苷元还可以被肠道菌群进一步代谢转化，归纳起来有以下几种类型：

（1）黄酮类化合物的代谢：黄酮类化合物多发生 A 型开环裂解反应（即开环部位在 C 环的 C_4 与 A 环的 C_5 之间，生成具有苯环和 3 个碳原子侧链的苯丙酸衍生物的反应），裂解点为 C_4 连接 A 环的 C—C 键，B 环生成苯丙酸型衍生物。例如从中药罗汉果中分离得到的山奈酚-3,7-O-L-二鼠李糖苷（kaempferol-3,7-O-L-dirhamnoside）可经人肠内菌孵育转化为山奈酚 3-O-α-L-吡喃鼠李糖苷（阿福豆苷）、山奈酚 7-O-α-L-吡喃鼠李糖苷、山奈酚和对-羟基苯甲酸。

（2）黄酮醇类化合物的代谢：黄酮醇类化合物多发生 B 型开环裂解反应（即开环部位在 C 环的 C_3 与 A 环的 C_4 之间，生成具有苯环和 2 个碳原子侧链的苯乙酸衍生物的反应），裂解点在 C_3 连接 C_4 的 C—C 键，B 环生成苯乙酸型衍生物。如将人结肠内栖息的混合菌群与芦丁厌氧培养 1h，芦丁可被完全水解；温孵培养 2h，则主要转化产物为 3,4-二羟基苯乙酸；温孵培养至 8h，产生脱羟基化产物 3-羟基苯乙酸。同时也得到微量的 4-羟基-3-甲氧基苯乙酸（4-hydroxy-3-methoxy-phenylacetic acid）。

（3）二氢黄酮类化合物的代谢：二氢黄酮类化合物的代谢反应与黄酮类化合物类似，多发生 A 型裂解反应。如柚皮苷（naringin）可转化为对羟基苯丙酸、对羟基桂皮酸、对羟基苯甲酸和柚皮苷元（naringin）四个代谢产物。

（4）异黄酮类化合物的代谢：葛根素（puerarin）为异黄酮类化合物的碳苷。将葛根素与人肠内混合细菌在厌氧条件下温孵培养 12h，可检出 2 个转化产物，分别为大豆黄素（daidzein）和毛蕊异黄酮（calycosin），反应如下：

葛根素　　　　　　　　　大豆黄素　　　　　　　　　毛蕊异黄酮

4. 醌类成分的体内生物转化　醌苷类成分多数在肠内代谢水解成糖和苷元，而苷元或者被吸收入血，再由肝进一步代谢转化，或者被肠内菌群进一步代谢转化。如芦荟大黄素苷可被肠道菌群（主要是大肠菌群）作用转化为芦荟大黄素蒽醌，产生泻下作用。

5. 香豆素类成分的体内代谢和生物转化　香豆素类化合物分子量和极性都较小，多易于被肠道吸收，进入肝脏后代谢。部分化合物在吸收前内酯键被肠道菌群酶解，转化成相应的酚酸类成分。如岩白菜素（bergenin）在肠内转化为 4-O-甲基没食子酸（4-O-methylgallic acid）；秦皮乙素（aesculetin）在大鼠肝脏可被代谢为莨菪亭（scopoletin）和异莨菪亭（isoscopoletin），两者比例为 2∶1。

二、生物样品中中药成分分析的对象及特点

（一）生物样品中中药成分分析研究对象

凡是研究中药成分在生物体内的分布，如体液、器官、组织、排泄物等都是生物样品中中

药成分分析研究的对象。分析样本有血液、尿液、唾液、胆汁、淋巴液、泪液、脊髓液、汗液、乳汁、羊水、粪便、各种器官和组织以及呼出的气体等。由于多数情况下中药研究要求先在动物体上进行试验,所以中药成分体内分析对象既包括人体,也包括动物体。

生物样品中中药成分分析的目标,不仅是原型药物,也包括代谢产物,因为代谢产物常具有生理活性,阐明它们的种类、结构、数量及分布情况,可了解中药成分在生物体内的变化及消除规律,这对安全用药和正确评价中药质量也是非常重要的。

（二）生物样品中中药成分分析主要特点

1. 样品量少,含量低　可供分析的样品量少,一般为数十微升至数毫升;且多数在特定条件下采集,不易重新获得;待测成分含量低,一般为 $10^{-9} \sim 10^{-6} \mathrm{g/ml}$ 量级,甚至低至 $10^{-12} \mathrm{g/ml}$ 量级。同时还受到给药剂量、给药途径、吸收、分布、代谢和排泄等诸多因素的影响,造成样品浓度变化大,特别是在连续测定过程中,样品的重现性差。因此,分离提取后,常需要对被测组分进行富集。

2. 共存组分多,干扰大　由于生物样品组成复杂,干扰因素多,除药源性的其他成分、杂质、添加剂及其代谢产物外,还包括体液和组织中的内源性物质,如蛋白质、多肽、脂肪酸、色素、无机离子等,这些物质往往还会与中药成分及其代谢物结合,致使原本微量的被测成分分离、分析都更加困难。因此,应采取合适的预处理技术。

3. 稳定性差,须快速处理　由于生物样品中存在多种代谢酶,取样后仍可与被测物作用。另外,生物内源性物质也极易产生氧化、变性等反应,导致样品不稳定,对保存条件要求较为严格。故制备生物样品时,通常要进行一些特殊的处理,如抗氧化或及时进行衍生化反应等,有时需低温冷藏。

因此,生物样品中中药成分分析时,样品通常须经分离与浓集,或经化学衍生化处理后才能进行分析;对分析方法的灵敏度及选择性要求较高;分析工作量大,测定数据的处理及结果的阐明较为繁杂。

第二节　生物样品中中药成分分析样品的制备

一、常用生物样品的采集和贮存

在生物样品中中药成分分析工作中,生物样品的采集是关键环节之一。采集后的生物样品,还要注意贮存。常用的保存方法是冷藏或冷冻,冷冻的样品测定时需临时解冻,解冻后的样品应一次性测定完毕,避免反复冻融,如果样品不能一次性测定完毕,则应以小体积分装贮存,每次按计划取一定数量进行测定。冷冻温度一般为 -20℃ ,特殊情况下可在 -80 ～ -40℃ 贮存。

（一）血样

生物样品中中药成分分析常用的血样包括血浆(plasma)、血清(serum)和全血(whole blood),以血浆最为常用。血浆、血清的化学成分与组织液相近,内含药物直接与组织液接触并达到平衡,测定血浆或血清中的药物浓度比全血中的药物浓度更能反映作用部位药物浓度的变化,与药物的临床治疗作用有较好的对应关系。因此,血药浓度通常是指血浆或血清中的药物浓度。

1. 血样的采集　供试血样应代表整个血药浓度,因此须待药物在血液中分布均匀后取样。根据血中药物浓度和分析方法灵敏度的要求,一般每次采血 0.2 ～ 5ml。动物实验时,宜直接从心脏或动脉取血,要兼顾动物福利(animal welfare),采血量不宜超过动物总血量的15%~20%。在人的临床化验时,血样通常从肘静脉采集,有时从毛细血管采血(成人多从手指或耳垂取血,小儿多从脚趾取血)。采血方法通常是用注射器、负压管、毛细管或特殊的微量采血管采集。

2. 血样的制备

(1) 血浆的制备:将采集的静脉血液置含有抗凝剂的离心管中,混合后,以2 500~3 000r/min离心5~10min,使血浆与血细胞分离,所得淡黄色上清液即为血浆。

常用肝素作为抗凝剂。肝素是一种含硫酸的黏多糖,能阻止凝血酶原转化为凝血酶,从而抑制纤维蛋白原转化为纤维蛋白。肝素是体内正常生理成分,不会改变血样的化学组成或引起药物的变化。通常每1ml血液加入肝素0.1~0.2mg或20IU左右(1mg相当于126IU)。方法:取血前取适量肝素钠溶液,置试管等容器内,旋转试管,使肝素钠溶液均匀分布在容器壁上,干燥后加入血样,立即轻轻旋摇即可。其他抗凝剂多是能与血液中的Ca^{2+}结合的试剂,能引起被测组分发生变化或干扰某些药物的测定,因而不常使用。

(2) 血清的制备:将采集的静脉血液置离心管中,放置30min到1h,再用2 500~3 000r/min离心5~10min,上层澄清的淡黄色液体即为血清。

制备时,血清比血浆分离得慢,且制备的量约为全血的20%~40%,而血浆为全血的50%~60%,故分析时多采用血浆。两者的主要区别在于血浆中多含有一种纤维蛋白原,而这种血纤维蛋白几乎不与药物结合,因此,血清与血浆的药物浓度是相同的。目前,作为血药浓度测定的样品,两者可任意选用,且分析方法亦可通用。若血浆中含有的抗凝剂对药物浓度测定有影响,则应使用血清样品。现有的文献、资料所列的血药浓度,一般均是指血浆中的药物总浓度(游离的和与血浆蛋白结合的总浓度),或血清中的药物总浓度。

(3) 全血的制备:将采集的血液置于含有抗凝剂的试管中,不经离心操作,保持血浆和血细胞混合在一起,则称为全血。全血样品可冷冻贮存或直接分析。全血样品放置或自贮存处取出解冻之后,可明显分为上、下两层;上层为血浆、下层为血细胞,轻微摇动即可混匀。某些情况下,如血浆内药物浓度波动太大,难以控制,或血浆药物浓度很低而影响测定时,也可以考虑使用全血样品。

血浆和血清都需要在采血后及时分离,最迟不超过2h,分离后再置冰箱中保存。若不予分离,血凝后冰冻保存易引起细胞溶解,会阻碍血浆或血清的分离。血浆或血清样品不须经蒸发、浓缩,直接置于硬质玻璃试管中完全密封后保存。短期保存时,可置冰箱(4℃)中;长期保存时,须置冷冻柜(-20℃)中。

(二) 尿样

尿样(urine)主要用于成分剂量回收、肾清除率、体内代谢及生物利用度等研究。尿样的采集是自然排出的尿液,属于非损伤性采样方式。因尿液中药物浓度变化较大,通常应测定一定时间内排入尿液中的药物浓度总量,即应测定在规定的时间内采集的尿液(时间尿或定时尿)体积和尿液浓度。如采集24h尿液时,一般在上午8点让患者排尿并弃去,立即服药,之后采集直到次日上午8时的全部尿液。

采集动物尿液时,一般将动物禁食过夜后,先收集空白尿,再给药,并立即放入代谢笼中,采集给药后一定时间的尿液,合并,记录体积。

尿液主要成分是水、含氮化合物及盐类。放置后会析出盐类,还常伴有细菌繁殖、固体成分崩解等,使尿液混浊。因此,尿样采集后应立即测定。若收集24h的尿液不能立即测定时,应加入防腐剂(如甲苯、二甲苯、三氯甲烷、醋酸等)保存。保存时间为24~36h,可置冰箱(4℃)中,长时间保存时,应冰冻(-20℃)。

（三）唾液

唾液（saliva）是由腮腺、颌下腺、舌下腺和口腔黏膜内许多散在口腔内的小腺体分泌的，在口腔内合并成混合唾液。一些药物的唾液药物浓度与血浆游离药物浓度密切相关。唾液样品也可用于药物代谢动力学的研究。唾液的 pH 范围为 6.2~7.4。唾液中蛋白质的总量接近血浆蛋白含量的十分之一。唾液的采集应尽可能在刺激少的安静状态下进行，通常在漱口后 15min，用插入漏斗的试管接收口腔内自然流出的唾液，采集需 10min。有时采集混合液也可采用物理或化学等方法刺激，在较短时间内得到大量的唾液。唾液样品采集后，应立即测量其除去泡沫部分的体积，放置后分成泡沫部分、透明部分及乳白色沉淀部分三层。取透明部分以 3 000r/min 离心 10min，取上清液作为药物浓度测定的样品，可以直接测定或冷冻保存。

（四）组织

脏器组织（organs and tissues）可为中药成分的吸收、分布、转运、代谢、排泄等体内过程提供重要信息，常用的脏器组织有肝、脾、肾、肺、胃、心、肌肉等。采集方法：分别于动物给药前、给药后不同时间点处死，迅速解剖取其脏器组织，用生理盐水冲洗，除去残血，滤纸吸干。测定之前，首先均匀化，制成水基质溶液，然后再用适当方法萃取药物。常用的处理方法有：

1. 匀浆化法　在待检组织中加入一定量的水或缓冲溶液，置匀浆机中匀浆，使被测药物溶解，取上清液供萃取用。

2. 沉淀蛋白法　在组织匀浆中加入甲醇、乙腈、高氯酸、三氯乙酸、钨酸盐等沉淀剂，沉淀蛋白质后取上清液备用。该法操作简单，所得上清液常澄清透明，干扰物质较少，多被采用，但对有些成分回收率偏低。

3. 酸、碱水解法　在组织匀浆中加入一定量的酸或碱，置水浴中加热，待组织液化后，滤过或离心，取上清液备用。本法分别适合测定在热酸或热碱条件下稳定的少数中药成分。

4. 酶解法　在组织匀浆中加入一定量酶和缓冲液，置水浴上水解一定时间，待组织液化后，滤过或离心，取上清液备用。最常用的酶是蛋白水解酶中的枯草菌溶素（50~60℃ 活力最强）。它不仅可使组织溶解，还可使待测成分析出。本法优点是：可避免某些成分在酸或高温下降解；对与蛋白质结合紧密的药物，可提高回收率；当用有机溶剂直接提取酶解液时，则不会乳化；采用 HPLC 法检测时，无须再进行过多的净化处理，但本法不适宜在碱性下易水解的成分。

（五）粪便

粪便（excrements）的组成四分之三是水分，其余大部分是蛋白质、无机盐、脂肪、未消化的食物纤维、脱水的消化液残余、从肠道脱落的细胞及死掉的细菌等。粪便是提供中药成分进入人体内后代谢和消除情况的主要分析样品之一。粪便易于采集，但易受食物、药物、运动、睡眠等多种因素影响。

采集动物粪便时，一般将动物禁食过夜，先采集空白粪便，再给药，并于代谢笼中，定时采集，称重、干燥、研碎备用。

二、常用生物样品的预处理

在进行生物样品中中药化学成分及其代谢物分析时，除少数情况只经简单处理即可直接测定外，一般都要根据分析对象的特点及成分的存在形式、转化情况等，在测定之前采取适当的预处理技术，制备成便于测定的供试品溶液。

其主要方法有：蛋白质沉淀法、分离、纯化与浓集法，缀合物水解法、有机消化法等。

（一）除去蛋白质

1. 蛋白质沉淀法（protein precipitation）　即在测定血样及组织匀浆样品时，应去除蛋白

笔记栏

质,以使结合型的待测成分释放出来,达到分离净化的目的。

(1)强酸沉淀法:当 pH 低于蛋白质的等电点时,蛋白质以阳离子形式存在,此时加入强酸,可与蛋白质阳离子形成不溶性盐而沉淀,离心可得上清液。常用的强酸有:10% 三氯乙酸、6% 高氯酸、硫酸-钨酸混合液及 5% 偏磷酸等。血清与强酸的体积比为 1∶0.6 时,即可以除去 90% 以上的蛋白质。

(2)有机溶剂脱水法:加入亲水性有机溶剂,溶液的介电常数下降,蛋白质分子间的静电引力增加而聚集;同时亲水性有机溶剂的水合作用使蛋白质水化膜脱水而析出沉淀,并使与蛋白质以氢键及其他分子间作用力结合的中药成分释放出来。常用的有机溶剂有:乙腈、甲醇、乙醇、丙醇、丙酮、四氢呋喃等。操作时,将水溶性有机溶剂与血浆或血清按一定比例混合后离心分离,血浆或血清与有机溶剂的体积比为 1∶(1~3)时,即可以将 90% 以上的蛋白质除去。

(3)盐析法:加入过量的中性盐,使溶液的离子强度发生变化,中性盐能将蛋白质中的水合水分子置换出来,使蛋白质脱水而沉淀。常用的中性盐有:饱和硫酸铵、硫酸钠、镁盐、磷酸盐及枸橼酸盐等。

(4)金属盐沉淀法:当 pH 高于蛋白质的等电点时,金属阳离子与蛋白质分子中带负电荷的羧基形成不溶性盐而沉淀。常用的沉淀剂有:$CuSO_4$-Na_2SO_4、$ZnSO_4$-$NaOH$ 等。血清与沉淀剂的比例为 1∶(1~3)时,可以将 90% 以上蛋白质除去。

(5)加热凝固法:当待测组分热稳定性好时,可采用加热的方法将一些热变性蛋白沉淀。加热温度视待测组分的热稳定性而定,通常可加热到 90℃。蛋白沉淀后可离心或滤过除去,这种方法简单,但只能除去热变性蛋白。

2. 超滤法 超滤法是以多孔性半透膜(超滤膜)作为分离介质的一种膜分离技术。通过选用不同孔径的不对称性微孔滤膜,按照截流分子量的大小,可分离 300~1 000kD 的可溶性生物大分子物质。

超滤法是血中游离药物分析的首选。通常可采用分子量截流值在 5 万左右的超滤膜,用加压 $2kg/cm^2$ 的过滤法或高速离心法将血浆或血清中游离型药物与分子量大的血浆蛋白,以及结合型血浆蛋白分离。适用于对酸碱不稳定的样品。

(二)净化与富集

生物样品分析时,通常在去除蛋白质之后,还需要进一步分离、净化和富集。以除去基质中其他干扰物质,富集是为了使待测成分达到一定的检测要求。

1. 液-液提取法 生物样品中多数中药成分具有亲脂性,而血样或尿样中含有的内源性物质大多亲水性较强,这样,用有机溶剂提取一次即可除去大部分杂质。条件选择包括萃取溶剂、pH 值及有机相与水相比例等。最常用的有乙醚、乙酸乙酯、甲基叔丁基醚。本法操作简单、快速、应用广泛,但有时会发生乳化现象及被测成分的损失。

2. 固相萃取法 固相萃取法(SPE)具有样品处理速度快、有机溶剂用量少、回收率高、处理时间短、便于自动化操作等优点,特别适用于挥发性及热不稳定药物的提取。

用 SPE 分离时,常用的固定相是键合硅胶。固定相质量一般为 100、200、500 及 1 000mg,以 100mg 较为常用。上样量通常为固定相质量的 1%~3%。柱淋洗(上样后,须先淋洗固定相以洗掉保留较弱的干扰组分)溶剂的洗脱强度应略强或等于上样溶剂,淋洗体积可为 0.5~0.8ml/100mg 固定相。洗脱(将待测成分从柱上洗脱下来)溶剂需要谨慎选择,洗脱体积一般为 0.5~0.8ml/100mg 固定相。

3. 涡流色谱 涡流色谱(turbulent flow chromatography,TFC)是利用大粒径填料使流动相在高流速下产生涡流状态,从而对生物样品进行净化与富集。涡流色谱技术最大的特点是富集小分子化合物的同时除去生物大分子化合物,与液相色谱、质谱在线联用可对复杂的生物样品直接进样测定,而不受样品中蛋白质等大分子物质的干扰,分析速度快、效率高、灵敏度高和选择性好。目前主要有反相柱、正相柱、离子交换柱、混合模式柱 4 类商品化的涡流色谱柱,对不同极性的化合物具有不同的萃取能力。

此外,柱切换(column switching)、固相微萃取(solid-phase micro-extraction,SPME)、微透析(microdialysis,MD)、膜提取(membrane extraction,ME)等适用于生物样品中中药成分分析的分离技术可将样品预处理与分析测定方法连接起来,便于自动化操作。

4. 富集方法 经过一定处理后的生物样品,往往是微量的被测组分分布在较大体积(数毫升)的溶剂中。一些分析方法如 GC 法和 HPLC 法等都受进样量的限制,直接进样很难达到检测灵敏度要求,因此,常需要对被测组分富集后再进行测定。一是在末次提取时加入的提取液尽量少,使被测组分提取到小体积溶剂中,然后直接吸出适量提取液测定。二是挥去提取溶剂法,如直接通入氮气流吹干。对于易随气流挥发或遇热不稳定的药物,可采用减压法挥去溶剂。溶剂蒸发所用的试管,底部应为尖锥形,这样可使最后数微升溶剂集中在管底部,便于量取。

(三)缀合物的水解

中药成分或其代谢物与体内的内源性物质结合生成的产物称为缀合物(conjugates)。内源性物质主要包括葡萄糖醛酸、硫酸、甘氨酸、谷胱甘肽和醋酸等,如葡萄糖醛酸可与一些含羟基、羧基、氨基、巯基的待测成分形成葡萄糖醛酸苷缀合物;硫酸可与一些含酚羟基、芳胺及醇类待测成分形成硫酸酯缀合物。尿中药物多数呈缀合状态,与原型待测成分相比极性增大,不易被有机溶剂提取。因此,测定尿液中待测成分总量时,必须先水解,将缀合物中的待测成分释放出来再进行测定。

1. 酸水解法 常用无机酸,如盐酸。酸的用量、浓度、反应时间及温度等条件须通过实验来确定。该法简便、快速,但专属性较差,有些药物在水解过程中还会发生分解。

2. 酶水解法 对于遇酸及受热不稳定的中药成分,可以采用酶水解法,常用葡萄糖醛酸苷酶或硫酸酯酶。前者可专一地水解药物的葡萄糖醛酸苷缀合物,后者水解药物的硫酸酯缀合物。在尿样处理中,最常使用的是葡萄糖醛酸苷酶-硫酸酯酶的混合酶,一般控制 pH 值为 4.5~5.5,37℃厌氧培育 16h 进行水解,但应注意事先除去尿中能抑制酶的阳离子。本法比酸水解温和,专属性强,且不易引起被测物分解。缺点是所用时间长,费用高,有些酶试剂可能引入黏蛋白等杂质,导致乳化或色谱柱阻塞。

3. 溶剂分解法 缀合物亦可通过加入的溶剂在萃取过程中被分解,称作溶剂解。例如尿中的甾体硫酸酯在 pH=1 时,加乙酸乙酯提取及溶剂解,本法条件比较温和。

目前对缀合物的分析,逐渐趋向于直接测定缀合物的含量,以获得中药成分体内代谢的更多信息。如体内以缀合物形式存在成分的量,排泄后缀合物占所有排出成分总量的比率等。

(四)化学衍生化法

为了提高分析检测灵敏度,或使被测组分具有更好的稳定性,或与干扰组分分离,或便于选择合适的分析方法,某些样品须先经过衍生化反应制备成衍生物后再进行测定。分子中含有活泼氢如含有 RCOOH、ROH、RNH₂、RNHR 等官能团的中药成分易被化学衍生化。

对一些极性较大、挥发性较低以及稳定性差的组分或代谢物进行 GC 法测定时,不但保留时间长,而且峰形不对称或拖尾,因此须将其转变成稳定的挥发性衍生物,以提高分离分析效果。目前应用较为广泛的衍生化反应主要有硅烷化、酰化、烷基化及生成非对映异构体等衍生化方法。

在高效液相色谱分析中,对分子结构中没有紫外吸收或吸收比较弱的成分及代谢物,为了便于检测或提高分析检测灵敏度,在测定前需要将其转变为具有较强紫外吸收或荧光的衍生物,以便于用紫外或荧光检测器进行检测。有时根据需要也可采用电化学衍生化反应,生成具有电化学活性的衍生物,或采用手性衍生化法,将成分对映异构体转变为相应的非对映异构体等进行测定。

第三节　生物样品中中药成分分析方法的建立与验证

一、常用生物样品中中药成分分析方法

20 世纪 80 年代初,生物样品分析多采用分光光度法、薄层色谱法、微生物学法、气相色谱法及放射免疫分析法等。随着现代分离和检测技术特别是联用分析技术的不断发展和完善,使生物样品中中药成分分析逐步实现高灵敏度、高选择性、自动化和智能化。目前,常用的分析技术包括:超高效液相色谱法、色谱联用技术、高效毛细管电泳法及其联用技术以及同位素标记示踪法、免疫分析法(放射免疫技术、酶免疫技术、荧光免疫技术、化学发光免疫技术等)、生物检定法(体内、体外测定法)等生物免疫方法。生物样品中中药成分分析常用分析方法及特点见表 9-1。

表 9-1　生物样品中中药成分分析常用分析方法及特点

分析方法	绝对检测限/g	分析方法	绝对检测限/g
紫外分光光度法(UV)	10^{-8}	高效液相色谱法(HPLC)	
荧光分光光度法(MFS)	10^{-9}	紫外检测器(UVD)	10^{-9}
火焰原子吸收分光光度法(AAS)	10^{-14}	荧光检测器(FD)	10^{-10}
ICP-原子发射光谱法(ICP-AES)	10^{-11}	电化学检测器(ECD)	10^{-11}
ICP-质谱法(ICP-MS)	10^{-12}	高效液相色谱-质谱联用(HPLC-MS)	
薄层扫描法(TLSC)		四极杆质谱仪(Q-MS)	10^{-12}
紫外检测器(UVD)	10^{-8}	三重四极杆仪(QQQ-MS)	10^{-12}
荧光检测器(FD)	10^{-9}	离子阱质谱仪(IT-MS)	10^{-12}
气相色谱法(GC)		飞行时间质谱仪(TOF-MS)	10^{-14}
氢火焰离子化检测器(FID)	10^{-9}	四极杆飞行时间质谱(Q/TOF-MS)	10^{-14}
氮磷检测器(NPD)	10^{-10}	免疫法(IA)	
电子捕获检测器(ECD)	10^{-11}	放射免疫法(RIA)	10^{-12}
气相色谱-质谱联用(GC-MS)	10^{-12}	酶免疫法(EIA)	10^{-12}
		荧光免疫分析法(FIA)	10^{-12}

二、生物样品中中药成分分析方法的建立

(一)分析方法的选择

生物样品中中药成分分析方法的设计受到多种因素的影响。但一般而言,生物样品内的中药成分浓度是决定分析方法的首要因素。无论从实验动物或是从人体内获得的生物样品,其中所含成分或其活性代谢产物的浓度均较低($10^{-10} \sim 10^{-6}$ g/ml),且样品量通常又很少,难以通过增加取样量等途径提高方法的灵敏度,这种情况就需要借助高灵敏度检测仪器,因

而在选择分析方法时必须加以考虑。

（二）分析方法的建立

分析方法拟定之后,须进行一系列预实验工作,选择最佳分析条件,并进行分析方法的验证,以确认该分析方法的实用性。

1. 以对照品进行试验　取待测成分或特定活性的代谢产物对照品适量,按照拟定的分析方法(不包括生物样品的预处理部分)进行测定。并根据分析结果,确定最佳分析浓度、灵敏度、最佳分析条件,如溶液 pH 值、温度、时间等。采用色谱法时,还应通过考察系统适用性,获得良好的色谱参数。

2. 空白溶剂试验　取待测成分的非生物基质溶液(通常为水溶液),按拟定的分析方法进行衍生化反应、分离纯化等样品预处理,并测定空白值的响应信号,如 HPLC 峰面积或峰高等。考察方法的专属性,空白响应值应尽可能小,并能得以有效校正。以色谱分析法为例,可通过改变反应条件、萃取方法或萃取条件(萃取溶剂的极性、混合溶剂的配比、固相萃取填料性质、冲洗剂与洗脱剂及其用量等),甚至通过改变检测器类型,力求降低空白试剂信号并使其不干扰成分的测定。

3. 空白生物基质试验　取空白生物基质(blank biological matrix),如空白血浆,按拟定的分析方法,依"空白溶剂试验"项下操作。主要考察生物基质中内源性物质对测定的干扰,在待测物、特定的活性代谢物、内标物质等的信号附近不应出现内源性物质信号。

4. 模拟生物样品试验　取空白生物基质,加入待测物制成模拟生物样品,照"空白生物基质试验"项下操作,考察方法的线性范围、精密度与准确度、灵敏度以及待测成分的提取回收率等各项指标,同时进一步检验生物基质中内源性物质以及可能共存成分对测定的干扰程度。采用色谱法时,应进一步考察待测物、内标物质与内源性物质或其他共存成分的分离情况。

5. 实际生物样品的测试　通过"空白生物基质"和"模拟生物样品试验",所确定的分析方法及其条件尚不能完全确定是否适合于实际生物样品的测定。因为待测成分在体内可能与内源性物质结合(如与血浆蛋白结合),或经历各相代谢生成数个代谢产物及其进一步的结合物或缀合物,使得从体内获得的实际生物样品变得更为复杂。所以,在分析方法建立后,尚须进行实际生物样品的测试,考察代谢产物对待测成分、内标物质的干扰情况,以进一步确证方法的可行性。

总之,在分析方法建立之前应充分了解待测成分在体内的吸收及代谢动力学过程,从而使所拟定的分析方法尽可能地避免受到代谢产物的干扰和适用于实际生物样品测定。若待测成分的体内代谢情况及其代谢动力学参数尚无文献报道,可通过比较模拟生物样品和用药后的实际生物样品的检测信号,如 HPLC 谱图中待测成分色谱峰的 t_R 等是否一致,确证该色谱峰是否受到代谢产物的干扰。

三、生物样品中中药成分分析方法验证与评价

为了保证所建立分析方法的重现性与可靠性,在实际样品分析之前,必须按照《生物样品定量分析方法验证指导原则》等进行全面的方法验证。包括:选择性、定量下限、响应函数和校正范围(标准曲线性能)、准确度、精密度、基质效应、分析物在生物基质以及溶液中储存和处理全过程中的稳定性。必要时可用复合试验进行评价。

（一）相关术语

1. 生物基质(biological matrix)　一种生物来源的物质,能够以可重复的方式采集和处理。如血浆、血清、全血、尿、各种组织等。

2. 基质效应（matrix effect） 由于样品中存在除待测物以外的其他干扰物（包括内源性物质、药物代谢产物及共存的其他药物成分等）对响应造成的直接或间接的影响。

3. 校正标样（calibration standards） 是在空白基质中加入已知量待测物对照标准物质制成的样品，用于建立标准曲线，计算质控样品和试验样品中待测物的浓度。

4. 质控样品（quality control samples，即 QC 样品） 系指在空白生物基质中加入已知量的待测物对照标准物质制成的样品，用于监测生物分析方法的效能和评价每一分析批中试验样品分析结果的完整性和正确性。

5. 试验样品（study samples） 是指作为分析对象的体内样品。

6. 分析批（analytical run/batch） 包括试验样品、适当数量的校正样品和 QC 样品的一个完整系列。由于仪器性能的改善和自动进样器的使用，一天内可以完成几个分析批，一个分析批也可以持续几天完成，但连续测量不宜超过 3 天。

（二）方法的选择性

方法的选择性（selectivity）系用以证明使用该方法所测定的物质是目标待测物（原型成分或特定的活性代谢产物或内标），体内样品所含内源性组分或样品中其他组分不干扰对样品的测定或者其干扰在分析方法可接受的范围内。一般采用至少 6 个不同个体的空白基质来证明选择性（动物空白基质可以不同批次混合），每个空白基质样品中的干扰组分应不高于分析物定量下限的 20%，并不高于内标响应的 5%。

方法的选择性应该考察中药成分代谢物、经样品预处理生成的分解产物以及可能的同服药物引起干扰的程度。在适当情况下，也应该评价代谢物在分析过程中恢复转化为母体分析物的可能性。如 HPLC 法应着重考察色谱图中各待测物色谱峰的 t_R，以及与内源性物质色谱峰的分离度（R），确证内源性物质对分析方法无干扰；质谱法则应着重考察分析过程中的基质效应；对于结构已知的化合物测定，必要时可通过二极管阵列检测器（HPLC-DAD）和质谱检测器（LC-MS）确证被测定色谱峰的单纯性和同一性；对于结构未知的代谢产物的测定，也可采用 HPLC-NMR 进行结构的初步推测后，考察其干扰情况。

（三）定量下限

定量下限（lower limit of quantitation，LLOQ）是能够被可靠定量的样品中分析物的最低浓度，是标准曲线上的最低浓度点，要求至少能满足测定 3~5 个半衰期时样品中的药物浓度，或 C_{max} 的 1/20~1/10 时的药物浓度，其准确度应在真实浓度 80%~120% 范围内，RSD 应小于 20%，信噪比应大于 5。

（四）标准曲线与定量范围

1. 标准曲线（standard curve） 系指生物样品中所测定成分的浓度与响应值（如 HPLC 峰面积或峰高）的相关性，通常用回归分析方法所得回归方程来评价。除少数方法（如免疫分析法）外，标准曲线通常为线性模式。最常用的回归分析法为最小二乘法或加权最小二乘法。回归方程的自变量（X）为生物样品中待测成分的浓度，因变量（Y）为响应信号的强度。标准曲线的最高与最低浓度的区间为线性范围（linear range）。待测成分浓度在线性范围内的模拟生物样品的测定结果，应达到试验要求的精密度和准确度。

2. 标准曲线的建立 应用校正标样（calibration standard）建立标准曲线，计算质控样品和试验样品中待测物的浓度。校正标样的配制应使用与待测体内样品相同的生物基质。测定不同生物基质的体内样品时应建立各自的标准曲线，用于建立标准曲线的校正标样的浓度取决于待测物的预期浓度范围和待测物/响应值关系的性质。定量范围要尽量覆盖全部待测的体内样品浓度范围，不得用定量范围外推的方法求算未知体内样品的浓度。建立标准曲线时，应随行测定空白样品（空白生物基质），但计算时不包括该点，仅用于评价干扰。

当线性范围较宽时,推荐采用加权的方法对标准曲线进行计算,以使低浓度点计算得比较准确。

（1）分析储备液和工作液的配制:精密称取待测物的对照标准物质适量,用甲醇或其他适宜溶剂溶解并定量稀释制成一定浓度（较高浓度）的储备液,置冰箱保存备用;精密量取适量分析物储备液,用适宜溶剂定量稀释配制系列工作液。依据待测物的预期浓度范围和待测物与响应值的关系确定标准曲线的定量范围,线性模式的标准曲线至少应包含 6 个浓度点（不包括空白样品）,非线性模式的浓度点应适当增加。

（2）内标储备液和工作液的配制:精密称取内标适量,用甲醇及其他适宜溶剂溶解并定量稀释制成一定浓度的内标储备液,冰箱保存备用;精密量取适量内标储备液,用适宜溶剂溶解并定量稀释制成内标工作液。

（3）系列校正标样的配制:通过分别加入系列已知浓度的分析物工作液到空白基质中,涡旋均匀,即得到各浓度的校正标样。基质同时配制空白样品（待测物和内标浓度为零的校正标样）。

由于加入的工作液体积较小,为防止在其加入及涡旋混合时造成损失,也可在适宜的容器（如离心管）内先加入工作液后,再加入空白生物基质并涡旋混匀。当工作液中含有高浓度有机溶剂且体积较大时,为防止造成生物基质（如血浆蛋白）变性而影响分析结果,也可先将工作液加至适宜的容器内,挥干溶剂,再加入空白生物基质并涡旋溶解、混匀。因此,建议在校正样品的配制过程中所加入的非基质溶液（配制校正标样的工作液）不超过样品总体积的 5%。

（4）要求:方法验证中研究的每种分析物和每一分析批,都应该有一条标准曲线。标准曲线的定量范围要尽量覆盖全部待测的体内样品浓度范围。其各浓度点的偏差[（计算值-标示值）/标示值×100%]应在可接受的范围之内,即最低浓度点（定量下限）的偏差≤20%,其余各点≤15%。标准曲线的相关系数要求一般 $r \geqslant 0.99$（如色谱法）,生物学方法 $r \geqslant 0.98$。

（五）精密度与准确度

精密度（precision）是指在确定的分析条件下相同生物介质中相同浓度样品的一系列测量值的接近程度,通常用 QC 样品的相对标准偏差（RSD）表示。对于验证批内精密度,至少需要一个分析批的 4 个浓度,即定量下限以及低、中、高浓度,每个浓度至少 5 个样品。对于质控样品,批内 RSD 一般不得超过 15%,定量下限的 RSD 不得超过 20%。对于验证批间精密度,至少需要 3 个分析批（至少 2 天）的定量下限以及低、中、高浓度,每个浓度至少 5 个样品。对于质控样品,批间 RSD 一般不得超过 15%,定量下限的 RSD 不得超过 20%。

准确度（accuracy）是指在确定的分析条件下测得的生物样品浓度与真实浓度的接近程度,通常用 QC 样品的实测浓度与标示浓度的相对回收率（relative recovery,RR）或相对偏差（relative error,RE）表示。准确度可通过重复测定已知浓度的待测物样品获得,也可以用多次测定结果的平均值与制备时的加入量比较计算。为评价一个分析批中不同时间的任何趋势,推荐以 QC 样品分析批来证明准确度,其样品数不少于一个分析批预期的样品数。

批内准确度:为了验证批内准确度,应取一个分析批的定量下限及低、中、高浓度质控样品,每个浓度至少用 5 个样品。浓度水平覆盖标准曲线范围:定量下限,在不高于定量下限浓度 3 倍的低浓度质控样品,标准曲线范围中部附近的中浓度质控样品,以及标准曲线范围上限约 75% 处的高浓度质控样品。准确度均值一般应在质控样品标示值的±15% 之内,定量下限准确度应在标示值的±20% 范围内。

批间准确度:通过至少 3 个分析批,且至少两天进行,每批用定量下限以及低、中、高浓度质控样品,每个浓度至少 5 个测定值来评价。准确度均值一般应在质控样品标示值的

±15%范围内,对于定量下限,应在标示值的±20%范围内。

报告的准确度和精密度的验证数据应该包括所有获得的测定结果,但是已经记录明显失误的情况除外。

（六）稀释可靠性

样品稀释不应影响准确度和精密度。应该通过向基质中加入分析物至高于定量上限浓度,并用空白基质稀释该样品(每个稀释因子至少5个测定值),来证明稀释的可靠性。准确度和精密度应在±15%之内,稀释的可靠性应该覆盖试验样品所用的稀释倍数。如果能够证明其他基质不影响精密度和准确度,也可以接受其使用。

（七）稳定性

生物样品往往数量较大,常须在多个工作日内完成。故根据具体情况,对含药生物样品在室温、冰冻和冻融条件下以及不同存放时间进行稳定性考察,以确定生物样品的存放条件和时间。

（八）提取回收率

提取回收率又称绝对回收率,系指从生物样本介质中回收得到待测物的响应值与标准物质产生的响应值的比值。主要考察生物样品在制备过程中造成的待测成分的损失。一般提取回收率应大于50%,且要求考察高、中、低3个浓度的QC样品,每一浓度至少5个样品。低浓度的RSD应不大于20%;中、高浓度的RSD应不大于15%。

（九）基质效应

基质效应(matrix effect)由于样品中存在除待测物以外的其他干扰物(包括内源性物质、药物代谢产物及共存的其他药物成分等)对响应造成的直接或间接的影响。当采用质谱方法时,应该考察基质效应。使用至少6批来自不同供体的空白基质,不应使用合并的基质,否则应该说明理由。6批基质计算的内标归一化的基质因子的RSD不得大于15%。该测定应分别在低浓度和高浓度下进行。

（十）残留

残留的考察可以通过进样高浓度样品(建议为标准曲线最高点)后进空白样品,空白样品可以为流动相,待测物残留不超过LLOQ的20%,内标残留不超过5%。可以每个分析批考察。

（十一）样品测定与质量控制

应在生物样品分析方法验证完成之后开始测试未知样品。每个未知样品一般测定一次,必要时可进行复测。生物样品每个分析批测定时应建立新的标准曲线,并随行测定高、中、低3个浓度的质控样品,每个浓度多重样本。每个分析批质控样品数不得少于未知样品数的5%,且不得少于6个。质控样品测定结果的偏差一般应小于15%,低浓度点偏差一般应小于20%。最多允许33%的质控样品结果超限,且不得均在同一浓度。如不合格则该分析批样品测试结果作废。

第四节　生物样品中中药成分分析应用示例

【示例9-1】　中药何首乌主要成分二苯乙烯苷在Beagle犬体内的代谢分析。

中药何首乌(Polygoni Multiflori Radix)的主要有效成分二苯乙烯苷(2,3,5,4'-四羟基二苯乙烯-2-O-β-D-葡萄糖苷,2,3,5,4'-tetrahydroxy stilbene-2-O-β-D-glycoside,TSG)(结构式如下),具有抗氧化、抗衰老、抗肿瘤、降脂保肝等作用。

一、TSG 在 Beagle 犬体内的代谢产物分析

（一）分析方法及条件选择

实验采用 LC-MS^n 联用技术分析鉴定 TSG 在 Beagle 犬体内的代谢产物。

1. 样品采集　健康 Beagle 犬 3 只，体重（10±1）kg，用药前禁食 18h，分别单剂量 0.4g/kg 体重灌胃 TSG，于给药后 60min 后肢静脉取血 5ml，血样用肝素抗凝，3 000r/min 离心10min，分取血浆，于 -40℃保存备用。

2. 样品预处理　取血浆样品 1.0ml，通过 Cleanert C$_{18}$ SPE 固相萃取柱（3ml，200mg，60μm，甲醇 5ml 活化后用水 5ml 平衡），先用水洗脱 5ml，再用甲醇洗脱 2ml，收集甲醇洗脱液，常温下冷风吹干溶剂，残渣加甲醇 500μl 漩涡溶解，即得血浆样品溶液。

3. 分析方法

（1）色谱条件：色谱柱为 Agilent Zorbax Extend-C$_{18}$ 柱（4.6mm×250mm，5μm），柱温30℃；流速 1.0ml/min；检测波长 320nm；流动相为乙腈-0.1% 甲酸（12∶88）；进样量 20μl。

（2）质谱条件：电喷雾离子化（ESI）源；负离子检测；雾化气压力 40kPa；干燥气流速10L/min；干燥气温度 350℃；喷雾电压 4kV；多级扫描碰撞气氮气。

（二）代谢产物及代谢途径分析

在灌胃给药的血浆中检测到原型成分及其 4 种代谢产物 M1、M2、M3、M4。其中 M1 为TSG 的葡萄糖硫酸结合物，M2、M3、M4 为 TSG 的葡萄糖醛酸结合物。

1. 代谢物的分析鉴定

（1）代谢物的紫外光谱分析：取血浆样品溶液，在上述条件下进行 HPLC-DAD 检测分析，比较 TSG 及其代谢物的紫外光谱图（200~400nm），发现 TSG 及其代谢物的最大吸收波长均在 320nm，且吸收光谱相似，由此可以初步推断其代谢物为二苯乙烯类化合物。

（2）代谢物的结构分析：取空白血浆样品溶液和给药后 60min 的血浆样品溶液注入LC-MS^n 仪，分析检测，分别得到两者的 HPLC 图谱和总离子流图谱。其中 M0 号峰为母体成分 TSG，峰 M1、M2、M3、M4 为代谢物，母体成分与各代谢物分离良好，且空白血浆样品的内源性物质不干扰测定，如图 9-1。

根据 TSG 及其可能代谢物的特点采用 ESI 源，以负离子方式进行检测。在实验条件下，得到空白血浆样品及含药血浆样品的 HPLC 图和总离子流图，以及各色谱峰的一级和二级质谱信息，如图 9-2。通过综合分析代谢物的色谱峰保留值、一级及二级质谱信息，并与对照品比较，进行代谢物的结构解析。

1）M0：M0 的 t_R=34.5min，在一级负离子全扫描质谱中的准分子离子［M-H］$^-$ 为 m/z 405，准分子离子的二级质谱中生成碎片离子 m/z 243，为 m/z 405 脱去葡萄糖后的碎片离子，M0 与TSG 对照品在相同条件下的色谱行为和质谱行为完全一致，证明此化合物为母体成分 TSG。

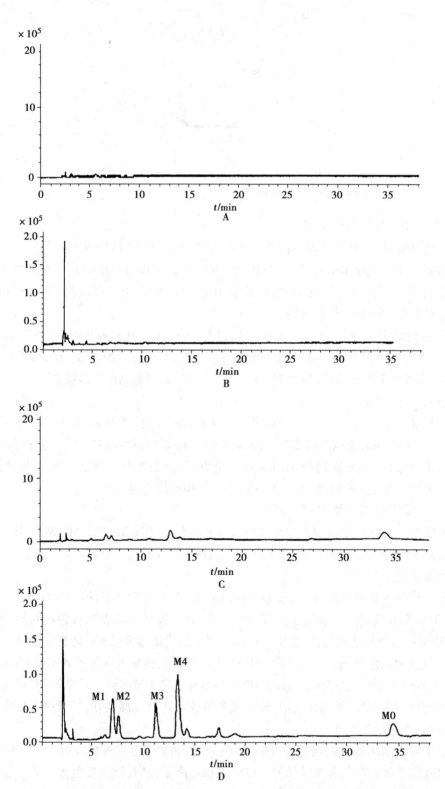

图 9-1　Beagle 犬血浆中 TSG 及其代谢物的 HPLC 色谱图及 LC-MS 总离子流图
M0：TSG；M1～M4：Ⅱ相代谢产物。
A. 空白血浆 HPLC 色谱图；B. 空白血浆总离子流图；C. 样品 HPLC 色谱图；D. 样品总离子流图。

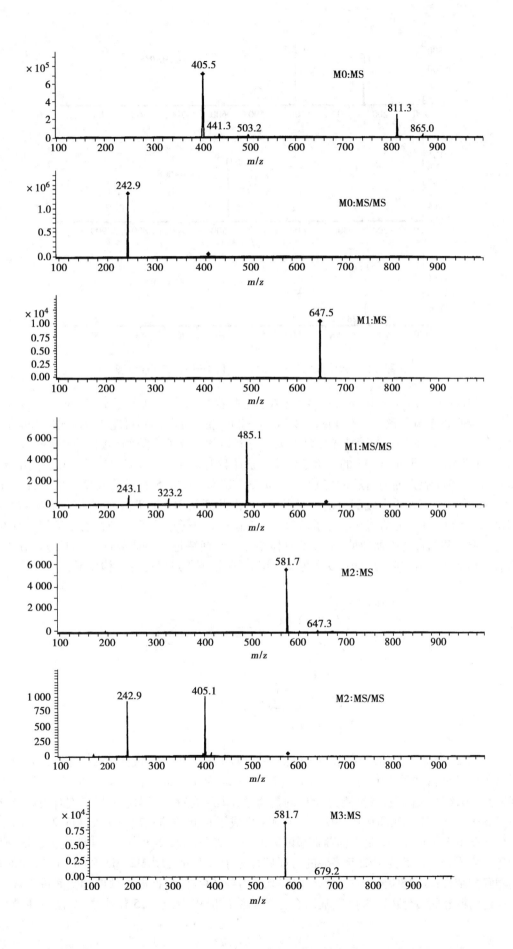

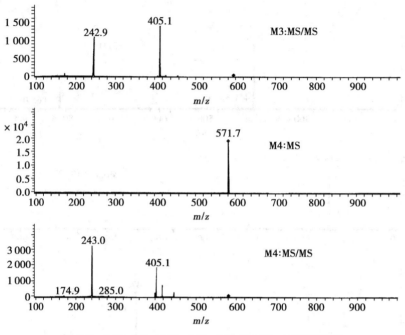

图 9-2 M0、M1、M2、M3、M4 的一级、二级质谱图

2) M1:M1 的 t_R = 7.1min,在一级负离子全扫描质谱中的准分子离子[M-H]⁻为 m/z 647,比 TSG 的准分子离子 m/z 405 多 242(162+80),推测该代谢物可能在母体成分 TSG 上同时结合了一分子葡萄糖(葡萄糖碎片离子 m/z 为 162)和一分子硫酸(硫酸根碎片离子 m/z 为 80)。在准分子离子 m/z 647 的二级质谱中生成了碎片离子 m/z 485、323 和 243。其中 m/z 485 为 m/z 647 脱去葡萄糖后的碎片离子, m/z 323 为 m/z 485 脱去葡萄糖后的碎片离子, m/z 243 为 m/z 323 脱去硫酸根后的碎片离子,由此证明 M1 是 TSG 的葡萄糖硫酸结合物(TSG 结合了一分子葡萄糖和一分子硫酸)。鉴于 TSG 分子中 3,5,4′位上有游离羟基存在,该葡萄糖硫酸结合物中葡萄糖、硫酸的具体结合位点尚待进一步研究确定。但综合分析电位效应和空间位阻效应的影响,以及色谱保留时间,推测其最可能的结构如下:

3) M2、M3 和 M4:M2、M3 和 M4 色谱保留时间分别为 7.6min、11.3min 和 13.4min,在一级负离子全扫描质谱中的准分子离子[M-H]⁻均为 m/z 581,比 TSG 的准分子离子 m/z 405 多 176,结合文献报道,推测为 TSG 的葡萄糖醛酸结合物。根据这一质谱裂解规律,在准分子离子 m/z 581 二级质谱中,M2、M3 和 M4 生成了相同的碎片离子 m/z 405、243 和 175。其中 m/z 405 为 m/z 581 脱去葡萄糖醛酸后的碎片离子, m/z 243 为 m/z 405 脱去葡萄糖后的碎片离子, m/z 175 为葡萄糖醛酸的特征碎片离子。由此证明 M2、M3 和 M4 是 TSG 的葡萄糖醛酸结合物。TSG 分子中 3、5、4′位都有游离羟基存在,根据电位效应和空间位阻效应,TSG 葡萄糖醛酸结合物以 3 位羟基结合葡萄糖醛酸时极性最大,5 位次之,4′位极性最小。

因此,根据 M2、M3 和 M4 的色谱保留时间,确定 M2 为 TSG 分子 3 位羟基结合葡萄糖醛酸的结合产物,M3 为其 5 位羟基结合葡萄糖醛酸的结合产物,M4 为其 4′位羟基结合葡萄糖醛酸的结合产物。

2. 代谢途径分析　综合上述结果,Beagle 犬灌胃 TSG 后,在血浆中检测到母体成分 TSG 和 4 种 Ⅱ 相代谢产物。TSG 分别以 3、5、4′位羟基与葡萄糖醛酸结合,形成葡萄糖醛酸结合物 M2、M3 和 M4;TSG 还可同时与一分子葡萄糖和一分子硫酸结合,形成葡萄糖硫酸结合物 M1。

二、Beagle 犬血浆中 TSG 浓度分析

1. 溶液配制　精密称取 TSG 对照品 10.32mg,置 10ml 量瓶中,加甲醇制成质量浓度为 1.032g/L 的对照品储备液,精密吸取储备液适量,用甲醇分别稀释成 TSG 系列标准溶液。精密称取虎杖苷 10.55mg,置 50ml 量瓶中,用甲醇稀释成浓度为 0.211 0g/L 的内标溶液。

2. 血浆样品采集及预处理　取健康 Beagle 犬 3 只,体重(10±1)kg,禁食 18h,以高、中、低 3 个剂量(2.0g/kg,1.5g/kg,1.0g/kg 体重)分别单剂量灌服何首乌二苯乙烯苷有效部位(分别为 1.04g/kg,0.7g/kg,0.52g/kg 体重),于给药后 10、20、30、45、60、90、120、150、180、240、360min 后肢静脉取血 5ml,血样用肝素抗凝,3 000r/min 离心 10min,分取上层血浆,于 −40℃保存备用。精密量取血浆样品 1.0ml,精密加入内标溶液 15μl,涡旋混合 1min,通过

Cleanert C$_{18}$ 固相萃取柱,先用水洗脱 3ml,再用甲醇洗脱 2ml,收集甲醇洗脱液,常温下冷风吹干溶剂,残渣加甲醇 500μl 涡旋溶解,即得血浆样品溶液。不加内标溶液同法制备空白血浆样品溶液。

3. **色谱条件与系统适用性试验** 色谱柱为 Agilent Zorbax Extend-C$_{18}$ 柱(4.6mm×250mm,5μm),柱温 30℃;流速 1.0ml/min;检测波长 320nm;流动相为乙腈-水(15:85);进样量 20μl;虎杖苷为内标。

分别吸取对照品溶液、内标溶液、空白血浆样品溶液、血浆样品溶液各 20μl,注入液相色谱仪,测定,结果 TSG 及内标保留时间分别为 16.3min 和 14.4min,且两者色谱峰与相邻杂质色谱峰的分离度均大于 1.5,结果见图 9-3。

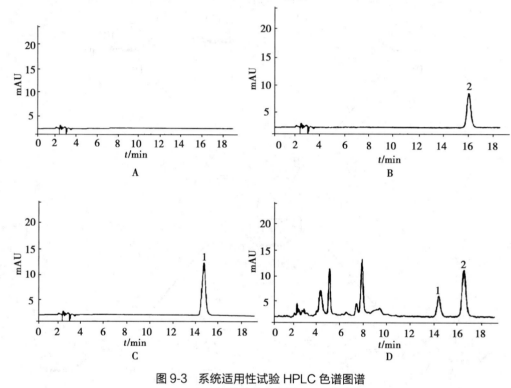

图 9-3 系统适用性试验 HPLC 色谱图谱
1. 虎杖苷;2. TSG。
A. 空白血浆;B. TSG;C. 虎杖苷;D. 血浆样品。

4. **标准曲线及检测限** 精密量取空白血浆 1.0ml,分别加入标准系列 TSG 对照品溶液 10μl,内标溶液 15μl,制成质量浓度分别为 0.206 4、0.412 8、0.825 6、1.651 2、2.064、4.128 和 8.256mg/L 的血浆样品各 5 份,测定对照品峰面积及内标峰面积,以对照品峰面积与内标峰面积比值为纵坐标,对照品质量浓度为横坐标,绘制标准曲线并进行线性回归,得回归方程:$Y=1.073 1X-0.036 6$,$r=0.999 4$。结果表明,TSG 在 0.206 4~8.256mg/L 范围内线性关系良好。按以上条件得到 TSG 在血浆中最低定量限为 0.206 4mg/L,以信噪比($S/N>3$),测得最低检测限为 0.035mg/L。

5. **精密度** 精密量取空白血浆 1.0ml,加入标准系列 TSG 对照品溶液 10μl,内标溶液 15μl,制成高、中、低 3 个质量浓度的血浆样品,测定对照品峰面积及内标峰面积,日内每个质量浓度测定 5 次,通过峰面积比值计算对照品血浆浓度及 RSD,结果表明,日内精密度良好;连续测定 5 天,同法计算对照品血浆浓度及 RSD,结果表明,日间精密度良好。

6. **回收率** 精密量取空白血浆 1.0ml,加入标准系列 TSG 对照品溶液 10μl,内标溶液

15μl,制成高、中、低 3 个质量浓度的血浆样品,每个浓度各 5 份,测定对照品峰面积及内标峰面积,计算峰面积比值,用标准曲线法计算浓度,所得浓度与实际质量浓度比值即为相对回收率;测得对照品峰面积与相应浓度对照品(未加空白血浆处理)峰面积的比值,即为绝对回收率。

7. 稳定性 实验结果表明,血浆样品冻融稳定良好,且血浆样品在 -40℃ 条件下保存 10d 基本稳定。

8. 样品测定 精密量取样品血浆 1.0ml,按"血浆样品处理"项下方法处理,进样 20μl,测定峰面积,由标准曲线计算得各时间点血药浓度,采用 DAS 软件自动拟合,高、中、低 3 个剂量组的药-时曲线均符合非静脉注射给药二室模型。用该模型拟合药-时曲线,如图 9-4,计算药动学参数,见表 9-2。

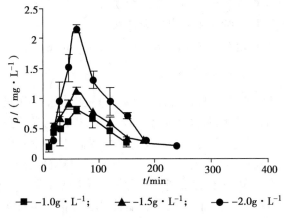

图 9-4 Beagle 犬灌胃何首乌后 TSG 血浆药-时曲线

表 9-2 Beagle 犬灌胃何首乌后 TSG 主要药动学参数（n =3, $\overline{X} \pm S$ ）

药动学参数	剂量/（g·kg⁻¹）		
	1	1.5	2
P_{max}/（mg·L⁻¹）	0.830 3±0.040 87	1.159 3±0.062 14	2.428 0±0.224 3
t_{max}/h	1	1	1
$t_{1/2\alpha}$/h	0.204 7±0.025 42	0.104 0±0.015 13	0.135 3±0.017 10
$t_{1/2\beta}$/h	0.565 0±0.051 26	0.594 3±0.026 31	0.639 0±0.155 3
$t_{1/2k\alpha}$/h	0.387 3±0.022 50	0.420 3±0.047 82	0.260 0±0.061 44
AUC_{0-6}/（mg·h⁻¹·L⁻¹）	1.526 7±0.069 50	2.369 0±0.058 97	3.682 7±0.017 04
$AUC_{0-\infty}$/（mg·h⁻¹·L⁻¹）	2.041 0±0.019 00	3.497 3±0.190 0	4.587 3±0.354 3
V/F/（L·kg⁻¹）	0.076 0±0.030 20	0.143 3±0.044 52	0.079 67±0.039 53
CL/F/（L·h⁻¹）	0.113 3±0.044 52	0.197 3±0.067 53	0.159 3±0.057 84

（姚卫峰）

ER-9-2

扫一扫,测一测

复习思考题

1. 中药成分在生物体内有哪些过程?

2. 生物样品分析有何特点? 生物样品的种类有哪些?

3. 生物样品分析方法如何选择? 需要进行哪些方法学验证?

4. 生物样品中去除蛋白质的方法有哪些?

◇◇◇ **第十章** ◇◇◇

中药生产过程质量分析

学习目标

1. 掌握中药生产过程质量分析的常用分析方法。
2. 熟悉中药生产过程分析的主要内容和特点。
3. 了解中药生产过程分析的主要应用和中药溯源体系建设。

中药产品的质量是在生产过程中形成的,与生产过程中每个环节的影响因素密切相关。近年来,国际上药品质量管理的理念也在不断发生变化,提出药品质量源于设计(quality by design,QbD),形成于生产过程,实现于临床应用,优化提高于生命周期,将质量的概念扩展到产品质量活动的各个领域和环节。中药全过程质量控制与质量源于设计等全面质量控制理念的内涵具有内在一致性,因此有必要建立从种子种苗(良种选育)、种植(养殖)、药材采收加工到饮片、制剂等产品生产全过程的质量控制体系和分析技术标准,从而为中药产业的现代化、国际化提供有力保障。

中药材种植、采收、加工、生产、流通和临床的质量过程控制是中药质量管理主要内容,国家中药材管理部门陆续颁布实施中药材质量追溯的法规政策,保证中药材质量。2012 年,商务部发布关于开展中药材流通追溯体系建设试点的通知。2015 年,根据《国务院办公厅的关于加快推进重要产品追溯体系建设的意见》,国务院办公厅转发工业和信息化部、国家中医药管理局等 12 部门联合颁发的《中药材保护和发展规划(2015—2020 年)》,对今后我国中药材资源保护和中药材产业发展进行全面规划部署,规划明确构建中药材质量保障体系,提高和完善中药材标准,完善中药材生产、经营质量管理规范;建立覆盖主要中药材品种的全过程追溯体系,完善中药材质量检验检测体系,再次强调了建立中药材质量溯源体系的重要性。2016 年国务院发布《中医药发展战略规划纲要(2016—2030 年)》,提出要构建现代中药材流通体系。其中就包括要建设可追溯的初加工与仓储物流中心,与生产企业供应商管理和质量追溯体系紧密相连,实施中药材质量保障工程,建立中药材生产流通全过程质量管理和质量追溯体系,同年,国家食品药品监督管理总局发布《关于推动食品药品生产经营者完善追溯体系的意见》。2022 年国家药监局修订的《中药材生产质量管理规范》强调对中药材质量有重大影响的关键环节实施重点管理,要求"企业应当建立中药材生产质量追溯体系,保证从生产地块、种子种苗或其他繁殖材料、种植养殖、采收和产地加工、包装、储运到发运全过程关键环节可追溯;鼓励企业运用现代信息技术建设追溯体系"。以逐步形成全品种、全过程完整追溯与监管链条。

第一节　中药生产过程分析的主要内容与特点

对于来源、组成、工艺都十分复杂的中药来说,要真正确保质量均一、稳定,就必须对其生产全过程进行实时监测和自动化质量控制。

一、中药生产过程分析的主要内容

过程分析(process analysis technology,PAT)在许多工业生产领域(包括制药)中得到了广泛的应用。美国食品药品监督管理局(FDA)于 2004 年 9 月颁布了《PAT 工业指南》,将PAT 定义为一种可以通过测定关键性的过程参数和指标来设计、分析、控制药品生产过程中的机制和手段。其技术的核心是及时获取生产过程中间体的关键质量数据和工艺过程的各项数据,掌握中间体或物料质量,跟踪工艺过程的状态,并对工艺过程进行监控,使产品质量向预期的方向发展,以此降低由生产过程造成的产品质量差异。

在药品生产过程中使用 PAT 技术,可以提高对工艺设计、生产过程和产品各阶段的重视及质量保证。PAT 与常规药品质量分析的主要区别在于过程分析的基础是在线、动态的质量控制,即通过检测找到引起产品质量变动的影响因素,再通过对所使用的原材料、工艺参数、环境和其他条件设立一定的范围,使药物产品的质量属性能够得到精确、可靠的预测,从而达到控制生产过程的目的。这对于在中药生产行业中引入新技术、降低生产成本和损耗、降低生产风险、减少生产中的人为因素、减少污染、节省能源、提高管理效率、保证生产安全等都具有重要意义。同时还可以加深员工对生产过程和产品的理解,提高设备利用率。

PAT 技术是一个多学科的综合化技术,包括化学、物理学、生物学、微生物学过程的分析、数学与统计学数据的分析、风险分析等。目前国际上通常使用的 PAT 工具包括:过程分析仪器、多变量分析工具、过程控制工具、持续改善/知识管理/信息管理系统等。

(一)中药生产过程分析的主要内容

1. 中药生产过程检测设备和自动化平台研究　包括过程检测装备研制,实时监控关键技术研究(如取样界面)、中药生产装备自动化研究、过程分析平台研究等,将中药材、成品和所有生产环节的数据集成,实现对整个过程的监控。

2. 中药生产过程质量设计和优化控制研究　包括过程建模与仿真研究,过程监控与诊断研究,过程优化控制研究,风险控制策略研究等,以期提高中药产品质量、降耗节能、最终提升中药产品市场竞争能力。

3. 中药生产过程分析理论和方法开发验证研究　主要包括中药生产过程分析抽样方法研究、中药复杂体系的特征信息提取研究、过程控制模型研究、模式识别研究及相关分析方法开发验证研究等。其最终目的是形成适宜于中药复杂性体系的完备理论框架和中药生产过程质量控制方法学。

各研究内容相互关联,每部分内容对过程分析体系的成功建立都将产生重要影响。其中,分析理论研究丰富和发展中药过程分析基本理论,检测平台与过程控制是保证中药生产过程质量的实施手段。

(二)中药生产过程分析模式

中药生产过程是一个多环节的复杂工艺体系。从工程分析的角度,其质量控制的主要对象包括两部分:一是工艺过程,如温度、压力、溶剂比等确保工艺过程重现的工艺参数;二是质量指标,包括生产过程原辅料、中间体及成品的各项理化指标,如 pH 值、密度、水分、药物成分含量等药物品质指标。

中药生产过程质量分析是采用各种传感器检测被控参数的数值,将其与工艺设定的数值对比,并根据偏差进行调控,使其维持在设定的范围内,以保证生产工艺遵循设定的路线进行。根据操作程序的不同,可分为离线分析法(off-line)和在线分析法(on-line)两种模式。两者的特点见表 10-1。在实际工作中可采用几种不同的分析模式和方法,而以连续式的在线分析为首选。

表 10-1 中药生产过程分析模式及其特点

过程分析模式	操作方法技术	方法技术特点
离线分析法	离线分析	从生产现场取样,再回到实验室进行分析,准确度较高,但分析速度慢,信息滞后
	现场分析	人工取样后,在现场进行分析,分析速度较快,但不能实时监测
在线分析法	在线分析	采用自动取样和样品处理系统,将分析仪器与生产过程直接联系起来,进行连续或间歇连续的自动分析
	原位分析或内线分析	将传感器(如探头、探针等)直接插入生产流程中,所产生的信号直接进入检测器,并通过微机系统实现连续或实时自动分析监测
	非接触分析	利用遥感技术对生产过程进行检测,分析探头(或探针)不与试样直接接触,无须采样预处理,进行遥感和无损检测

二、中药生产过程分析的特点

1. 分析对象复杂 中药来源和生产工艺繁复,决定其过程分析对象的多样性和复杂性。如生产过程包括药材的种植(养殖)、采收加工、炮制、提取分离、浓缩、干燥、粉碎、制剂中间体及产品、包装、清洁等过程;待测物聚集状态包括气态、固态、液态或多态并存等。样品可能是单一成分,也可能是生产过程中产生的动态的复杂样品;可能是无机、有机小分子,也能是多肽、蛋白质和生物制品等。

2. 要求分析仪器智能化程度高 分析仪器应结构简单、稳定性好,具有自动取样及试样预处理、自动控制、耐高温、高湿、腐蚀、振动、噪声、长时间工作等性能,一般由自动取样及预处理装置、检测、信号处理及输出和整机自动控制系统等部分组成。一般样品采集于生产线,要求在较短时间内迅速获取分析结果信息,时效性优先于准确性,且能动态连续进行。

3. 通常须用化学计量学建模 化学计量学(chemometrics)是应用数学、统计学、计算机等方法和手段选择最优试验设计和测量方法,构建过程检测和过程控制的软件系统的基础学科,是 PAT 建立的重要基础。其主要作用是检测信号的提取和解析、过程建模和过程控制。

第二节 中药生产过程分析方法

PAT 技术由分析化学、化学工程、机电工程、工艺过程、自动化控制及计算机等学科领域相互渗透交叉组成。目前,比较成功应用于中药 PAT 的有紫外-可见分光光度法、近红外光谱法、红外光谱法、拉曼光谱法、X 射线荧光法、质谱法、电化学法、流动注射分析法、过程色谱法等。

一、在线紫外分析法

紫外吸收光谱是由于分子中价电子的跃迁而产生的。分子中价电子经过紫外或可见光照射时,电子从低能级跃迁到高能级,产生的吸收光谱为紫外光谱。紫外光谱用于具有紫外吸收物质的检测,灵敏度高,具有一定特征性,广泛用于定量。

用于过程分析的紫外-可见分光光度计的光源、色散元件、光检测器与普通仪器相同,只是将样品池改为流通池,专门用于液体样品分析。若进行显色反应,则须在取样器和分光光度计之间增加一个反应池。一般用自动采样器从生产工艺流程中取样,同时进行过滤、稀释、定容等预处理,然后进入反应池,依法加入相应试剂,如显色剂等,反应后流入比色池测量。本法可用于反应过程监测,首先应建立操作单元正常反应的紫外-可见吸收光谱分析模型,再根据反应进程进行测定,有时不需要标准物质。中药成分复杂,紫外光谱鉴别中药特异性相对较低,在线紫外分析法主要用于成分单一的提取物、注射液等中药分析,应用受到一定限制。

二、在线近红外分析法

(1)基本原理:近红外光谱(near-infrared spectrometry,NIR)主要由分子中 C—H、N—H、O—H 和 S—H 等基团基频振动的倍频吸收与合频吸收产生,谱区是波长范围位于 $780 \sim 2\,500\text{nm}$。NIR 信号频率比中红外区高,易于获取和处理;信息丰富,但吸收强度较弱,谱峰宽、易重叠,因此必须对所采集的 NIR 数据经验证的数学方法处理后,才能对被测物质进行定性定量分析。

(2)NIR 的测量:获得 NIR 的方法主要有透射(transmittance)法和漫反射(diffuse reflectance)法两种。

1)透射法:透射光谱的吸光度与样品浓度之间遵守 Lambert-Beer 定律,主要用于均匀透明的真溶液样品,对于透明固体样品也可选择合适的采样附件进行测量。透射模式中还有一种叫透反射,即检测器和光源在样品的同侧。测量透反射率时,用一面镜子或一个漫反射的表面将透过样品的近红外光线第二次反射回样品。上述两种情况皆可以用透光率(T)或吸光度(A)表示。

$$T = I/I_0 \text{ 或 } A = -\lg T = \lg(1/T) = \lg(I_0/I)$$

式中,I_0 为入射光强度,I 为透射光强度。

2)漫反射法:漫反射法测量的是反射率(R),即从样品反射的光强度(I)与参考物或背景表面反射光的强度(Ir)的比率,即

$$R = I/Ir \text{ 或 } Ar = \lg(1/R) = \lg(Ir/I)$$

式中,I 为样品反射光的强度,Ir 为参考物或背景反射光强度,Ar 为漫反射吸光度。

漫反射法一般用于固体或半固体样品测定,典型的近红外光谱可以通过计算,并以 Ar 或 $\lg(1/R)$ 对波长或波数作图而得到。

影响 NIR 的因素主要有样品的含水量和残留溶剂、样品浓度、样品光学性质、多晶形以及样品的实际贮存时间等。

(3)仪器装置:在线 NIR 分析系统由硬件、软件和模型三部分组成。硬件包括近红外分光光度计,以及取样、样品预处理、测样、防爆等装置。其中近红外分光光度计是核心部分,由光源、分光系统、检测系统、数据处理及评价系统等组成。光源常采用卤钨灯;分光系统有滤光片、光栅扫描、傅里叶变换、二极管阵列和声光可调谐滤光器(acousto-optic tunable filter,简称 AOTF)等类型;检测器常用材料有硅、硫化铅、砷化铟、铟镓砷、汞镉碲、氘代硫酸三苷肽等;采样装置有普通样品池、光纤探头、液体透射池、积分球等,使用时可根据供试品类型选择合适的检测器和采样系统。

软件包括化学计量学光谱分析软件和仪器自检系统。光谱测量通用软件完成近红外光谱图的获取、存储等常规功能,化学计量学光谱分析软件完成对样品的定性或定量分析,是

近红外光谱快速分析技术的核心。常用的化学计量学方法有：多元线性回归（multivariable linear regression，MLR）、主成分回归（principal component regression，PCR）、偏最小二乘法回归（partial least squares regression，PLSR）、人工神经网络（artificial neural networks，ANN）和拓扑（topology，TP）等。另外，还需要建立相应的模型库（训练集）。

（4）分析工作基本流程：NIR 是一种间接测量方法，应先建立标准样品的近红外光谱和待测组分含量的校正模型，然后再将待测样品的 NIR 数据带入校正模型，计算其含量。

1）收集训练样本：样本采集要有代表性，其浓度应涵盖待分析样品范围。样品分析背景（如水分、pH 值、辅料等）应与实际样品尽量一致。对于单组分体系，一般至少需 10～15 个样本，或用所得 PLSR 模型因子数的 3～4 倍作为最低标准。

液体样品的测定可在不同光程的吸收池中进行，也可用光纤采集信号。其吸光度服从 Lambert-Beer 定律，但应注意所用溶剂应不含有 C—H、N—H、O—H 基团，对于复杂样品如中药，寻找理想溶剂较为困难，可借助数学手段对样品光谱进行背景扣除或基线校正。

固体样品的分析信号采集通常选用积分球样品杯和固体光纤探头两种方法。积分球杯可收集各方向的漫反射光，且其器件在样品光谱扫描期间以匀速旋转，以便光源充分照射，得到信噪比较高的多次扫描的平均光谱。

2）光谱预处理：NIR 分析易受高频噪声、基线漂移、信号本底、样品不均匀及光散射等影响而产生误差。为了克服各种因素对光谱产生的干扰，从光谱中获取有效特征信息，筛选用于建立校正模型的波数范围，则须对光谱进行预处理。常用平滑处理、组分处理、归一化处理、小波变换等方法。

3）建立 NIR 的校正模型：在 NIR 分析中，常用的建模方法有 MLR、PCR、PLSR 等。目前仪器均带有常用的定性、定量分析程序，常用统计软件如 SAS、SPSS、S-PLUS 等，亦包含简单的多元校正方法如 MLR、PCR 和逐步回归等。

4）定量校正模型评价：对建立好的模型还须通过验证集（或称预测集）样本的验证，以判断校正模型的质量。常用如下指标来评定：

相关系数 R^2（correlation coefficient），计算公式为：

$$R^2 = 1 - \frac{\sum (c_i - \hat{c}_i)^2}{\sum (c_i - c_m)^2}$$

式中，c_i 为对照分析方法测定值，$\hat{c}_i$ 为通过 NIR 测量及数学模型预测的结果，c_m 为 c_i 的均值，若 R^2 越接近于 1，则校正模型预测值与标准对照方法分析值之间的相关性越强。

交叉验证误差均方根（root mean square error of cross validation，RMSECV），计算公式为：

$$RMSECV = \sqrt{\frac{\sum (\hat{c}_i - c_i)^2}{(N-P)}}$$

式中，N 为建立模型用的训练集样本数；P 为模型所采用的因子数。计算时，$\hat{c}_i$ 采用留一法（假设样本数据集中有 N 个样本数据。将每个样本单独作为测试集，其余 $N-1$ 个样本作为训练集，这样得到了 N 个分类器或模型，用这 N 个分类器或模型的分类准确率的平均数作为此分类器的性能指标。）对全部训练集做交叉验证计算而得出。

预测误差均方根（root mean square error of prediction，RMSEP），计算公式为：

$$RMSEP = \sqrt{\frac{\sum (\hat{c}_i - c_i)^2}{m}}$$

式中,m 为用于检验模型的预测样本数,该法是将已建立的校正模型用来预测 m 个独立的样本(不在训练集内),并比较对照分析测量法 c_i 和 NIR 预测值而得出。其值可评估所建校正模型的预测性能。

相对预测误差(relative suspected error,RSE),计算公式为:

$$RSE = \sqrt{\frac{\sum(\hat{c}_i - c_i)^2}{\sum c_i^2}}$$

上述 RMSECV、RMSEP 可反映所建模型训练和预测结果的相对误差大小;RMSECV、RMSEP 与 RSE 的值愈小,则模型预测精度愈高。

5)样品分析:依据所建立的符合要求的分析方法模型对实际样品进行分析。

(5)NIR 分析方法的特点与应用

NIR 分析法操作简便、快捷、应用广泛,可不破坏样品进行原位测量,并可以远程传输和分析,也可不经预处理,直接分析气、液及各种形状的固态样品。采用多元校正方法及一组已知的同类样品所建立的定量校正模型,可快速得到相对误差小于 0.5% 的测量结果。但应注意,NIR 的检测极限为 0.1% ,一般只能做常量分析。

NIR 在中药生产过程质量分析中的应用:①定性分析可对中药品种、入药部位、活性成分、提取物、饮片、制剂、中间产物以及包装材料等进行分析评价。②定量分析可快速测定中药活性成分在生产过程中的变化,判断生产中化学反应进行程度及终点;测定粒度、混合均匀度、硬度、溶出度、水分等。③物理性状分析,可进行晶形,结晶性,多晶形,假多晶形等分析。

三、在线色谱分析法

在线色谱(online chromatography)是用于生产过程分析的色谱,一般称为工业色谱(industrial chromatography)或过程色谱(process chromatography)。从样本采集、预处理至分析、检测、记录、显示等操作环节均为自动化。通常分析周期为几分钟到几十分钟。

(1)仪器系统组成:过程色谱主要由取样与样品处理系统、分析系统和程序控制系统等组成。如图 10-1 为典型的色谱在线分析系统。

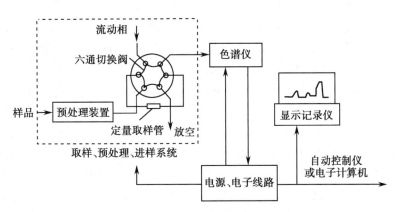

图 10-1 在线色谱系统结构示意图

1)取样与预处理系统:其功能是从生产工艺物流中获取样品;并根据样品的理化性质进行适当处理,之后输送到色谱分析流路中。一般包括过滤器、调节器、控制阀门、转子流量计、压力表和冷凝器等部分。

2)分析系统:包括进样器、色谱柱和检测器等。其作用是每一分析循环周期开始时,将一定量样品注入色谱柱系统,分析系统中常采用两根或多根色谱柱,以缩短分析周期。色谱柱间通过切换阀,按程序将待测组分切入色谱柱,并将无关物质排空。一般分离柱位于分析通路中或切换阀的两个通道之间,起到样品分离作用;保留柱连接于色谱阀两个通道之间,起阻留样品中某些组分的作用;储存柱的作用是按照预定程序,在规定时间内将某些组分排出系统之外;选择柱的作用是扣除高浓度组分,而使低浓度组分进入分离系统,根据需要选择性连接。检测器种类很多,过程气相色谱常用热导检测器(TCD)、火焰离子检测器(FID)等;过程液相色谱常用紫外检测器(UVD)、电化学检测器(ECD)、示差折光检测器(RID)或蒸发光散射检测器(ELSD)等。亦可与其他分析技术联用,以获得更为丰富的定性、定量信息。如色谱-质谱联用、色谱-傅里叶变换红外光谱联用等。

3)程序控制系统:其作用是按预先确定的工作程序,向各部分发出循环分析控制,包括:取样、样品预处理和注入,分析管路、色谱柱切换、信号衰减、基线校正、数据分析与存储,流路自动清洗等。

(2)应用:过程气相色谱是较成熟的方法,常用于综合气体和对热稳定、易于气化的品种分析;近年来,由于一些新的样品处理方法如固相萃取(SPE)、超临界流体萃取(SFE)、微透析和膜分离等技术的应用,为样品搜集、在线预处理和分析废液处理等方面提供了新技术,使反相高效液相色谱、离子交换色谱、亲和色谱、超临界流体色谱、毛细管电泳等方法在过程色谱中有所应用。

1)废液分析:将自动取样器装置连接在反应废液管道中取样,样品可不经过浓缩和净化,用离子交换色谱分析废液中有毒离子浓度。

2)易挥发性成分分析:如生产过程中有机残留溶剂、包装材料中为挥发单体等,可采用GC法或快速GC法监测。

3)发酵过程监测:通常将自动取样器装在反应器上,从发酵罐中自动取样,采用HPLC法监测发酵过程糖的消耗量,或在线监测发酵过程中产物浓度变化,以选择适宜的发酵时间。

四、流动注射分析法

流动注射分析法(flow injection analysis,FIA)是将一定体积的样品注入无气泡间隔的流动试剂中,保证混合过程与反应时间的高度重现性,在热力学非平衡状态下完成样品在线处理与测定的定量分析方法。目前FIA在制药过程检测方面的应用报道很多,主要有反应过程检测,废水中废弃物检测,生物发酵过程监测等。

FIA是将一定体积的样品注入一个密闭的、运动着的载流或试剂流中,样品在流动过程中完成物理或化学的转化,形成可以被检测的物质,随载流进入检测器,产生瞬时信号。典型的FIA系统主要包括:载流驱动系统(最常用的为蠕动泵)、注样器或注样阀、反应器、流通式检测器和记录仪。首先在蠕动泵的驱动下,一定体积的试样被注入以一定流速连续流动的载流或试剂中,并被载流推动进入反应管道。试样在运动过程中靠对流和扩散作用分散,形成一个具有浓度梯度的试样带,试样带与载流中某些组分在流经反应器中发生反应,形成可以被检测的物质,并进入检测器检测,再通过数据处理系统处理和显示结果。FIA具有分析速度快、样品试剂消耗少、精密度高、仪器简单、价格低廉等优点。但在流动注射检测过程中,蠕动泵长时间运转的稳定性较差,复杂分析任务引起流路的复杂化及影响可靠性。

五、光纤传感器技术

传感器(sensor)是一种检测装置,能接收被测定信息,并将其按一定规律转换成电信号或其他可识别的信息输出。通常分为物理传感器(physical sensor)和化学传感器(chemical sensor)。前者如药物生产过程监控中的温度、压力传感器等;后者主要是在分析样品与分析仪器之间实时传递选择性信息的界面,可选择性地将样品的物理或化学性质、化学组成、浓度等连续转变为分析仪器易于测量的信号。

光纤传感器主要由光源、光纤与探测检测器三部分组成,光源发出的光耦合进光纤,经光纤传输进入调制区,外界被测参数作用于进入调制区内的光信号,使其光学性质如光的强度、相位、波长等发生变化成为被调制的信号光,再经过光纤送入光探测器而获得被测参数,即由光信号变成电信号。

光纤传感器的系统组成部件包括光发送器(LED、LD 等)、光接收器(PD)、光纤耦合器(分路/合路器件)、信号处理系统和光纤。光纤(optical fiber)是一种对光传导能力很强的纤维,由玻璃、石英或高分子材料制成内芯,外有一折射率比内芯低的包层。当光线以小角度入射到光纤的端面上时,在纤芯和包层的界面上通过全反射在光纤传输,光纤与待测物质接触的一端常做成探头,直接或间接与待测物质作用后,使光的性质或强度发生变化,从而达到检测目的。

光纤传感器或探针常作为紫外-可见、红外、近红外、拉曼光等光谱仪和样品间的简单接口,用于过程分析。其具有以下特点:①可以同时获得多元多维信息,并通过波长、相位、衰减分布、偏振和强度调制、时间分辨、收集瞬时信息等加以分辨,实现多通道光谱分析和复合传感器阵列的设计,达到对复杂混合物中目标物的检测;②光纤的长距离传输还可实现生产过程的快速在线遥测或多点同时检测。如近红外光谱仪器可以在线检测 100m 以外的样品;③其灵活性易于制成便携式仪器,通过光纤探头,可直接插入生产装置的非正直、狭小的空间中,进行原位、实时、无损定位分析。同时也可以在困难或危险环境中采样分析。

第三节 中药生产过程分析的应用

中药生产过程包括饮片鉴别、清洁、粉碎、炮制处理、提取物制备、中成药制剂等操作环节和操作单元,全过程均需要采用各种分析方法进行质量分析和监测,以保证最终产品的质量。以中药固体制剂的生产为例,在中药原料粉碎单元可以采用近红外光谱法、拉曼光谱法、光纤传感技术等对其粒度、均匀度及质量进行测定、评价和控制;在提取浓缩单元可采用工艺控制系统对提取罐内的温度和压力、提取罐内的液位、冷却器的冷却水进口温度和出口温度、热油泵的出油口温度和进油口温度等工艺参数进行自动控制,可以采用近红外光谱法、拉曼光谱法、紫外-可见光谱法、光纤传感技术、流动注射分析等对其成分、浓度的质量参数进行分析和控制;在混合单元,可采用近红外光谱法、光诱导荧光法或热扩散法监测混合均匀度,确定混合终点;在制粒单元,可采用近红外光谱法、拉曼光谱法、聚焦光束反射测量法或声学发射法监测含量均匀度、颗粒粒径和密度;在干燥单元,可采用近红外光谱法、微波法监测水分含量也可采用激光衍射法或成像技术监测颗粒粒径分布;在压片和装胶囊单元,可采用近红外光谱法或光诱导荧光法监测效价、含量均匀度、硬度、孔隙率和重量差异;在包衣单元,可采用近红外光谱法或光反射法等,监测和判断包衣终点(衣膜的厚度和均匀度)。

一、中药饮片生产过程分析

中药饮片炮制过程中过程控制关键节点:①鉴别过程,可采取图像快速识别管理;②浸润、切制过程,可实行定量计时程序化管理;③干燥过程控制,可采用程序化控制干燥机,制定干燥全过程各工艺参数的工作曲线,编制工作程序,实行干燥过程中干燥仓中各阶段的温度、湿度、通风量的计算机程序控制;④炮制(炒制)过程控制,可采用程序化全程自控炒药机,制定炒制全过程各工艺参数的工作曲线,编制工作程序,实行炒制过程中炒制温度、时间等参数的计算机程序控制;⑤包装工序过程控制,实行饮片小包装的条码身份证标识和成分指纹图谱检识。

二、中药提取物生产过程分析

中药提取物作为制剂的原料药,有效成分的数量与比例决定着最终产品的疗效。中药提取物的制备一般包括提取、浓缩和纯化等过程,中间过程的质量控制是保证产品质量的关键。不同的提取、浓缩、精制等工艺,采用不同的过程分析方法进行检测。在实际应用过程中,一般选择在生产线的循环管路或者储罐上安装探头或者检测池进行光谱采集,然后通过光纤将数据传输到电脑中,利用已建立的定性、定量模型,通过数据处理可以给出其中有效成分的实时检测结果。

【示例 10-1】 采用 AOTF 近红外光谱控制黄芪提取浓缩液的密度。

应用多通路 AOTF 近红外光谱技术对黄芪提取及浓缩过程中主成分的含量及浓缩过程中溶液的密度进行在线控制。

实验方法:采用旁路在线检测的方式,从主管道引出一旁路,在旁路上接上十字形流体测样器,在测样器的下游安装一个支管,在管上安装阀门,通过开关阀门使流体从管中流出。

取一定量料液用 HPLC 测定含量作为评价指标;将指标的含量数据与对应的光谱数据相关联,当样品达到一定的数量时,用化学计量学软件计算,得到模型。

分析样品及数据采集:分为黄芪提取与浓缩两个过程,提取时溶液的温度为 95℃ 左右,浓缩时溶液的温度为 80℃ 左右。提取分一煎和二煎,各约 90min。取样方式分别为:开始每隔 5min 取 1 个样品,取约 6 个样品后,剩余时间每隔 10min 取 1 个样品。每煎约取 12 个样品。浓缩分两次,约 4h/次。每次开始隔 20min 取 1 个样品,2h 后每隔 10min 取 1 个样品,共收集到 70 份样品。

将光纤接到特定通路,利用光纤通过透射的方式采集样品的光谱数据。提取过程每一张光谱都是 100 次扫描的平均结果,浓缩过程每一张光谱都是 200 次扫描的平均结果。波长范围 1 100nm 至 2 300nm,波长间隔 1nm。光谱数据以透过方式采集并处理为吸收光谱的一阶微分。然后利用每个样品主成分含量数据(或密度数据)和该样品的光谱数据一一对应,创建校正模型。利用建好的校正模型对样品进行预测,并计算出各组分的预测偏差。

实验结果:光谱图如书后彩图 8~彩图 11。

建模:利用偏最小二乘回归法对浓缩溶液密度和黄芪甲苷含量两个参数进行回归、建模。如书后彩图 12、彩图 13。

从 PLSR 回归模型上看,浓缩溶液密度和黄芪甲苷百分含量的模型非常好,相关系数分别为 0.977 3 和 0.984 9。

预测:

(1) 浓缩过程密度的建模:浓缩实验共取 70 个光谱数据。即样品数量共 70 个,没有记录密度数据的样品有 4 个,数据明显异常的样品有 2 个。余下的样品数据为 64 个。通过分析有明显异常或数据不够准确的样品有 9 个。这样总共有 55 个合格的样品,将这些样品按编号进行排序,每隔 5 个样品取 1 个样品(即顺序号为 5、10、15、20、25、30、35、40、45、50)共 10 个样品作为验证集样品,不参与建模;另外的 45 个样品用于建立模型。用建立好的密度模型来预测 10 个验证集样品,结果见表 10-2。

表 10-2 AOTF 在线近红外光谱仪对密度的预测结果

样品编号	近红外预测值	化学值	相对偏差/%	绝对偏差
2709	1.184	1.190	0.50	0.006
2716	1.036	1.036	0.00	0
2721	1.112	1.104	0.72	0.008
2727	1.128	1.114	1.26	0.014
2732	1.142	1.141	0.09	0.001
2804	1.152	1.150	0.17	0.002
2809	1.235	1.234	0.08	0.001
2814	1.324	1.280	3.44	0.044
2824	1.105	1.093	1.10	0.012
2829	1.105	1.138	2.90	0.033
平均偏差			1.03	0.012

（2）浓缩过程黄芪甲苷百分含量的建模：共测定 35 个样品的黄芪甲苷百分含量化学值数据，即用 35 个样品来建立黄芪甲苷模型。其中 1 个样品数据明显异常，其余 34 个样品按样品编号排序，每隔 5 个样品取一个作为验证集样品，编号为 2702、2707、2717、2722、2727、2732，共 6 个用来验证模型。余下的 28 个样品为校正集样品用来建立模型。模型的验证结果见表 10-3。

表 10-3 AOTF 在线近红外光谱仪对黄芪甲苷的预测结果

样品编号	近红外预测值	化学值	相对偏差/%	绝对偏差
2702	0.0916	0.0911	0.56	0.001
2707	0.1670	0.1700	1.76	0.003
2717	0.1230	0.1250	1.60	0.002
2722	0.1890	0.1830	3.28	0.006
2727	0.2050	0.2110	2.84	0.006
2732	0.2140	0.2070	3.38	0.007
平均偏差			2.24	0.004

从上述结果可以看出：在整个黄芪的提取过程中，用 AOTF 近红外光谱仪在线检测的密度的平均绝对偏差为 0.012，黄芪甲苷百分含量的平均绝对偏差为 0.004，完全可以实现 AOTF 近红外光谱仪在线监测和控制黄芪提取过程的目的。同时也可以通过在线监测水分的指标，来判断浓缩的程度，实现浓缩过程的全自动控制。

三、中药制剂生产过程分析

中药制剂过程中须经过混料、制粒、干燥、制剂、包衣、包装等多种工艺流程，并且中药处方、厂家的差异导致产品质量也会产生差异。因此，建立中药制剂生产过程质量控制和分析方法，对保证中药制剂质量的稳定性和均一性都极其重要。

【示例 10-2】 基于在线浊度传感器的中药颗粒剂溶化性评价和分类研究。

中药颗粒剂溶化性是颗粒剂的关键质量属性。在实际检验工作中，颗粒溶化或浑浊程度主要凭检验者的视觉来判断，存在一定主观性。采用新型在线浊度传感器，在常规颗粒剂溶化性测定过程中,将浸入式探头插入样品溶液,原位同步采集光散射信息,遵循朗伯比尔定律及散射定律获取测量值,信号通过光纤实时传入工业变送器,经电路处理将数值转换为FTU,即获取溶液浊度值,可在颗粒溶化过程中实时观察浊度变化。

在线浊度传感器的校准:精密吸取浊度标准溶液适量,分别配制浊度值为 500、1 000、2 000FTU 的校准液,置棕色量瓶中,备用。取 20ml 去离子水置于锡纸包裹的量筒中,将在线浊度传感器垂直置于液面以下 1cm 处,在工业参数变送器的控制界面设定浊度值为 0FTU;同时将配置好的 500、1 000、2 000FTU 的校准液,以及 4 000FTU 的浊度标准溶液分别置于锡纸包裹的量筒中,同法操作并分别设定相应浊度值,完成在线浊度仪的校准。

在线浊度测量方法的建立:实验采用 M800 Process 在线浊度传感器和 nPro8200/S/Epoxy/120 光缆等设备,分析市售中药颗粒剂 105 批药品浊度的整个测量过程在避光条件下进行。将 250ml 的高型烧杯用锡纸严密包裹后,置于控温磁力搅拌器上,加入 200ml 的热水,设置转速并开启转子搅拌,使其温度恒定在(74.0±2.0)℃,垂直插入浊度传感器探头至液面以下约 0.5cm,确保探头至烧杯底部有足够距离,将烧杯口用锡纸遮挡避光。打开在线浊度传感器的测量软件 M800TCT,监控界面显示 0FTU 时,立即加入 10g 颗粒,记录溶化开始至 300s 时的浊度值。

在线浊度测量方法参数优化:由于磁力搅拌的转速以及探头位置会对颗粒溶化的测量过程产生影响,因此选取搅拌器转速以及探头在烧杯中的测量位置进行优化。采用单因素轮换法,分别考察控温磁力搅拌器转速和探头在烧杯中的测量位置对测量方法的影响。考察探头测量位置时,分别选取烧杯中心,距边缘 1/4 直径处以及烧杯器壁边缘。考察搅拌器转速时,探头位置选取距边缘 1/4 直径处。

中成药颗粒剂测量:按在线浊度测量方法和优化后的参数设置,对 105 批市售中成药颗粒剂的溶化过程进行在线浊度测量,记录 5min 测试结果,见表 10-4。结果可知,感冒咳嗽颗粒、大山楂颗粒、三九胃泰颗粒等 34 种颗粒样品的浊度值为 0,肉眼观察药液无焦屑或沉淀固形物,表明颗粒全部溶化。止咳枇杷颗粒、小柴胡颗粒、玉屏风颗粒等 23 种颗粒样品的浊度值低于 70FTU,无肉眼可见漂移固形物,且药液底部基本无焦屑或沉淀的固体物,表明颗粒全部溶化。胃苏颗粒、正柴胡饮颗粒、参苓白术颗粒等 32 种样品的浊度值在 70~350FTU,该类样品溶液朝向亮处于自然光下由液面上部向下部观察,发现存在轻微浑浊,药液底部基本无焦屑或有轻微固体沉淀物。八珍颗粒、清喉利咽颗粒等 16 种样品的浊度值在 350~2 000FTU,溶液浑浊,溶液里有肉眼可见的固形物,且药液底部有焦屑或较多的沉淀固形物。其中银黄颗粒和温胃降逆颗粒属于严重浑浊,浊度值大于 2 000FTU。药液底部的焦屑与沉淀固形物多数来源于前处理过程与生产工艺操作的准确性。

根据 105 批颗粒剂测量结果,见表 10-4,将颗粒剂的溶化性分为以下 4 类,见表 10-5。浊度值在 0~70FTU 对应完全溶化;浊度值在 70~350FTU 对应轻微浑浊;在 350~2 000FTU 对应浑浊;>2 000FTU,属于重度浑浊。按照《中国药典》2020 年版标准,允许轻微浑浊。因此,105 批颗粒剂测试结果中,符合药典溶化性要求的批次占比为 84.76%,部分品种的溶化性仍有待改进。

中药颗粒溶化过程机制解析:采用在线浊度传感器测量颗粒溶化过程,每秒记录 1 个浊度数值。在 300s 的溶化过程中,可获取 300 个浊度数据点。对于表 10-4 中 105 批颗粒产品,总计可获得 31 500 个数据点。采用主成分分析(PCA)法,对 105 批颗粒产品的溶化过程数据集 X(105×300)进行降维分析,前 2 个主成分可解释自变量99.3%的变异信息。溶化性合格(全部溶化或轻微浑浊)的颗粒剂大部分处于坐标轴的左侧,溶化性不合格的颗粒剂处于坐标轴的右侧,2 批重度浑浊的颗粒剂离其他颗粒剂较远,从图中明显看到聚类的趋势。

表 10-4　105 批颗粒剂测定结果（$x \pm s$,$n=3$）

编号	浊度	编号	浊度	编号	浊度	编号	浊度
1	0	28	68.4 ± 2.6	55	0	82	46.13 ± 2.3
2	300.7 ± 7.1	29	0	56	20.56 ± 0.8	83	0
3	109.4 ± 1.0	30	14.19 ± 0.5	57	14.39 ± 1.8	84	0
4	0	31	0	58	439.5 ± 10.4	85	485.3 ± 6.8
5	22.18 ± 3.3	32	0	59	603.8 ± 9.8	86	382.8 ± 14.0
6	122.0 ± 46.6	33	0	60	94.59 ± 2.4	87	164.4 ± 9.6
7	143.3 ± 3.4	34	0	61	27.01 ± 9.9	88	43.88 ± 6.9
8	617.8 ± 3.2	35	0	62	466.1 ± 4.4	89	354.3 ± 7.5
9	0	36	24.74 ± 3.0	63	6 910 ± 20.6	90	93.64 ± 9.1
10	293.8 ± 9.6	37	224.0 ± 10.2	64	1 131 ± 37.0	91	43.84 ± 2.8
11	297.4 ± 7.4	38	0	65	67.48 ± 2.0	92	0
12	387.5 ± 9.3	39	0	66	294.0 ± 4.1	93	0
13	269.2 ± 3.1	40	0	67	250.0 ± 4.3	94	52.88 ± 5.1
14	101.3 ± 4.9	41	82.12 ± 4.7	68	0	95	0
15	313.5 ± 7.7	42	32.38 ± 1.4	69	0	96	42.88 ± 6.9
16	322.9 ± 40	43	45.11 ± 2.7	70	0	97	0
17	103.1 ± 10.0	44	185.0 ± 4.9	71	68.49 ± 7.4	98	0
18	234.8 ± 2.0	45	5 194 ± 931.4	72	17.05 ± 3.5	99	0
19	4.114 ± 1.4	46	0	73	0	100	111.5 ± 2.8
20	0	47	139.1 ± 7.0	74	166.2 ± 2.3	101	57.71 ± 3.7
21	22.40 ± 4.4	48	0	75	492.9 ± 10.7	102	649.4 ± 12.2
22	579.3 ± 3.1	49	0	76	0.328 0 ± 0.6	103	273.3 ± 9.1
23	0	50	0	77	267.3 ± 8.9	104	215.9 ± 0.8
24	316.5 ± 14.2	51	0	78	289.5 ± 10.1	105	0
25	29.86 ± 0.7	52	211.5 ± 3.9	79	1 763 ± 58.1		
26	168.9 ± 0.7	53	318.0 ± 4.0	80	10.20 ± 1.7		
27	0	54	180.4 ± 4.9	81	470.0 ± 20.7		

表 10-5　颗粒剂的溶化性浊度分类标准

浊度区间/FTU	分类	浊度区间/FTU	分类
0 ~ 70	完全溶化	350 ~ 2 000	浑浊
70 ~ 350	轻微浑浊	> 2 000	重度浑浊

颗粒的溶化伴随颗粒的崩解和溶解 2 个过程,首先,大颗粒被润湿之后,水分渗透到颗粒的孔隙中,破坏颗粒内部的固体桥,将颗粒分离成小的团聚体或者粒子,表现为大颗粒发生崩解,成为小颗粒。其次,小的团聚体与小粒子继续被水润湿,继而溶解。

基于 105 种颗粒剂溶化过程中浊度值随时间变化的曲线(溶化行为曲线)后,发现根据颗粒溶化过程中崩解和溶解的重要程度,可将溶化行为分为 3 类,即 A、B 和 C 类,如书后彩

图 14。A 类颗粒的溶化过程属于"溶解>崩解",即主要以溶解为主,粒子的溶解速度大于大颗粒崩解成团聚体的速度,或是大颗粒边崩解边溶解,直到最后达到平衡,如胃苏颗粒、感冒咳嗽颗粒、醒脾开胃颗粒等共计 60 种颗粒剂属于此类;B 类颗粒的溶化过程前期崩解的速度大于溶解的速度,大颗粒逐渐崩解成小颗粒,之后崩解的速度略小于粒子溶解的速度,最后趋向于平衡,如八珍颗粒、颈复康颗粒以及参苓白术颗粒等 40 种颗粒剂属于此类;C 类颗粒的溶化过程属于"崩解>溶解",在整个颗粒溶化过程中,大颗粒逐渐崩解,团聚体或粒子溶解较慢或者一部分不能溶解,溶解速度小于大颗粒的崩解速度,最后趋向于平衡,如妇科调经颗粒、银黄颗粒以及温胃降逆颗粒等 5 种颗粒剂属于此类。需要指出的是,浊度的大小不仅与溶液中的颗粒物有关,而且与其颗粒大小、数量、形状、和表面积都有关。在颗粒剂溶化过程中,这些影响因素不是互异的测量方向,它们同时影响浊度的表征。溶化行为分类旨在通过浊度变化曲线推测不同颗粒剂溶化过程中的机制,为相关产品工艺改进提供依据。

本研究通过在线浊度传感器对颗粒剂的溶化性进行客观评价,将浊度值与目视法结合,建立分级评价标准,70FTU 可作为全部溶化和轻微浑浊的区分阈值,350FTU 可作为轻微浑浊和浑浊的区分阈值,为颗粒剂的溶化程度判断提供量化数据。采用新型的传感器对中药制剂的关键质量属性进行客观化表征,可为中药制药过程智能控制明确目标。通过对大规模样品颗粒剂溶化过程的在线监控,对溶化行为进行分类并推测溶化过程机制,为改进颗粒质量提供参考。

（冯雪松）

ER-10-2

扫一扫,
测一测

复习思考题

1. 在线检测技术可用于中药制药过程的哪些环节？请举例说明。
2. 中药生产过程质量控制的常用分析方法有哪些？
3. 请以 NIR 为例,说明其在中药生产过程质量分析中有哪些应用。

第十一章

中药质量标准

> ## 📖 学习目标
>
> 1. 掌握中药质量标准的内容及起草说明撰写原则。
> 2. 熟悉《中国药典》2020 年版(一部)正文部分质量标准的主要内容。

第一节 概 述

药品质量标准研究工作主要包括国家药品标准、新药研发质量标准、生产企业内控标准等的制定与修订。国家药品标准的制定是一个系统工程,涉及标准的研究与起草、复核与审定、公示与颁布、执行与监督、评估与修订等环节。

国家药品监督管理部门负责国家药品标准管理工作。国家药典委员会负责国家药品标准的制定和修订。各省级药品监督管理部门负责本行政区域内的药品标准工作,组织制定和修订本行政区域内的地方药材标准、中药饮片炮制规范和医疗机构制剂标准。

一、中药质量标准的特性

安全性、有效性、稳定性及可控性是药品的质量要求,而质量标准在保证药品上述性质的同时,本身又具有如下特性:

(一)权威性

国家药品标准依照《中华人民共和国药品管理法》组织制定和实施,具有法定性、强制性、普适性、排他性和技术权威性,是仲裁依据。现行版《中国药典》所收载的凡例、通则对药典以外的其他国家药品标准具有同等效力。

(二)科学性

药品质量标准的制定,需要有足够量的样本和实验数据,积累大量的文献与研究资料,其方法的确立与限度的制定均应有充分的科学依据,既能达到真正意义上的质量控制,又要符合生产实际。

(三)进展性

药品质量标准是对当时药品质量认识的阶段性总结,即使国家标准也需要随着生产技术水平的提高和检测手段的改进不断修订和完善。

> **思政元素**
>
> 质量标准，行业进步的"千里眼"
>
> 　　当前，我国提出以内循环为主、内外双循环的经济战略，在此战略下，如何提高国货的美誉度？这是每个行业都在思考的问题。众所周知，好的产品是在高标准引导下生产出来的，因此，质量标准，尤如"眼睛"，可以引导行业进步，也是各行业头部企业竞争之地。最近国家发布的《质量强国建设纲要》中，在"五、加快产品质量提档升级"中强调"加速中药质量标准升级"。是希望通过高质量的中药标准，引导中药行业提档升级，推动中药产业高质量发展、做大做强，有效满足人民健康生活需要。

二、中药质量标准制定原则和前提

中药质量标准的制定应在中医药理论的指导下，充分体现"安全有效，技术先进，经济合理"的指导思想。同一品种由于各生产厂家原料药来源、生产工艺、设备条件等的不同，导致药品质量参差不齐。因此，必须建立统一的质量标准，以保证中药的安全、有效和质量稳定。

（一）制定质量标准的原则

1. 安全、有效、质量可控的原则　中药因基原及所含化学成分的复杂性，其质量标准建立的任务十分艰巨，目前很多中药的质量标准存在着研究内容不完整、研究方法专属性不强等问题，有待进一步完善和提高。

2. 科学、实用、规范的原则　制定、修订中药标准时，在遵循中医药理论指导的前提下，应充分考虑来源、生产、流通及使用等各个环节影响中药质量的因素，设置科学的检测项目，建立专属性的检测方法，规定合理的判断标准；在确保准确控制质量的前提下，应倡导简单实用；药品标准的体例格式、文字术语、计量单位、数字符号以及通用检测方法等应统一规范。

3. 继承、发展、创新的原则　中药是在传统中医理论指导下应用的药品，其标准的建立必须坚持继承与发展相结合的原则，并鼓励自主创新，提高中药质量标准自主创新技术含量，提高中药的国际竞争力。

4. 先进性、国际化的原则　中药的质量标准研究应注重多学科交叉，经过努力，使中药标准制定更加严谨，标准形成机制更加科学，与国际标准更加协调，努力实现中药标准继续主导国际标准制定。

（二）制定质量标准的前提

药材基源、处方药味及剂量是制定中药质量标准的依据，直接影响评价指标的选定和限度的制定。因此在制定质量标准之前必须要求：药材、饮片基源明确，提取物、中药制剂处方和制备方法固定，这是制定中药质量标准的前提。

提取物、中药制剂质量标准制定之前，还必须制定相关药材、饮片和辅料的质量标准。在临床研究、中试及后期生产时，投料都要严格按标准执行。

中药原料、处方相同，而工艺不同，也会导致所含成分及其含量不同，直接影响鉴别、含量测定等项目的建立和限度的制定。因此，应对中药制备工艺包括饮片炮制、提取物制备进行深入研究，优选出最佳工艺条件，并进行至少是中试规模的试生产。当制备工艺稳定后，才可进行质量标准的实验设计。

三、中药质量标准研究程序

中药质量标准研究是中药新药研究的主要内容之一，是根据中药新药的类别，按照现行的《药品注册管理办法》的要求所进行的一项技术研究工作。一般研究程序和要求如下：

（一）设计方案

总方案的设计应根据国家相关规定，如《药品注册管理办法》《中药新药质量标准研究的技术要求》等进行，质量标准拟定的各项内容均应参照《中国药典》现行版。

（二）查阅文献

根据处方组成，查阅组方中各药味的主要化学成分及其理化性质、与功能主治有关的药效学研究及质量控制方面的文献资料，为制定质量标准提供参考依据。

（三）实验研究

针对质量标准中的各项内容进行实验研究，积累原始数据，为质量标准的制定提供依据。

（四）总结形成质量标准草案及起草说明

质量标准是一种技术规范，对其格式和内容有严格的规范化要求。应根据大量研究的实验数据，结合参考文献和相关要求，整理总结形成质量标准及起草说明。对检测方法的选择应根据"准确、灵敏、简便、专属"的原则，既要结合实际，又要与国际先进水平接轨。

第二节　中药质量标准的主要内容与技术要求

质量标准是中药研究的重要组成部分。质量标准中的各项内容都应做细致的考察及试验，各项试验数据要求准确可靠，以保证药品质量的可控性和重现性。中药质量标准研究应遵循中医药发展规律，坚持继承和创新相结合，体现药品质量全生命周期管理的理念；在深入研究的基础上，运用现代科学技术，建立科学、合理、可行的质量标准，保障药品质量可控。根据中药新药的处方组成、制备工艺、药用物质的理化性质、制剂的特性和稳定性的特点，有针对性地选择并确定质量标准控制指标，还应结合相关科学技术的发展，不断完善质量标准的内容，提高中药新药的质量控制水平，保证药品的安全性和有效性。

中药质量标准正文项下一般根据品种和剂型不同，按顺序可分别列有：①品名；②来源；③处方；④制法；⑤性状；⑥鉴别；⑦检查；⑧浸出物；⑨特征图谱或指纹图谱；⑩含量测定；⑪炮制；⑫性味与归经；⑬功能与主治；⑭用法与用量；⑮注意；⑯规格；⑰贮藏；⑱制剂；⑲附注等。

一、中药材和饮片质量标准内容与技术要求

同一中药的药材和饮片应作为两个独立的品种。但编排中为了减少正文篇幅，饮片除需要单列者外，一般并列于药材的正文中，先列药材的项目，后列饮片的项目，中间用"饮片"分开，与药材相同的内容只列出项目名称，且要求用"同药材"表述；不同于药材的内容逐项列出，并规定相应的指标。

（一）名称

中药材名称包括中文名、汉语拼音和拉丁名。

1. 中药材的命名

（1）中药材的中文名：一般应以全国多数地区习用的名称命名；若各地习用名称不一致

或难以定出比较合适的名称时,可选用植物名命名。增加药用部位者应明确药用部位,如:白茅根。采用人工方法制成品,应与天然品有所区别,如:培植牛黄。同一名称有多种来源的药材,应分写品种的名称。

中药材汉语拼音的第一字母需大写,并注意药品读音习惯,如阿胶 Ejiao;阿魏 Awei;药名较长者,可按音节分为二组拼写,每组的第一个字母应大写;若拼音中有与前一字母拼读出其他音的,要用隔音符号隔开。

(2)拉丁名:中药材拉丁名排序为属名或属名+种加词在先(用第二格),药用部位在后(用第一格)。如有形容词,则列于最后。如:远志 Polygalae Radix。如果一种中药材包括两个不同药用部位时,把主要的或多数地区习用的药用部位列在前面,用"et"相连接。如大黄 Rhei Radix et Rhizoma。若一种中药材的来源为不同科、属的两种植(动)物或同一植(动)物的不同药用部位,应列为并列的两个拉丁名。如:昆布 Laminariae Thallus,Eckloniae Thallus。也有少数药材按国际上常用的俗名称作拉丁名。

2. 饮片的命名　饮片名称应与其药材名称相对应。如蜜麻黄;以鲜品应用的饮片,在原药材前冠上"鲜"字,如鲜薄荷;以修治、净选、切制成的生用饮片,按原药材命名;剧毒和生熟品差异较大的药材,在生品药材名前加"生"字,以资区别,如生草乌等;以炒、蒸、煅等方法炮制的饮片,在中药材名前冠以炮制方法或后缀以炮制后的形态名,如煨肉豆蔻、荆芥炭;加辅料炮制或以功能定名的饮片,冠以辅料名或习惯用名,如姜半夏、清宁片。

炮制品的汉语拼音名与中药材的汉语拼音命名方法相同。

炮制品的拉丁名在其药材的拉丁名后加上炮制品状态,如荆芥炭"Schizonepetae Herba Carbonisata",巴豆霜"Crotonis Semen Pulveratum"。

(二)来源

包括药材原植(动)物的科名、植(动)物名、拉丁学名、药用部位(矿物药注明类、族、矿石名或岩石名、主要成分)、采收季节和产地加工等,且均应固定其产地。

1. 基源与药用部位　药材原植物的科名、拉丁学名的主要参照依据为《中国植物志》(*Flora of China*)和《中国高等植物》等。其未收载者亦可参考各地方植物志、《新编中药志》和《常用中药材品种整理和质量研究》等。对于新增药材品种,应进行原植物鉴定。药用部位系指植(动、矿)物经产地加工后可药用的某一部分或全部。

2. 采收时间、产地和加工　即指能保证药材质量的最佳采收时间、产地和加工方法。

(三)性状

性状系指药材和饮片的形状、大小、表面(色泽与特征)、质地、断面(折断面或切断面)及气味等特征。除鲜用必须按鲜品描述外,一般以完整的干品描述,易破碎者还须描述破碎部分。应抓住主要特征进行描述,用语应准确,文字应简练。

(四)鉴别

鉴别系指鉴别药材、饮片真伪的方法,包括性状鉴别、显微鉴别、理化鉴别和 DNA 分子生物学鉴别等。所选用方法要求专属、灵敏、快速、简便,并应尽可能区别同类相关品种或可能存在的易混淆品种。

1. 显微鉴别

(1)凡有如下情况的药材、饮片,应尽量规定显微鉴别:①组织构造特殊或有明显特征可以区别类似品或伪品的;②外形相似或破碎不易识别的;③某些常以粉末入药的毒性或贵重药材、饮片。

(2)鉴别时选择具有代表性的样品,对植物类中药,如根、根茎、藤茎、皮、叶等类,一般制作横切片观察,必要时制作纵切片;果实、种子类多制作横切片或纵切片观察;木类药材制作横切片、径向纵切片及切向纵切片三个面观察。观察粉末类药材或药材粉末特征时,制作粉末装片。

（3）显微粉末鉴别,通常观察药材细粉（过 5 号筛）的特征,是否与以细粉投料的成方制剂粉末药材生产实际相一致。但观察药材粉末,尤其是腺毛、非腺毛、纤维、导管等细长特征时,也可取过 4 号筛的药材粉末观察。

（4）对于多来源药材或易混淆品应注意考察显微特征是否一致,在组织构造和粉末特征研究的基础上,确定显微特征的相同和不同点,并说明其专属性。

2. 理化鉴别　中药材成分复杂,干扰物质多,一般理化鉴别、光谱鉴别方法很难符合专属性的要求,因此,除矿物药材及炮制品外,原则上不予采用。

（1）一般理化鉴别:应在明确鉴别成分或成分类别时,选择专属性强及反应明显的显色反应、沉淀反应、荧光现象等理化鉴别。选择显色反应、沉淀反应,一般选择 1~2 项,供试液应经初步分离提取,以避免出现假阳性的结果。

凡 ChP（通则 0301）"一般鉴别试验"有规定的鉴别反应,在正文中应明确使用的具体方法,同时说明供试品溶液制备的方法。

（2）光谱鉴别:矿物药的某些光谱特征,可作为鉴别的依据。其他药材、饮片当无法建立专属性鉴别方法时,如含有的化学成分在紫外-可见光区有特征吸收光谱,也可作为鉴别的依据。鉴别特征可采用测定最大吸收波长,如有 2~3 个特定吸收波长时,可测定各波长吸光度的比值。

（3）色谱鉴别:多采用薄层色谱法,当薄层色谱分离度差时,也可选择高效液相色谱法或气相色谱法。

3. DNA 分子鉴别　DNA 分子鉴别是指通过比较药材间 DNA 分子遗传多样性差异来鉴别药材基源、确定学名的方法。适用于性状、显微、理化等方法难以鉴别的药材,如同属多基源药材、动物类药材等。

（五）检查

检查主要是对药材和饮片的纯净程度、可溶性物质、有害或有毒物质进行的限量检查,包括水分、灰分、杂质、毒性成分、重金属及有害元素、二氧化硫残留、农药残留、真菌毒素等。如含黏液质、胶质和半纤维素类的药材应检查膨胀度,含油脂的种子类药材及饮片应检查酸败度等。除另有规定外,饮片水分通常不得过 13%;药屑杂质通常不得过 3%;药材及饮片（矿物类除外）的二氧化硫残留量不得过 150mg/kg。药材及饮片（植物类）铅不得过 5mg/kg,镉不得过 1mg/kg,砷不得过 2mg/kg,汞不得过 0.2mg/kg,铜不得过 20mg/kg;农药残留中禁用农药不得检出（不得过定量限）;饮片微生物亦应符合有关限度规定。

在制定限度时,注意应使用代表性的样品来积累数据,制定出切实可行的限度。

（六）浸出物

浸出物测定系指用水或其他适宜的溶剂对药材和饮片中可溶性物质（相应的有效物质群）进行的测定。根据采用溶剂不同分为:水溶性浸出物、醇溶性浸出物及挥发性醚浸出物等。适用于尚无法建立含量测定,或虽已建立含量测定,但所测定成分与功效相关性差或含量低的药材和饮片,以便更好地控制质量。测定方法按照 ChP "通则 2201" "浸出物测定法"测定,并注明所用溶剂。含量按药材、饮片的干燥品计算,并规定限度指标。

（七）指纹图谱或特征图谱

根据需要建立药材及饮片指纹图谱或特征图谱的质量控制项目,两者均是通过对所得到的能够体现中药整体特性的图谱识别,提供一种能够比较全面的控制中药质量的方法,从化学物质基础的角度保证中药稳定和可靠。采用指纹图谱或特征图谱模式,将中药内在物质特性转化为常规数据信息,用于中药质量评价。

（八）含量测定

含量测定是指用化学、物理或生物的方法,对药材含有的有效成分、指标成分或类别成分进行测定,以评价其内在质量的项目和方法。凡已知有效成分、毒性成分及能反映药材内在质量的指标成分,均应建立含量测定项目。

1. 测定成分的选定 ①应首选与中医用药功能与主治相关的有效成分。为了更全面地控制质量,可以选择测定2个以上成分含量,并制定各成分的含量限度或以总量计制定含量限度;也可以选择某单体成分和某类别成分同时测定。如八角茴香分别测定挥发油和反式茴香脑的含量。②对于尚无法建立有效成分的含量测定,或虽已建立含量测定,但所测定成分与功效相关性差或含量低,而其类别又清楚的,可测定有效类别成分,如总黄酮、总生物碱、总挥发油等。③应选择测定药材、饮片所含的原型成分,不宜选择测定水解成分、无专属性的指标成分和微量成分(含量低于万分之二的成分)定量。

2. 含量限(幅)度的制定 含量限(幅)度的制定,应根据药材、饮片的实际情况来制定。一般应根据不低于15批样品的测定数据,按其平均值的±20%作为限度的制定幅度,以干燥品来计算含量;毒性药材、饮片要制定限度范围,根据毒理学研究结果及中医临床常用剂量,确定合理的上下限数值。①所测定成分为有效成分时可只规定下限;所测定成分为有毒成分时可作限量检查,只规定上限。②所测定成分为有毒成分同时又为有效成分时必须规定幅度,如马钱子规定"本品按干燥品计算,含士的宁($C_{21}H_{22}N_2O_2$)应为 1.20%~2.20%"。③凡含有两种以上的有效成分,而且该类成分属于相互转化的,可规定两种成分之和,如苦参规定"本品按干燥品计算,含苦参碱($C_{15}H_{24}N_2O$)和氧化苦参碱($C_{15}H_{24}N_2O_2$)的总量,不得少于1.2%"。④多植物来源的药材、饮片,如外形能区分开而其含量差异又较大者,可制定两个指标,如昆布规定"本品按干燥品计算,海带含碘不得少于0.35%;昆布含碘不得少于0.20%"。

（九）炮制

包括净制、切制、炮炙。根据用药需要进行炮制的品种,应制订合理的炮制加工工艺,明确辅料用量和炮制品的质量要求。

（十）性味与归经

按中医理论对该饮片性能的概括,先"味"后"性",再列"归经"。有毒的药材,亦在此项内注明"有小毒""有毒""有大毒",以引起注意。

（十一）功能与主治

系以中医或民族医药理论用药的经验所做的概括性的描述,作为临床用药的指导。

（十二）用法与用量

除有特殊用法的予以注明外,其他均指水煎内服;用量系指成人一日常用剂量,必要时根据医疗需要酌情增减。

（十三）注意

用药注意事项。系指主要的禁忌和不良反应。属中医一般常规禁忌者从略。

（十四）贮藏

贮藏是对中药贮存与保管的基本要求。根据中药的特性,注明保存的条件和要求。

二、植物油脂和提取物质量标准内容与技术要求

植物油脂和提取物系指从植、动物中制得的挥发油、油脂、有效部位和有效成分。其中,提取物包括以水或醇为溶剂经提取制成的流浸膏、浸膏或干浸膏、含有一类或数类有效成分

的有效部位和含量达到 90% 以上的单一有效成分。植物油脂和提取物标准内容一般包括：名称、来源、制法、性状、鉴别、检查、浸出物、特征图谱或指纹图谱、含量测定、规格、贮藏、制剂等项。

（一）名称

包括中文名、汉语拼音名及英文名。挥发油和油脂命名以"药材名"+"油"构成；粗提物命名以"药材名"+"提取溶剂"和"提取物"构成，提取溶剂为水时可以省略；有效部位、组分提取物命名以"药材名"+"有效部位"和"组分名"构成，如有效部位、组分是由两类成分构成，均应在名称中体现，例如"银杏酮酯"；有效成分提取物命名以有效成分名称命名，如从黄杨科植物小叶黄杨及其同属植物中提取精制所得的环维黄杨星 D。

（二）来源

多来源药材提取物应固定一个基源，如必须采用两种以上基源植物的亦须固定相互间的比例，并说明其以何种中药或药用植物加工制得。

应写明该中药或药用植物的原植（动）物科名、植（动）物中文名、拉丁学名、药用部位；有效成分应写出分子式、分子量和结构式，挥发油和油脂应写明简要提取方法。

（三）制法

粗提物、有效部位、组分提取物应列制法项，包括药材名称、用量、前处理方法、使用溶剂、提取方法、提取次数、浓缩方式等，应研究得率的范围，但对制成总量不作规定。

（四）性状

挥发油和油脂应规定外观颜色、气味、溶解度、相对密度和折光率等；粗提物和有效部位提取物应规定外观颜色、气味等；有效成分提取物应规定外观颜色、溶解度、熔点、比旋度等。

（五）鉴别

由于植物油脂和提取物已经不具备原药材特征，其鉴别方法主要为理化鉴别方法。

（六）检查

检查项下规定的各项内容是指提取物在生产、贮藏过程中可能含有并需要控制的物质，包括安全性、有效性、均一性与纯度要求。应根据原料药材中可能存在的有毒成分、生产过程中可能造成的污染情况、剂型要求、贮藏条件等建立检查项目，检查项目应能真实反映中药提取物的质量，并确保安全与有效。

检查项一般应根据剂型的情况选择以下项目进行研究：相对密度、酸碱度或 pH 值、乙醇量、水分、灰分、总固体、干燥失重、碘值、酸败度、炽灼残渣、酸值、皂化值、有毒有害物质检查（重金属与有害元素、农药残留、有机溶剂残留、大孔树脂残留物等）等。

有效成分提取物，应对主成分以外的其他成分进行系统研究，阐明其化学组成，并设有关物质或相关物质检查，其要求同化学药原料药。

作为注射剂原料的提取物除上述检查项外，还应对其安全性等的检查项进行研究，如色度、酸碱度、水分、总固体、蛋白质、鞣质、树脂、草酸盐、钾离子、有害元素（铅、镉、汞、砷、铜）、残留溶剂等，并列出控制限度。

（七）特征图谱与指纹图谱

提取物特征图谱或指纹图谱的建立，应重点考察制备工艺过程中谱图的变化；在对药材产地、采收期、基源调查基础上，建立药材图谱。药材与中药提取物特征图谱或指纹图谱应具相关性，提取物图谱中的特征峰或指纹峰在药材的色谱图上应能指认。

（八）含量测定

应对提取物进行相关成分的含量测定，并制定上、下限度；对于有效部位、组分提取物必须建立成分类别的含量测定。

笔记栏

（九）稳定性研究

提取物属于制剂中间体,应对光照、温度、湿度(包括含水量)等因素对其影响作稳定性考察研究,一般按照《中国药典》现行版"药物稳定性试验指导原则"进行。

（十）规格

部分提取物可说明相应规格,如每克相当于原药材多少克。如肿节风浸膏的规格是每1g 干浸膏相当于原药材 10g。

（十一）包装与贮藏

应对直接接触提取物的包装材料和贮藏条件进行考察。

（十二）制剂或用途

描述该植物油脂或提取物可制成的制剂或用途,部分有明确制剂和用途的提取物标准中可增加此项。如颠茄浸膏"制剂"为"颠茄片";麻油"用途"为"润滑剂及赋形剂"。内服可润肠、润肺;外用作为软膏及硬膏基质。

三、中药制剂质量标准内容与技术要求

中药制剂质量标准一般包括:名称、处方、制法、性状、鉴别、检查、特征图谱或指纹图谱、浸出物(提取物)、含量测定、功能与主治、用法与用量、注意、规格及贮藏等项目。

（一）名称

中药制剂名称包括中文名、汉语拼音。其应符合《中成药通用名称命名技术指导原则》。

1. 单味制剂(含提取物)　一般应采用中药材、中药饮片、中药有效成分、中药有效部位加剂型命名,如丹参口服液;或采用中药有效成分、中药有效部位与功能结合剂型命名;中药材人工制成品的名称应与天然品的名称有所区别,一般不应以"人工××"加剂型命名。

2. 复方制剂

（1）采用处方主要中药名称的缩写加剂型命名,但其缩写不能组合成违反其他命名要求的含义。如:香连丸。

（2）采用主要功能(中医术语)加剂型命名,如补心丹;也可采用比喻、双关、借代、对偶等各种修辞手法来表示方剂功能,如:玉屏风散;可采用君药或主要中药名称加功能及剂型命名,如龙胆泻肝丸。

（3）采用药味数加剂型命名,如四物汤;采用药味数与主要中药名称,或者药味数与功能或用法加剂型命名,如三生饮。

（4）采用剂量(入药剂量、方中药物剂量比例、单次剂量)加剂型命名。如六一散等。

（5）以药物颜色加剂型命名,如桃花汤等。

（6）以服用时间加剂型命名,如鸡鸣散等。

（7）采用处方来源(不包括朝代)与功能或药名加剂型命名,如指迷茯苓丸等。

（8）采用功能与药物作用的病位(中医术语)加剂型命名,如清胃散等。

（9）采用主要药味和药引结合并加剂型命名,如川芎茶调散等。

（10）儿科用药可加该药临床所用的科名,如小儿消食片等。

（11）在命名中加该药的用法,如外用紫金锭等。

（12）在遵照命名原则的条件下,也可体现阴阳五行、古代学术派别思想、古代物品的名称等,以突出中国传统文化特色,如左金丸等。

（13）不宜采用的命名法有:一般不应采用人名、地名、企业名称或濒危受保护动、植物名称命名;不应采用代号、固有特定含义名词的谐音命名;不应采用现代医学药理学、解剖学、生理学、病理学或治疗学的相关用语命名;不应采用夸大、自诩、不切实际的用语。如强

力、速效,以及灵、宝、精等。

（二）处方

1. 成方制剂处方应列出全部药味和用量　单味制剂不列处方,而在制法中说明药味及其分量;制剂中使用的药引、辅料及附加剂一般不列入处方中,在制法中加以说明。

2. 处方中的药味　凡国家标准已收载的中药,一律采用最新版规定的名称。地方标准收载的品种与国家药品标准名称相同而来源不同的,应另起名称。国家药品标准未收载的药味,应采用地方标准收载的名称,并另加注明。处方药味的排列应根据中医理论组方原则,按"君""臣""佐""使"顺序排列,书写从左到右,从上到下。处方中某些剧毒中药生用时,冠以"生"字,以引起重视;处方的炮制品,一般用括号注明,炮制方法与药典方法不同的,应另加注明。

3. 处方量　处方中各药味的量一律用法定计量单位,重量以"g"为单位,容量以"ml"为单位,全处方量应以制成 1 000 个制剂单位的成品量为准。

（三）制法

制法项下按实际生产情况简要表述工艺流程的主要步骤、主要技术参数与规定的制成量（以 1 000 为单位）。

1. 制法项下主要叙述处方中药物共多少味（包括药引、辅料）,各味药处理的简单工艺。对质量有影响的关键工艺,应列出控制的技术条件（如时间、温度、压力、pH 值等）。保密品种制法可略（但申报资料中应有这部分内容）。一般应明确提取溶剂的名称、提取方法、分离、浓缩、干燥的方法与主要参数。如水煮醇沉工艺应规定醇沉前药液的相对密度,乙醇用量或含醇量（%）;使用大孔吸附树脂分离纯化工艺的品种,应写明大孔吸附树脂的名称与型号、洗脱溶剂的种类与洗脱方法等。

应规定成型工艺中各种制剂辅料的名称与用量,仅用于调整制成量的淀粉、糊精等辅料可不固定用量。辅料及添加剂应使用标准规定的名称,药典未收入标准的须附相应的质量标准。

蜜丸中蜂蜜的加入量可以规定为一定范围。大蜜丸、小蜜丸、水蜜丸、水丸等通常可作为同一丸剂的不同规格列入同一品种项下。

2. 属于常规或 ChP 已规定的炮制加工品,在制法中不须叙述,特殊的炮制加工可在附注中叙述。

3. 制法项的中药粉末粉碎度用"粗粉""中粉""细粉""极细粉"等表示,不用筛号。

4. 一般一个品名收载一个剂型的制法;蜜丸可并列收载水蜜丸、小蜜丸与大蜜丸;制备蜜丸的炼蜜量要考虑各地气候、习惯等不同,应规定一定幅度,但规定幅度不应过大,以免影响用药剂量。如"100g 粉末加炼蜜 100～120g 制成大蜜丸"。

（四）性状

外观性状是对药品的颜色和外表感官的描述。性状项下一般应写明品种的外观形状、色、嗅、味等。制剂的性状往往与投料的原料质量及工艺有关。原料质量保证,工艺恒定,则成品的性状应该基本一致,故质量标准中规定的制剂性状,能初步反映其质量情况。

1. 除去包装后的直观情况,按颜色、外形、气味依次描述;片剂、丸剂如有包衣的还应描述除去包衣后片芯、丸芯的颜色及气味,硬胶囊剂应写明除去胶囊后内容物的色泽;丸剂如用朱砂、滑石粉或煎出液包衣,先描述包衣色,再描述除去包衣后丸芯的颜色及气味。

2. 制剂色泽,如以两种色调组合的,描写时以后者为主,如棕红色,以红色为主,书写时颜色、形态后用分号（;）。对制剂颜色的描述可根据样品的情况规定一定的色度范围。

3. 外用药及剧毒药不描述气味。

（五）鉴别

1. 鉴别方法编写顺序为：显微鉴别、一般理化鉴别、光谱鉴别和色谱鉴别等。

（1）显微鉴别：正文写"取本品，置显微镜下观察"，其后描述处方药味鉴别特征。应突出描述易察见的特征，选择各被检药味特有的与其他药味区别大的特征，某一药味的主要特征有时不一定能作为鉴别依据，而一些次要的特征有时却能起到重要的鉴别作用。故在选取处方各药味显微特征时要考虑到两点：一是在该处方中的专一性，二是尽可能对处方外的物质能够排除。

（2）一般理化鉴别：理化鉴别应选择专属性强、反应明显的鉴别方法，必要时写明化学反应式。一般用于制剂中的矿物药或某一化学成分的鉴别，尽量避免用于中药复方制剂中共性成分的鉴别。

（3）色谱鉴别：在复方制剂中最常用的是薄层色谱鉴别法。①制剂中鉴别的药味为ChP收载品种时，应尽可能采用与ChP相同的色谱条件进行鉴别，描述亦应统一，当有干扰时，也可选用其他条件。鉴别时，宜使用对照药材为对照，以反映制剂中其药味的真实性信息。②处方中药味含有挥发性成分时，也可以选择GC法在同一色谱条件下进行鉴别。③对于复杂的不易挥发性成分（组分），如果含量测定采用HPLC法，亦可选择一项同法鉴别。

2. 制剂中各药味的鉴别方法应尽量与其药材（饮片）质量标准的鉴别方法相对应，如确有干扰，不能采用与药材（饮片）相同的鉴别方法时，可采用其他鉴别方法，但应在起草说明中予以阐明。

3. 同方不同剂型的制剂其鉴别方法应尽量保持一致。

4. 处方中含多来源植物药味的，其鉴别用对照药材必须明确来源，应考察不同来源对照药材的色谱图。若不同来源的对照药材图谱差异较大，则不适合采用该对照药材作鉴别对照，除非处方中该药味来源固定。

（六）检查

1. 参照ChP现行版通则中有关制剂通则项下规定的检查项目和必要的其他检查项目进行检查，并制定相应的限度。ChP未收载的剂型可另行制定。对制剂中的重金属、砷盐等应予以考察，必要时列入规定项目。

2. 先描述制剂通则规定以外的检查项目，其他应符合该剂型下有关规定。其描述次序为相对密度、pH值、乙醇量、总固体、干燥失重、水不溶物、酸不溶物、重金属、砷盐、软化点、黏附力、喷射速率、喷射试验、注射剂有关物质、安全性检查等。

3. 如对通则中某项检查有特殊规定的应予以说明，如小金丸可写"除溶散时限不检查外，其他应符合丸剂项下有关的各项规定"。

（七）指纹图谱或特征图谱

指纹图谱或特征图谱的试验条件应能满足其需要，通过比较试验，从中选取相对简单易行的方法和条件，获取足以代表品种特征的指纹或特征图谱。方法和条件须经过方法学验证。一张对照用指纹或特征图谱，必须制备有足够代表性的样品的图谱，找出成品图谱具有指纹意义的各个峰，给予编号，再将饮片、中间体和成品之间的图谱比较，考察其相关性。

（八）浸出物（提取物）

根据剂型和品种的需要，依照ChP现行版通则对浸出物测定的有关规定，选择适当的溶剂和方法进行测定。并规定限（幅）度指标。同时注意避免辅料的干扰。

（九）含量测定

先写含量测定方法，再另起一行写含量限度规定。

（十）功能与主治

功能要用中医术语来描述，力求简明扼要。要突出主要功能，使能指导主治，并应与主治衔接。先写功能，后写主治，中间以句号隔开，并以"用于"二字连接。根据临床结果，如有明确的西医病名，一般可写在中医病证之后。

（十一）用法与用量

1. 先写用法，后写一次量及一日使用次数；同时可供外用的，则列在服法最后，并用句号隔开。如用温开水送服的内服药，则写"口服"；如需用其他方法送服的应写明；除特殊需要明确者外，一般不写饭前或饭后服用；同时可供外用的，则列在服法最后，并用句号隔开。

2. 用量，为成人有效剂量；儿童使用或以儿童使用为主的中药制剂，应注明儿童剂量或不同年龄儿童剂量。毒剧药要注明极量。

（十二）注意

包括各种禁忌，如孕妇及其他疾患和体质方面的禁忌、饮食的禁忌或注明该药为毒剧药等。

（十三）规格

规格应规范合理，要考虑与常用剂量相衔接，方便临床使用。应制定制剂单位的重量、装量、含量或一次服用量。

1. 规格的写法有以重量计、以装量计、以标示量计等，以重量计的，如丸、片剂，注明每丸（或每片）的重量；以装量计的，如散剂、胶囊剂、液体制剂，注明每包（或瓶、粒）的装量；以标示量计的，注明每片的含量。同一品种有多种规格时，量小的在前，依次排列。

2. 规格单位在 0.1g 以下用"mg"，以上用"g"；液体制剂用"ml"。

3. 单味制剂有含量限度的，须列规格，是指每片（或丸、粒）中含有主药或成分的量；按处方规定制成多少丸（或片等）以及散装或大包装的以重量（或体积）计算用量的中药制剂均不规定规格。规格最后不列标点符号。

（十四）贮藏

贮藏系指对中药制剂贮存与保管的基本要求，贮藏条件应根据稳定性考察情况制定。根据制剂的特性，注明保存的条件和要求。除特殊要求外，一般品种可注明"密封"；须在干燥处保存，又怕热的品种，加注"置阴凉干燥处"；遇光易变质的品种要加"避光"等。

四、中药质量标准研究的供试品与对照品

（一）供试样品的收集

收集样品前应认真考证该品种的来源、产地、资源情况（写入起草说明）。收集的样品须具有代表性，应注意收集道地产区、中药材主产地的样本（来源可追溯），亦应选择主流市场、集散地的样本，以便对比研究；药材样品产地加工遵循当地传统方法；对于容易区分的多来源品种，每种来源都要收集 3~5 批样品，单来源的品种应收集 15 批以上（道地产地样品应不少于 3 批），避免由同一供货渠道收集实际为一批样品的"多批样品"。同时还应注意多收集该品种的易混伪品供比较研究用。

收集的药材样品应标明产地（如有可能标明野生或家种）、收集地、收集时间等。新增药材品种要求附带 2 份腊叶标本，腊叶标本须经相关专家签名鉴定。

收集的饮片样品应由通过 GMP 认证的全国不同省份的饮片加工企业提供（同时收集对应生产饮片的原药材），并标明生产企业、生产批号及炮制工艺等相关信息。

收集到的样品应由专家予以鉴定，药材鉴定时要注意品种的变异情况，每份样品均应标明鉴定人（并写入起草说明中）。样品量除满足起草研究、留样观察外，还应有不少于 3 倍检

验量的样品供复核用。

制剂应注意收集中试样品,以及与原料相关的药材、饮片、与制备工艺相关的中间体、辅料等。

（二）标准物质

中药标准物质由国家药品监督管理部门指定中国食品药品检定研究院制备、标定和供应。如为现行国家药品标准收载者可直接采用,若为其他来源的,则应按一定的工作程序制备和提供资料一同上报。

中药质量标准用标准物质包括化学对照、对照药材和对照提取物。

1. 化学对照品　化学对照品是结构确认的、纯的化合物。供含量测定用的对照品,含量（纯度）应在 98% 以上;供鉴别用的对照品,含量（纯度）应在 95% 以上。含量测定用的对照品,在使用时应注意折算,部分对照品使用前须干燥,性质稳定者可置 105℃ 干燥;不稳定者可置真空干燥器中干燥,具体使用方法应参考说明书。ChP 收载有中药化学对照品 503 种。如为现行国家药品标准以外的品种应按以下要求制备:

（1）来源:由植（动）物提取的需要说明原料的名称、拉丁学名和药用部位,若为化学合成品,应注明供应来源。

（2）确证:确证已知结构的化合物须提供必要的参数及图谱,并应与文献值或图谱一致,如文献无记载,则按未知物要求提供足以确证其结构的参数。如元素分析、熔点、紫外光谱、红外光谱、核磁共振谱、质谱等。

（3）纯度与含量:在测定一个候选化学标准品/对照品含量时,水分、有机溶剂、无机杂质和有机成分测定结果的总和应为 100%。应采用高准确度的绝对或权威测量方法定值或多个实验室协作定值。

（4）稳定性:应对其稳定性进行研究,建立复核考察制度。

2. 对照药材　对照药材指经过准确鉴定、基源明确的药材粉末。对照药材是我国药品检验工作中按标准规定供薄层色谱鉴别使用的、除中药化学对照品外的另一类标准物质,主要用于中药材、饮片、提取物及中药制剂的薄层色谱鉴别。对照药材在充分利用色谱信息、提高鉴别方法的专属性上,具有其他对照物质不可替代的重要作用。ChP 收载有对照药材 399 种。

3. 对照提取物　对照提取物包括药材提取对照物和挥发油对照物。这是一类非单体成分对照物,但要求其主要成分比例相对固定。对照提取物若用于鉴别,具有类似于对照药材在提高鉴别方法专属性上的优点;若用于含量测定,则具有制备简单、价格低廉等优点。ChP 收载有对照提取物 23 种。

第三节　中药质量标准起草说明

制定或修订中药质量标准的同时,应编写起草说明,阐述列入正文内容的理由、研究方法等内容。起草说明是对质量标准的详细注释,充分反映质量标准的制定过程,有助于判断其合理性。

一、中药材和饮片质量标准起草说明

（一）名称

阐明确定该名称、汉语拼音、拉丁名的理由及依据。

（二）来源

1. 历史沿革　简要说明始载文献,历代本草的考证及记载中的变化情况,目前使用和生产的药材品种,历版《中国药典》的收载、修订情况。

2. 原植(动、矿)物　原植(动、矿)物形态按常规描写。突出重点,同属两种以上的可以前种为主描述,其他仅写主要区别点。学名有变动的应说明依据。

3. 生境与主产地　野生或栽培、主产地等。道地药材产地明确的可写到县。

4. 采收时间　采收时间应进行考察,考察资料应在起草说明中列出。

5. 采收加工　产地加工方法,包括与主要主产地不同的方法或有关的研究结果。

（三）性状

说明性状描述的依据,包括:①正文描述性状的药材标本来源;②增修订性状的理由,若由于栽培发生性状变异,应附详细的质量研究资料;③各药材标本间的差异,多基源药材的合写或分写理由;④曾发现过的伪品、类似品与本品性状上的区别点;⑤未列入正文的某些性状特点及理由。

（四）成分

摘引文献已报道的化学成分。其中文名称后用括号注明外文名称,以免混淆。

（五）鉴别

应说明选用各项鉴别的依据并提供全部试验资料。包括:①老药工对本品的经验鉴别的方法。②显微鉴别的组织、粉末易查见特征及其彩色照片或墨线图,并附标尺或放大倍数。③理化鉴别的依据、试验结果及专属性,如化学反应鉴别反应原理;色谱或光谱鉴别试验条件选择及图谱(原图复印件)。④多基源品种种间的鉴别试验情况;⑤伪品、类似品与正品鉴别试验的比较情况,并进一步说明选定方法的专属性;⑥起草过程中曾做过的其他试验,但未列入正文的显微鉴别及理化试验方法等。

（六）检查

说明正文规定各检查项目的理由及其试验数据,阐明确定该检查项目限度指标的意义及依据。

（七）浸出物

说明溶剂、方法、条件等选择的依据,研究的试验资料以及确定其限量指标的依据(至少应有 10 批样品 20 个数据)。

（八）特征图谱或指纹图谱

应说明建立特征图谱或指纹图谱的方法、条件选择的依据,方法验证及数据处理分析、研究的试验资料以及确定各项参数的依据。附相应的特征图谱或指纹图谱。

（九）含量测定

应阐明所选择测定成分和方法的理由,测定条件确定的研究资料;测定方法的原理及其研究资料(方法学验证如重现性、精密度、稳定性、回收率等研究资料);实验数据(至少应有 15 批样品 30 个数据)以及规定限(幅)度的理由,其他经过试验而未选用的含量测定方法也应提供其全部试验资料。

（十）炮制

说明本品炮制的目的及炮制工艺制定的依据和实验数据;历代本草对本品的炮制记载;本品的炮制研究情况(包括文献资料及起草时的研究情况、全国主要省份炮制规范收载的方法等);说明正文收载炮制方法的理由,正文炮制品性状、鉴别及规定炮制品质量标准的理由和实验数据。

（十一）其他

1. 药理作用　综述本品文献报道及药理实验研究结果。

2. 性味与归经、功能与主治　综述历代本草以及现代临床报道的性味与归经、功能与主治。

3. 贮藏　须特殊贮存条件的应说明理由。

4. 参考文献　起草说明中涉及的相关文字内容和数据，若引自前人文献报道，须列出具体参考文献。

二、植物油脂、提取物质量标准起草说明

植物油脂、提取物质量标准起草说明的编写与药材、饮片类似，依然是对列入质量标准正文中各个项目的理由，以及各项检测方法和指标的依据作出具体阐述，并根据实际情况提供可能的试验及文献研究资料。对于个别不同之处，简述如下。

（一）名称

说明命名的依据，挥发油和油脂应突出所用原植物名称，粗提物应加上提取溶剂名称，有效部位提取物应突出加上有效部位名称，有效成分提取物应以有效成分名称命名。

（二）来源

扼要说明其以何种原植（动）物及部位加工制得，目前的使用和生产现状。

（三）制法

应说明：①粗提物和有效部位提取物应列出详细的制备工艺，应说明关键的各项技术指标和要求的含义，及确定最终制备工艺及主要参数的理由；②对药材的前处理方法进行说明，包括粉碎、切制等；③工艺过程中的注意事项。

（四）特征图谱及指纹图谱

要求在中药材及饮片的基础上，还应进行中药提取物和原药材、饮片之间的相关性分析。

（五）稳定性

应提供光照、温度、湿度（包括含水量）等因素对提取物稳定性影响的实验数据，确定使用期、有效期的建议或说明。需特殊贮存条件的应说明理由。

三、中药制剂质量标准起草说明

中药制剂起草说明应说明处方来源，包括验方、古方来源及考证，以及历版标准收载、增修订情况。

（一）名称

说明命名的依据，曾用名及修改理由。

（二）处方

说明该药处方来源与方解（君、臣、佐、使）。处方中如有 ChP 未收载的炮制品，应详细说明炮制方法及炮制品的质量要求。

（三）制法

应说明制备工艺全过程中各步骤的意义，解释关键工艺的各项技术要求的含义及相关半成品的质量标准，确定最终制备工艺及其技术条件的依据。

（四）性状

1. 说明正文中性状拟定的依据。

2. 小量研制品与中试或大量生产的成品，色泽可能不完全一致，故制定质量标准应以中试或大量生产的产品为依据，并至少观察 3~5 批样品，有的中药制剂在贮藏期间颜色会变深，因此可根据实际观察情况规定范围。

（五）鉴别

1. 说明中药制剂定性鉴别项目选定的原则及方法,鉴别的药味的选择(首选君药、贵重药、毒性药,再选其他饮片鉴别),包括鉴别增订、修订的理由,操作中应注意事项等。

2. 显微鉴别说明正文各鉴别特征所代表的饮片;理化鉴别试验若非药典附录"一般鉴别试验"收载的方法,应说明鉴别反应的原理,并说明所鉴别的药味。

3. 鉴别试验中前处理条件选择的依据和实验数据,说明阴性对照溶液的制备方法,详述专属性、重现性与耐用性考察结果(三批以上),并附含阴性对照的彩色照片或色谱图。

（六）检查

对药典制剂通则规定以外的检查项目应说明制定理由及其限度拟定的理由。凡规定限度指标的项目(如重金属、砷盐或甲醇等)要有足够的数据(至少积累 15 批次 30 个数据指标),其他列入正文中的检查项目研究,也应提供方法及试验数据资料。

（七）浸出物

根据剂型和品种的需要,选择适当的溶剂方法进行测定。要求同药材及饮片起草说明。

（八）特征图谱或指纹图谱

要求同药材及饮片起草说明。还应建立药材、饮片及中间体的相应图谱,并对成方制剂与原药材、饮片及中间体之间的相关性进行分析。

（九）含量测定

1. 含量测定药味和成分选定的理由和依据,应以中医药理论为指导。

（1）首选制剂处方中的君药、贵重药及毒剧药建立含量测定项目,以保证临床用药的安全性和有效性。若君药基础研究薄弱或无法进行含量测定时,也可依次选择臣药及其他药味进行测定,但须说明理由。所选含量测定的药味,其原料也须制定并控制含量限度。

（2）测定成分应首选与其功能主治相适应的有效成分、毒剧药味中的毒性成分,并合理制定其限(幅)度,若毒性成分含量太低无法测定,则应规定限量检查项目。

（3）有效部位或指标性成分类别明确的,可进行总成分的测定,如总黄酮、总皂苷、总生物碱等。

（4）有效成分不明确的中药制剂,可测定专属性强的指标性成分,以其控制原料药味量;或测定浸出物,以反映原料或工艺的影响;在建立化学成分含量测定方法有困难时,也可以考虑建立生物学测定等其他方法。

（5）测定易损失的成分。如冰片易挥发损失,含有冰片的中药制剂中要测定其含量。

（6）测定专属性成分。被测成分应归属于某一药味,对于两药味及以上所共有的成分,则不宜选为定量指标。如处方中同时含有黄连、黄柏,则不宜选择小檗碱作为定量指标,可选择有专属性的黄连碱或黄柏碱进行测定。

测定成分可以选择单一成分,也可根据情况选择多个成分或组分建立含量测定项目,如大黄清胃丸中每丸含大黄素与大黄酚的总量不得少于 4.7mg。

2. 测定方法选择的依据、原理及其研究资料 包括各项实验条件选择的依据及方法验证的数据与图谱,如干扰成分的去除,阴性对照试验情况以及方法的专属性与可行性,按药品质量标准分析方法验证指导原则的要求,列出方法学考察的全部研究资料,如准确度、精密度、专属性、线性、范围、耐用性等考察项目的试验方法、实验数据、结果结论等。

3. 含量限(幅)度指标确定的依据 以足够的具代表性的样品实验数据为基础,结合原料饮片含量及工艺收率等综合分析制定。①临床用样品至少有 3 批 6 个数据,生产用样品至少有 10 批 20 个数据。②原粉入药的转移率要求 90% 以上。③毒性成分的含量必须规定幅度,可根据测试方法、品种、转移率及理论值在安全有效的范围内确定上下限。

4. 其他　所进行的含量测定研究,若未列入标准正文,也应详尽地记述于起草说明中。

（十）其他

1. 功能与主治　说明药理试验、临床试验研究的结果;制订功能与主治项的理由。

2. 用法与用量　说明制定用法与用量的理由。

3. 注意　说明制定注意事项的理由。

4. 规格　应考虑与常用剂量相衔接,方便临床使用。

5. 贮藏　说明确定贮存条件的理由。

知识链接

质量标准起草说明中附图要求

1. 性状　药材及饮片应尽可能附正品与伪品、类似品的照片。

2. 显微特征图　应在图像外空白处标记各特征名称,标注坐标尺。

3. TLC 图谱　应有供试品(至少 3 个批号)、对照品或对照药材(多来源者应包括所有来源的对照药材)、空白对照等。①薄层板尺寸:10cm×10cm、10cm×20cm。②点样:点样基线距底边 10~15mm;高效板基线距底边 8~10mm;左右边距 12~15mm;圆点状点样,点间距离 8~10mm;条带状点样,条带宽 4~8mm,条带间距离不少于 5mm。③展距:5~8cm。④TLC 限量检查、含量测定图谱还应提供系统适用性试验图谱(包括检测灵敏度和分离度及重复性)。⑤图谱中不加注文字或符号,编辑文本时在图像外空白处标记样品编号、溶剂前沿及展开时的温度、湿度等。

4. HPLC、GC 等图谱　①含量测定的方法学考察及验证须提供系统适用性试验数据(如理论板数等);②HPLC 测定波长的选择图,可用 UV 最大吸收扫描图,一般提供对照品的即可;③空白图谱、供试品及对照品图谱应采用相同的标尺,被测成分峰的峰高应为色谱量程的 1/3~2/3 之间,至少应记录至杂质峰完全出来或主峰保留时间 3 倍以上;④如果阴性色谱峰与样品峰缺失过多,应解释原因。

第四节　中药稳定性研究

中药的稳定性是指中药(原料或制剂)的化学、物理及生物学特性发生变化的程度。通过稳定性试验,考察中药在不同环境条件(如温度、湿度、光线等)下药品特性随时间变化的规律,以认识和预测药品的稳定趋势,为药品生产、包装、贮存、运输条件的确定和有效期的建立提供科学依据。稳定性研究是评价药品质量的主要内容之一。

一、稳定性研究试验设计

稳定性研究试验设计应根据不同的研究目的,结合原料药的理化性质、剂型的特点和具体的处方及工艺条件进行。

（一）样品的批次和规模

影响因素试验可采用一批小试规模样品进行;加速试验和长期试验应采用 3 批中试以上规模样品进行。

（二）包装及放置条件

加速试验和长期试验所用包装材料和封装条件应与拟上市包装一致。

稳定性试验要求在一定的温度、湿度、光照等条件下进行，这些放置条件的设置应充分考虑到药品在贮存、运输及使用过程中可能遇到的环境因素。

稳定性研究中所用控温、控湿、光照等设备应能较好地对试验要求的环境条件进行控制和监测，如应能控制温度±2℃，相对湿度±5%，照度±500lx 等，并能对真实温度、湿度与照度进行监测。

二、稳定性研究试验内容

（一）稳定性研究考察项目

稳定性研究的考察项目（或指标）应根据所含成分和/或制剂特性、质量要求设置，应选择在药品保存期间易于变化，可能会影响到药品的质量、安全性和有效性的项目，以便客观、全面地评价药品的稳定性。一般以质量标准及 ChP 制剂通则中与稳定性相关的指标为考察项目，必要时，应超出质量标准的范围选择稳定性考察指标。

复方制剂应注意考察项目的选择及试验中信息量的采集和分析。应对同批次不同取样时间点及不同批次样品所含成分的一致性进行比较研究；有效部位及其制剂应关注其同类成分中各成分的变化；有效成分及其制剂应考察有关物质的变化。

通常考察项目可分为物理、化学和生物学等几个方面。

（二）考察时间点

稳定性研究中需要设置多个时间点。考察时间点的设置应基于对药品理化性质的认识、稳定性变化趋势而设置。如长期试验中，总体考察时间应涵盖所预期的有效期，中间取样点的设置要考虑药品的稳定特性和剂型特点。对某些环境因素敏感的药品，应适当增加考察时间点。

三、稳定性研究试验方法

（一）影响因素试验

影响因素试验一般包括高温、高湿、强光照射试验。将原料置适宜的容器中（如称量瓶或培养皿），摊成≤5mm 厚的薄层，疏松原料药摊成≤10mm 厚的薄层进行试验。对于固体制剂产品，采用除去内包装的最小制剂单位，分散为单层置适宜的条件下进行。如试验结果不明确，应加试 2 个批号的样品。

1. 高温试验　供试品开口，置适宜的恒温设备中，设置温度一般高于加速实验温度10℃以上，考察时间点应基于药物本身的稳定性，以及影响因素试验条件下稳定性的变化趋势设置。通常可设定为 0 天、5 天、10 天、30 天等取样，按稳定性重点考察项目进行检测。若供试品质量有明显变化，则适当降低温度试验。

2. 高湿试验　供试品开口，置恒湿密闭容器中，在 25℃分别于相对湿度 90%±5% 条件下放置 10 天，于第 5 天和第 10 天取样，按稳定性重点考察项目要求检测，同时准确称量试验前后供试品的重量，以考察供试品的吸湿潮解性能。若吸湿增重 5% 以上，则在相对湿度75%±5% 条件下，同法进行试验；若吸湿增重 5% 以下，其他考察项目符合要求，则不再进行此项试验。恒湿条件可在密闭容器，如干燥器下部放置饱和盐溶液，根据不同相对湿度的要求，可以选择 NaCl 饱和溶液（相对湿度 75%±1%，15.5～60℃），KNO₃ 饱和溶液（相对湿度92.5%，25℃）。

3. 强光照射试验　供试品开口，放在光照箱或其他适宜的光照装置内，可选择输出在

D65/ID65 的发射标准光源,或同时暴露于冷白荧光灯和近紫外灯下,照度为(4 500±500)lx,且光源总照度应不低于 $1.2×10^6$ lx · hr、近紫外灯能量不低于 200W · hr/m^2,于适宜时间取样,按稳定性重点考察项目进行检测,特别要注意供试品的外观变化。

此外,根据药物的性质必要时应设计其他试验,探讨 pH 值、氧及其他条件(如冷冻等)对药物稳定性的影响。

（二）加速试验

加速试验一般应在 40℃±2℃、相对湿度 75%±5% 条件下进行试验,在试验期间第 0、1、2、3、6 个月末取样检测。若供试品经检测不符合质量标准要求或发生显著变化,则应在中间条件下,即在 30℃±2℃、相对湿度 65%±5% 条件下(可用 Na_2CrO_4 饱和溶液,30℃,相对湿度 64.8%)进行试验。

对采用不可透过性包装的液体制剂,如合剂、乳剂、注射液等的稳定性研究中可不要求相对湿度。对采用半通透性的容器包装的液体制剂,如塑料袋装溶液、塑料瓶装滴眼液、滴鼻液等,加速试验应在 40℃±2℃、相对湿度 20%±5% 的条件下进行。

对膏药、胶剂、软膏剂、凝胶剂、眼膏剂、栓剂、气雾剂等制剂可直接采用 30℃±2℃、相对湿度 65%±5% 的条件进行试验。

对温度敏感药物(须在 4～8℃冷藏保存)的加速试验可在 25℃±2℃、相对湿度 60%±5% 条件下同法进行。需要冷冻保存的药品可不进行加速试验。

（三）长期试验

长期试验是在接近药品的实际贮存条件下进行,其目的是为制订药品的有效期提供依据。供试品在温度 25℃±2℃、相对湿度 60%±5% 条件下放置 12 个月,或在温度 30℃±2℃、相对湿度 65%±5% 条件下放置 12 个月。这是从我国南方与北方气候的差异考虑的,上述两种条件选择一种由研究者确定。每 3 个月取样一次,分别于 0 个月、3 个月、6 个月、9 个月、12 个月取样,按稳定性重点考察项目进行检测。12 个月以后,仍需继续考察的,分别于 18 个月、24 个月、36 个月取样检测。将结果与 0 个月比较以确定药品的有效期。由于实测数据的分散性,一般应按 95% 置信度进行统计分析,得出合理的有效期。如 3 批统计分析结果差别较小,则取其平均值为有效期限。若差别较大,则取其最短的为有效期。数据显示很稳定的药品,不作统计分析。

对于所有制剂,应充分考虑运输路线、交通工具、距离、时间、条件(温度、湿度、振动情况等)、产品包装(外包装、内包装等)、产品放置和温度监控情况(监控器的数量、位置等)等对产品质量的影响。

（四）药品上市后的稳定性考察

药品注册申请单位应在药品获准生产上市后,采用实际生产规模的药品进行留样观察,以考察上市药品的稳定性。根据考察结果,对包装、贮存条件进行进一步的确认或改进,并进一步确定有效期。

四、稳定性研究结果评价

药品稳定性的评价是对有关试验(如影响因素、加速试验、长期试验)的结果进行的系统分析和判断。其相关检测结果不应有明显变化。

（一）贮存条件的确定

新药应综合加速试验和长期试验的结果,同时结合药品在流通过程中可能遇到的情况进行综合分析。选定的贮存条件应按照规范术语描述。

（二）包装材料/容器的确定

一般先根据影响因素试验结果,初步确定包装材料或容器,结合稳定性研究结果,进一步验证采用的包装材料和容器的合理性。

（三）有效期的确定

药品的有效期应根据加速试验和长期试验的结果分析确定，一般情况下，以长期试验的结果为依据，取长期试验中与第0月数据相比无明显改变的最长时间点为有效期。

第五节　中药质量标准的复核

中药质量标准的复核是指药品检验所对申报的中药质量标准中检测方法的科学性、重现性、可行性、设定的方法和指标能否控制中药质量等进行的实验室检验和审核工作。

一、实验室条件要求

中药质量标准复核检验的实施主体首先应满足开展复核检验的基本条件。应通过实验室资质认定和国家实验室认可，在组织、管理体系、检验能力、人员、环境和设施、设备和标准物质等方面达到药品检验的要求，具有开展药品检验的能力。

（一）药品检验所

从事药品标准复核检验的药品检验所，应当按照《药品检验所实验室质量管理规范》和国家计量认证的要求，通过同级技术监督部门的计量认证或国家实验室认可。

（二）仪器设备

按国家药品监督管理局颁布的药品检验所基本仪器设备配置要求，具有完善的中药检验仪器设备和必要的设施，符合药品检验的质量保证体系和技术要求。

（三）实验消耗品

能确保实验消耗品的来源，如各类试剂、试药、对照物质、色谱柱等。

（四）复核人员

承担标准复核的药检所应指定标准复核负责人专门负责复核工作，应对复核实验过程进行监督，及时处理和解决实验中出现的问题，并对实验结果进行审查和负责。标准复核负责人应具有高级以上（包括高级）技术职称，具有较丰富的标准研究和起草经验，能指导标准复核承担人员进行实验复核。

标准复核承担人员应具有中级以上（包括中级）技术职称，具有一定的标准研究和起草经验。

实验复核负责人和承担人员应首先审阅起草单位提供的技术资料（请复核公文、质量标准草案、起草说明、复核用样品检验报告书、复核用样品、复核用对照物质、项目任务书等），确认上述资料完整并基本符合起草技术要求后，安排实验复核工作。否则，应向起草单位提出补充资料或退回的要求。

（五）其他

如果个别项目不具备复核条件，应向国家药典委员会提出，转交其他省级药检所复核，不得到起草单位或由起草单位提供条件进行复核。

二、样品要求

（一）样品

复核用样品，中药材、中药饮片每个品种至少包括3个不同产地或3个不同饮片生产企业的样品，多来源品种应尽可能包含不同基源的药材；中成药、中药提取物应为正式生产的3

个批号样品,多生产企业的品种,应包括至少 3 个企业的 3 个批号样品。样品量应为一次检验用量的三倍,一般,普通药材每份不少于 100g,贵重药材不少于 15g。

（二）对照物质

复核用对照物质,如为中国药品生物制品检定所能提供的品种由复核所自行购买。如是新增对照物质,由起草单位提供给复核所,并提供新增对照物质相应的技术资料。

三、技术要求

复核试验应按照《中国药典》四部和《中国药品检验标准操作规范》规定的技术要求进行。

（一）性状

考察标准草案中描述的性状是否与样品符合。性状中的颜色描述可规定一定的幅度范围。植物油脂和提取物的溶解度、相对密度、折光率、比旋度、熔点等理化常数的复核数据应在规定的范围内。

（二）鉴别

考察设立的鉴别项目是否具有专属性和良好的重现性。

1. 显微鉴别

考察显微特征是否明显易辨;是否具有专属性或特征性(必要时进行模拟实验验证);描述用语是否规范、准确;复方制剂中的显微特征是否已归属到处方具体药味。同时,根据处方和制法判断是否关键药味(君药、臣药、贵重药或毒性药)的特征都收入正文。对成方制剂镜检出现概率低于 40%(制片 10 张,检出规定特征的应不少于 4 张)的或镜检难度大,且已有薄层色谱法鉴别该药味的,可不做正文规定。

2. 化学鉴别

包括各类沉淀反应、颜色反应或荧光颜色反应、气体反应等。反应应灵敏,易于辨别。考察供试品和试剂、试药的取用量(或浓度)及所需的器皿、温度条件等是否适宜;供试品处理方法是否合理、简便;是否有假阳性干扰。对专属性较差、需特殊试剂和试药,或可以其他鉴别方法取代的,应建议删除。

3. 薄层色谱鉴别

考察供试品取样量、制备方法是否合理,对照品配制溶剂、浓度是否适宜;对照药材用量、制备方法是否合理;固定相、展开剂、点样量、显色条件和检视方法是否适宜;色谱分离是否良好,斑点是否清晰,供试品和对照物质的色谱特征是否一致,方法是否具有专属性(必要时,采用阴性对照进行验证)。

应采用对照品、对照药材或对照提取物对照;未采用实物对照的不予通过。

对采用对照药材对照的,应要求供试品与对照药材的主要特征斑点相一致。必要时,应采用对照品和对照药材双重对照。多来源药材的色谱行为要重点考察,如不一致应明确原因并提出对来源进行限定的意见(存在多来源药材的,起草单位应提供每种来源对照药材各一份,以备复核所考察用)。

4. 气相色谱和高效液相色谱鉴别

考察供试品制备方法是否合理,供试液进样量、色谱条件(含色谱柱种类、柱温、流速、梯度、流动相组成及比例、检测器类型和参数)、鉴别成分峰的保留时间是否适宜,色谱分离是否良好,方法是否具有专属性。

复核试验不应采用与起草标准时使用的同一支色谱柱试验。允许调整色谱柱的内径、长度、固定相的粒度,柱温、进样量、检测器灵敏度以及流动相比例、流速(高效液相色谱法),

固定液涂布浓度和载气流速(气相色谱法)等。

5. 光谱鉴别

考察供试品、试剂(试药)的取用量、浓度等是否适宜;提取、纯化或显色处理的条件是否适宜;鉴别参数(例如,紫外光谱的最大吸收峰或最小吸收峰波长、吸光度比值等)确定是否合理;方法是否具有专属性。

（三）检查

有特殊限量规定和通则外检查项目的按标准草案方法进行试验,考察可行性和限度的合理性。其余按《中国药典》四部规定的方法实验复核,并考察限度的合理性。复核结果应在限度范围内。

（四）浸出物测定

考察供试品取样量,溶剂及使用量、浸渍方法(冷浸法、热浸法)、浸渍时间、干燥方式等是否适宜;限度值是否合理。复核测定两份结果的相对平均偏差不得大于 2%,与起草单位数据的相对平均偏差不得大于 10%。

（五）含量测定

包括分光光度法(紫外-可见分光光度法、原子吸收分光光度法)、色谱法(薄层色谱扫描法、高效液相色谱法、气相色谱法等)、容量法和重量法等。

1. 紫外-可见分光光度法

考察供试品取样量、提取和纯化方法、稀释倍数、显色剂的用量等是否适宜;测定用溶剂、对照品浓度、测定波长、吸光度值等是否合理;显色条件如温度、时间等是否合理;供试品溶液中被测成分量是否在标准曲线测定范围;重现性是否良好;含量限度是否合理。

复核测定两份结果,对照品比较法的相对平均偏差不得大于 2%;比色法的相对平均偏差不得大于 3%,与起草单位数据的相对平均偏差不得大于 10%。如不符合要求,应查找差异大的原因或与起草单位在相同条件下再复试。

2. 薄层色谱扫描法

考察供试品取样量、提取和纯化方法、点样量等是否适宜;对照品用量、浓度、溶剂、点样量是否适宜;固定相、展开剂、显色剂和检视方法是否适宜;扫描方式、测定波长是否合理;色谱分离、扫描效果是否良好;供试品中被测成分量是否在线性范围内;测定结果是否重现良好;含量限度是否合理。

对对照品和供试品斑点在测定波长区间(紫外测定为 200~400nm,可见光测定为 400~700nm)进行波长扫描,验证测定波长。

复核测定两份结果的相对平均偏差不得大于 5%。与起草单位数据的相对平均偏差不得大于 15%。如不符合要求,应查找差异大的原因或与起草单位在相同条件下再复试。

3. 高效液相色谱法和气相色谱法

考察供试品取样量、提取和纯化方法等是否适宜;对照品用量、浓度、溶剂等是否适宜;高效液相色谱的色谱柱类型、流动相(组成和比例)、洗脱梯度、检测波长(或其他检测器参数)或气相色谱的固定液种类、程序升温梯度、柱温、检测器温度、进样口温度等参数设置是否合理;色谱分离效果是否良好;理论板数和分离度等规定的数值是否可行;被测成分峰是否有干扰;供试品中的被测成分测定量是否在线性范围内;含量限度是否合理。

复核试验不应采用与标准起草时使用的同一支色谱柱,允许选择调整色谱柱商品型号、内径、长度、固定相粒度(高效液相色谱法)或色谱柱的固定液涂布浓度、长度、载体型号(气相色谱法)等,允许调整柱温、进样量、检测器灵敏度、流动相比例(高效液相色谱法)或载气流速(气相色谱法)、检测器温度及进样口温度(气相色谱法)等。

复核测定两份结果的相对平均偏差不得大于 3% 。与起草单位数据的相对平均偏差不得大于 10% 。如不符合要求,应查找差异大的原因或与起草单位在相同条件下再复试。

第六节 中药质量标准研究应用示例

一、药材、饮片质量标准及起草说明示例

【示例 11-1】 白屈菜药材、饮片质量标准及起草说明

白屈菜又名土黄连、水黄连、水黄草、断肠草、小人血七、小野人血草、雄黄草、见肿消、观音草、黄连、八步紧、山黄连。味苦、性凉、有毒。在临床上用于治疗胃痛、百日咳、慢性支气管炎、肠炎等。收载于《中国药典》1977 年版、2010 年版、2015 年版及 2020 年版。2010 年版在 1977 年版的基础上进行较大的修订,2020 年版未作修订。现将其质量标准草案和修订起草说明简介如下。

（一）白屈菜质量标准草案

白屈菜

Baiqucai

CHELIDONII HERBA

本品为罂粟科植物白屈菜 *Chelidonium majus* L. 的干燥全草。夏、秋二季采挖,除去泥沙,阴干或迅速晒干。

【性状】 本品根呈圆锥状,多有分枝,密生须根。茎干瘪中空,表面黄绿色或绿褐色,有的可见白粉。叶互生,多皱缩、破碎,完整者为一至二回羽状分裂,裂片近对生,先端钝,边缘具不整齐的缺刻;上表面黄绿色,下表面绿灰色,具白色柔毛,脉上尤多。花瓣 4 片,卵圆形,黄色,雄蕊多数,雌蕊 1。蒴果细圆柱形;种子多数,卵形,细小,黑色。气微,味微苦。

以主根粗、茎叶色黄绿者为佳。

【鉴别】 (1) 本品粉末绿褐色或黄褐色。叶上表皮细胞多角形;叶下表皮细胞壁波状弯曲,气孔为不定式。乳汁管碎片长条形,含黄棕色分泌物。非腺毛由 1~10 余个细胞组成,表面有细密的疣状突起,顶端细胞较尖,中部常有一至数个细胞缢缩。花粉粒类球形,直径 20~38μm,表面具细密的点状纹理,具 3 个萌发孔。果皮表皮细胞长方形或长梭形,长 60~100μm,宽 25~40μm,有的细胞中含草酸钙方晶,细胞壁呈连珠状增厚。

(2) 取本品粉末 1g,加盐酸-甲醇(0.5∶100)混合溶液 20ml,加热回流 45min,滤过,滤液蒸干,残渣加水 10ml 使溶解,用石油醚(60~90℃)振摇提取 2 次,每次 10ml,弃去石油醚液;用 0.1mol/L 氢氧化钠溶液调节 pH 值至 7~8,用二氯甲烷振摇提取 2 次,每次 20ml,合并二氯甲烷液,蒸干,残渣加甲醇 1ml 使溶解,作为供试品溶液。另取白屈菜对照药材 1g,同法制成对照药材溶液。再取白屈菜红碱对照品,加甲醇制成每 1ml 含 100μg 的溶液,作为对照品溶液。照薄层色谱法(通则 0502)试验,吸取上述三种溶液各 2μl,分别点于同一硅胶 G 薄层板上,以甲苯-乙酸乙酯-甲醇(10∶2∶0.2)为展开剂,展开,取出,晾干,置紫外灯(365nm)下检视。供试品色谱中,在与对照药材和对照品色谱相应的位置上,显相同颜色的荧光斑点。

【检查】 水分不得超过 13.0%(通则 0832 第二法)。

总灰分不得过 12.0%(通则 2302)。

【浸出物】 照醇溶性浸出物测定法(通则 2201)项下的热浸法测定,以稀乙醇为溶剂,

不得少于 17.0%。

【含量测定】 照高效液相色谱法(通则 0512)测定。

色谱条件与系统适用性试验:以十八烷基键合硅胶为填充剂;以乙腈-1% 三乙胺溶液 (磷酸调节 pH 至 3.0)(26∶74)为流动相;检测波长为 269nm。理论板数按白屈菜红碱峰计算应不低于 2 000。

对照品溶液的制备:取白屈菜红碱对照品适量,精密称定,加甲醇制成每 1ml 含 50μg 的溶液,即得。

供试品溶液的制备:取本品粉末(过三号筛)约 2g,精密称定,置圆底烧瓶中,精密加盐酸-甲醇(0.5∶100)混合溶液 40ml,称定重量,加热回流 1.5h,放冷,再称定重量,以盐酸-甲醇(0.5∶100)混合溶液补足减失的重量,摇匀,滤过,精密量取续滤液 20ml,蒸干,残渣加 50% 甲醇使溶解,转移至 10ml 量瓶中,加 50% 甲醇至刻度,摇匀,滤过,取续滤液,即得。

测定法:分别精密吸取对照品溶液与供试品溶液各 10μl,注入液相色谱仪,测定,即得。

本品按干燥品计算,含白屈菜红碱($C_{21}H_{18}NO_4^+$)不得少于 0.020%。

【炮制】 除去杂质,喷淋清水,稍润,切段,干燥。

【性状】 本品为不规则的段。根呈黑褐色,有的可见须根。茎干瘪中空,表面黄绿色或绿褐色,有的可见白粉。叶多破碎,上表面黄绿色,下表面绿灰色,具白色柔毛,脉上尤多。有时可见黄色小花。气微,味微苦。

【性味与归经】 苦、凉;有毒。归肺、胃经。

【功能与主治】 解痉止痛,止咳平喘。用于胃脘挛痛,咳嗽气喘,百日咳。

【用法与用量】 9~18g。

【贮藏】 置通风干燥处。

（二）白屈菜质量标准起草说明

【名称】 中药材名命名白屈菜;英文名:CHELIDONII HERBA

【来源】 白屈菜始载于《救荒本草》,云:"白屈菜生田野中。苗高一二尺,初作丛生,茎叶皆青白色,茎有毛刺,梢头分叉,上开四瓣黄花,叶颇似山芥菜叶,而花叉极大,又似漏芦叶而色淡。"《植物名实图考》引用其文字并转载附图,从该记述及附图可见,与现今所用白屈菜相符。本品曾收载于《中华人民共和国药典》1977 年版第一部。本品选用药材为罂粟科植物白屈菜 *Chelidonium majus* L. 的干燥全草。现产区为四川、东北等地。

【性状】 根据白屈菜药材实际形态描述。本品根呈圆锥状,多有分枝,密生须根。茎干瘪中空,表面黄绿色,有白粉,叶互生,多皱缩、破碎,完整者为一至二回羽状分裂,裂片近对生,先端钝,边缘具不整齐的缺刻;上表皮黄绿色,下表皮绿灰色,具白色柔毛,脉上尤多,花瓣 4 片,卵圆形,黄色,雄蕊多数,雌蕊 1 个。蒴果细圆柱形;种子多数,卵形,细小,黑色。气微,味微苦。

【成分】 本品全草主要含异喹啉类生物碱,以根中含量为最高。主要分为原阿片碱类:原阿片碱(protopine)、隐品碱(cryptopine)等;苯并菲列啶类:白屈菜碱(chelidonine)、血根碱(sanguinarine)、白屈菜红碱(chelerythrine)等;原小檗碱类:黄连碱、小檗碱、四氢黄连碱等。此外,还有酯类、咖啡酸、白屈菜酸、白屈菜醇等。

白屈菜红碱（chelerythrine）

笔记栏

【鉴别】 （1）粉末显微鉴别:取药材细粉,显微镜下观察,确定显微特征。图谱见《中华人民共和国药典中药材显微鉴别彩色图鉴》。

（2）薄层鉴别:白屈菜药材中主要有效成分为生物碱类成分,包括白屈菜红碱、白屈菜碱、血根碱等,具有镇痛、祛痰、止咳、平喘及消肿作用。所以采用白屈菜红碱为对照品的薄层色谱法对白屈菜药材进行鉴别。由于白屈菜红碱有很好的脂溶性,故采用加酸甲醇回流,二氯甲烷萃取,以甲苯-甲醇（16∶1）为展开剂,效果较好,薄层色谱图见书后彩图6。

【检查】 按药典通则水分测定法（通则0832第四法）,总灰分测定法（通则2302）,酸不溶性灰分测定法（通则2302）,测定10批白屈菜药材水分、灰分、酸不溶性灰分的含量。根据测定结果及贮藏要求,制定白屈菜药材水分不得过13.0%,总灰分不得过12.0%,酸不溶灰分应在2.0%以下,未收入正文。

【浸出物】 由于白屈菜主要成分为生物碱类成分,脂溶性较强,故以乙醇为溶剂,采用热浸法提取。根据10批白屈菜药材测定结果制定白屈菜药材浸出物不得少于17.0%。

【含量测定】 白屈菜红碱具有镇痛、祛痰、止咳、平喘及消肿作用,为白屈菜的有效活性成分。故研究了白屈菜红碱的高效液相色谱法含量测定方法,经考察符合要求,列入标准。

测定条件的选择:以甲醇为空白,绘制白屈菜红碱对照品溶液（溶剂为甲醇）的紫外吸收光谱,其最大吸收波长为269nm,确定为检测波长。

采用三种规格的色谱柱（以十八烷基硅烷键合硅胶为填充剂）,考察对分离及测定的影响,结果表明,三种色谱柱的柱效、分离度均符合要求,且含量测定结果无明显差别,故认为本方法对 C_{18} 色谱柱品牌无特殊要求。

实验中还比较了不同提取方式、不同提取溶剂、提取次数等因素,根据实验结果确定了供试品的制备方法。

方法学验证:经方法学验证,白屈菜红碱进样量在 $0.053\ 9\sim2.156\mu g$ 之间与色谱峰面积呈良好的线性关系（$Y=5\times10^6X-115\ 760,r=0.999\ 9$）检测限为 $0.317\mu g$;定量限为 $1.658\mu g$;重复性 $RSD=1.52\%（n=6）$;平均加样回收率为97.6%,$RSD=1.6\%（n=9）$;专属性实验表明,阴性无干扰;经考察供试品溶液在室温放置12h内基本稳定。

含量限度:根据测定10批药材中白屈菜红碱的含量（结果按干品计算白屈菜红碱的含量范围在0.009 9%~0.063 9%之间）,根据测定结果,考虑药材质量受产地、采收季节、存放条件和时间等因素的影响。将含量限度定为按干品计算,含白屈菜红碱（$C_{21}H_{18}NO_4^+$）不得少于0.020%。

饮片质量标准的起草说明:

【炮制】 净选药材,除去采收时混入的泥沙、杂草等杂质,喷淋少量清水,使药材保持均匀湿润的状态,令药材硬度一致,利于切制。按使用习惯,将润好的药材切成10mm左右的短段,干燥,即得。

其他饮片质量标准同白屈菜药材。

【性味与归经】 【功能与主治】 【用法与用量】 【注意】 【贮藏】 略。

二、提取物质量标准及起草说明示例

【示例11-2】 连翘提取物质量标准及起草说明。

连翘提取物质量标准曾收载于ChP 2005年版,ChP 2010年版对其含量测定方法进行了修订,同时增加了特征图谱项。ChP 2020年版未修订。

（一）连翘提取物质量标准草案

连翘提取物

Lianqiao Tiquwu

WEEPING FORSYTHIA EXTRACT

本品为木犀科植物连翘 *Forsythia suspensa*（Thunb.）Vahl 的干燥果实经加工制成的提取物。

【制法】 取连翘，粉碎成粗粉，加水煎煮三次，1.5h/次，滤过，合并滤液，滤液于 60℃ 以下减压浓缩至相对密度为 1.10~1.20（室温）的清膏，放冷，加入 4 倍量乙醇，搅匀，静置 2h，滤过，滤液减压回收乙醇，浓缩液喷雾干燥，即得。

【性状】 本品为棕褐色粉末；气香，味苦。

【鉴别】 取本品粉末 0.1g，加甲醇 10ml，超声处理 20min，滤过，滤液作为供试品溶液。另取连翘对照药材 1g，同法制成对照药材溶液。照薄层色谱法（通则 0502）试验，吸取上述两种溶液各 10μl，分别点于同一硅胶 G 薄层板上，以三氯甲烷-甲醇（5∶1）为展开剂，展开，取出，晾干，喷以 10% 硫酸乙醇溶液，在 105℃ 加热至斑点显色清晰。供试品色谱中，在与对照药材色谱相应的位置上，显相同颜色的斑点。

【检查】 水分：不得过 5.0%（通则 0832 第二法）。

重金属：取本品 1g，依法检查（通则 0821 第二法），不得过 20mg/kg。

砷盐：取本品 5g，置坩埚中，取氧化镁 1g 覆盖其上，加入硝酸镁溶液（取硝酸镁 15g，溶于 100ml 水中）10ml，浸泡 4h，置水浴上蒸干，缓缓炽灼至完全炭化，逐渐升高温度至 500~600℃，使完全灰化，放冷，加水 5ml 使润湿，加 6mol/L 盐酸溶液 10ml，转移至 50ml 量瓶中，坩埚用 6mol/L 盐酸溶液洗涤 3 次，每次 5ml，再用水洗涤 3 次，每次 5ml，洗液并入同一量瓶中，加水至刻度，摇匀，取 10ml，加盐酸 3.5ml 与水 12.5ml，依法检查（通则 0822 第一法），不得过 2mg/kg。

【特征图谱】 照高效液相色谱法（通则 0512）测定。

色谱条件与系统适用性试验：以十八烷基硅烷键合硅胶为填充剂；以甲醇为流动相 A，以水为流动相 B，按表 11-1 中的规定进行梯度洗脱；检测波长为 235nm。理论板数按连翘酯苷 A 峰计算应不低于 4 000。

表 11-1 梯度洗脱流动相比例

时间/min	流动相 A/%	流动相 B/%
0~10	10→25	90→75
10~40	25→40	75→60
40~60	40→60	60→40

参照物溶液的制备：取连翘苷对照品适量，精密称定，加甲醇制成每 1ml 含连翘苷 30μg 的溶液，即得。

供试品溶液的制备：取本品 25mg，精密称定，置 5ml 量瓶中，加甲醇适量使溶解并稀释至刻度，滤过，取续滤液，即得。

测定法：分别精密吸取参照物溶液与供试品溶液各 10μl，注入液相色谱仪，测定，即得。

供试品特征图谱中应有 4 个特征峰，与参照物峰相应的峰为 S 峰，计算各特征峰与 S 峰的相对保留时间，其相对保留时间应在规定值的 ±5% 之内。规定值为：0.61（峰 1）、0.71（峰 2）、1.00（峰 S）、1.22（峰 3）（图 11-1）。

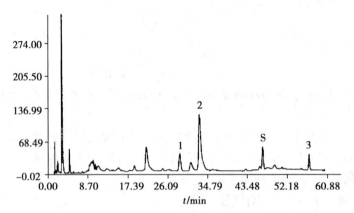

图 11-1　连翘对照特征图谱
1. 松脂醇-β-D-葡萄糖苷;2. 连翘酯苷 A;3. 连翘酯素;S. 连翘苷。

积分参数　斜率灵敏度为 50;峰宽为 0.1;最小峰面积为 $1.0×10^5$,最小峰高为 0。

【含量测定】　照高效液相色谱法(通则 0512)测定。

色谱条件与系统适用性试验:同【特征图谱】项下。

对照品溶液的制备:取连翘酯苷 A 对照品和连翘苷对照品适量,精密称定,加甲醇制成每 1ml 含连翘酯苷 A 300μg 和连翘苷 30μg 的混合溶液,即得。

测定法:分别精密吸取对照品溶液与【特征图谱】项下供试品溶液各 10μl,注入液相色谱仪,测定,即得。

本品按干燥品计算,含连翘酯苷 A($C_{29}H_{36}O_{15}$)不得少于 6.0% ,连翘苷($C_{27}H_{34}O_{11}$)不得少于 0.5% 。

【贮藏】　密封,置干燥处。

(二) 连翘提取物质量标准起草说明

【名称】　本品为连翘饮片经加工制得,故命名为"连翘提取物"。

【来源】　本品为木犀科植物连翘 *Forsythia suspensa*(Thunb.) Vahl 的干燥果实经加工制成的提取物。

连翘种植 3~4 年后开花结实。因采收时间和加工方法不同,商品名称分青翘和黄翘两种;药用分青翘、老翘两种。去净枝叶,除去种子,晒干。

【成分】　咖啡酸苯乙醇苷、木质素和黄酮类化合物是连翘提取物的主要有效成分。

【制法】　本品采用了水煎煮、醇沉淀工艺过程,经喷雾干燥而制得。

【性状】　本品为棕褐色的粉末,气香,味苦。

【鉴别】　以连翘对照药材为对照的薄层色谱鉴别,以三氯甲烷-甲醇(5:1)展开,10%硫酸乙醇溶液显色,在 105℃加热,日光下检视。

【检查】　水分:对不同来源的 5 批样品进行测定,结果为 4.05% ~ 4.85% 之间,平均值为 4.62% ,故规定水分为"不得过 5.0% "。重金属:对 5 批样品依法测定,均低于百万分之二十。砷盐:对 5 批样品依法测定,均低于百万分之二。

【特征图谱】　采用高效液相色谱法对连翘提取物中的成分进行色谱分离,并建立了特征图谱,确定了 4 个特征峰。

1. 色谱柱的确定　通过考察 3 种不同的十八烷基键合硅胶柱,确定分离效果好、分析时间短者作为分析柱。

2. 流动相的确定 吸取供试品溶液 10μl 进样,分别以甲醇-水,乙腈-水,甲醇-水-醋酸,乙腈-水-醋酸不同梯度进行试验,记录色谱图,结果表明甲醇-水梯度洗脱分离效果最佳。

3. 洗脱时间的确定 记录 2h 的色谱峰,60min 后没有色谱峰出现,故确定洗脱时间为 60min。

4. 柱温的确定 在其他条件不变的前提下,改变柱温,分别为 25℃、30℃、35℃记录色谱图,发现图谱无明显变化,只是出峰时间稍有提前(每升高 5℃提前 1.0min),故选择 30℃作为实验温度。

5. 参照物峰的选择 连翘苷在图谱中所占比例较大,且稳定,故选其为参照物峰(S 峰)。

6. 共有峰的确定 通过 38 批样品的测定,比较其色谱图,确定共有峰为 10 个。通过硅胶、ODS、制备型 HPLC 等方法分离纯化,利用 ESIMS、HRESIMS、[1]D-NMR 和[2]D-NMR 等方法鉴定出 5 个共有峰,依次为松脂醇-β-D-葡萄糖苷、连翘酯苷 A、松脂醇、连翘苷和连翘脂素。

7. 特征峰的确认 通过对多批连翘药材和相应提取物进行测定,比较色谱图,确定 4 个特征峰,依次为松脂醇-β-D-葡萄糖苷、连翘酯苷 A、连翘苷和连翘脂素(图 10-1)。

8. 方法学考察 进行了精密度、稳定性、重现性考察(数据略),表明方法可行。

9. 特征图谱分析与评价 连翘提取物特征图谱中应有 4 个特征峰,与参照峰相应的峰为 S 峰,计算各特征峰与 S 峰的相对保留时间,其保留时间应在规定值的±5%之内,松脂醇-β-D-葡萄糖苷的规定值为 0.61(峰 1)、连翘酯苷 A 的规定值为 0.71(峰 2)、连翘苷作为参照物峰规定值为 1.0(峰 S)、连翘脂素的规定值为 1.22(峰 3)。

【含量测定】 ChP 2010 年版开始在连翘提取物项下含量测定成分选取连翘酯苷 A 和连翘苷。前者具有显著的抗菌抗氧化作用,后者具有较好的降血脂减肥功能,因此在评价连翘及其制剂质量时,以两者作为指标是合适的、可行的。研究中,同时亦对另两个特征性成分松脂醇-β-D-葡萄糖苷和连翘脂素做了定量研究。

经方法学考察(略)及对 38 批样品的测定,其中连翘酯苷 A 的含量为 5.91%～15.42%(平均为 10.51%)、连翘苷的含量为 0.45%～1.64%(平均为 0.88%)。结合其他检测结果及饮片贮存等因素,故拟定连翘提取物的限度按干品计算,含连翘酯苷 A($C_{29}H_{36}O_{15}$)不得少于 6.0%,连翘苷($C_{27}H_{34}O_{11}$)不得少于 0.5%。

三、中药制剂质量标准及起草说明示例

【示例 11-3】 安宫牛黄丸质量标准及起草说明。

安宫牛黄丸自 ChP 1977 年版收载起,历版药典均有收载。ChP 1977 年版中本品仅收载了检查及显微鉴别、冰片升华反应鉴别等项目;ChP 1985 年版删除了冰片的升华反应鉴别项,修订了显微鉴别项,增订了牛黄和盐酸小檗碱、黄芩苷的薄层色谱鉴别项,麝香酮的气相鉴别项,在检查项下增加了酸不溶性灰分检查项;ChP 2005 年版再次修订了显微鉴别项,增订了冰片的薄层色谱鉴别项。ChP 2010 年版在此基础上不断完善。增订了猪去氧胆酸检查方法及胆红素、黄芩和黄连的含量测定方法。ChP 2015 年版【规格】增加至两种,即①每丸重 1.5g;②每丸重 3.0g。ChP 2020 年版未作修订。

（一）安宫牛黄丸质量标准草案

安宫牛黄丸

Angong Niuhuang Wan

【处方】
牛黄 100g	水牛角浓缩粉 200g
麝香或人工麝香 25g	珍珠 50g
朱砂 100g	雄黄 100g
黄连 100g	黄芩 100g
栀子 100g	郁金 100g
冰片 25g	

【制法】 以上十一味,珍珠水飞或粉碎成极细粉;朱砂、雄黄分别水飞成极细粉;黄连、黄芩、栀子、郁金粉碎成细粉;将牛黄、水牛角浓缩粉、麝香或人工麝香、冰片研细,与上述粉末配研,过筛,混匀,加适量炼蜜制成人蜜丸 600 丸或 1 200 丸,或包金衣,即得。

【性状】 本品为黄橙色至红褐色的大蜜丸,或为包金衣的大蜜丸,除去金衣后显黄橙色至红褐色;气芳香浓郁,味微苦。

【鉴别】 （1）取本品,置显微镜下观察:不规则碎片灰白色或灰黄色,稍具光泽,表面有灰棕色色素颗粒,并有不规则纵长裂缝(水牛角浓缩粉)。不规则碎块无色或淡绿色,半透明,有光泽,有时可见细密波状纹理(珍珠)。不规则细小颗粒暗棕红色,有光泽,边缘暗黑色(朱砂)。不规则碎块金黄色或橙黄色,有光泽(雄黄)。纤维束鲜黄色,壁稍厚,纹孔明显;石细胞鲜黄色(黄连)。韧皮纤维淡黄色,梭形,壁厚,孔沟细(黄芩)。果皮含晶石细胞类圆形或多角形,直径 17~31mm,壁厚,胞腔内含草酸钙方晶(栀子)。糊化淀粉粒团块几乎无色(郁金)。

（2）取本品 2g,剪碎,加乙醇 20ml,加热回流 1h,放冷,滤过,滤液作为供试品溶液。另取胆酸对照品,加乙醇制成每 1ml 含 1mg 的溶液,作为对照品溶液。照薄层色谱法(通则 0502)试验,吸取上述两种溶液各 10μl,分别点于同一硅胶 G 薄层板上,以乙醚-三氯甲烷-冰醋酸(2:2:1)为展开剂,展开,取出,晾干,喷以 10% 磷钼酸乙醇溶液,在 105℃ 加热约 10min 至斑点显色清晰。供试品色谱中,在与对照品色谱相应的位置上,显相同颜色的斑点。

（3）取盐酸小檗碱对照品、黄芩苷对照品,分别加乙醇制成每 1ml 含盐酸小檗碱 0.2mg 的溶液和每 1ml 含黄芩苷 0.5mg 的溶液,作为对照品溶液。照薄层色谱法(通则 0502)试验,吸取【鉴别】(2)项下的供试品溶液 20μl 及上述两种对照品溶液各 10μl,分别点于同一用 4% 醋酸钠溶液制备的硅胶 G 薄层板上,使成条状,以乙酸乙酯-丁酮-甲酸-水(10:7:1:1)为展开剂,展开,取出,晾干,分别置日光和紫外光灯(365nm)下检视。供试品色谱中,在与黄芩苷对照品色谱相应的位置上,日光下显相同颜色的条斑;在与盐酸小檗碱对照品色谱相应的位置上,紫外光灯下显相同的黄色荧光条斑。

（4）取本品 1.5g,剪碎,加乙酸乙酯 5ml,超声处理 15min,放冷,离心,取上清液作为供试品溶液。另取冰片对照品,加乙酸乙酯制成每 1ml 含 1mg 的溶液,作为对照品溶液。照薄层色谱法(通则 0502)试验,吸取上述两种溶液各 3μl,分别点于同一硅胶 G 薄层板上,以甲苯-丙酮(9:1)为展开剂,展开,取出,晾干,喷以 5% 香草醛硫酸溶液,在 105℃ 加热至斑点显色清晰。供试品色谱中,在与对照品色谱相应的位置上,显相同颜色的斑点。

（5）取本品 3g,剪碎,照挥发油测定法(通则 2204),加环己烷 0.5ml,缓缓加热至沸,并保持微沸约 2.5h,放置 30min 后,取环己烷液作为供试品溶液。另取麝香酮对照品,加环己烷制成每 1ml 含 2.5mg 的溶液,作为对照品溶液。照气相色谱法(通则 0521)试验,以苯基(50%)甲基硅酮(OV-17)为固定相,涂布浓度为 9%,柱长为 2m,柱温为 210℃。分别吸取对照品溶液和供试品溶液适量,注入气相色谱仪。供试品色谱中应呈现与对照品色谱峰保留时间相同的色谱峰。

【检查】 猪去氧胆酸:取重量差异项下本品,剪碎,取 1g,加入等量硅藻土,研细,加乙醇 20ml,加热回流提取 1h,放冷,滤过,滤液作为供试品溶液。取猪去氧胆酸对照品,加乙醇制成每 1ml 含 0.5mg 的溶液,作为对照品溶液。照薄层色谱法(通则 0502)试验,吸取上述两种溶液各 6μl,分别点于同一硅胶 G 薄层板上,以环己烷-乙酸乙酯-醋酸-甲醇(20∶25∶2∶3)的上层溶液为展开剂,展开 2 次,取出,晾干,喷以 10%硫酸乙醇溶液,在 105℃加热至斑点显色清晰。供试品色谱中,在与对照品色谱相应的位置上,不得显相同颜色的斑点。

酸不溶性灰分:取本品 1g,金衣丸除去金衣,剪碎,精密称定,依法(通则 2302)检查,不得过 1.0%。

其他:应符合丸剂项下有关的各项规定(通则 0108)。

【含量测定】 胆红素:照高效液相色谱法(通则 0512)测定(避光操作)。

色谱条件与系统适用性试验:以十八烷基硅烷键合硅胶为填充剂;以乙腈-1%醋酸溶液(95∶5)为流动相;检测波长为 450nm。理论板数按胆红素峰计算应不低于 3 000。

对照品溶液的制备:取胆红素对照品适量,精密称定,加二氯甲烷制成每 1ml 含 15μg 的溶液,即得。

供试品溶液的制备:取重量差异项下本品,剪碎,取约 4g,精密称定,精密加入硅藻土适量(约为取样量的 2 倍),充分混匀后研细,取粉末适量(相当于本品 30mg),精密称定,置具塞锥形瓶中,加入 10%草酸溶液(含 0.15%十六烷基三甲基氯化铵)10ml,密塞,涡旋混匀,精密加入水饱和的二氯甲烷 50ml,密塞,称定重量,混匀,超声处理(功率 500W,频率 53kHz,水温 25~35℃)40min,放冷,再称定重量,用水饱和的二氯甲烷补足减失的重量,摇匀,离心(转速为 4 000r/min),分取二氯甲烷液,滤过,取续滤液,即得。

测定法:分别精密吸取对照品溶液与供试品溶液各 5μl,注入液相色谱仪,测定,即得。

本品每丸含牛黄以胆红素($C_{33}H_{36}N_4O_6$)计,〔规格(1)〕不得少于 9.3mg,〔规格(2)〕不得少于 18.5mg。

黄芩、黄连:照高效液相色谱法(通则 0512)测定。

色谱条件与系统适用性试验:以十八烷基硅烷键合硅胶为填充剂;以乙腈为流动相 A,0.05mol/L 磷酸二氢钾溶液为流动相 B,按表 11-2 中的规定进行梯度洗脱;检测波长为 278nm。理论板数按黄芩苷峰计算应不低于 6 000。

表 11-2 梯度洗脱流动相比例

时间/min	流动相 A/%	流动相 B/%
0~5	21	79
5~15	33	67

对照品溶液的制备:取黄芩苷对照品和盐酸小檗碱对照品适量,精密称定,加甲醇制成每 1ml 含黄芩苷 20μg、盐酸小檗碱 10μg 的混合溶液,即得。

供试品溶液的制备:取本品 10 丸,剪碎,取约 0.45g,精密称定,置具塞锥形瓶中,精密加入 70%乙醇 100ml,密塞,称定重量,超声处理(功率 350W,频率 50kHz)30min,放冷,再称定重量,用 70%乙醇补足减失的重量,摇匀,滤过,取续滤液,即得。

测定法:分别精密吸取对照品溶液与供试品溶液各 10μl,注入液相色谱仪,测定,即得。

本品每丸含黄芩以黄芩苷($C_{21}H_{18}O_{11}$)计,〔规格(1)〕不得少于 5.0mg,〔规格(2)〕不得少于 10.0mg;含黄连以盐酸小檗碱($C_{20}H_{17}NO_4 \cdot HCl$)计,〔规格(1)〕不得少于 2.3mg,〔规格(2)〕不得少于 4.5mg。

【功能与主治】 清热解毒,镇惊开窍。用于热病,邪入心包,高热惊厥,神昏谵语;中风昏迷及脑炎、脑膜炎、中毒性脑病、脑出血、败血症见上述证候者。

【用法与用量】 口服。一次 2 丸〔规格(1)〕或一次 1 丸〔规格(2)〕,一日 1 次;小儿三岁以内一次 1/2 丸〔规格(1)〕或一次 1/4 丸〔规格(2)〕,四岁至六岁一次 1 丸〔规格(1)〕或一次 1/2 丸〔规格(2)〕,一日 1 次;或遵医嘱。

【注意】 孕妇慎用。

【规格】 (1) 每丸重 1.5g;(2) 每丸重 3g。

【贮藏】 密封。

(二) 安宫牛黄丸质量标准起草说明

【名称】 本处方来源于清代吴鞠通《温病条辨》,系在万氏牛黄清心丸的基础上增加麝香、犀牛角、冰片、珍珠和雄黄 5 味组方而成。根据卫生部《国务院关于禁止犀牛角和虎骨贸易的通知》(卫药发〔1993〕59 号文),处方中所用犀牛角改用倍量水牛角浓缩粉;根据国家食品药品监督管理局《关于牛黄及其代用品使用问题的通知》(国食药监注〔2004〕21 号文),可以将处方中的牛黄以培植牛黄、体外培育牛黄替代牛黄等量投料使用,但不得以人工牛黄替代。

安宫牛黄丸是治疗温病实热危证之剂,为中药急救药,具有清热解毒,镇惊开窍的作用。方中牛黄苦凉,清心解毒,辟秽开窍;水牛角咸寒,清心凉血解毒;麝香芳香开窍醒神。三药相配,是为清心开窍、凉血解毒的常用组合,共为君药。臣药以大苦大寒之黄连、黄芩、栀子清热泻火解毒,合牛黄、犀角则清解心包热毒之力颇强;冰片、郁金芳香辟秽,化浊通窍,以增麝香开窍醒神之功。佐以雄黄助牛黄辟秽解毒;朱砂、珍珠镇心安神,以除烦躁不安。用炼蜜为丸,和胃调中为使药。本方清热泻火、凉血解毒与芳香开窍并用,但以清热解毒为主,意使邪火随诸香一齐俱散也。

【处方】 【制法】 【性状】 均同《中国药典》2020 年版一部,未作修订。

【鉴别】 (1) 显微鉴别:对原质量标准中的显微鉴别进行了药味归属,分别为水牛角浓缩粉、珍珠、朱砂、雄黄、黄连、黄芩、栀子、郁金的显微特征,如图 11-2。

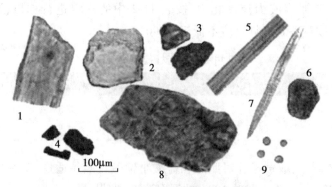

图 11-2 安宫牛黄丸显微鉴别图

1. 不规则碎片(水牛角浓缩粉);2. 不规则碎块(珍珠);3. 不规则颗粒(朱砂);4. 不规则碎块(雄黄);5. 纤维束(黄连);6. 石细胞(黄连);7. 韧皮纤维(黄芩);8. 石细胞(栀子);9. 糊化淀粉粒(郁金)。

（2）~（4）薄层色谱鉴别：①胆酸的鉴别：以胆酸为对照品，鉴别处方中牛黄，阴性对照无干扰（图11-3）；②黄连和黄芩的鉴别：分别以盐酸小檗碱和黄芩苷为对照品同时鉴别处方中黄连和黄芩，在日光下检视盐酸小檗碱为黄色斑点，黄芩苷为褐色斑点；紫外光灯（365nm波长）下盐酸小檗碱为亮黄色荧光斑点，黄芩苷为一暗斑。阴性对照无干扰（图11-4）；③冰片的鉴别：以冰片为对照鉴别处方中的冰片，阴性对照无干扰（图11-5）；④栀子的鉴别：因阴性存在干扰，未收载入质量标准。

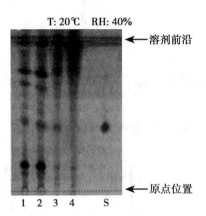

图 11-3 胆酸鉴别的薄层色谱图
1~3. 供试品；4. 牛黄阴性对照；S. 胆酸对照品。

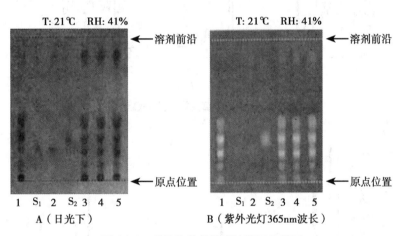

A（日光下）　　　　　B（紫外光灯365nm波长）

图 11-4 黄连和黄芩鉴别的薄层色谱图
1. 黄芩阴性对照；2. 黄连阴性对照；3~5. 供试品；S_1. 黄芩苷对照品；S_2. 盐酸小檗碱对照品。

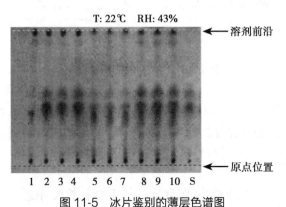

图 11-5 冰片鉴别的薄层色谱图
1. 冰片阴性对照；2~10. 供试品；S. 冰片对照品。

（5）气相色谱鉴别：以麝香酮为对照品鉴别处方中麝香或人工麝香。阴性对照无干扰（图 11-6～图 11-8）。

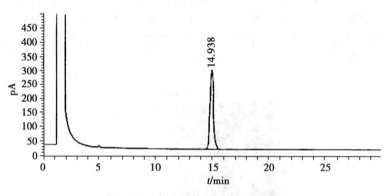

图 11-6　麝香酮对照品的 GC 谱图

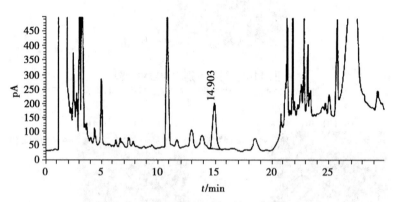

图 11-7　安宫牛黄丸样品的 GC 谱图

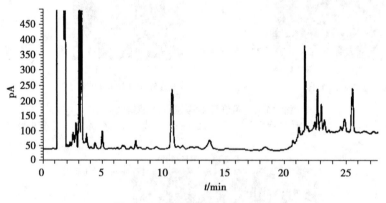

图 11-8　阴性对照的 GC 谱图

【检查】　猪去氧胆酸。为区别和防止以人工牛黄代替牛黄使用,利用培植牛黄、体外培育牛黄和牛黄中均不含猪去氧胆酸,而人工牛黄含有猪去氧胆酸的特点,建立了薄层色谱法检查猪去氧胆酸的方法,对牛黄投料进行监控(书后彩图 7)。

【含量测定】

1. 胆红素　牛黄为本方的君药,胆红素为其主要有效成分之一,故选择胆红素作为本制剂质量控制指标。

（1）色谱条件：色谱柱（150mm×4.6mm，5μm）；流动相为乙腈-1%醋酸（95∶5）；检测波长为450nm；柱温为30℃；流速为1.0ml/min；进样量为5μl。供试品色谱中，呈现与胆红素对照品保留时间一致的色谱峰，且无其他成分干扰；空白样品（缺体外培育牛黄）在胆红素对照品保留时间处无色谱峰（图11-9）。

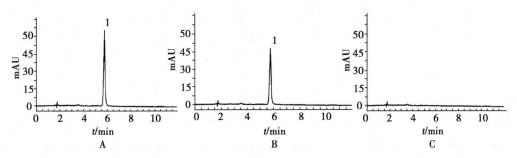

图11-9　对照品（A）、样品（B）和阴性样品（C）高效液相色谱图
1. 胆红素。

（2）线性关系的考察：精密量取胆红素对照品适量，加二氯甲烷制成浓度为61μg/ml的对照品贮备液；再精密吸取上述对照品贮备液适量，分别制成含胆红素12.2μg/ml、1.22μg/ml的对照品溶液。

精密吸取1.22μg/ml对照品溶液5μl，12.2μg/ml对照品溶液1μl、2μl、5μl，61μg/ml对照品溶液2μl、4μl、5μl，注入液相色谱仪，记录峰面积，以进样量（ng）为横坐标（X），峰面积为纵坐标（Y），绘制标准曲线。结果（表11-3）表明，胆红素在6.1~305.0ng范围内，进样量与峰面积呈良好的线性关系（图11-10）。

表11-3　胆红素线性关系考察

	进样量/ng						
	6.1	12.2	24.4	61.0	122.0	244.0	305.0
峰面积	29.632 5	59.126 6	119.328 3	301.117 4	605.818 5	1 221.668 7	1 542.055 4
回归方程				$Y = 5.048\ 6X - 4.626\ 7$			
相关系数（r^2）				0.999 9			

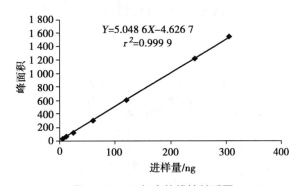

$Y = 5.048\ 6X - 4.626\ 7$
$r^2 = 0.999\ 9$

图11-10　胆红素的线性关系图

（3）精密度试验

1）重复性试验：取供试样品（含体外培育牛黄），按正文胆红素供试品溶液的制备方法制备和测定，共3个浓度，每个浓度制备3份供试品溶液进行测定，结果见表11-4。结果表明：拟订的胆红素方法重复性较好。

表 11-4　胆红素重复性试验结果

供试品	样品含量/（mg·g⁻¹）	RSD /%
1	11.32	
2	11.32	
3	11.28	
1	11.64	
2	11.70	1.8
3	11.78	
1	11.40	
2	11.35	
3	11.17	

2）中间精密度：在不同时间内，选择甲、乙两位操作人员，采用不同仪器进行试验，结果表明：不同人员采用不同仪器在不同时间内测得的含量结果基本一致，说明胆红素方法适用性较强，中间精密度符合要求。

（4）稳定性试验：胆红素性质不稳定，因此对胆红素对照品溶液（12.2μg/ml）及按照正文方法制备的供试品溶液，于不同时间进样分析，记录峰面积。结果见表 11-5，表明在 0~24h 内胆红素对照品溶液和供试品溶液基本稳定。

表 11-5　胆红素稳定性试验

时间/h	对照品峰面积	样品峰面积
0	276.600 1	314.725 7
1	276.642 1	312.896 5
2	276.992 8	313.993 3
4	276.980 3	315.054 6
6	274.725 1	314.732 5
12	275.255 2	319.553 2
24	278.048 0	322.904 7
RSD/%	0.4	1.1

（5）回收率试验：精密称取已知含量的供试样品（含体外培育牛黄，胆红素含量为 11.44mg/g），精密加入胆红素对照品适量，按正文供试品溶液的制备方法制备和测定，结果见表 11-6。

表 11-6　加样回收率试验结果表

编号	称样量/mg	含有量/μg	加入量/μg	测得量/μg	回收率/%	平均回收率/%	RSD /%
1	27.42	313.7	241.4	548.0	97.06		
2	27.52	314.8	241.4	548.6	96.86		
3	26.98	308.6	241.4	546.2	98.39		
4	27.2	311.3	301.8	611.0	95.32		
5	27.38	313.2	301.8	609.2	98.52	98.40	0.9
6	27.32	312.5	301.8	610.4	98.32		
7	27.52	314.8	362.2	679.2	98.97		
8	27.50	314.6	362.2	672.8	98.94		
9	27.47	314.3	362.2	673.5	99.21		

结果表明,加样回收率处于95%~105%之间,*RSD*值小于5%,说明拟订的胆红素测定方法准确度较好。

(6) 样品测定:收集的8批样品均以体外培育牛黄或牛黄投料,故采用体外培育牛黄中胆红素的含量测定方法进行测定,结果见表11-7。

表11-7　样品中胆红素测定结果(n=3)

批号〔规格(2)每丸重3g〕	胆红素/(mg·丸$^{-1}$)
NX 801	25.6
NX 203	30.7
NX 501	36.7
NX 502	35.5
NX 503	39.2
NX 303	28.9
NX 316	24.6
NX 315	24.5

以上8批样品的含量测定结果,样品中胆红素平均含量为30.71mg/丸。考虑到原料制成制剂的损失,且胆红素易分解,以平均含量的60%制定含量限度。即"本品每丸含牛黄以胆红素($C_{33}H_{36}N_4O_6$)计,〔规格(2)〕不得少于18.5mg";同理试验确定〔规格(1)〕不得少于9.3mg。

2. 黄芩、黄连　限于篇幅,作简要叙述。

(1) 测定方法与条件选择:选用HPLC法同时测定黄芩苷和盐酸小檗碱的含量。经对照品分别进行紫外扫描,确定278nm作为测定波长。经考察确定流动相比例及梯度洗脱条件,使分析时间缩短为15min,黄芩苷和盐酸小檗碱的分离情况良好。另采用二极管阵列检测器对样品中黄芩苷和盐酸小檗碱的色谱峰进行了色谱峰纯度检查,结果未检测到杂质。

(2) 方法学验证:方法专属性表明阴性样品无干扰;黄芩苷进样量在0.019 904~1.990 4μg范围内、盐酸小檗碱进样量在0.010 128~2.025 6μg范围内,均与峰面积积分值呈良好的线性关系(*r*值分别为0.999 6和0.999 9);重复性:以体外培育牛黄投料的样品,黄芩苷*RSD*=1.3%(n=9),盐酸小檗碱*RSD*=1.2%(n=9);平均加样回收率:以体外培育牛黄投料的样品,黄芩苷为100.3%(*RSD*=2.7%,n=9),盐酸小檗碱为100.2%(*RSD*=2.5%,n=9);供试品溶液稳定性考察表明其室温放置至少24h内稳定。

(3) 含量限度的确定:测定3批中试样品〔规格(2)每丸重3g〕,黄芩苷含量在21.3~21.8mg/丸,盐酸小檗碱含量在9.0~9.2mg/丸。ChP 2020年版中"黄芩"的含量限度为"本品按干燥品计算,含黄芩苷($C_{21}H_{18}O_{11}$)不得少于9.0%",水分限度为不得过12.0%。按照黄芩苷含量限度及水分限度,理论上本品每1丸含黄芩苷应不少于13.2mg,现按理论含量的75%制定本品的含量限度,即"本品每丸含黄芩以黄芩苷($C_{21}H_{18}O_{11}$)计,〔规格(2)〕不得少于10.0mg"。同理试验确定〔规格(1)〕不得少于5.0mg。

ChP 2020年版中"黄连"的含量限度最低的为雅连,其标准为"本品含小檗碱以盐酸小檗碱($C_{20}H_{17}NO_4·HCl$)计,不得少于4.5%",水分限度为不得过14.0%。则理论上本品每1丸含盐酸小檗碱不应少于6.0mg,现按理论含量的75%制定本品的含量限度,即"本品每丸含黄连以盐酸小檗碱($C_{20}H_{17}NO_4·HCl$)计,〔规格(2)〕不得少于4.5mg"。同理试验确定〔规格(1)〕不得少于2.3mg。

笔记栏

扫一扫,
测一测

【功能与主治】 **【用法与用量】** **【注意】** **【规格】** **【贮藏】** 均同《中国药典》2020年版一部,未作修订。

（李遇伯　姚雪莲）

复习思考题

1. 简述制定中药制剂质量标准的前提。

2. 简述中药质量标准的主要内容。

3. 简述中药材和饮片质量标准中"鉴别"一项所包含的内容。

4. 对有效成分不明确的中药制剂测定成分应如何选定?

5. 简述中药制剂质量标准中含量限(幅)度指标确定的依据。

6. 芩连片的质量分析方案设计

【处方】 黄芩 213g、连翘 213g、黄连 85g、黄柏 340g、赤芍 213g、甘草 85g。

【制法】 以上六味赤芍、黄连粉碎成细粉;其余黄芩等四味加水煎煮三次,合并煎液,滤过,滤液浓缩至适量,加入赤芍和黄连的细粉,混匀,干燥,粉碎成细粉,加入适量的辅料,混匀,制成颗粒,干燥,压制成 1 000 片,即得。

试根据其处方、制法设计其质量标准研究项目及方案。

质量分析方案要求:定性鉴别要写出所用对照品或对照药材、鉴别方法;本品六味药均要有鉴别项目。检查要求写明检查项目;含量测定请设计本制剂的线性关系考察、精密度、稳定性、重复性、检测限与加样回收率试验。

主要参考文献

[1] 贡济宇,张丽.中药分析学[M].北京:人民卫生出版社,2019.

[2] 蔡宝昌.中药分析学[M].北京:人民卫生出版社,2012.

[3] 李萍,贡济宇.中药分析学[M].9版.北京:中国中医药出版社,2012.

[4] 梁生旺,贡济宇.中药分析[M].10版.北京:中国中医药出版社,2016.

[5] 曾苏.药物分析学[M].2版.北京:高等教育出版社,2014.

[6] 甄汉深,贡济宇.药物分析学[M].2版.北京:中国中医药出版社,2017.

[7] 林瑞超,鲁静,马双成,等.实用中药药品检验检测技术指南[M].北京:人民卫生出版社,2015.

[8] 刘昌孝,陈士林,肖小河,等.中药质量标志物(Q-Marker):中药产品质量控制的新概念[J].中草药,2016,47(9): 1443-1457.

[9] 陈士林,刘安,李琦,等.中药饮片标准汤剂研究策略[J].中国中药杂志,2016,41(8):1367-1375.

[10] 王福刚,刘斌,王伟,等.LC/MS^{n}鉴定2,3,5,4′-四羟基二苯乙烯-2-O-β-D-葡萄糖苷在Beagle犬体内的主要代谢产物[J].中国药学杂志,2008,43(9):710-712.

[11] 王福刚,刘斌,王伟,等.RP-HPLC测定Beagle犬血浆中2,3,5,4′-四羟基二苯乙烯-2-O-β-D-葡萄糖苷的浓度及药动学研究[J].中国药学杂志,2008,43(8):613-616.

[12] 蔡绍松,武卫红,王宁,等.黄芪水提液浓缩过程的AOTF-近红外光谱法在线分析[J].中国医药工业杂志,2008, 39(7):527-529.

[13] 于佳琦,徐冰,黄雨妍,等.基于在线浊度传感器的中药颗粒剂溶化性评价和分类研究[J].中国中药杂志,2020, 45(2):259-266.

复习思考题
答案要点

模拟试卷